U0359215

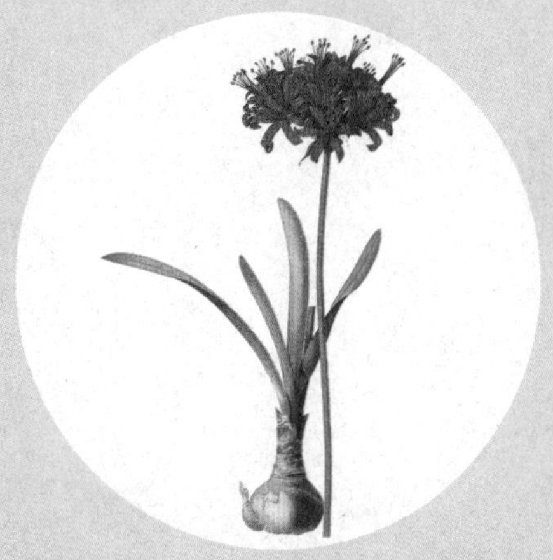

陪孩子读《本草纲目》

草部

王羽嘉 / 编著

科学技术文献出版社
SCIENTIFIC AND TECHNICAL DOCUMENTATION PRESS
·北京·

图书在版编目 (CIP) 数据

陪孩子读《本草纲目》: 全 2 册 / 王羽嘉编著 . —北京 : 科学技术文献出版社 , 2021.5 (2023.8 重印)

ISBN 978-7-5189-7756-7

Ⅰ . ①陪… Ⅱ . ①王… Ⅲ . ①《本草纲目》—儿童读物 Ⅳ . ① R281.3-49

中国版本图书馆 CIP 数据核字 (2021) 第 054898 号

陪孩子读《本草纲目》: 全 2 册

策划编辑：王黛君　　责任编辑：王黛君　宋嘉婧　　责任校对：张永霞
责任出版：张志平

出 版 者　科学技术文献出版社
地　　址　北京市复兴路 15 号　邮编 100038
编 务 部　(010) 58882938，58882087 (传真)
发 行 部　(010) 58882868，58882870 (传真)
邮 购 部　(010) 58882873
官方网址　www.stdp.com.cn
发 行 者　科学技术文献出版社发行　全国各地新华书店经销
印 刷 者　艺堂印刷 (天津) 有限公司
版　　次　2021 年 5 月第 1 版　2023 年 8 月第 4 次印刷
开　　本　710 × 1000　1/16
字　　数　574 千
印　　张　40
书　　号　ISBN 978-7-5189-7756-7
定　　价　199.00 元 (全 2 册)

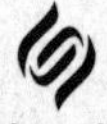

目录

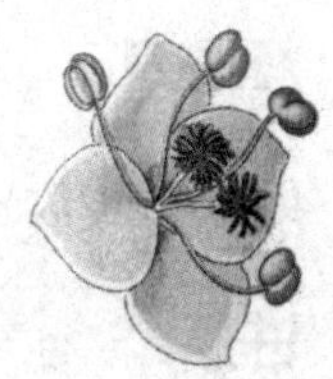

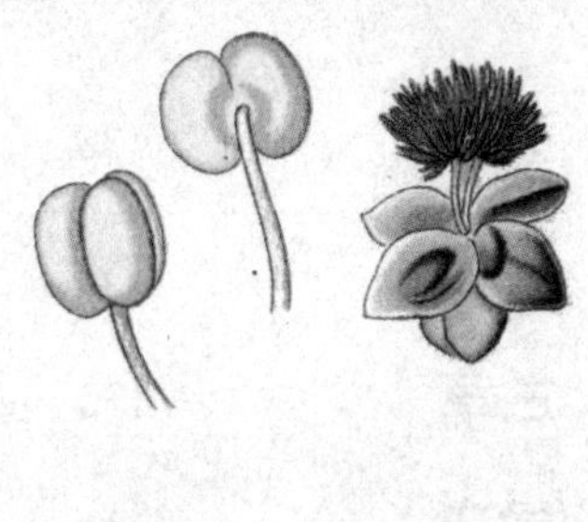

草部

甘草 002
黄耆 004
人参 006
沙参 009
荠苨 012
黄精 014
葳蕤 017
肉苁蓉 020
列当 022
仙茅 025
苍术 028
淫羊藿 030
玄参 032
地榆 035
丹参 038
紫草 040
白头翁 042
黄芩 045
秦艽 048
柴胡 051
前胡 054
防风 056
独活 058
白鲜 061
贝母 064
水仙 067
石蒜 070
龙胆 072
白薇 075
细辛 078
杜衡 080
铁线草 082
当归 084
蛇床 086
白芷 088
芍药 090
牡丹 093
甘松香 096
豆蔻 099
高良姜 102
肉豆蔻 104
荜茇 107
姜黄 110
郁金 112
郁金香 114
蓬莪茂 117
香附子 120
瑞香 122
茉莉 125

茅香 128
藿香 130
兰草 132
爵床 134
薄荷 136
苏 138
荏 141
水苏 144
菊 146
艾 149
蓍 152
茺蔚 155
黄花蒿 158
角蒿 160
夏枯草 162
丽春草 165
红蓝花 168
番红花 170
葫芦巴 173
大蓟 176
小蓟 178
恶实 181
芦 184
灯心草 186
麻黄 189
甘蕉 192
地黄 194
萱草 197
紫菀 200
鸭跖草 202
蜀葵 205
酸浆 208
蜀羊泉 210
鹿蹄草 212
王不留行 215
款冬花 218
瞿麦 220
金盏草 222
车前 224
马鞭草 226
蛇含 229
鼠尾草 232
连翘 234
蓝 236
青黛 238
蓼 240
荭草 242
狗尾草 244
萹蓄 246
大黄 249
商陆 252
泽漆 255
莨菪 258
蓖麻 260
藜芦 262
附子 264
蚤休 267
射干 270
曼陀罗 272
玉簪 274
芫花 277
鸢尾 280
石龙芮 283
毛茛 286
菟丝子 288
覆盆子 291

悬钩子 294
马兜铃 296
营实 299
牵牛子 302
月季花 304
葛 307
天门冬 310
何首乌 313
茜草 316
忍冬 319
常春藤 322
紫藤 325
泽泻 328
香蒲 330
菖蒲 332
莕菜 334
莼 336
石斛 339
海带 342
骨碎补 344
金星草 346
石松 348

谷部

芝麻 352
亚麻 355
大麻 358
小麦 361
大麦 364
雀麦 366
荞麦 368
稻 371
稷 374
黍 376
玉米 379
稗 382
大豆 385
薏苡 388
赤小豆 390
豌豆 393
蚕豆 396
刀豆 398

菜部

韭 402
油菜 405
葱 408
大蒜 410
萝卜 412
生姜 414
胡荽 417
茴香 420
芹菜 423
罗勒 426
菠菜 428
荠菜 430
菥蓂 432
苜蓿 434
苋 437
马齿苋 440
苦菜 442
蒲公英 445
黄花菜 448
蕨 450
芋 452
丝瓜 455
薇 458

甘薯 460
黄瓜 462
山药 464

果部

李 468
梅 471
桃 474
枣 477
栗 480
梨 482
棠梨 484
木瓜 486
山楂 488
柰 491
安石榴 494
柚 496
橡 499
杨梅 502
樱桃 504
橄榄 506
海松子 508
槟榔 510
椰子 512
胡椒 515
无花果 518
茶 520
甜瓜 522
葡萄 524
莲藕 527
甘蔗 530
芰实 532
芡实 534
慈姑 536

木部

柏 540
松 542
杉 544
桂 546
桐 549
木兰 552
丁香 554
没药 556
苏合香 558
樟脑 560
芦荟 562
杜仲 564
合欢 566
芜荑 569
柳 572
桦木 574
相思子 576
酸枣 579
桑 582
金樱子 584
山茱萸 587
郁李 589
竹 592
女贞 595
冬青 597
枸杞 599
木槿 601
接骨木 603

草部

李时珍曰：天造地化而草木生焉。刚交于柔而成根，柔交于刚而成枝干。叶萼属阳，华实属阴。由是草中有木，木中有草。得气之粹者为良，得气之戾者为毒。故有五形焉（金、木、水、火、土），五气焉（香、臭、臊、腥、膻），五色焉（青、赤、黄、白、黑），五味焉（酸、苦、甘、辛、咸），五性焉（寒、热、温、凉、平），五用焉（升、降、浮、沉、中）。炎农尝而辨之，轩岐述而著之，汉、魏、唐、宋明贤良医代有增益。但三品虽存，淄渑交混，诸条重出，泾渭不分。苟不察其精微，审其善恶，其何以权七方、衡十剂而寄死生耶？于是剪繁去复，绳缪补遗，析族区类，振纲分目。

——李时珍《本草纲目》

gān 甘 cǎo 草

【时珍说】现在的人以大径寸而结紧断纹者为佳，谓之粉草。其轻虚细小者，皆不及。

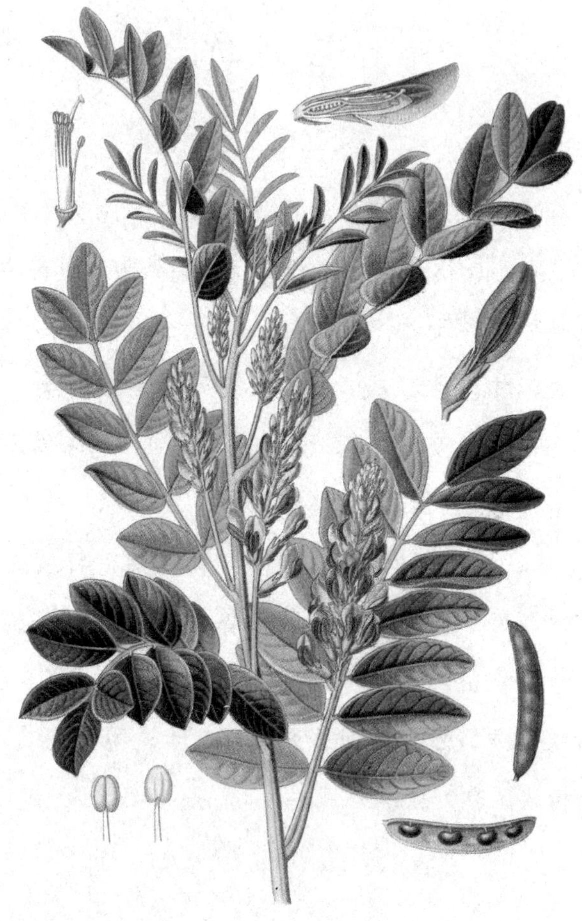

【药用部位】 头、梢、根。

【气味、性质、毒性】 根：甘，平（食物具有寒、凉、平、温、热等性质），无毒。

【用途】 根：温中下气，利血气，解百药毒，养阴血，补脾胃；
梢：生用治胸中积热，去颈中痛；
头：消肿导毒，主痈（yōng）肿。

扫码听故事

甘草喜欢长在干旱的地方，我国的东北地区、华北地区、山东、陕西、甘肃、青海、新疆等地方都有生长。甘草一般是 30—100 厘米高，开花的时间一般在 6—7 月，结果的时间为 7—9 月。

关于它的名字，有一个有趣的传说。

从前，在一个偏远的山村里有位草药郎中[①]。有一天他外出治病，家里却不巧来了许多看病的人。他的妻子一看这么多人等着丈夫治病，便暗自琢磨："丈夫替人看病，不就是那些草药嘛，我何不替他包点草药把这些看病的人打发了呢？"她忽然想起灶前地上就有一大堆草棍，她拿起来咬了一口，觉得甘甜怡口。于是，她就把这些小棍子切成小片，用纸一包一包地包好，分发给了那些病人。

过了些日子，两个病愈的人特地登门来答谢郎中，说吃了他留下的药，病已经好了。草药郎中一听就愣住了，他的妻子却心中有数，赶忙把他拉到一边，小声对他描述了一番，他才恍然大悟。草药郎中又急忙询问那两个人的病情，方知他们分别患了咽喉疼痛、中毒肿胀之病。此后，草药郎中在治疗咽喉疼痛和中毒肿胀时，均使用这种"草棍"。由于该草药味道甘甜，郎中便把它称作"甘草"，并一直沿用至今。

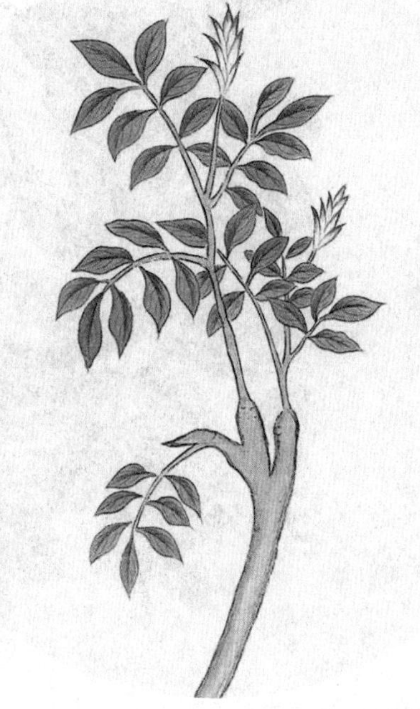

① 郎中：此系列书中有郎中、医生、大夫不同的称呼，未统一。因为不同时代称呼不一，而且宋代以后，北方称医生为大夫，南方称医生为郎中。为了还原故事的生动性，故未统一。所有植物功效源于故事，具体疾病对症下药，请遵医嘱。

huáng qí
黄耆

【时珍说】黄耆的叶像槐叶但稍微尖小些，又像蒺藜（jí lí）叶但略微宽大些，为青白色。开黄紫色的花，如槐花般大小。结小尖角，长约一寸，根长二三尺，以紧实如箭杆的为好，嫩苗也可以食用。

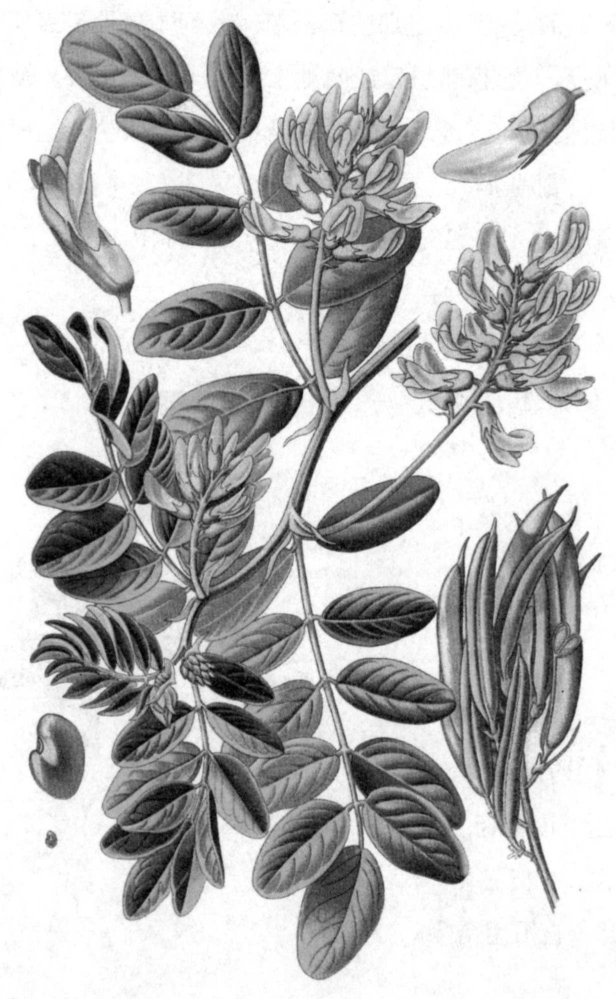

【药用部位】 根、茎、叶。

【气味、性质、毒性】 根：甘，微温，无毒。

【用途】 根：排肿止痛，止渴，益气，治虚喘，疗寒热，壮筋骨；茎、叶：疗渴及解痉挛，治痈肿疽（jū）疮（chuāng）。

黄耆和黄芪是同一种植物。关于黄耆的名称由来，有这么一则故事。

从前，有一位善良的老人，姓戴。他善于针灸治疗术，为人厚道，待人谦和，一生乐于救助他人。因为老人形体消瘦，面色淡黄，人们尊称他为“黄耆”（耆指的是六十岁以上的人）。

遗憾的是，这位老人在救坠崖的儿童时不幸去世。人们为了纪念他，便将老人墓旁生长的一种味甜，具有补中益气、止汗、利水消肿、除毒生肌作用的草药命名成“黄耆”。

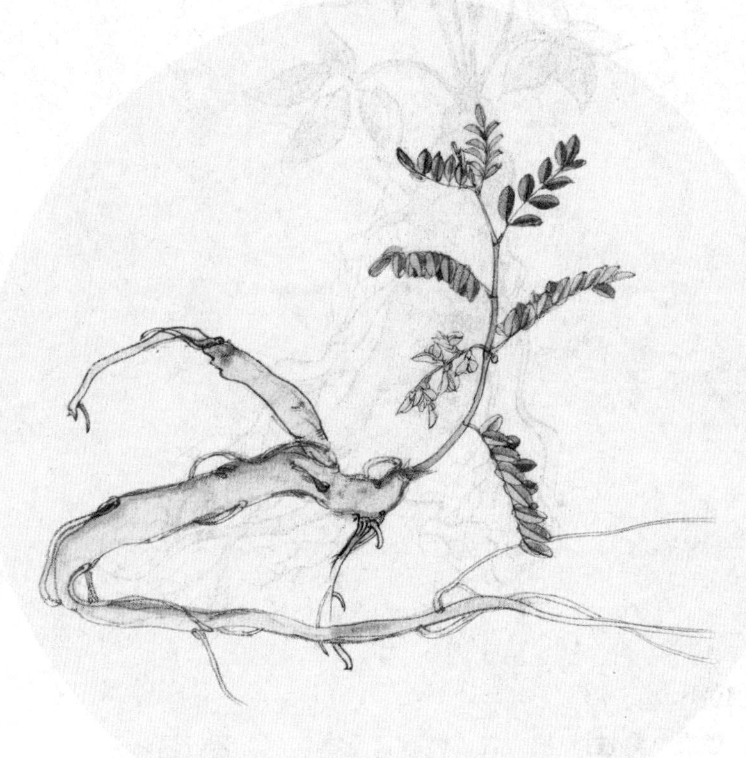

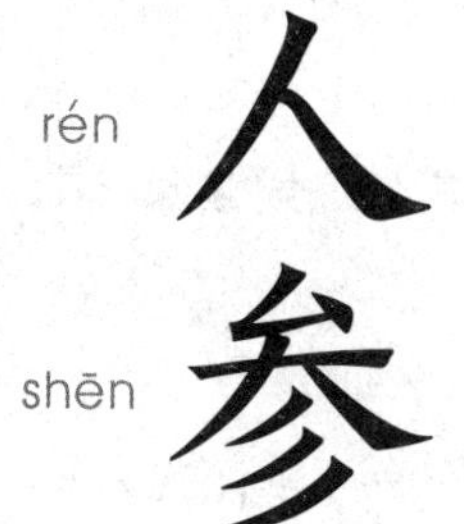

【时珍说】沙参体虚无心而味淡，荠苨（qí nǐ）体虚无心，桔梗（jié gěng）体实有心而苦。人参甘微带苦，自有余味，俗名叫金井玉阑（lán）。

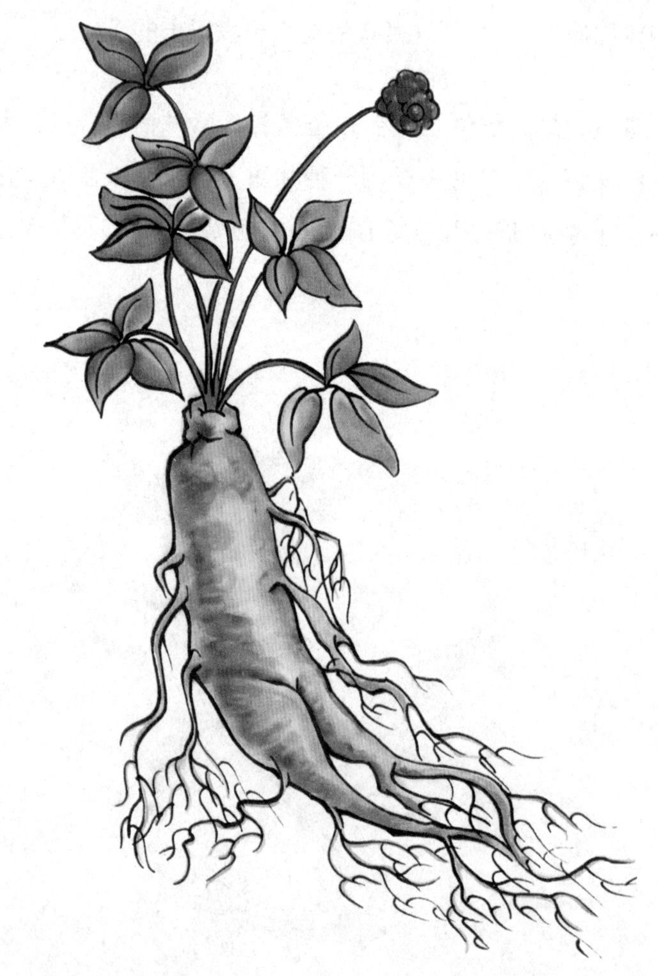

【药用部位】 根、芦。

【气味、性质、毒性】 根：甘，微寒，无毒；芦：苦，温，无毒。

【用途】 根：补五脏，安精神，明目益智，止消渴，通血（xuè）脉；芦：治虚劳痰引。

俗话说东北有三宝：人参、貂皮、乌拉草。其中人参是三宝之首，有诸多用途，是一种名贵的中药材，被称为“百草之王”。但是人参对生长环境有要求，气温如果过高，就会灼伤它的叶子，所以人参主要产于我国寒冷的东北地区。

人参这么宝贵，那么它的这个名字是如何得来的呢？让我们一起来读个小故事。

从前在一个村子里，住着打猎的两兄弟，他们的邻居是一位老大爷。秋去冬来，天气一天比一天冷，哥俩准备上山打猎，储藏食

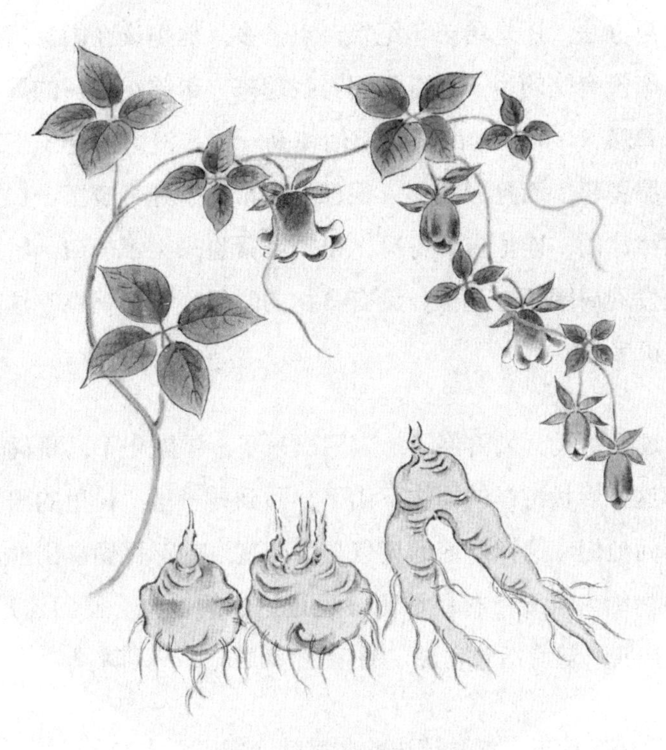

物过冬。老大爷知道后赶紧劝说:“现在天气变冷，如果再有暴风雪把路封住了，你们到时候怎么回来呢？”可哥俩根本听不进老大爷的话，依然带着准备好的干粮、弓箭、厚衣服等上山去了。

到了山上，天气还不错，哥俩发挥他们高超的射箭技术，打了很多猎物。但是，这样的好天气没有持续多久。有一天傍晚，突然狂风呼啸（xiào），紧接着下起了鹅毛大雪。这雪没有要停的意思，足足下了两天两夜，山上白茫茫一片，山路已经完全被覆（fù）盖得严严实实。无奈之下，哥俩只得找一个临时停留之地，他们找到了一个山窝，山窝里长着许多粗壮的古树。这个山窝不仅能躲避风雪，还能在空地上烧火做饭，哥俩便在这个山窝里住着。

就这样过了很多天，他们打来的猎物已经不多了，他们接下来必须找到补充营养的食物。可外面天寒地冻，哪里还有猎物？哥俩只好寻思办法，还是弟弟年纪轻，点子多，他提议在山窝周围找一下看看有没有吃的。于是哥俩起身找起来，弟弟在古树的周围发现了一株草藤（téng）样的植物，他使劲一拽，没想到叶子下面出来的根有胳膊粗，而且形状和人很像。弟弟出于好奇咬了一口，发现味道甜津津的，连忙告诉哥哥，哥哥赶紧也来尝了一口，紧接着兄弟俩又发现周围还有几株。没有食物的时候，哥俩就靠吃这种植物来抵抗饥饿。

又过了两天，风雪停了，太阳出来了，雪融化了，哥俩便带着剩下的这种形状奇怪的植物下山了。回到村子里，村里的居民都关心地询问他们：这样严寒的天气是怎么度过的？哥俩拿出他们吃的这种植物给大家看，村民谁也没见过这样的植物，便问这是什么。弟弟挠挠头，随后指着它说:“你看它多像人……人啊。”

后来传来传去，这种植物的名字就变成了“人参”。

shā 沙 shēn 参

【时珍说】处处山川平原都有。二月后出苗，叶如初生小葵叶，而团扁不光滑。八九月抽茎，高一二尺。

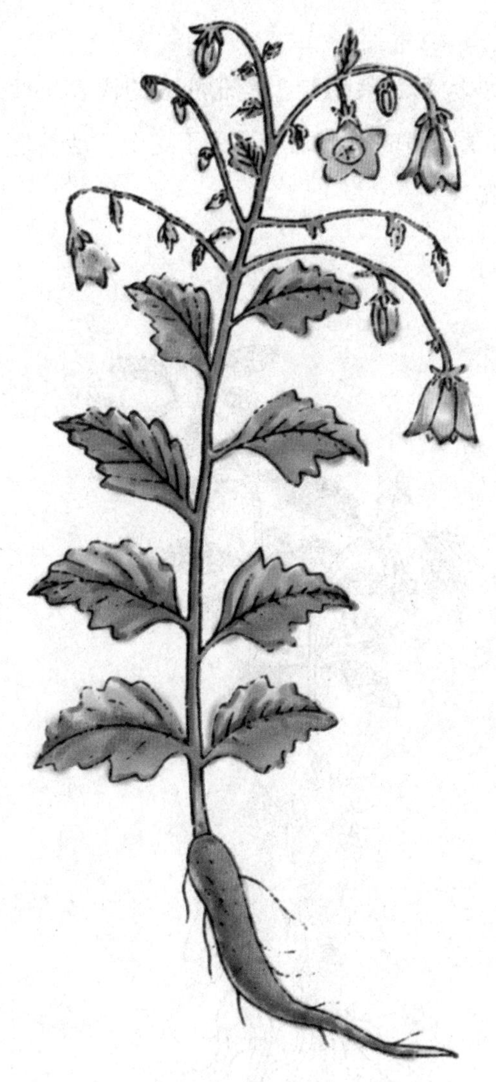

【药用部位】 根。

【气味、性质、毒性】 苦，微寒，无毒。

【用途】 清热养阴，润肺止咳。

沙参分为北沙参和南沙参。

北沙参是一种经济作物，种植历史悠久，我国各地基本都有分布，不过它的主要产区有三个：河北安国市、山东莱阳市、内蒙古赤峰市。

其中莱阳市的沙参又名莱胡参，是北沙参的代表品种，是“沙参之王”，也是烟台莱阳市的特产之一。关于这个“沙参之王”还有一个有趣的小故事呢！

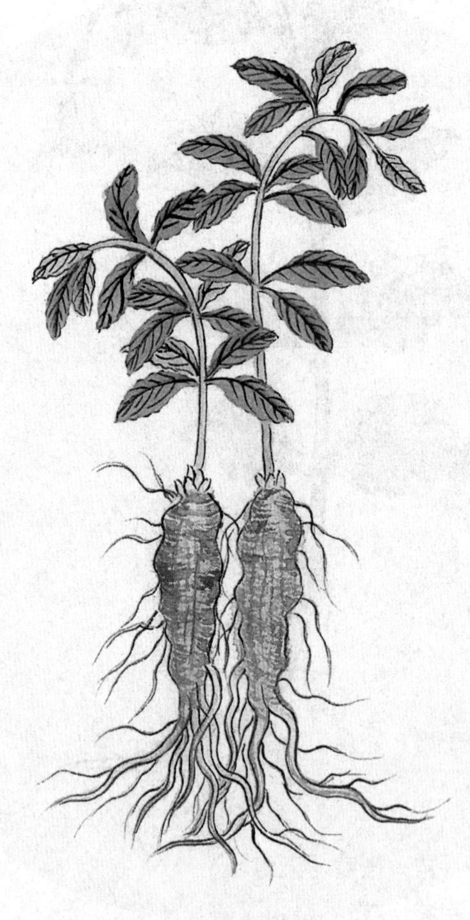

很久以前，莱阳城南胡诚村，有一位人称“张大哥”的青年，自幼失去父母，一个人过日子。他为人勤快老实，父母留给他的田地被他全部种上了沙参。张大哥悉心呵护沙参，想如果能卖个好价钱，自己就能盖房子娶媳妇了。

沙参的长势很好，这就被财主“斜巴眼”盯上了，“斜巴眼”打算用自己的两亩好地换取张大哥的沙参，张大哥拒绝了这个提议。

张大哥日夜守护着沙参，沙参棵棵长得白白胖胖，于是他挑选了两棵最大的用盘子盛着，供奉在自己的小棚子里。这天晚上，张大哥睡觉时刚闭上眼睛，眼前便出现了一位美丽的姑娘，可一睁开眼，姑娘就不见了，接下来好几天都是这样的情况。梦中的姑娘微微浅笑，笑起来还有酒窝，圆圆的脸蛋，黑色的双眸（móu），洁白的牙齿，张大哥从未见过如此美丽的姑娘。

有一天，张大哥把收下的沙参堆在一起，准备次日拿到集市上去卖。可第二天早上起来一看，一大堆沙参竟然不见了！张大哥顿时气昏过去了，等他醒来的时候，旁边出现了他梦里的那位姑娘。姑娘告诉他，自己其实是沙参变化出来的，而其他沙参已经被“斜巴眼”偷去了。她见张大哥勤劳善良，表示自己愿意嫁给张大哥，张大哥也表示同意，当即两人拜了天地，结为夫妻。

哪知“斜巴眼”偷了沙参还不死心，还想诬告张大哥拐骗良家女子，要送他去衙（yá）门治罪。张大哥和沙参姑娘得知消息后，连夜逃走，终于脱离了“斜巴眼”的魔爪。

此后，夫妻俩去了东北长白山，仍然以种沙参为业。

荠苨

qí nǐ

【时珍说】根的形状像野萝卜，很肥实，皮的颜色灰暗，中间有白毛，味甜微寒。也有开绿花的。嫩苗可煮汤，用油盐拌食。

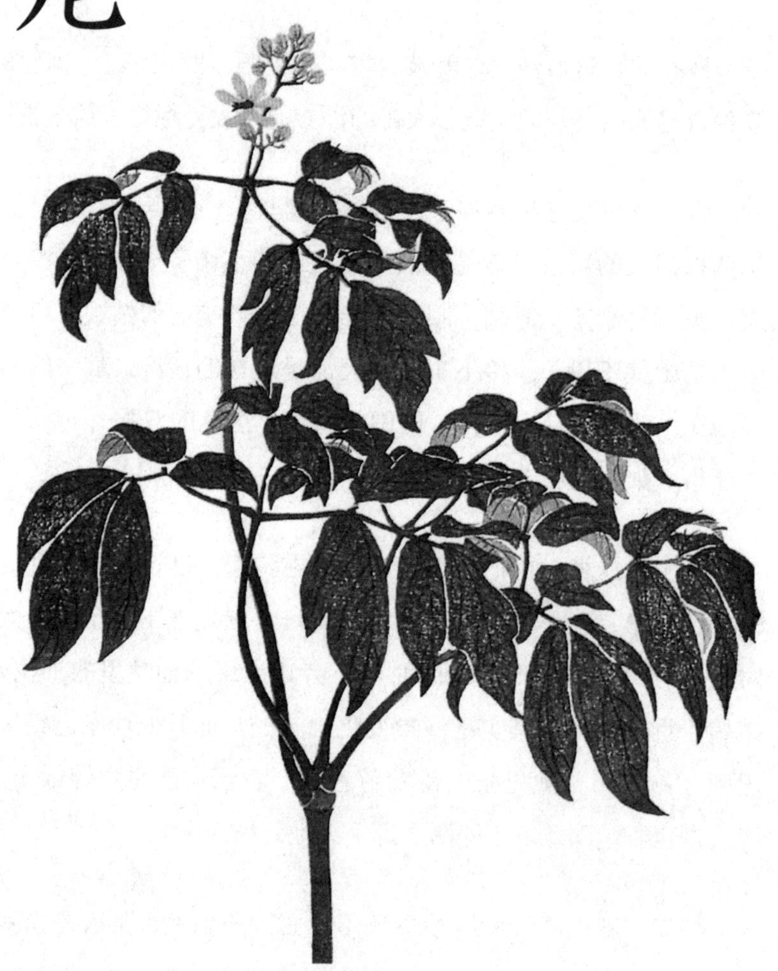

【药用部位】 根、隐忍叶（幼苗的叶片）。

【气味、性质、毒性】 根：甘，寒，无毒；隐忍叶：甘，苦，寒，无毒。

【用途】 根：利肺气，和中明目，止痛，治咳嗽（ké sou）、渴饮多尿、疮毒疔（dīng）肿；

隐忍叶：治蛊（gǔ）毒腹痛、面目青黄。

荠苨是沙参属桔梗科的植物。

荠苨可以解毒，不过关于它解毒的方法却是无科学依据的“以毒攻毒”：意思是将荠苨和毒药放一起，然后就能抵消毒药的毒性。此法仅为传说，已不可考。

荠苨的根和嫩苗是可以吃的，根一般是腌渍（yān zì）之后吃，而嫩苗可以拌凉菜吃，也可以煮汤。用荠苨嫩叶炖出来的汤据说有一股老母鸡肉的味道，现在有些农村地区对荠苨还用“老母鸡肉”这个称呼呢！

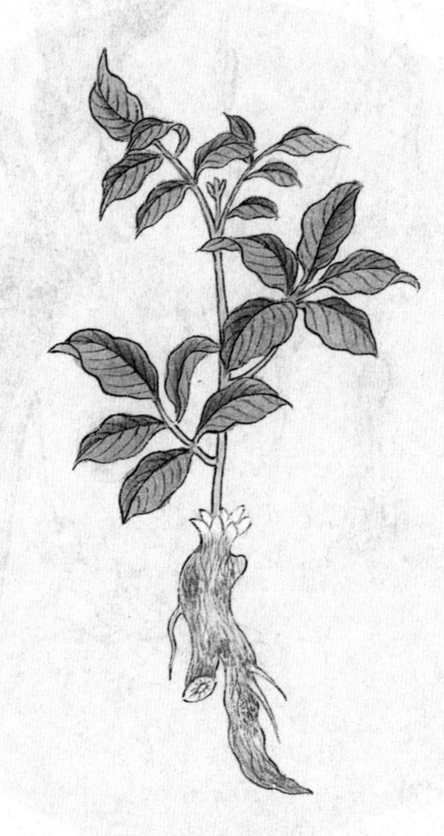

huáng jīng
黄精

【时珍说】黄精在山中野生，也可以把它的根劈成二寸长，稀疏种植，一年后就会长得极为稠密；种子也可以种植。

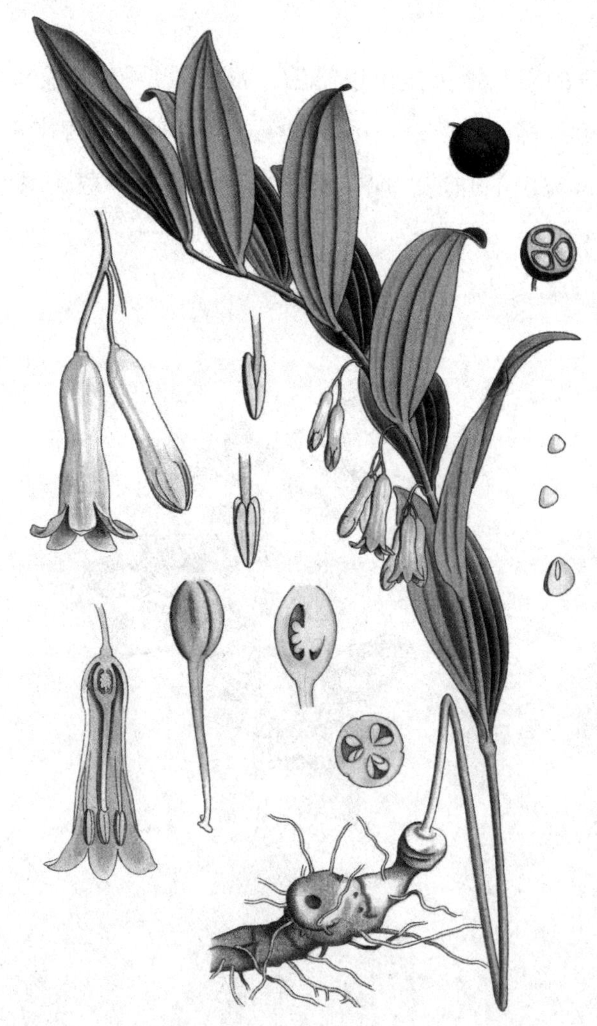

【药用部位】 根。

【气味、性质、毒性】 甘，平，无毒。

【用途】 补气养阴，健脾，润肺，益肾。

华佗是东汉著名的医学家，他经常云游四方采药。

一次，华佗进山采药时，看见两个壮汉正在追赶一个小姑娘。说来也奇怪，尽管这两个壮汉使劲追，可还是追不上前面的小姑娘。华佗心生疑惑，便拦下壮汉问起话来。原来这小姑娘是他们府上的丫头，因为不顺从主人，处处和主人对着干，被主人关了起来，后

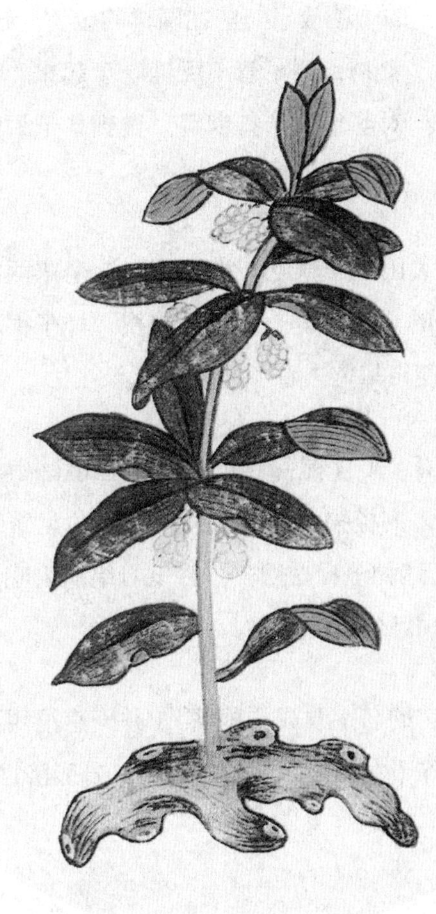

来自己逃跑出来。老爷知道这小姑娘的踪迹后，便派人来抓，可是，这两壮汉脚力不济（jì），还是被小姑娘逃跑了。

华佗听完，有些吃惊。心想小姑娘这么能跑，而且在这深山老林活得好好的，一定有什么秘密才对。当时他就想，如果有机会遇见这个小姑娘，一定得问个清楚。

无巧不成书。华佗好几次看见小姑娘到悬崖边去。华佗估计，那是她的藏身之处或是有什么吃的放在那里。于是，趁着小姑娘不在的时候，他就把自己的干粮放了一些在同样的位置。过了一会儿，小姑娘回到此处看见了食物，便不管不顾地吃了起来。华佗趁机现身，小姑娘受了惊吓，对着华佗拳打脚踢，直到华佗说明自己的身份并表明自己的来意，小姑娘才停了下来。

小姑娘说自己在大山里一直吃一种东西，这个东西叫“黄鸡”，当然这并不是有翅膀的鸡，而是一种野草的根，样子很像鸡。她说完担心华佗不理解，便带华佗去看了这种植物。

这种植物正开着花，叶子是绿色的，华佗在小姑娘的帮助下挖出了植物的根，挖出来的植物草根肥大，草根颜色呈黄色，样子很像“黄鸡”。华佗便把这种植物挖回去，尝试着给病人吃，发现它不仅能养肾补气，还有润肺生津的作用。

后来，华佗就把它的名字改成“黄精”，并一直沿用至现在。而那位小姑娘被华佗认作干女儿，跟随华佗学医，悬壶济世。

wēi ruí
葳蕤

【时珍说】葳蕤，山中到处都有。其根横生，但比黄精稍微小些，黄白色，性柔多须，很难有燥（zào）性。其叶像竹叶，两两相对。

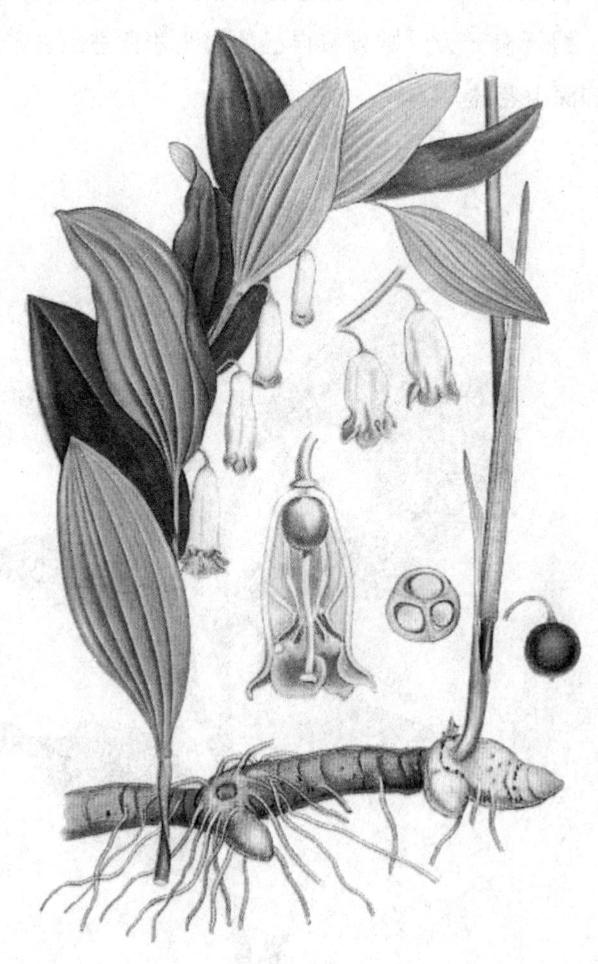

【药用部位】 根。

【气味、性质、毒性】 甘，平，无毒。

【用途】 养阴润肺，益胃生津，治中风、急性热病。

葳蕤这两个字可能不太好认，不过它还有一个好记的名字：玉竹。玉竹据说有抗衰老的作用。

唐朝时期，有一位长得很好看的宫女，因为姿色颇佳被皇帝看中了，可是宫女喜欢宫外的生活，她想逃出去，远离这热闹繁华却是非颇多之地。终于有一天，她靠着自己的聪明才智逃出去了，逃到了荒无人烟的深山老林。

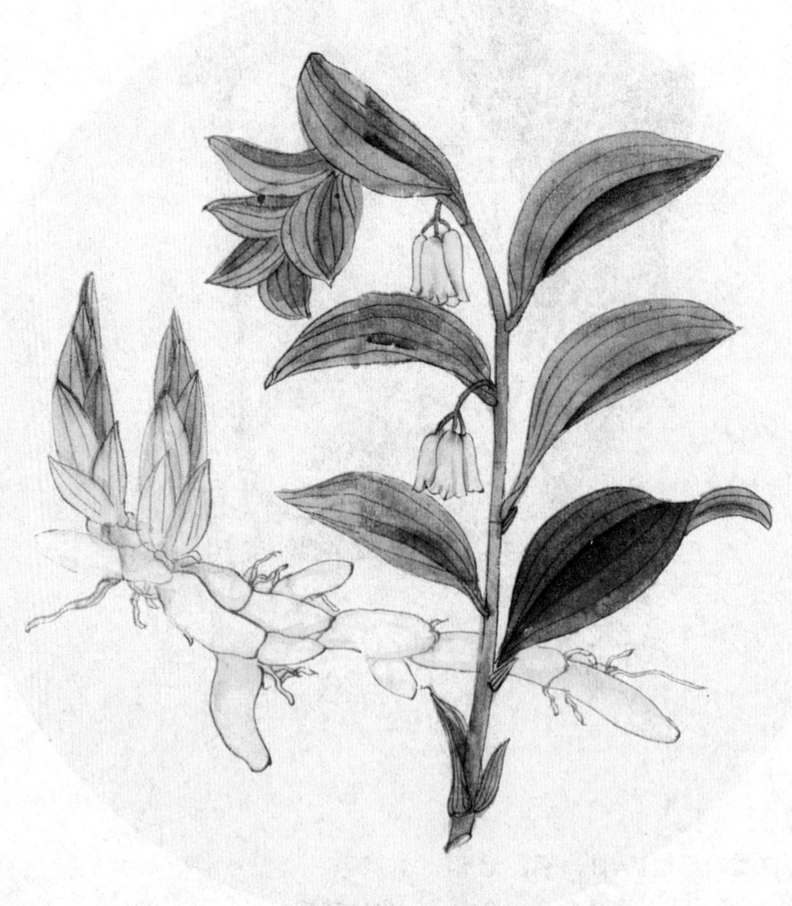

虽然这里无人打扰，远离是非之地，可是缺乏食物、猛兽经常出没，让她的生活变得异常艰难起来。在这种极端的情况下，宫女只好寻找山上可以吃的东西，最终她找到了一种开着白色花朵的草本植物，无奈之下，也顾不上是否有毒，就吃进了肚中。神奇的是，她吃完这种植物竟然没有中毒，之后她就继续吃这种植物。岁月变迁，她逐渐感觉到自己的身体比之前强壮了，而且自己的皮肤也比之前光滑了。

后来宫女在深山里遇见了一位猎人，这位猎人喜欢上了宫女，宫女也对猎人动了心，两人不久结为夫妇，在山里过起男耕女织的生活。

年岁渐增，宫女的面貌并没有发生多大变化，这一切都要归功于她经常吃的玉竹（也就是葳蕤），这在古代也是“驻颜有术”[①] 的传奇故事了。

---

① 驻颜有术：有方法保持青春，形容容颜不老。

ròu cōng róng 肉苁蓉

【时珍说】此物补而不峻（jùn），故有从容之号。

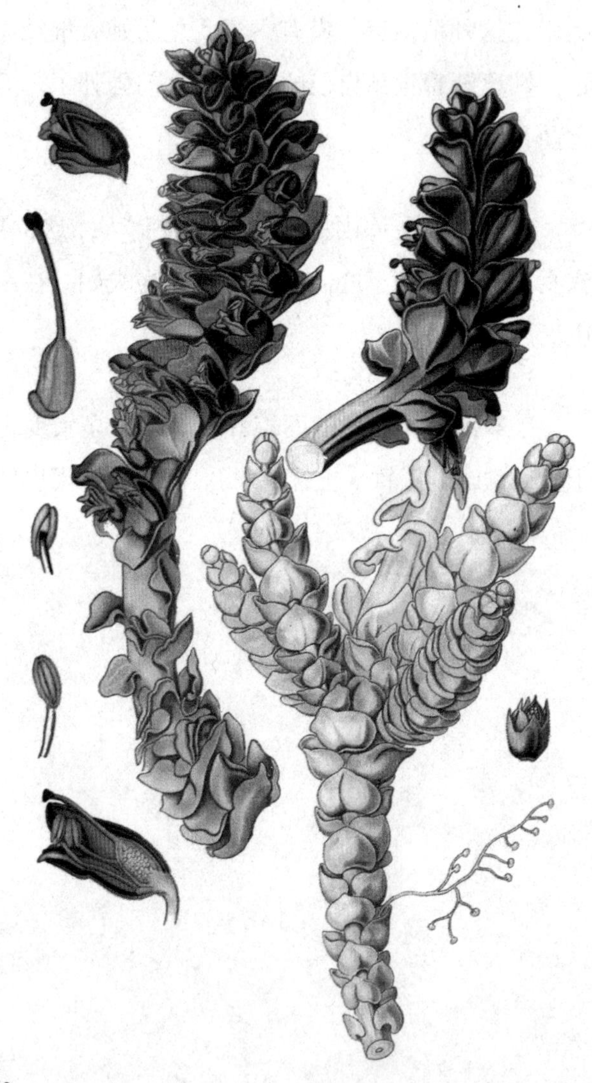

【药用部位】 肉质茎。

【气味、性质、毒性】 甘，微温，无毒。

【用途】 补肾阳，益精血，润肠通便。

肉苁蓉是上品之药，它有顽强的生命力，长于荒漠之中，性温，别名苁蓉。

传说有位皇帝很喜欢苁蓉，西域每年向朝廷上贡，在种类繁多的物产中间，皇帝最爱苁蓉，因此，民间就有“宁要苁蓉一筐，不要金玉满床”的话语。

关于苁蓉还有个有趣的妙对故事。有一次，北宋著名史学家刘贡父请著名的文学家苏轼等人吃饭喝酒，刘贡父刚拿出酒来，不巧，这时苏轼的弟子正好来请苏轼回家。苏轼准备起身告辞，请客的刘贡父打算挽留，就笑着说道:“幸早里，且从容。”众人正在疑惑之际，苏轼脱口而出:“奈这事，须当归。”这两句话从表面上来看，是请客的刘贡父挽留苏轼，而与准备回家的苏轼解释有事之意。可是细细研究却发现，每个人的对子中都包含有三种水果和一味中药。刘贡父说的是杏、枣、李和苁蓉，而苏轼回答的则是奈［谐音“柰（nài）”，类似花红的一种果子］、蔗、柿和当归。其中第一个对子中的苁蓉就是今天我们说的肉苁蓉。

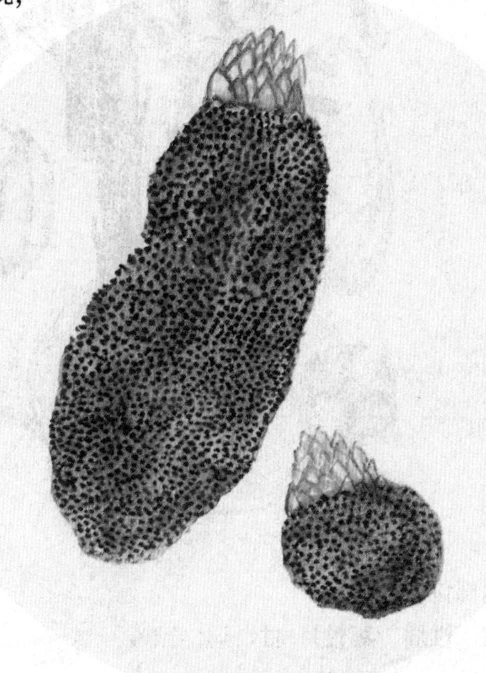

liè 列 dāng 当

【时珍说】亦名栗当、草苁蓉、花苁蓉。

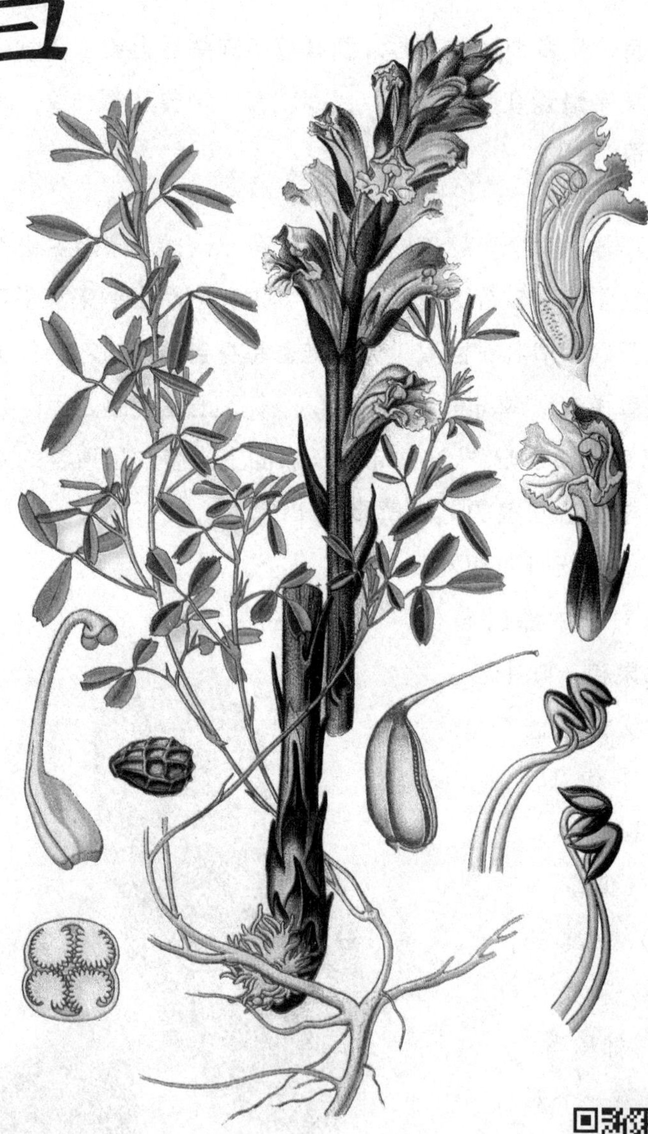

【药用部位】 根。

【气味、性质、毒性】 甘，温，无毒。

【用途】 补肾，强筋。

扫码听故事

列当的别名是不老草，它的学名是草苁蓉。它是国家三级保护濒危物种，吉林省已经将其列为一类保护植物。列当具有降压降脂、排毒护肝等功效。

据说吃这种草的人，如果本性善良，吃了会变年轻；而如果本性较坏，吃了就会变成石人。关于这个说法还有一个故事呢。

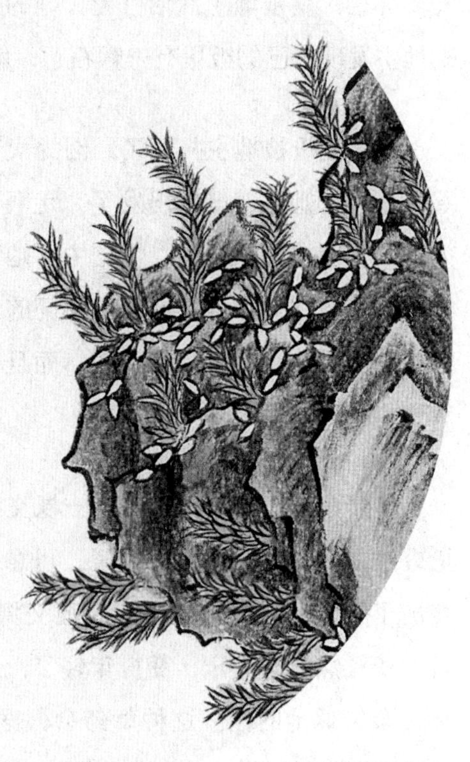

从前有一个大地主，他有很多房子，而同村其他贫困的农夫只能住在低矮破漏的小茅屋里。最可恶的是，地主还经常抢夺贫困农夫的粮食。

地主生活得很安逸，但是很害怕死亡，他每天愁的是："怎样才可以长生不老，永远享用现在的财富？"有一个算命的便告诉他，蓬莱（péng lái）山深处有一种不老草，吃了这种草便可以长生不老。地主心动了，前前后后派了很多人去寻找，但是都无功而返。最终，地主把他家一个年幼的小丫头派去采这种草药。

这年幼的小丫头，也是命苦的孩子。她的父亲因为偷偷说了地主几句坏话，就被地主活活打死！她的母亲本来是为地主做饭的，有一次地主发现自己的饭里有一颗石子，就将她的母亲也打死了。

即使父母被地主打死了，因为卖身为奴，小丫头只能服从，外出寻找草药。她冒着严寒出发了，走啊走，严寒、饥饿、伤心让她筋疲力尽，她倒在了雪地里。恍惚中，她看见了母亲，母亲告诉她怎样去找不老草，并且告诉她这种草不同的人吃了会有不同的效果。等她醒来，发现自己身旁有几棵草药，而且自己的体力逐渐恢复了，她便带着这些草回去了。

回到地主家，她把其中的一棵交给了地主，地主和地主夫人赶紧抢夺过去咀嚼（jǔ jué）吞咽了，可意想不到的事情发生了，地主夫妇变成了石人。正在疑惑之际，她又将草药送给了地主家的看门大爷，可大爷竟然返老还童，变得年轻了，真是怪事！她想起在雪地昏迷之际母亲告诉她的话，这种草药会根据吃的人的本性产生不同的效果，没想到还真是这样！

xiān 仙 máo 茅

【时珍说】四五月中抽茎四五寸，开小花深黄色六出，不似栀（zhī）子。

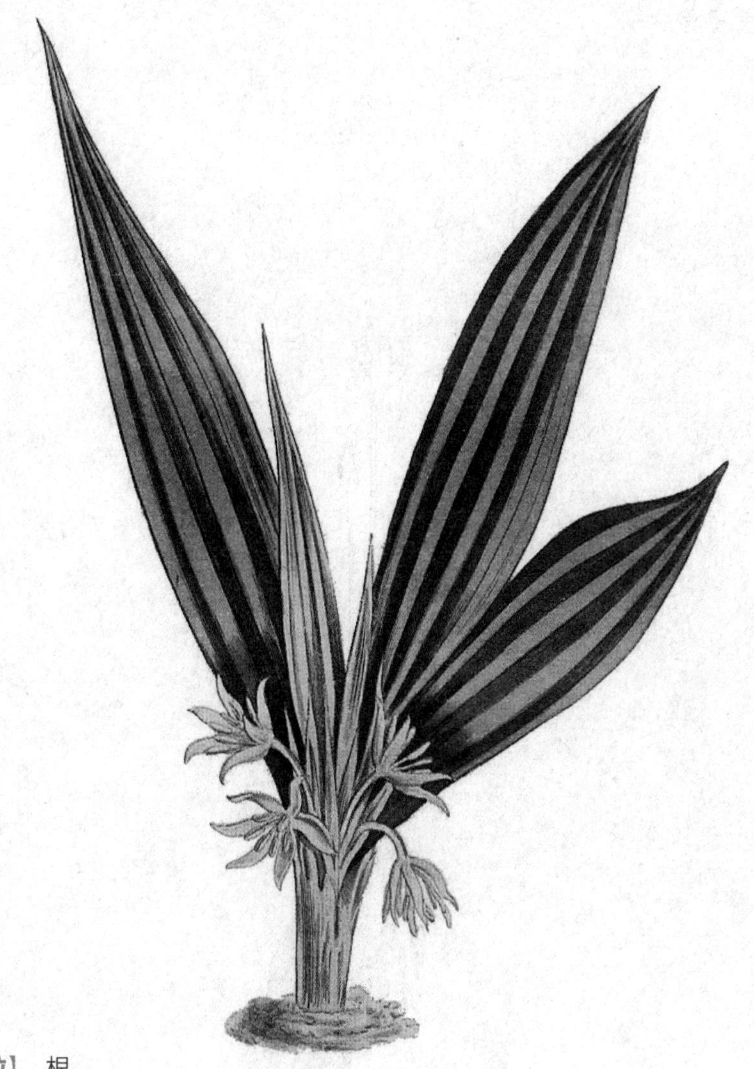

【药用部位】 根。

【气味、性质、毒性】 辛，温，有毒。

【用途】 补肾阳，强筋骨，祛寒湿。

南海上有个风景优美的小岛，岛上气候宜人，四季如春，花草生机勃勃。岛上的居民和睦相处，生活幸福美满。其中有一户石姓人家，只有母子二人相依为命，儿子石茅不仅是出了名的孝子，全心全意侍奉母亲，而且还乐于帮助岛上其他的居民，所以在当地备受大家喜爱。

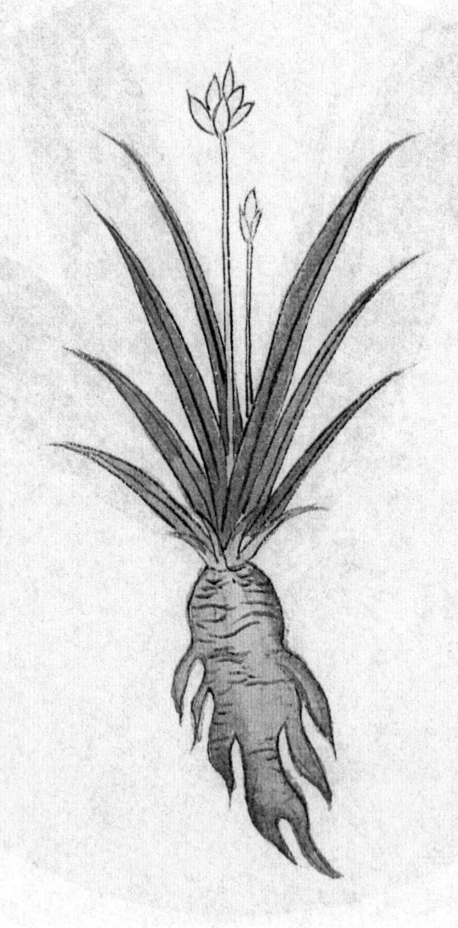

有一次，除了石茅以外，岛上其他居民都染上了一种怪病。这种怪病发作时人浑身时冷时热，大家都被这病折磨得苦不堪言。石茅也是急在心里，他尽自己最大的努力照顾大家，采集草药、煎煮、给大家喂药。但是大家的病情依然不见好转。

这件事情恰巧传到了当时正云游四海的铁拐李耳中，他听说了石茅的一些事迹，便想趁机试一试石茅的品格。他来到岛上，对石茅略施法术，石茅便晕过去了。在晕过去的这段时间里，石茅梦见一个人对他说：“要想治好大家的病，必须用斧子砍断你的一条腿，当你用一条腿走路的时候，在你跳过的脚印上会长出一种植物，这种植物能救大家的命。”

醒来的石茅虽然对这个梦半信半疑，但是眼下他也没有其他办法了，只好举起斧子对着自己的一只腿砍了下去，他连包扎都还来不及做就开始独脚走路，满心期待能有植物出现从而救大家的命。奇迹果真出现了，真像梦里那个人说的那样，路上长出了一株株小草，石茅采集这些小草给大家煎药，服用之后，大家的病逐渐好了。

铁拐李把这一切都看在眼里，他对着石茅吹了一口气，只见石茅已经断了的腿一下子恢复如初。后来，人们为了纪念石茅当年的善举，便把当年救命的植物称作“独脚仙茅”。

cāng 苍 zhú 术

【时珍说】苍术，山中到处都有生长。苗高二三尺，其叶环抱着茎梗生长在枝梢间，叶似棠梨叶，离地面近的叶，有三五个岔，都有锯齿状的小刺。

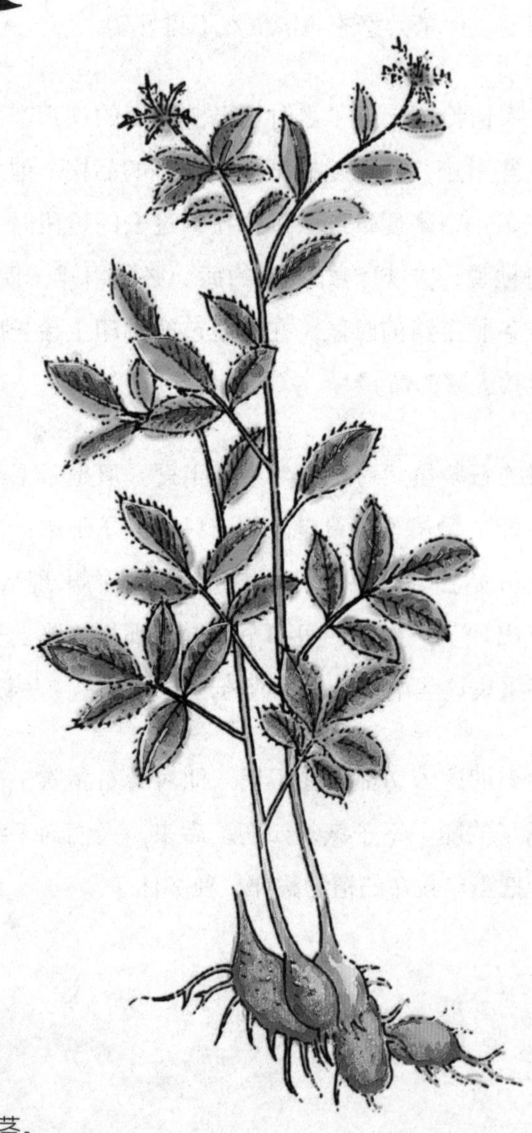

【药用部位】 根茎。

【气味、性质、毒性】 苦，温，无毒。

【用途】 燥湿健脾，祛（qū）风散寒，明目。

苍术是一味中药材，属于上品药材。它和医学家许叔微有密不可分的缘分。

话说南宋时期，有个著名的医学家叫许叔微，他不仅写出了实用价值很高的医书，而且性情豪爽，为人耿直，有“名医进士”的美誉。他曾经用苍术治好了自己的病。

青年时期的许叔微非常勤奋，每天夜里读医书读到很晚才睡觉，而且他还有一个嗜好（shì hào）：喜欢睡前饮酒。过了几年，许叔微时常感觉自己胃中作响，且胁（xié）下疼痛，到了夏天，身体只有右侧出汗。这一系列症状使他吃得越来越少，懂医术的许叔微认真分析自己的病情，认为现在的病症是自己常年饮酒伤了脾胃引起的。

找准了病因，接下来许叔微就开始针对自己的病进行配药：他将苍术磨成粉，然后和着磨好的大枣粉、生麻油调成小药丸，每天服用这个药丸。几个月后，他的病竟然被治好了。

原来，许叔微嗜好饮酒，伤了脾胃，脾与胃互为表里导致湿阻胃，从而出现胃中作响的情况。脾属土，土喜暖和芳香，而苍术气味芳香，温而味苦，归脾胃二经，药证相合，气味相投，所以他的病就被治好了。

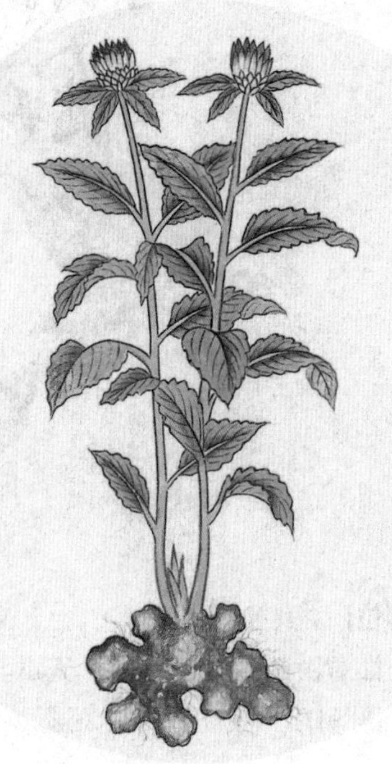

yín yáng huò 淫羊藿

【时珍说】淫羊藿生于大山中。一根数茎，茎粗如线，高一二尺。一茎三桠（yā），一桠三叶。叶长二三寸，如杏叶及豆藿，正面光背面淡，薄而细齿，有细微的小刺。

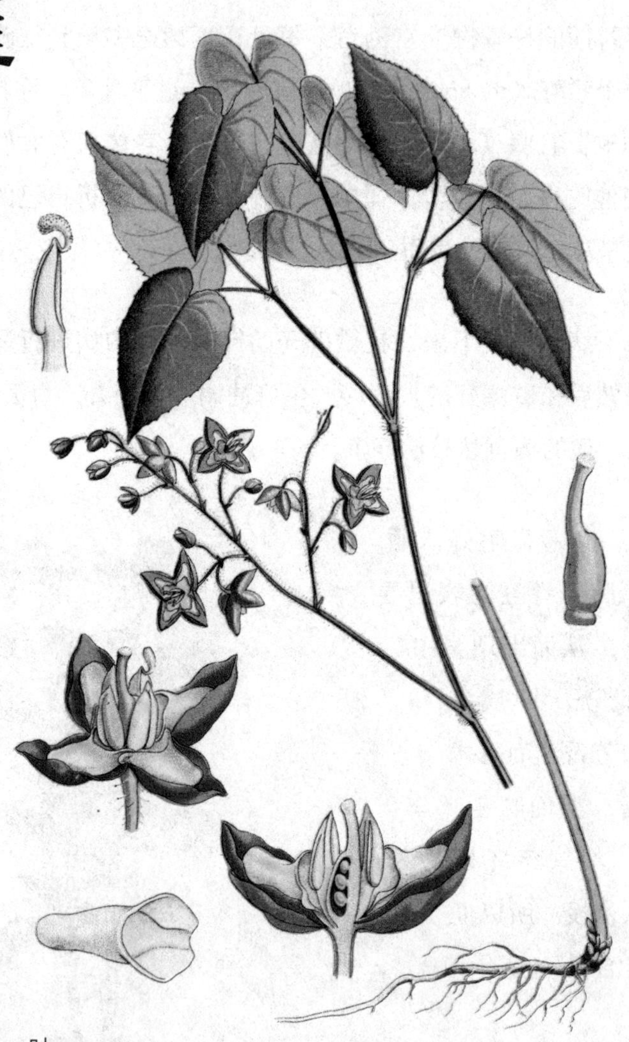

【药用部位】 根、叶。

【气味、性质、毒性】 辛，寒，无毒。

【用途】 补肾阳，强筋骨，祛风湿。

在吉林省临江市，也就是长白山西南麓（lù），流传着一个美丽的传说。

相传很久以前，天庭里有位看管百草园的花猫仙子，她美丽大方、心地善良，在天上偷取了很多草药撒向人间，为人们解除了疾病。不料，玉皇大帝知道此事后大发雷霆（tíng），准备派手下的人去捉拿花猫仙子。花猫仙子得到消息后，便从天庭下凡躲到了鸭绿江的临江市。

在这里，她喜欢上了一个叫马林的青年，后来与马林结成了夫妻。

在临江市内，当时很多村民都饱受严重的风湿病痛折磨，花猫仙子就用从天庭带来的一种神奇草药为他们治疗，治好了很多村民。可是好日子不长，没过多久，天兵天将发现了花猫仙子的下落，他们来到仙子居住的地方，准备捉拿仙子。花猫仙子哪里是天兵天将的对手，最后在打斗过程中被雷电击中，香消玉殒[①]（yǔn）了。临死前，她将剩下的草药全部撒向长白山。

后来，人们发现，花猫仙子撒向长白山的草药在山里生根发芽，长出来的植物茎顶明显分成了三枝，每枝有九枚叶片，当地百姓称之为“三枝九叶草”，也就是我们现在称呼的“淫羊藿”。

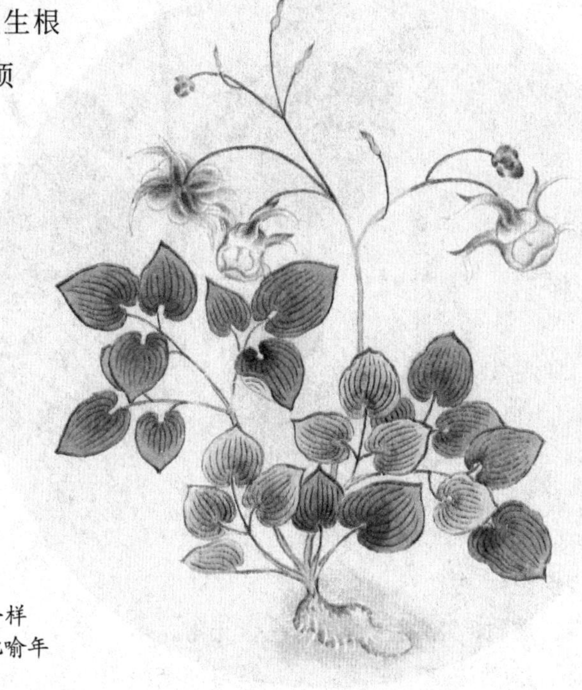

① 香消玉殒：意思是像玉一样陨落，像花一样凋谢，比喻年轻女子死亡。

xuán shēn 玄参

【时珍说】其根有腥气，故苏恭以为臭也。宿根多地蚕食之，故其中空。

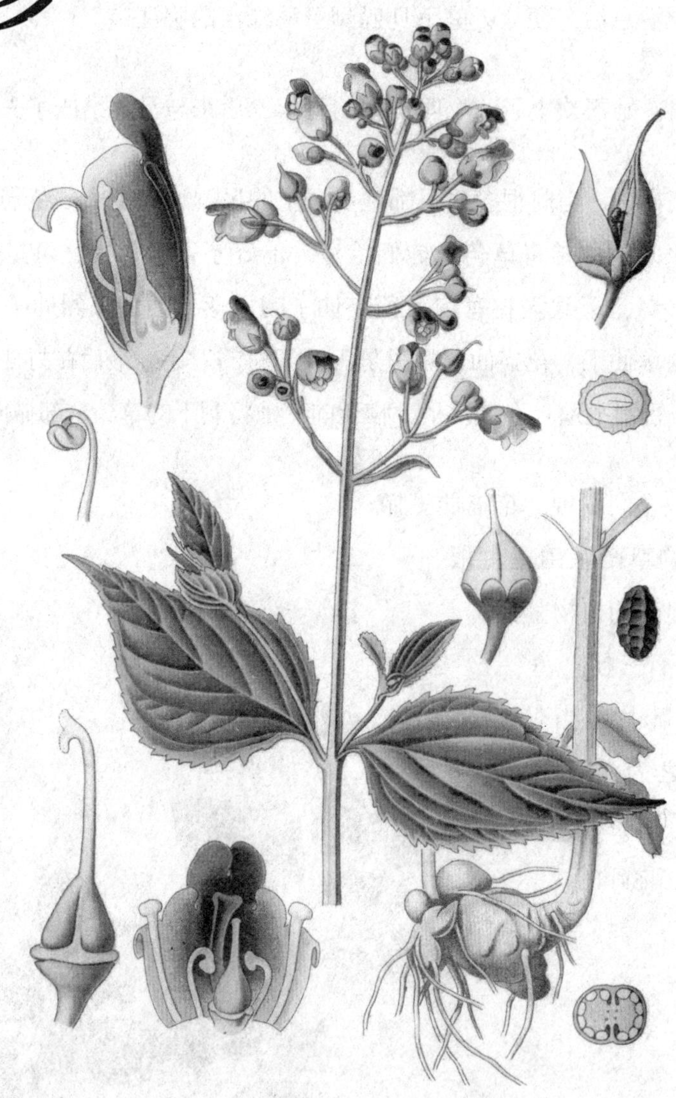

【药用部位】 根。

【气味、性质、毒性】 苦，微寒，无毒。

【用途】 清热凉血，滋阴降火，解毒散结。

从前，有个村子里住着一位名叫杨勇的农夫。他家养了五头母猪，喂养母猪的主要食材是番薯，可是当地的番薯产量太低，根本无法满足猪的喂养。当时杨勇听说西北的番薯产量高，他便下定决心去西北引进番薯来改变当时的窘（jiǒng）状。

杨勇出发了，他走啊走，翻过了很多座山，蹚（tāng）过了很多条河，走了两个多月才来到西北，可是西北的风沙太大了，吹得他眼睛都睁不开。当他询问是否有番薯时，得到的回答是西北根本没有这种粮食作物，他只好空手而归。

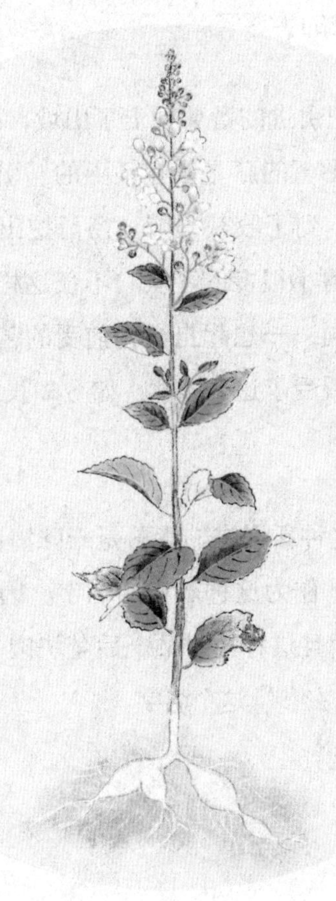

回到家的杨勇没过多久又去了黄土高原，这次，他没有遇见风沙，而是遇见了暴雨。暴雨如注，打在杨勇的身上、脸上，变成落汤鸡的杨勇浑身哆嗦（duō suo），可依然得到黄土高原没有番薯的回答。

尽管这两次都扑空了，杨勇依然斗志昂扬。就这样，杨勇开始了他的第三次寻找番薯之旅。他这次去的是内蒙古高原，这一次的自然环境比上两次更加恶劣，当他来到内蒙古高原时，这里已经白雪纷纷，怒吼的西风在整个山野间咆哮。在白茫茫的世界里，眼前的道路、河流都不见了，杨勇也哆哆嗦嗦，可皇天不负苦心人，这次他终于找到要引进的番薯了。

他回家后，就把引进的番薯种上了山坡。引进的番薯和本地的番薯不一样，本地番薯的藤是躺在地上的，引进的番薯却没有藤，是竖直的秆（gǎn）。到了收获季节，杨勇挖出新引进的番薯一看，却发现是比正常番薯小很多的茎块。不仅这样，他尝了一下味道，也和之前的截然不同，一想起自己先前受的苦，再看看这种结果，他不禁仰天长叹：“我受了这么多罪，如今却长出这种东西，真是让人怨心啊。”

后来人们发现这种新引进的番薯是一味清凉解热的药，就把当时杨勇说的“怨心”作为这种药材的名字。因为当地语言“怨心”与“玄参”谐音，而且这种药材晒干后茎块肉呈黑色，形状又像人参，于是后来有了“玄参”这个名字。

dì yú
地榆

【时珍说】按《外丹方言》地榆一名酸赭（zhě），其味酸，其色赭故也。

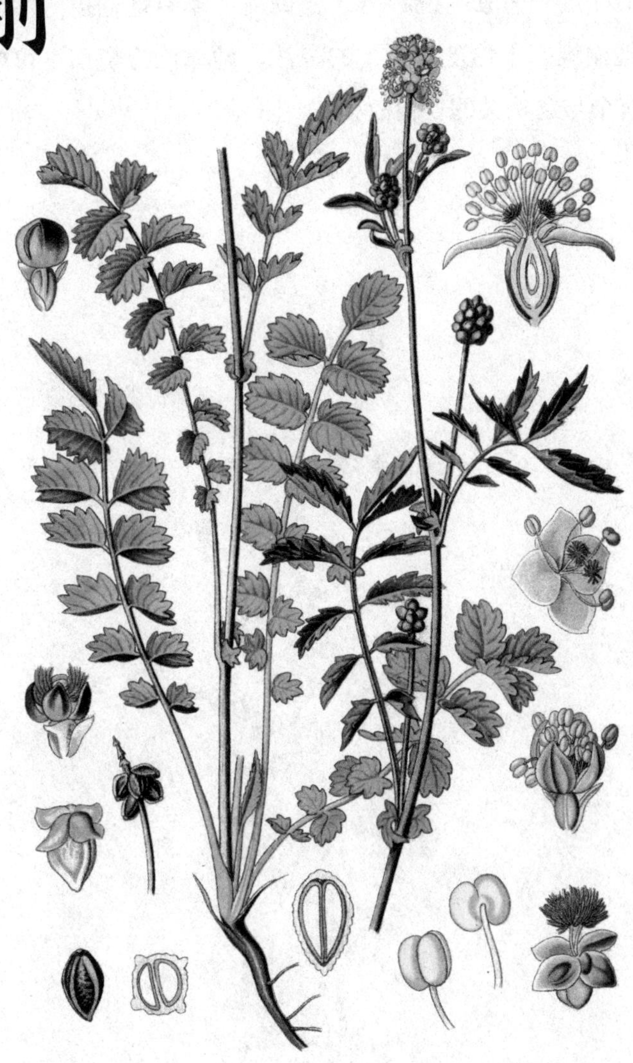

【药用部位】 根、叶。

【气味、性质、毒性】 根：苦，微寒，无毒。

【用途】 根：止痛，止汗，疗金疮，止脓血，除渴，明目；
叶：做饮代茶，甚解热。

李时珍在《本草纲目》中有“宁得一把地榆，不用明月宝珠”这样的句子，可见地榆是可以和珠宝比肩的。

地榆对治疗烧伤有独特的疗效，民间有“家有地榆皮，不怕烧脱皮；家有地榆炭，不怕皮烧烂”的说法。地榆治疗烧伤不仅效果好，而且还有个与之相关的爱情故事。

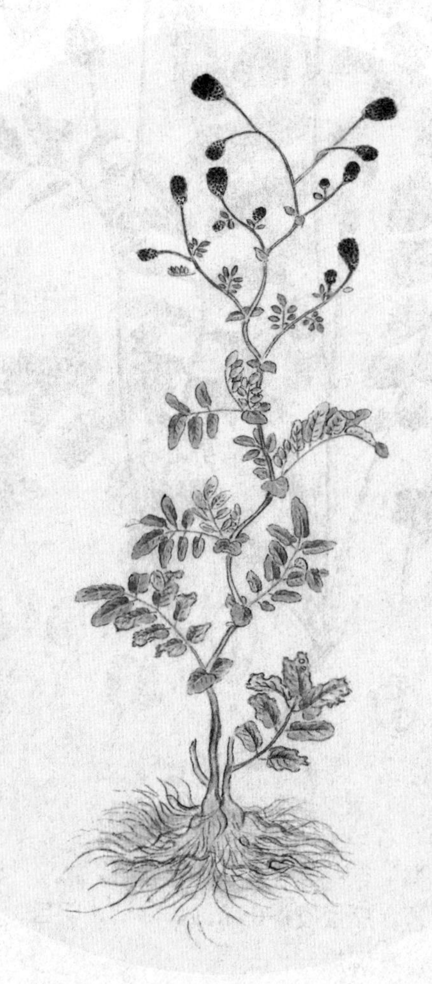

从前，在苏州城外，家境富裕的张员外与陆知府是邻居，两家各有小孩。员外家是女儿，知府家是公子。两个小孩从小一起玩耍，青梅竹马，很是要好，双方父母见状就约定等到儿女成年两家就举办婚礼。

可天有不测风云，到了陆公子十八岁这年，他的父亲知府大人因上书反对皇帝提出的增加赋税之举，并且在皇帝没有采纳的情况下依然按照之前的标准上交税款。皇帝知道后大怒，把知府发配充军，并且不允许陆家的后人在朝为官。知府在充军的路上病死，陆家衰落，陆家的公子只好去药店当学徒，等他过了一段日子再去张家提亲时，张家自是不愿意把女儿嫁给她。

可张家大小姐依然惦记并深爱着陆公子。

这一年的冬天，张家所在的街道上有户人家的小孩因为放烟花点燃了张家马棚里的草料，天干物燥，这火紧接着就烧到张家内宅来了。大家慌作一团都抓紧时间往外逃，没人顾得上还在闺房中的小姐。听说张家着火后的陆公子，急忙向张家跑去，等他看到逃出来的人里并没有张小姐时，便要冲进去救人。可这时，屋子里的火势越来越大，已经听不见张小姐呼救的声音，陆公子急中生智，赶紧披上一床湿棉被就冲进屋子里，最终成功救出了张小姐。

被救出来的张小姐脸上被烧伤了，正哭得伤心。在药店打杂的陆公子知道治疗烧伤的方法，他便将地榆磨成粉，然后和麻油调匀，用纱布包好，敷（fū）在张小姐的伤口上。没多少日子，张家大小姐脸上的伤好了，张家父母见两个小年轻是真心相爱，而且又有之前的婚约，便同意将女儿许配给陆家公子，并且还资助他们俩开了一家药店。多亏地榆这味药，陆公子既治好了烧伤，又收获了爱情。

dān shēn
丹参

【时珍说】处处山中皆有丹参。一枝有五叶，叶如野苏而尖，青色皱毛。小花成穗（suì）如蛾（é）形，中有细子。根皮丹而肉紫。

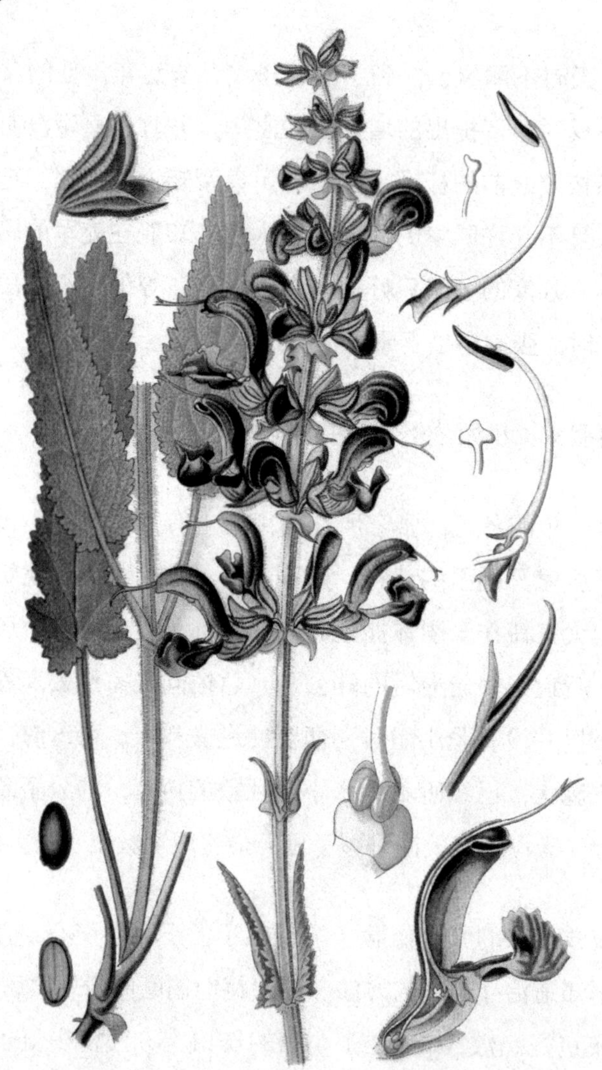

【药用部位】 根。

【气味、性质、毒性】 苦，微寒，无毒。

【用途】 活血祛瘀（yū），通经止痛，清心除烦，凉血消痈。

丹参是上品草药，丹参最初的名字是“丹心”，这与一位少年的孝顺、勇敢分不开。

很久以前，东海岸边一个渔村里住着一个叫海明的青年，海明从小丧父，与母亲相依为命。因为从小住在海边，海明练就了一身水上本领，人称“小蛟（jiāo）龙”。

有一年，海明的母亲生病了，请了很多大夫，吃了很多偏方都不见好。这时，有人告诉海明，东海有座无名岛，岛上长着一种草药，该草药有着蓝紫色花穗、红色的根，如能采得这种草药，并且把这种草药的根煎汤内服，就能治好他母亲的病。海明听后，自然喜出望外，当即便决定去无名岛采药。

海明驾船出海了，这一路上，他凭着高超的驾船技巧和水性，绕过激流险滩与暗礁（jiāo），最终成功登上无名岛。上岸后，他四处寻找别人给他描述的那种草药，果不其然，岛上还真有。他将自己找到的草药根集结在一起，不一会儿就有一大捆了。返回村里后，海明把草药给母亲煎服了，母亲的病就慢慢痊愈（quán yù）了。

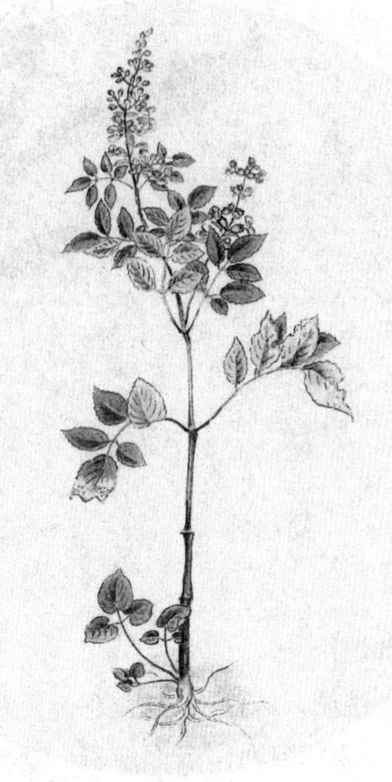

村里人很敬佩海明这种勇敢孝顺的性格，便把他采回来的草药取名“丹心”，即一片丹心之意，后来在流传过程中，便慢慢谐音成“丹参”这个名字了。

紫草

zǐ cǎo

【时珍说】栽种紫草，三月逐垄（lǒng）下子，九月子熟时除草，春节前后采根阴干，其根头有白如茸。

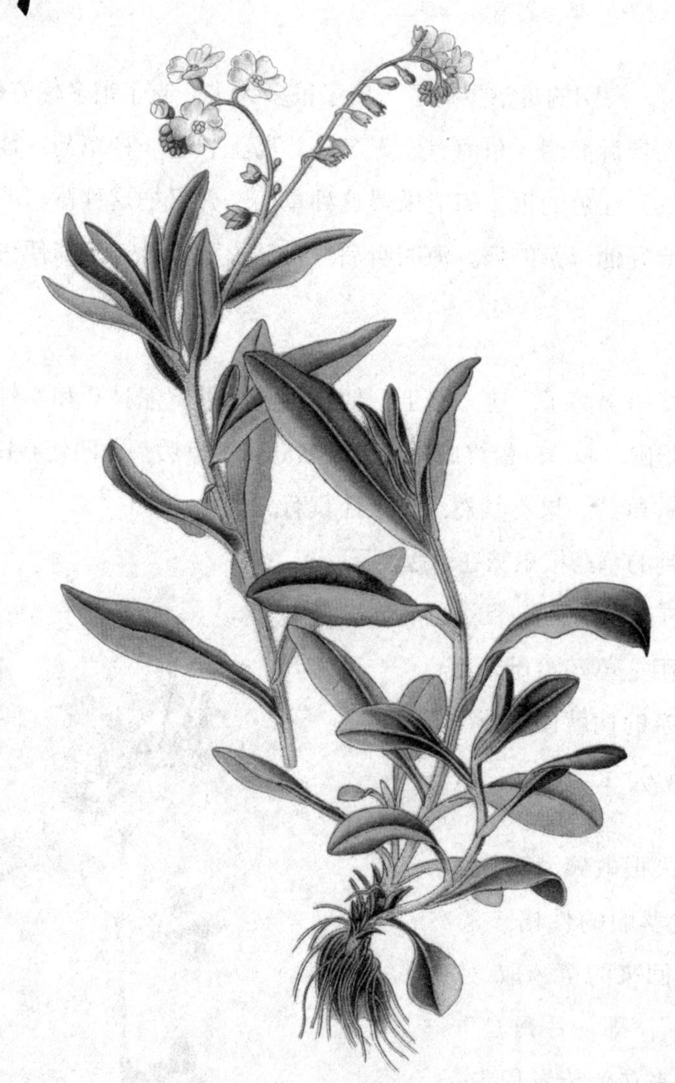

【药用部位】 根。

【气味、性质、毒性】 苦，寒，无毒。

【用途】 清热凉血，活血解毒，透疹（zhěn）消斑。

从前，在一个偏远的小镇上，有一对相爱的情侣，他们生活得很甜蜜。突然有一天，女孩得了一种怪病，处于昏迷沉睡之中，男孩尝试了很多药材都无法唤醒女孩，男孩便天天跪地向佛祖祈祷（qí dǎo），希望女孩能够早日恢复健康。

日子一天天过去了，男孩的膝盖跪出了血。他的举动感动了佛祖，佛祖便现身询问男孩是否愿意用自己的生命救活女孩，男孩说当然愿意。佛祖继续说道：“我这里有一株草，但是这株草不是立即可以熬成汤药来吃的，你必须用自己的鲜血去浇灌（guàn）它，等这株草开花时，用它紫色的根来熬汤，这样，女孩的病就会被治好。”男孩听完有一些欣慰，便依照佛祖的指示用鲜血浇灌那株草，在男孩的精心照顾下，这株草终于开出了紫色的小花，男孩便挖出它的根为女孩煎药喝。

女孩喝药之后醒了过来，而此时，男孩带着幸福的微笑离开了这个世界。

这株救了女孩性命的草就是紫草。

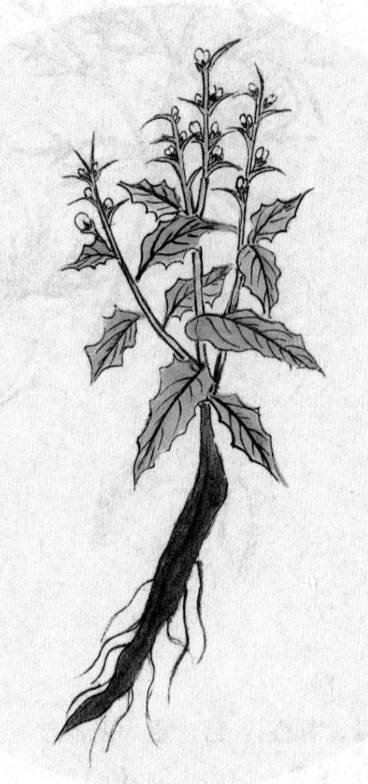

白头翁

bái tóu wēng

【时珍说】丈人、胡使、奈何，都是形容老翁的意思。

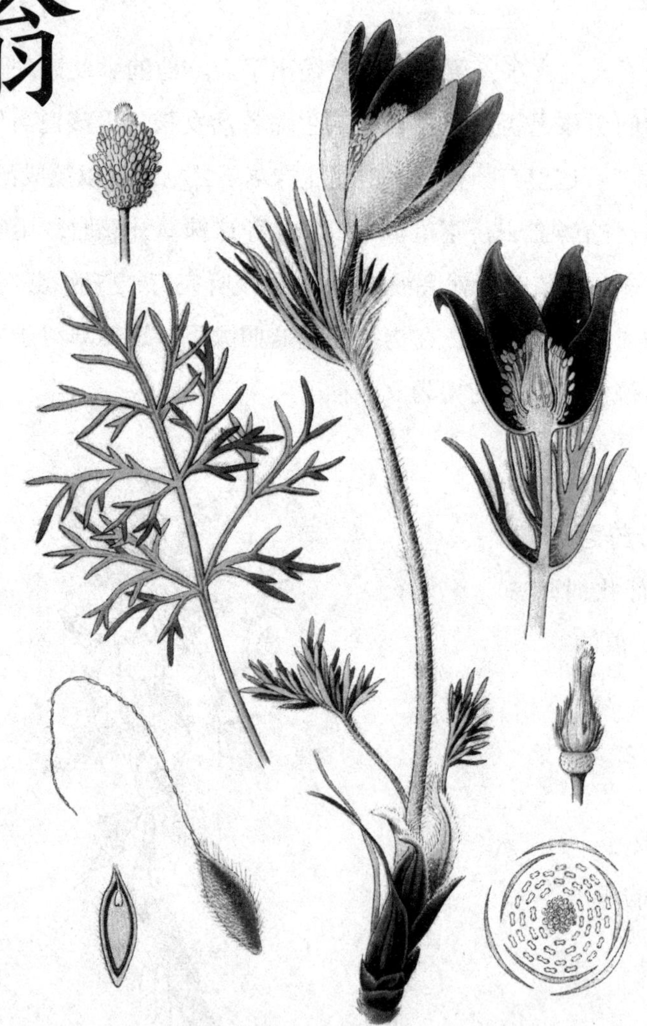

【药用部位】 根。

【气味、性质、毒性】 苦，温，无毒。

【用途】 清热解毒，凉血止痢（lì）。

从前，有个年轻人闹肚子闹得厉害，疼得直冒汗，他便去医馆找医生。可不巧医生被人请走了，无奈之下，他只好回家。可走到半路上他就走不动了，只好躺在地上。

这时，一位路过的老人看到了，便问他怎么了。年轻人回答说自己正在闹肚子，可是医生被别人请走了，老人家笑着说:“你附近不就有治病的药吗？”年轻人半信半疑，只见老人家指着路边一棵

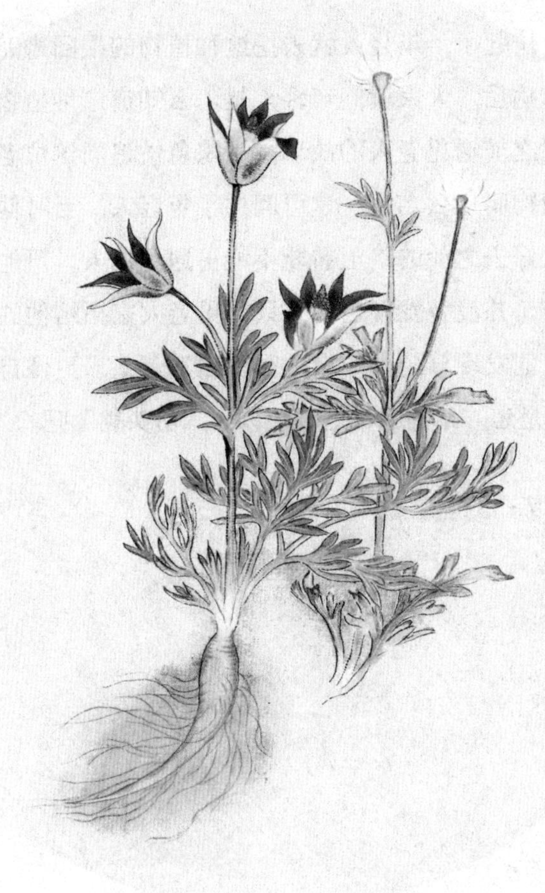

长着白毛的草告诉年轻人，说这根草可以治好他闹肚子的毛病，将草挖回去煎汤，只要连吃三次就可以治好，并且还说这是家传秘方，想让年轻人帮忙转告给世人。

年轻人肚子稍微好点以后，就挖了几棵野草回家了，可他对老人家的话并不是很相信，所以到家后，他并没有立即煎汤喝。到了晚上，他的肚子又疼起来了，而且疼得越来越厉害，无奈之下，他只好试试老人的办法，他把这些野草的根洗干净切成片，又煎成汤，接连喝了三次后，肚子出奇地安静下来了，不疼也不泻了。

后来再有人拉肚子，年轻人就去挖这种植物的根回来煎汤给病人。治好病人的病后，大家就问年轻人是怎么知道这种植物能治病的，他就讲出了之前遇见老人的故事。大家急忙追问这位老人家姓甚名谁，这种植物叫什么名字，这可问住了年轻人，当时他并没有留意这些。他只好去之前的路上看能不能再遇见老人。可他再次来到之前的地点时，并没有发现老人，只看见老人家指给他的那种长满白毛的草药。他发现草药上的白毛很像白发老头，更像自己遇到的那位老人，于是想，索性就称这种植物为“白头翁”吧。

从此，这种草药的名字就叫白头翁了。

huáng 黄 qín 芩

【时珍说】芩说文作莶（qín），是说它的颜色是黄色。

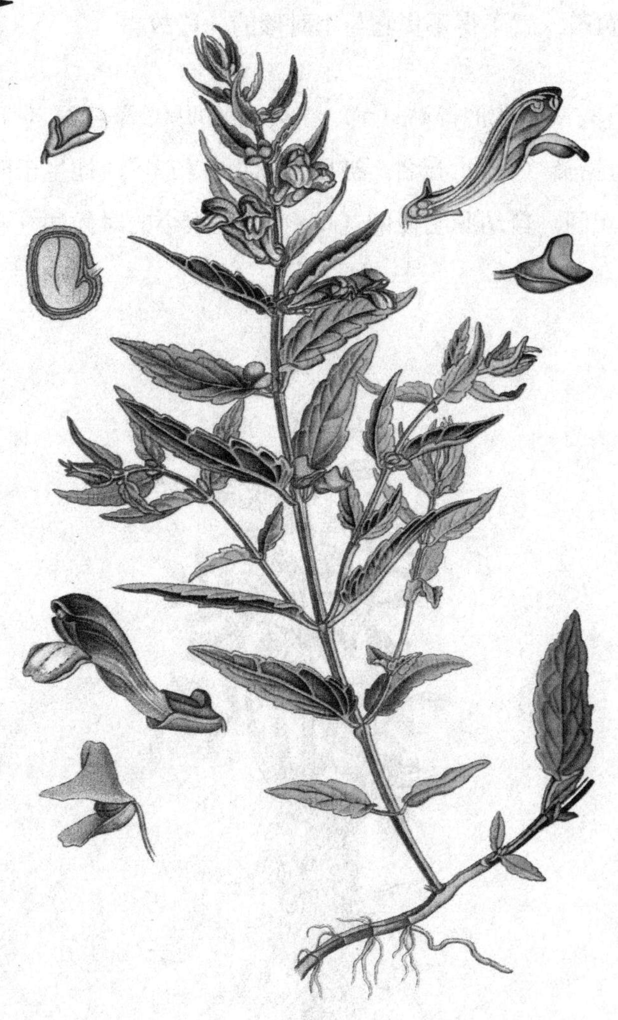

【药用部位】 根、子。

【气味、性质、毒性】 根：苦，平，无毒。

【用途】 根：清热燥湿，泻火解毒，止血，安胎；子：治肠澼（pì）脓（nóng）血。

黄芩，多年生草本植物。它的根可入药，有补气固表、利尿、强心、降压等功能。

说到黄芩，就不得不提它与李时珍的一段故事。

李时珍，今湖北省蕲（qí）春县人，明代著名医药学家。与“医圣”万密斋（zhāi）齐名，被后世称为“药圣”。他生于明朝嘉靖（jiā jìng）年间，自幼聪明伶俐（líng lì），在很小的时候便立志考取功

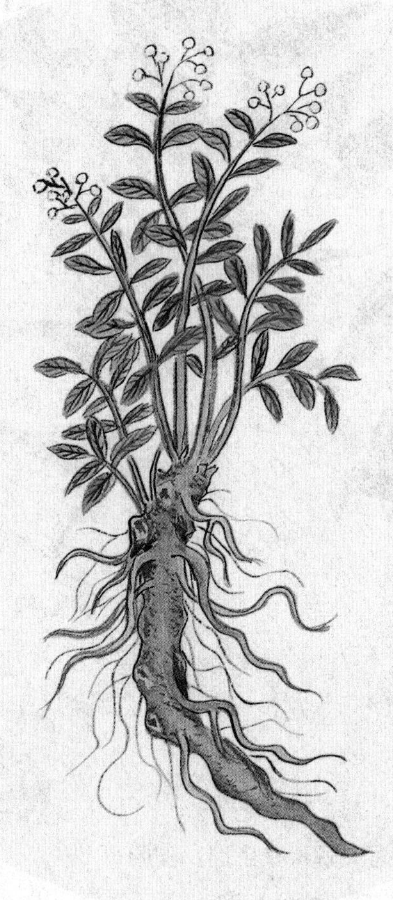

名，光耀门庭。可是天有不测风云，李时珍 16 岁时突患急病，一直咳嗽，并且久治不愈。随着病情加剧，李时珍的身体逐渐变差，他每日都会吐很多痰，虽然服用了像柴胡、麦冬等润肺清心的药，但是对他吐痰的病症毫无效果。当时方圆百里的名医都束手无策，认为他已经无药可救了，眼看小时珍的生命危在旦夕。

正在李时珍的父母悲伤绝望之际，村子里来了一位云游四方的道士，这位道士的头发是白的，胡须长长的，很有仙风道骨的味道。这位道士专治疑难杂症，当李时珍的父母听说后，便急忙请道士到家中给自己的儿子看病。道士给李时珍把完脉后，捋（lǚ）了捋胡须说："没有大碍，这个病只需要用黄芩 30 克，加水两盅开始煎，服用半个月便可以痊愈。"李时珍的父母对这个方子半信半疑，不过仍然抱着一丝希望开始煎药。半个月之后，奇迹出现了，李时珍痰多咳嗽的毛病消失了，身体逐渐恢复了健康。

病好之后的李时珍深感中医的神奇，更是对这位道士钦（qīn）佩不已。他自此便跟随道人刻苦钻研医学，读遍各类医书，踏遍我国的名山大川，终于在医学上取得不凡的成就。在他编著的《本草纲目》一书中，他对黄芩这味药很是推崇，称它为"药中肯綮（qìng），如鼓应桴（fú），医中之妙，有如此哉（zāi）！"这句话的意思是：将药用到病情最紧要的地方，就像鼓碰到鼓槌一样，立即见效。医生治病的奥秘也应该如此。

qín 秦 jiāo 艽

【时珍说】秦艽可治手足不遂（suí），黄疸（dǎn）烦渴的病症。

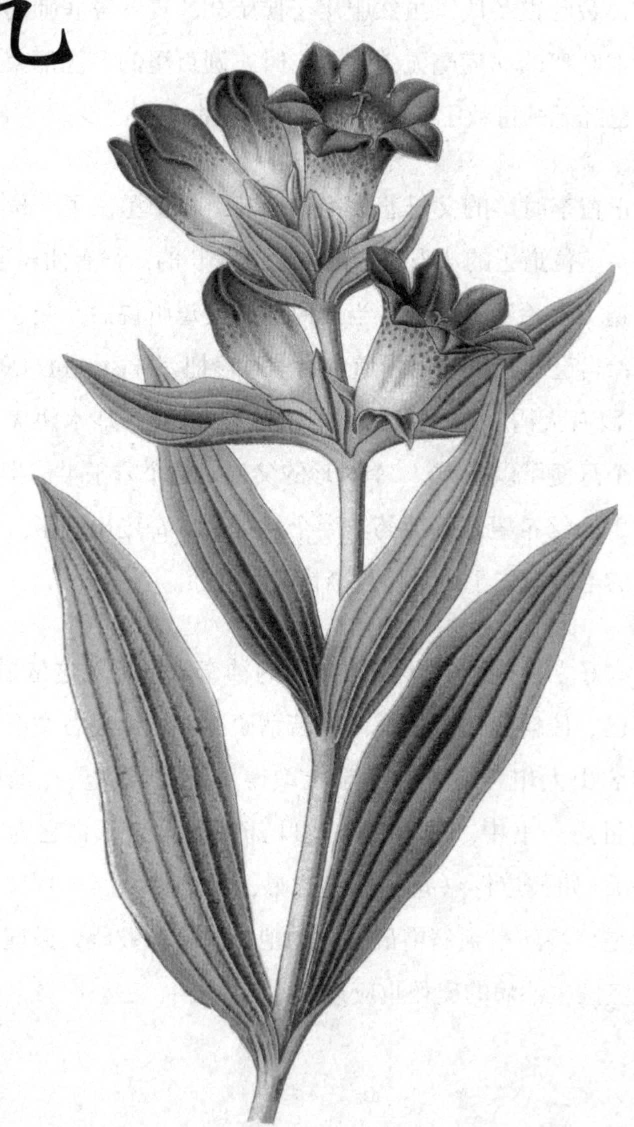

【药用部位】 根。

【气味、性质、毒性】 苦，平，无毒。

【用途】 祛风湿，清湿热，止痹（bì）痛，退虚热。

战国时期，战事频繁，士兵常年在外，风餐露宿，不少士兵都有腿痛、膝盖痛的毛病。由于没有得到及时治疗，有的士兵留下了后遗症，有的则由于行动不便在战场上处于下风被敌人杀死了。

在跟随秦国军队的队伍中，有一位年轻的军医，他在目睹了以上惨象后心痛不已，决定寻找能够救治这种顽疾的药。他进了深山，尝了草药，遭遇了许多困难，可仍然未能找到对应的草药，不过他没有放弃，为了那些正在遭受病痛的士兵，他继续寻找。

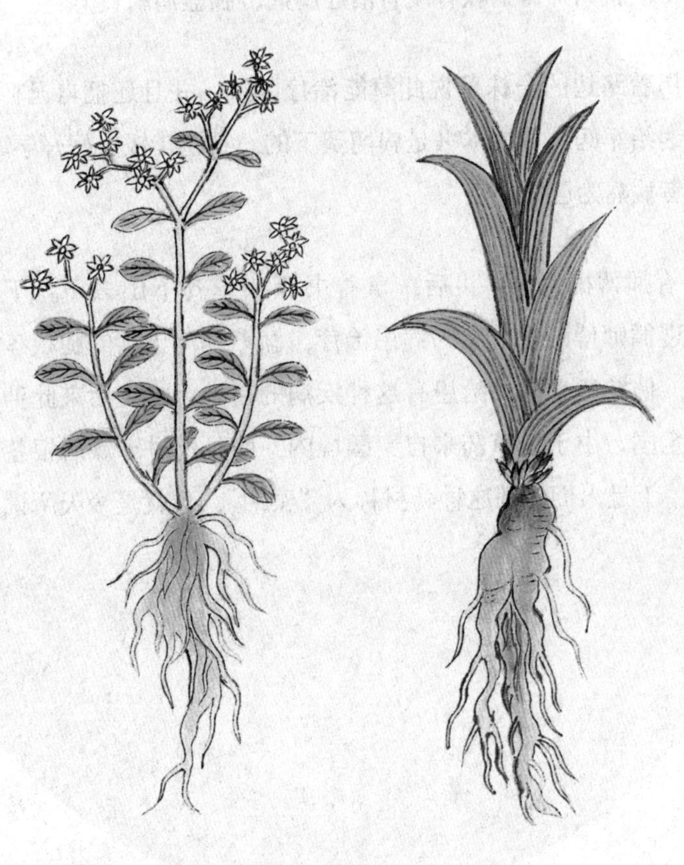

有一天，他遇见一位老者，老者的头发、胡子都白了，可面色红润，走起路来也不会气喘吁吁，他便和老人交谈起来。交谈后得知，这位老人的师傅是扁鹊，而老人的年纪已经超过一百岁，他是为了躲避战乱才来到这人迹罕（hǎn）至的地方，有一头梅花鹿做伴。老人日常的生活除了采药就是为周边的老百姓看病。

当年轻的军医听到老人是扁鹊的徒弟时，便请求老人收自己为徒，并把自己来到这里的原因以及一路上遭遇的困难都告诉了老者。老者见年轻人如此心诚，便答应收他做徒弟。在跟随师傅学习一段时间后，军医就向师傅请教有没有治疗腿痛、膝盖痛的良方。

老人指着路边的一株草说此草能治疗腿疾，并且还把自己怀里的一本书递给军医，说这本书是扁鹊留下的，希望年轻人好好学习，以治疗患者病痛为己任。

军医给师傅磕（kē）头后，拿着书籍和草药下山去了。下山后，军医遵循师傅的教诲，为病患治疗，渐渐地，士兵的腿疾痊愈了。随后，他游历全国，给患有这种疾病的百姓治疗，后来此种草药流通于全国。由于该草药来自秦国境内，而且药材干燥后根茎纠缠在一起，于是人们便把这种药材称为“秦纠”，也就是今天所说的“秦艽”。

chái 柴 hú 胡

【时珍说】银州（现在的延安府神木县）出产的柴胡长一尺多，微微发白且柔软，入药非常好，其中似邪蒿（hāo）的柴胡可以食用。

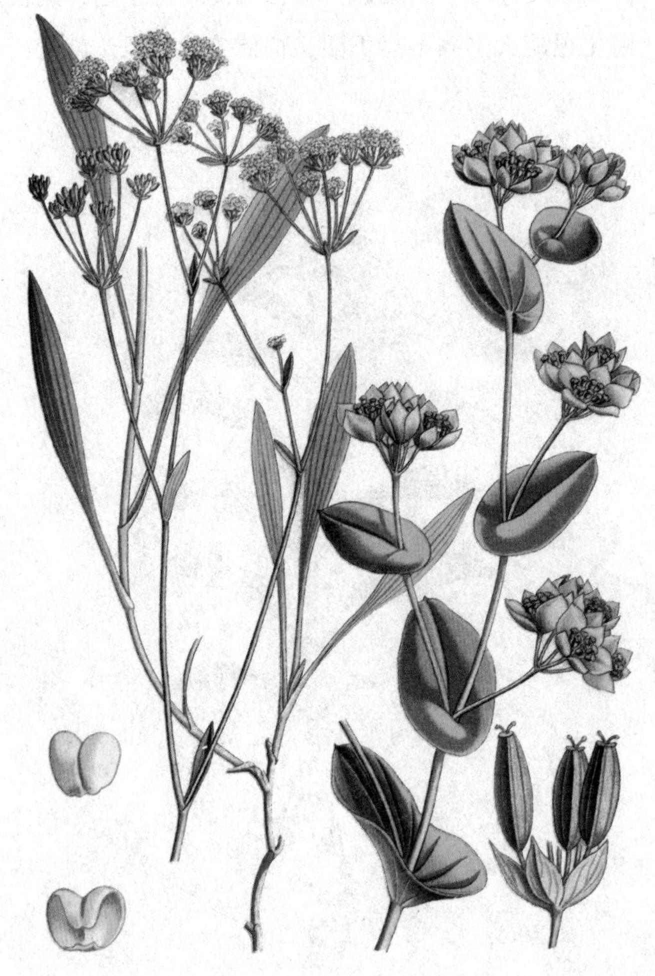

【药用部位】 根、苗。

【气味、性质、毒性】 根：苦，平，无毒。

【用途】 根：疏散退热，疏肝解郁，升举阳气；
苗：治卒聋（lóng）。

扫码听故事

很久以前，山上有个叫胡大的人，由于爹娘死得早，只好在财主家做长工[①]。他聪明又热心，很受父老乡亲的喜爱。

但天有不测风云，人有旦夕祸福，这年秋天，胡大得了一种瘟疫（wēn yì），该病发作时一会儿热，一会儿冷。得了这种病便不能下地干活，财主见胡大生病不能干活又怕传染给自己，就将胡大赶出了门。

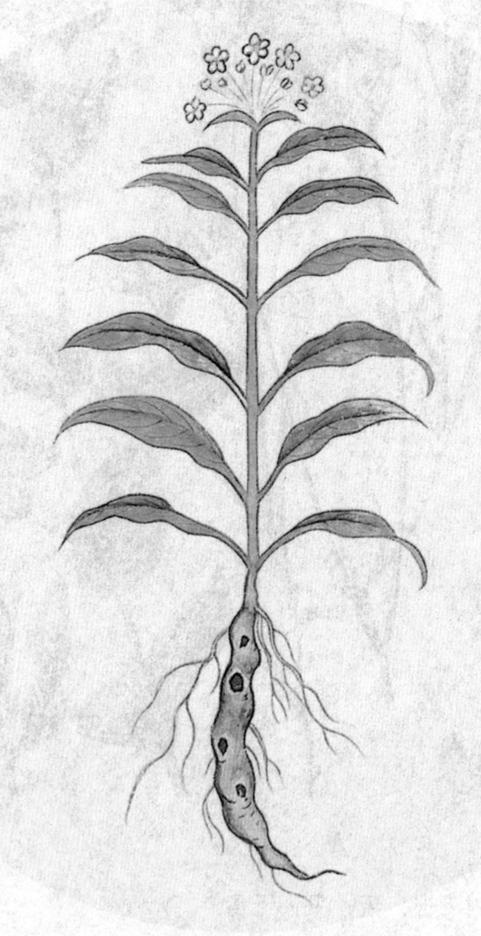

① 长工：雇用期较长而且相对固定的工人。

被赶出来的胡大浑身没有一点力气，凭着仅有的意识来到池塘边，突然间就瘫（tān）倒在杂草间，并且失去了知觉。再醒来时，他又热又渴，想起来找点水喝，可是全身都没有力气。他只好在目之所及处拽（zhuài）些草根吃，靠着这种方式，胡大活了下来，并且又回到了财主家。

财主刚开始被吓得不轻，后来见胡大身体也没什么毛病，并且能为自己干活，也就不多说什么了。没多久，村子里瘟疫蔓（màn）延了，好几个人都因为没有得到及时救治而过世了，财主的儿子也染上了瘟疫。财主这才想到上次转危为安的胡大，便拿上礼物去请教，可胡大说自己也没吃什么灵丹妙药。在财主再三恳求下，胡大把自己在外的情形一字不落地告诉了财主。财主急忙问他吃的是什么草，他回答说就是平常当柴烧的那种草。财主听了，赶紧派人去挖，果然治好了儿子的病，村子里的其他人知道后，也都赶紧按照此种方法治病。当大家问这种草药叫什么名字时，胡大也不知道。这时，村子里有学识的老人便说："这种草本来只当柴烧，既然是胡大第一个发现的，那么就叫它'柴胡'吧！"

这就是柴胡这味草药名字的由来。

qián 前 hú 胡

【时珍说】前胡有数种，苗高一二尺，色似斜蒿，叶如野菊而细瘦，嫩时可食。

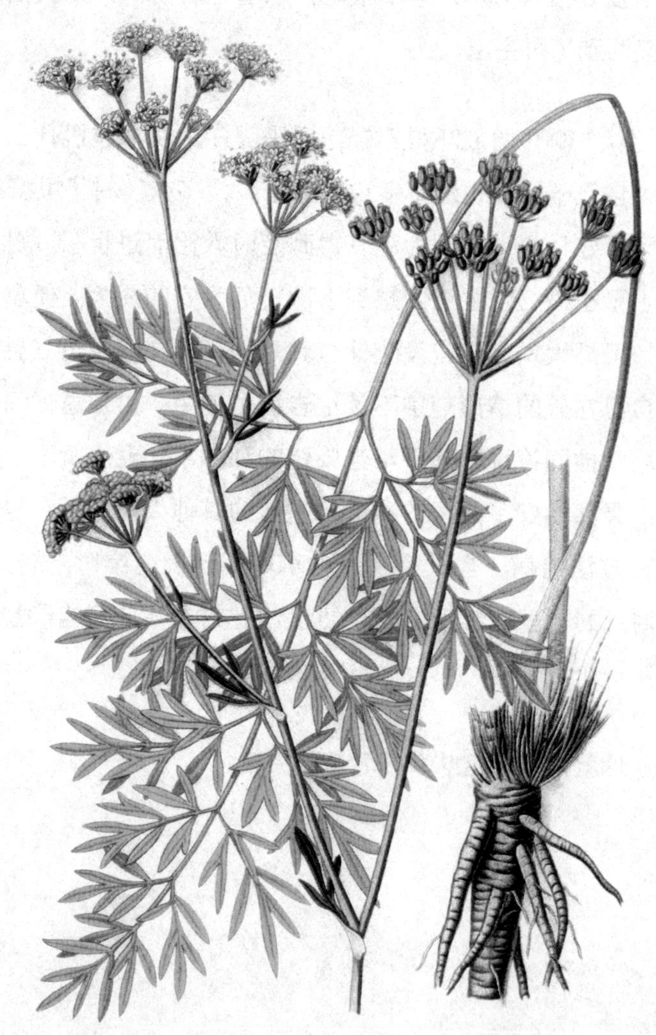

【药用部位】 根。

【气味、性质、毒性】 苦，微寒，无毒。

【用途】 降气化痰，散风清热。

治病给钱，这是天经地义的道理，不过也有例外的时候。

从前，一个镇子里有个开生药铺的，因为方圆百里只有他这么一家药铺，不论谁生病了都必须到他的药铺抓药材，所以药铺老板就趁机抬高价格。

当地有一户穷人，这家的小孩不知是什么原因经常咳嗽，小孩的父亲被逼无奈只好去药铺询问。老板说要治好这种病，需要吃川贝母，而川贝母需要十两银子。穷人家里哪有这么多钱呢，他向老板请求希望价格能够少一点，可蛮横心狠的老板哪管这些，不由分说便将穷人推出了店铺门外。

穷人回到家后抱着自己的小孩痛哭了起来。这时，门外来了个乞丐，他听到哭声并且问清楚具体情况后便告诉穷人，治好这种病不一定非要川贝母，也不一定需要花钱。于是，他将自己知道的偏方告诉了穷人：挖前胡回来煎着吃可以治疗咳嗽。穷人此时也没有其他主意，便赶紧到山上去挖前胡回来，回家后煎好喂孩子吃下，不多时，小孩果然不咳嗽了。

从此，前胡就成了一味能治病救命的药。

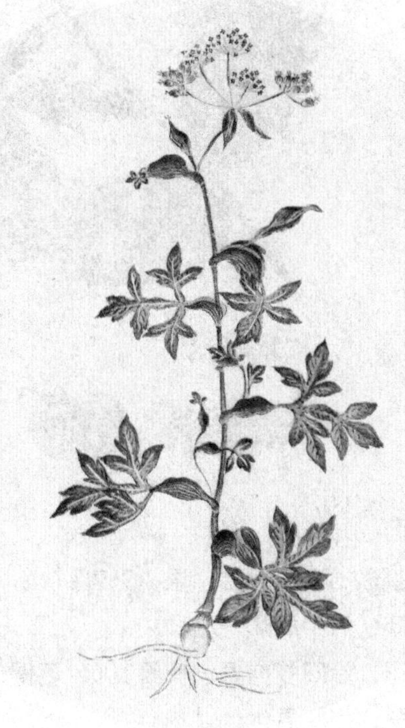

fáng fēng
防风

【时珍说】防风生长在山石之间。二月采嫩苗当菜吃，味道辛甘芳香，二月和十月采根晒干，可入药。

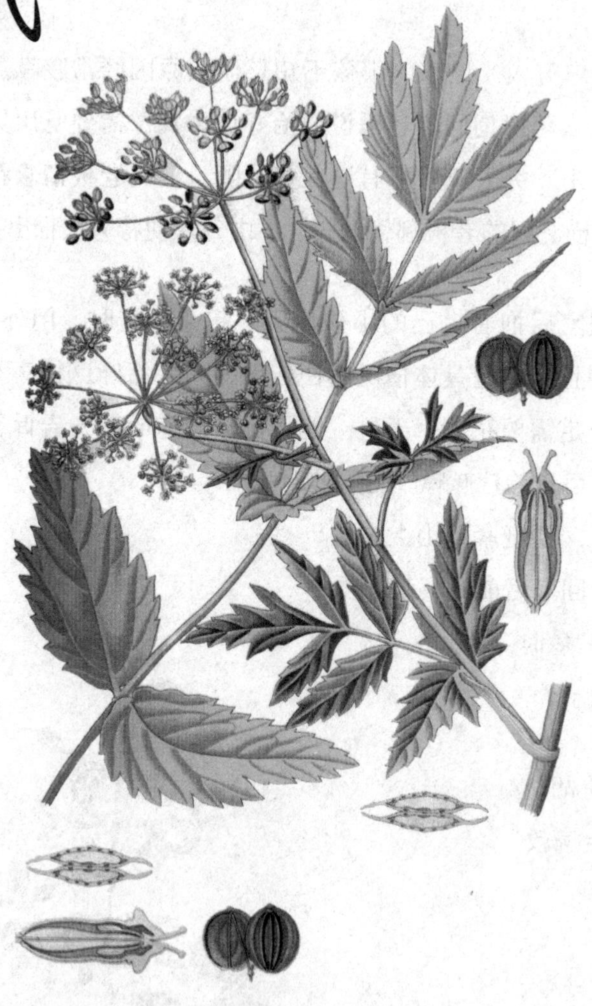

【药用部位】 叶、花、子。

【气味、性质、毒性】 甘，温，无毒。

【用途】 叶：治中风热汗出；

花：治四肢拘急、行履（lǚ）不得、经脉虚羸（léi）；

子：疗风更优。

大禹治水成功后准备论功行赏，功臣不远万里纷纷赶到。会稽（kuài jī）山下，一片喜庆氛围，盛况空前。

不过有一位重要功臣却没有赶到，那就是防风氏。防风氏不仅跟着大禹治水，还和大禹的父亲一起治过水，算是一位老功臣了，可这次不知什么原因耽搁了。隔了一天防风氏才到。大禹以为防风氏居功自傲，一怒之下，下令杀了防风氏。

死去的防风氏可真冤——因为他要赶到聚会的地点，需要经过苕（tiáo）溪。当时的苕溪正发大水，尽管防风氏一刻也不敢耽搁，马不停蹄地赶往聚会地点，最终还是迟到了。大禹知道真相后后悔不已，便下令善待并补偿防风氏的家人。

防风氏死后，他的脑袋中喷出一股股白血，这些白血流到山野里，流经的地方长出一种伞形羽状叶的小草。后来当地乡民得了风寒，感到头昏脑涨、浑身酸痛时，梦见防风氏告诉他，吃这种草就能治风寒病。病人试着吃了，果然病好了。从此，这种治疗风寒病的草药便传开了，人们为了纪念冤枉而死的防风氏，便给这种草取名“防风”。

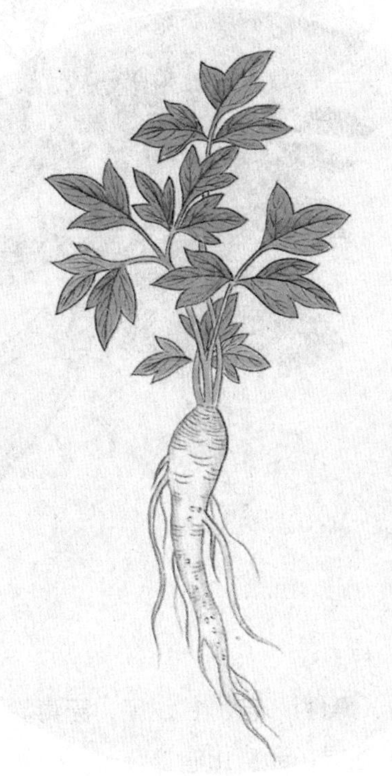

独活

dú huó

【时珍说】独活、羌活乃一类二种，生于别地者为独活，西羌者为羌活。

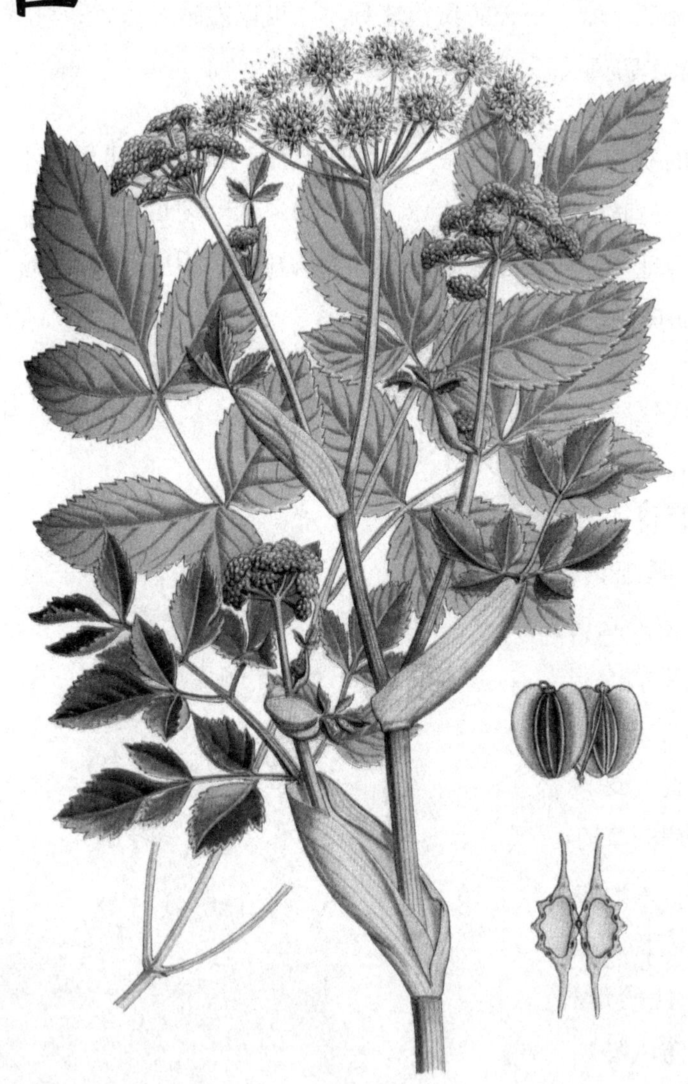

【药用部位】 根。

【气味、性质、毒性】 苦、甘，平，无毒。

【用途】 祛风除湿，通痹止痛。

听到独活这个名字，你是不是会想：怎么会有这样奇怪名字的草？

那是因为它一茎直上，遇风不摇曳。虽然卑微，可它骨子里特立独行的主见不是其他植物能够相比的。

有诗称赞独活：

> 一茎直上风不摇，露翻雨打路头遥。
> 戎王子羌各别名，风湿病寻得治疗。

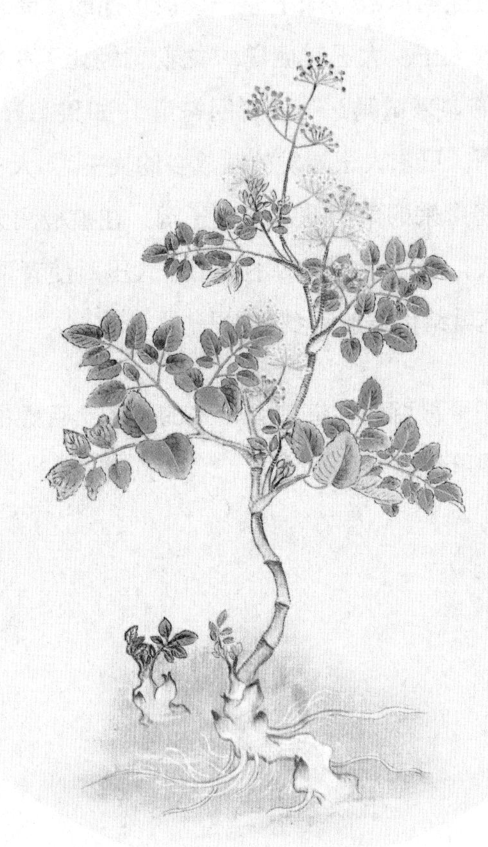

关于用独活治病，还有个有趣又惊悚（sǒng）的传说。

相传在古蜀国，有一位大王经常全身骨痛。为了医治疼痛，他承诺，谁治好了他的病就赏谁黄金万两，治不好的话就任凭大王处置。前后来了9名医生给他治疗都不见效，最后这9名医生都死于大王的剑下。其中有两名医生治病的法子最为荒唐：有一位认为大王是风邪作怪，让大王到熊熊烈火烧着的装有草药和水的木桶里去蒸；还有一位认为大王是筋络不通，便从下往上给大王扎银针。经过这前前后后的折腾，大王的病不仅没好，反而更重了。

这天，一位之前以敌方探子罪一直被扣押的使者带着自己栽种的几株植物去找大王，大王对他说："之前已经死了9名医生，你当真还要拿自己的命来试吗？"使者回答道："如果治好了大王的病，我不求黄金万两，只求大王能发放回故乡的文书。"大王决定让使者试一试。使者将带来的草药熬水给大王喝，在被检测为无毒后，大王接连喝了几天，最后全身真的不痛了。大王对使者说："你果真独活下来了，我这就给你发放回乡的文书。"

之后，大王号召百姓种植使者带来的草药，百姓根据使者治病的事迹，把这种草药称为"独活"。

bái 白 xiān 鲜

【时珍说】鲜者，羊之气也。白鲜这种草根为白色，有羊膻（shān）气，所以命名为“白鲜”。

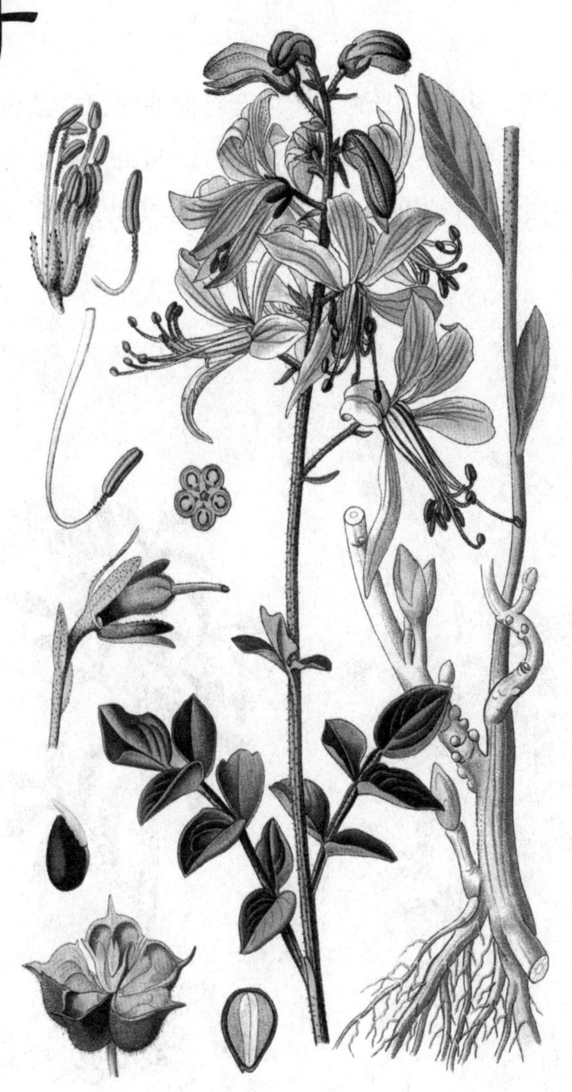

【药用部位】 根皮。

【气味、性质、毒性】 苦，寒，无毒。

【用途】 清热燥湿，祛风解毒，通关节，利九窍。

白鲜，草本植物，在我国分布较广，多生于丘陵山地或灌木丛下，它的根皮制干后被称为白鲜皮，是一种味苦的中药。在长白山一带，它又被称为“拔毒牛”，说起这个奇怪名字的由来，其实与一段有趣的传奇故事分不开。

传说很久以前，从长白山流下一条弯弯曲曲的河，在这条河的下游地区，住着几户人家，这几户人家都不富裕，经常饥一顿饱一顿。这几户人家共同使用一头青牛，青牛的主人是几户人家里年龄最大的邢老爷子。

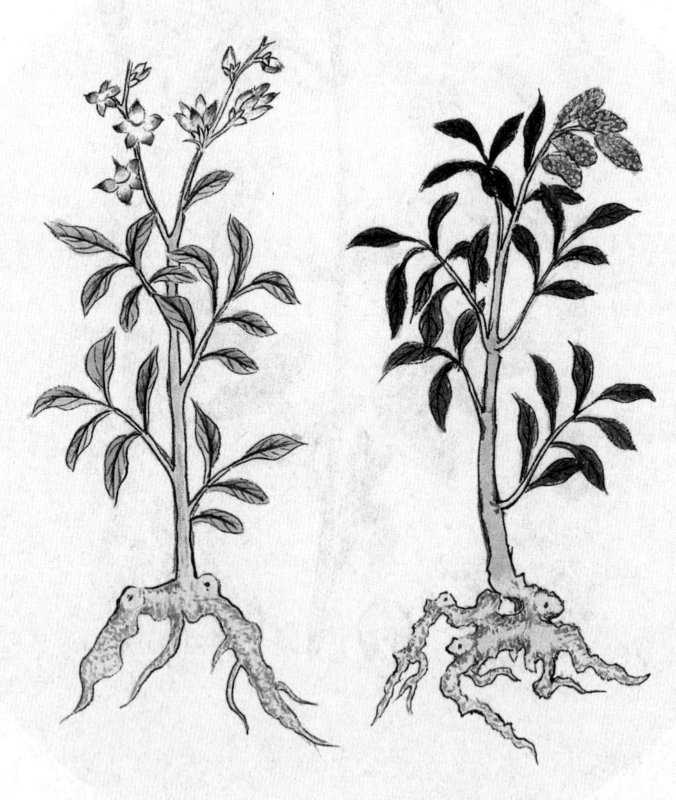

邢老爷子一生未娶，这头青牛还是他年轻的时候用了一株人参换回来的。这些年，他在逐渐变老变弱，这头青牛却依然年轻健壮。老爷子本来对青牛就不错，看见青牛依然这样精神，对待它就更好了，自己吃什么就给青牛吃什么；自己睡炕上，也会让青牛卧在屋里的地上。有时候，老爷子会对着不会说话的青牛说："要是你能说话该多好啊，咱们就能说说话了。"

付出总是有回报的。青牛对主人的感情也很深厚，青牛打败了准备伤害老爷子的老虎，也在年景不好的时候找到山参，村里的人用山参换回粮食，平安度过了饥荒之年。

这年夏天，老爷子背上长出一个疮，看了很多郎中，用了很多偏方，都没有效果。老爷子只好在某天晚上给青牛喂草的时候说出了自己的病情，并让青牛自己找个好人家。可奇怪的事情发生了，青牛竟然张嘴说话了。只听见一个粗重的声音说："老大哥，你这个是毒疮，如今救命的方法只有一个，你找人把我杀了，然后埋在土里，几天后就能长出一种草，你挖这种草的根，然后捣碎了敷在疮上，把毒水拔出来后，病就能好。"第二天早上，等他出来找青牛的时候，发现青牛已经没气了，瘫在牛圈旁。他只好哭着求大家一起把青牛埋了，并且将昨晚青牛说话的内容一一告诉了大家。

本来就体弱多病，再加上青牛一死，老爷子疼得越发厉害，昏过去好几次。过了几天，村子里的人跑到埋葬青牛的地方去看，发现果然长出一种草，大家已经顾不得多想了，连忙挖出它的根回去，接着捣碎敷在老爷子背上。果真，毒水出来了，老爷子慢慢康复了。后来长出那株植物的地方慢慢又长出很多这种草，大家挖回去前山屋后栽得满地都是。因为这种草是牛变的，又把毒拔出来了，所以人们就管这种植物叫作"拔毒牛"。

这就是我们今天说的白鲜。

bèi mǔ 贝母

【时珍说】贝母，也被称作苦菜、药实。

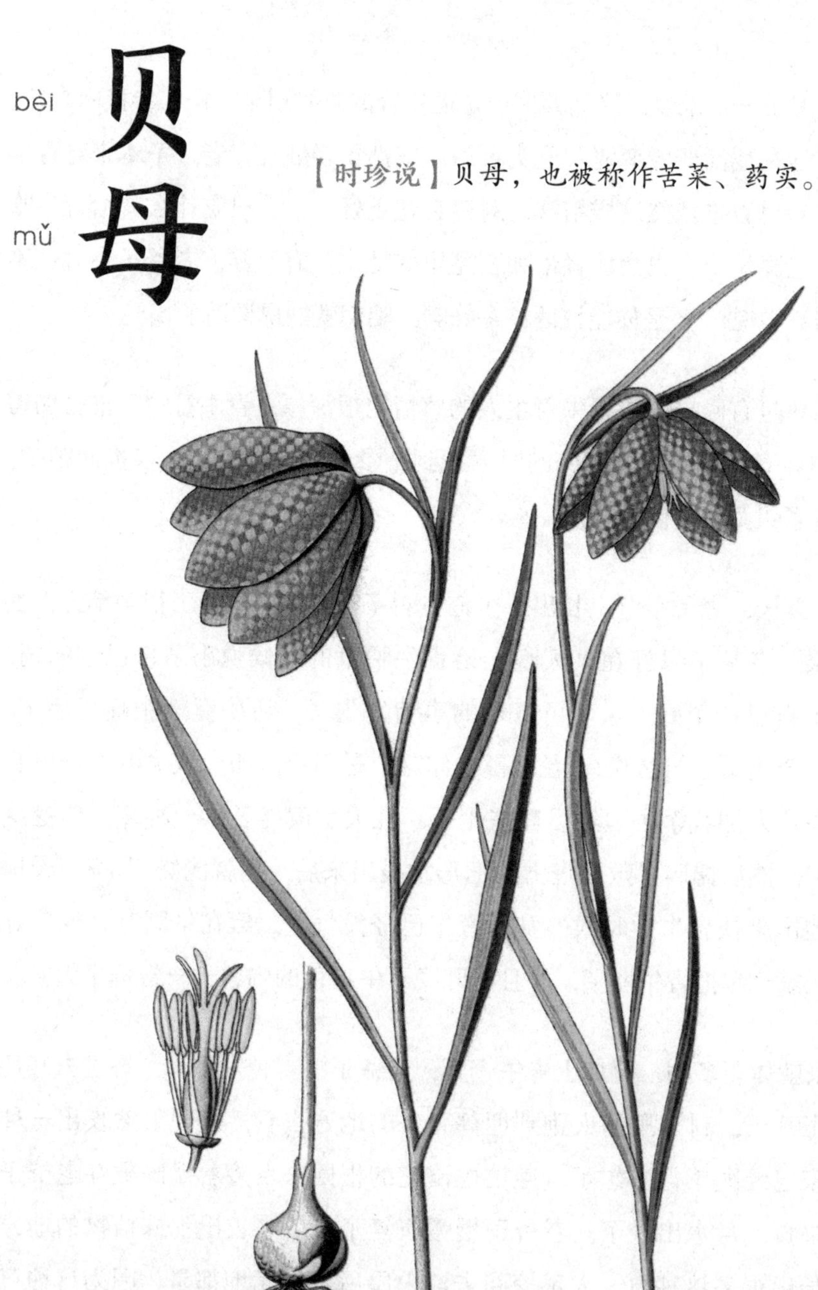

【药用部位】 根。

【气味、性质、毒性】 辛，平，无毒。

【用途】 解毒，清热润肺，化痰止咳，散结消痈。

从前，有一个得了肺痨（láo）的孕妇，她的孩子刚出生，她便晕过去了。等她醒来时，孩子已经死去了。而且更荒唐的是，之后她连怀的两胎孩子都是这样去世的。

家人无奈，公婆和丈夫为这事也增添了不少烦恼。有一天，正好有个算命先生从门前经过，婆婆叫住算命先生，让他给自己的儿媳妇算算，算命先生便说了一堆生辰八字之类的话，最后说要想胎

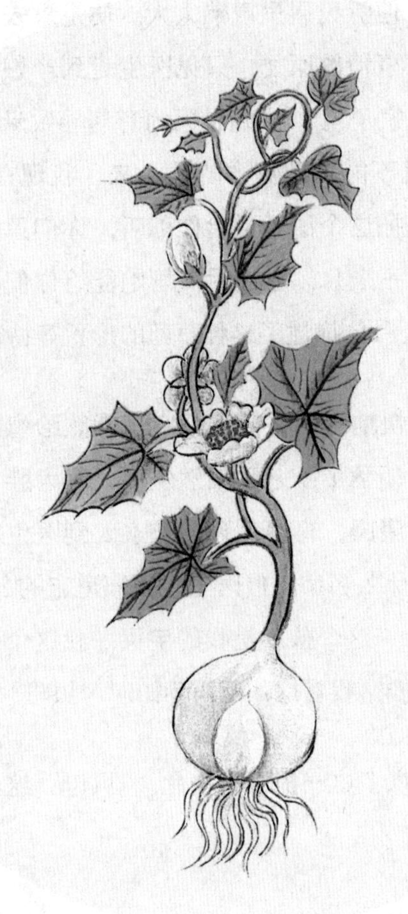

儿活命，必须等胎儿一出生，就抱着胎儿往东跑向海边，然后跑到一个海岛上，这个孩子的命才算保住。

家人信以为真，等到年轻的儿媳妇又生产时，家人便按照算命先生的嘱咐（zhǔ fù），带着孩子往海岛方向跑，可依然没有成效，好几个新生的婴儿不是死于去海岛的路上，就是死在海岛上。这一折腾又是好几年。

一家人此时都没了主意，围坐在一起抱头痛哭，可巧这时正好有个医生从门口经过。他听见屋里声响太大，便走进去问发生了什么事，这家人便告诉了事情的原委，只见医生走到产妇面前观察了一阵子，然后对这一大家子说："产妇是因为有病导致晕倒，想要生下的孩子是健康的，就不能按照算命的法子来。我现在有个法子，不管你们信不信，我先把这个法子说给你们听，你们只要挖到这种草药，然后让产妇连吃三个月，吃完后保管她能给你们添个大胖小子。"说完之后，医生还具体描述了这种草药的形状等特征。

自此，丈夫每天勤快地上山采药，采完药就熬给媳妇喝。没过多长时间，媳妇竟然又怀孕了，之后果然生下一个大胖小子，而且这次大人、小孩都健健康康。喜得儿孙的一家人到医生家道谢，想打听这味神奇的草药叫什么名字。但医生也不知道它的名字。这时，只听喜得贵子的媳妇说："这个孩子是我的宝贝，我这个当母亲的这次也安全，并没有晕过去，我看这味草药不如叫'贝母'吧！"

在场的所有人都同意了这一提议，自此，"贝母"这个名字就流传下来了。

shuǐ xiān
水仙

【时珍说】水仙大多丛生在有水的地方。其根似蒜，冬月生叶，春初抽茎，如葱头。

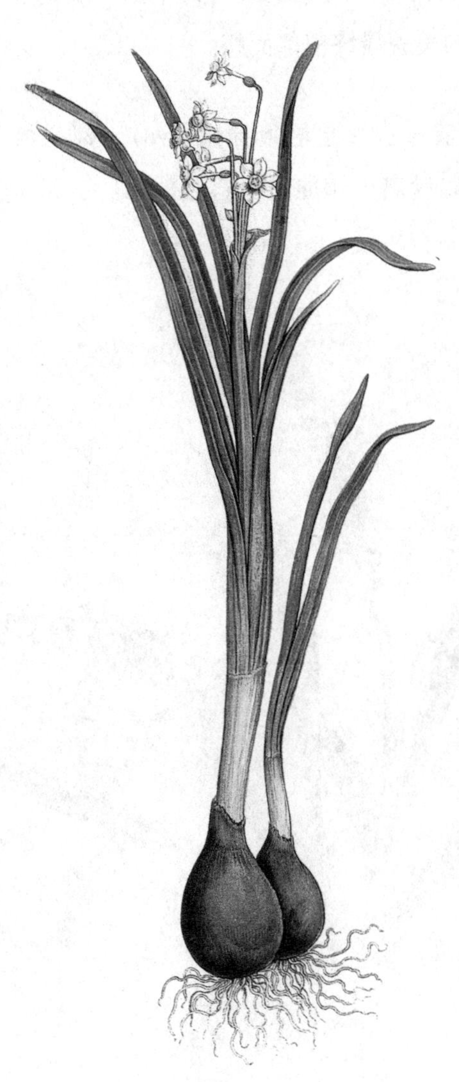

【药用部位】 根、花。

【气味、性质、毒性】 根：苦、辛，滑、寒，无毒。

【用途】 根：治痈肿及鱼骨鲠（gěng）；

花：祛风气，疗妇人五心发热。

希腊神话中，有一个长得很好看的少年叫纳西索斯。他的母亲是非常美丽的仙女，生下纳西索斯后，他的母亲得到一条神谕：纳西索斯长大后，会遗传母亲的美貌成为天下第一美男子，但同时他也会因为迷恋自己的美貌最终郁郁而终。

纳西索斯的母亲为了躲避这条神谕（yù），刻意将儿子放在山林间，因为这样可以远离一切能看见容貌的事物：溪流、湖泊、大

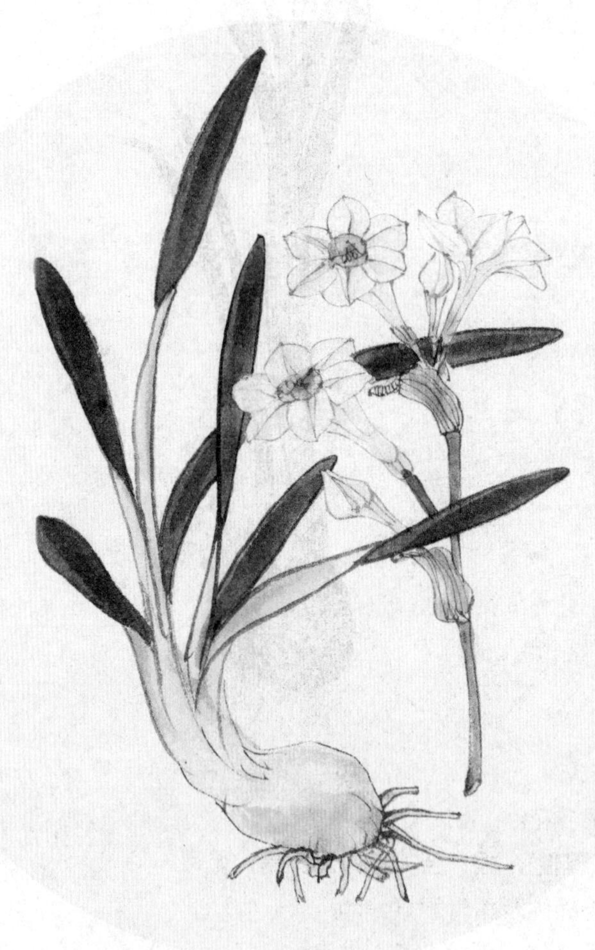

海……时间过得真快，一晃纳西索斯长大了，容颜十分俊美，长相十分出众。美丽的少年总是能够轻易俘获青春少女的心，凡是见过纳西索斯的少女无不被他的容貌折服。然而，高傲的纳西索斯对任何人都不屑（xiè）一顾，他喜欢的是与朋友在山林间打猎、游玩。

纳西索斯的行为伤透了少女们的心，其中也包括山林女神厄（è）科。厄科最后在痛苦与煎熬（jiān áo）之中走进了森林，容颜憔悴（qiáo cuì）地从山林消失了。纳西索斯的这些行为都被报应女神看在眼里，她决定要教训教训这个少年郎。夏季的某一天，纳西索斯正在外狩猎，天气异常酷热，打猎的人们都汗流浃（jiā）背，正在这时，突然吹来了阵阵微风，纳西索斯一行人循风向前，来到了一个湖边。

湖水可真清澈啊！湖对纳西索斯来说是陌生的，他想伸手去触碰一下湖水。当他走近湖水，看见湖面有一张极为俊美的面孔时，他挥手，水中的人也向他挥手；他微笑，水中的人也向他微笑。可是他始终摸不到那个美人，他深深迷恋上了这位美人，为了陪伴这位美人，他日夜守护在湖边，不吃不喝，一直定睛地看着湖水中的倒影。最后，纳西索斯死在了湖边。

仙女们知道这件事后，纷纷跑去湖边想好好安葬纳西索斯的尸体。可是来到湖边后，她们发现除了长着一丛奇异的小花外，其他什么也没有。原来爱神怜惜纳西索斯，将他化成了一朵花，让他长在有水的地方，这样他就可以永远看着自己的倒影。后来，仙女们把这种花命名为 Narcissus，是水仙花的意思。后来人们就用水仙花来形容那些异常喜爱自己容貌、有自恋倾向的人。

shí 石 suàn 蒜

【时珍说】石蒜到处都有。春初长叶像蒜秧和山慈姑叶，背面有剑脊（jǐ），在地里到处生长。

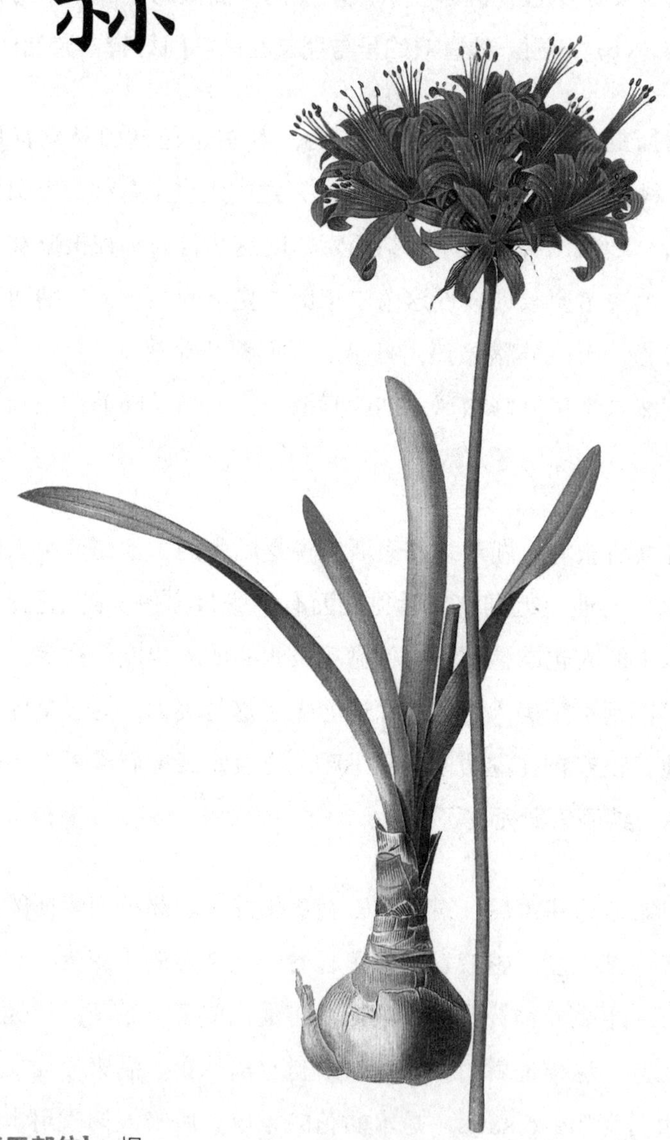

【药用部位】 根。

【气味、性质、毒性】 辛、甘，温，小毒。

【用途】 敷肿毒，治疗疮恶核，祛痰，催吐，利尿解毒。

石蒜这个名字可能听起来有些陌生，不过石蒜种类中有种植物，是我们极为熟悉的，它有个美丽的名字，叫作彼岸花，也称曼珠沙华。因为花朵是鲜红的，所以也叫红色石蒜。关于这种花，有个凄美的故事流传千古。

相传，天庭有一对相爱的人，他们的名字分别是彼和岸。彼英俊潇洒，岸容颜美丽，他们决定生生世世在一起。在天庭，这当然是不被允许的，于是他俩被下了一个很重的诅咒：被罚下人间成为一株植物的花和叶子，而且，花开时不见叶，叶发芽时不能见花，并且分布在河的两岸，如此生生世世，永远注定错过。

这样的奇妙诅咒被轮回数次后，有一天，佛来到人间，看到了一株红似火的花，当然也看出了其中的奥秘。相爱不得厮守的痛苦让佛感慨，于是，他带着这株花前往对岸，准备让这种花开满对岸。

佛去对岸的途中，衣服被河水打湿了，红色的花变成了纯白色，佛大笑说这种花是好花，上岸后便将它们种在了对岸，后来他便将这种种在对岸的白色花称为“曼陀罗华”。而被河水褪（tuì）色了的花，褪完的红色到了河水里，河水也变成了红色，得知此事的地藏菩萨只好拿出一粒种子丢进河里。令人惊奇的是，一朵更加红艳的花从河里长了出来，这种红色的花就是曼珠沙华。

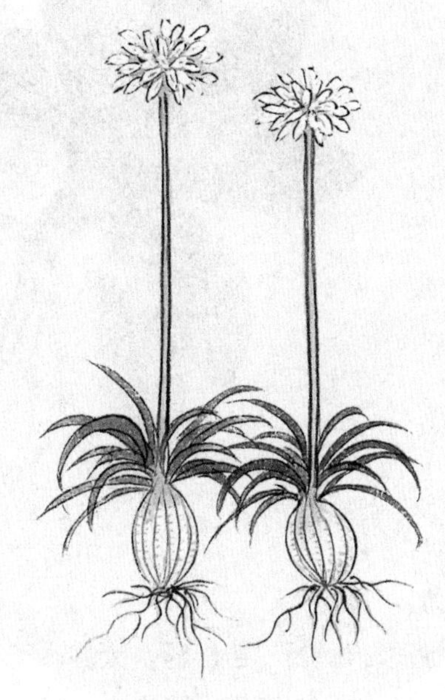

lóng 龙 dǎn 胆

【时珍说】相火寄在肝胆，有泻无补，故龙胆之益肝胆之气，正以其能泻肝胆之邪热也。

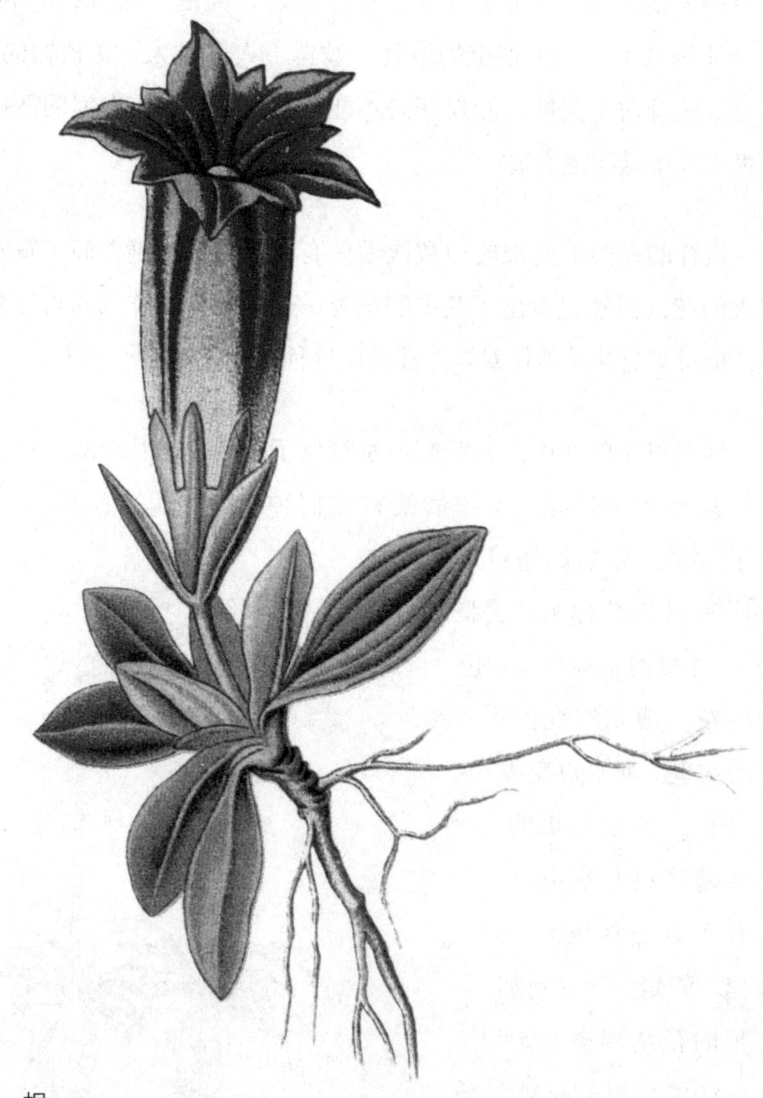

【药用部位】 根。

【气味、性质、毒性】 苦、涩，大寒，无毒。

【用途】 定五脏，杀蛊毒，除胃中伏热，时气温热。

从前，有个穷孩子依靠给财主放牛过日子。一天，他牵牛上山，看见有个美女正在水潭洗澡。可是不一会儿，那美女洗完澡后竟然幻化成一条大蛇，依偎在池塘边睡去，并且口中吐出一颗珠子，这就是蛇丹。这颗蛇丹顺着道路滚下来，恰好到了这穷孩子脚边。他便拾起来仔细观看。

待大蛇醒后，它见自己的蛇丹不见了踪影，很是着急，便化作

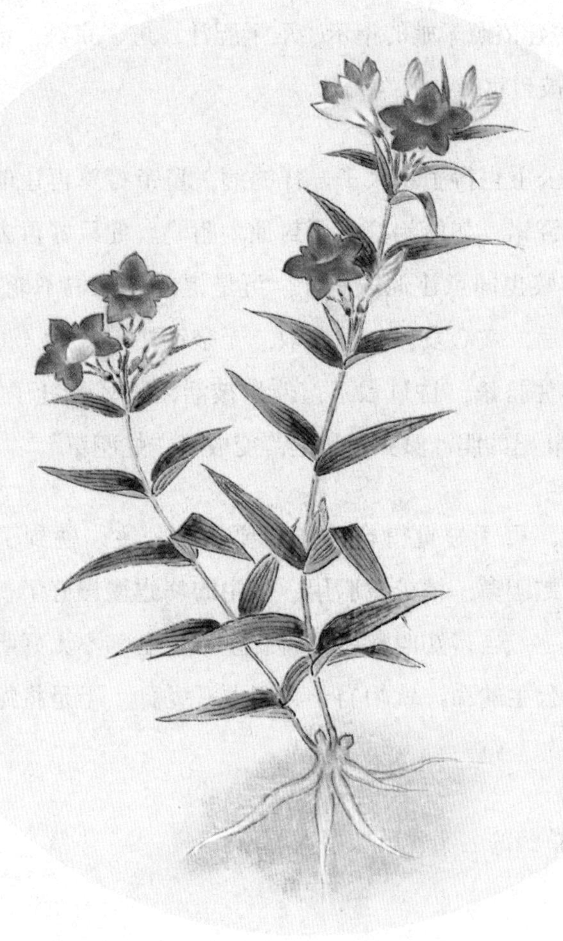

中年妇女去寻找自己的蛇丹。当她遇见这放牛娃时，便问他可曾见过一颗珠子，放牛娃诚实地将珠子还给了她。一来二去，这中年妇女问清楚了这孩子的身世，瞧他可怜，便收他为干儿子，两人一起住在山洞。

三年过去了。某天，妇女叫来她的干儿子，说："现在有一个大好的当官机会摆在你面前，如今太子病重，你若能治好太子的病，便能加官晋爵，永享荣华。我现在告诉你怎样治好太子的病，我本是蛇化作的人形，你到我肚子里去取一点胆汁来，此胆汁可以治好太子的病。"放牛娃依照干娘的指示，取了胆汁，进了京城，治好了太子的病，如愿被封官。

过了一年，公主也得了和太子一样的病，皇帝打算再让他治好公主的病，并且许诺，如能治好，可封他为驸马。他只好再去寻找自己的干娘，干娘也同意让他取胆汁，可是提前叮嘱说不能多取。他进入干娘肚子后，贪心发作，想多取，无奈针扎得太痛，干娘紧闭嘴巴，接连不住打滚，昏过去了，他也被活活闷死在肚子里了。待到干娘醒来，吐出的胆汁溅到了草上，变成了"蛇胆草"。

干儿子虽死，可干娘觉得自己依然要救治公主，便到了金銮（luán）殿，取出蛇胆草，请公主服用，公主的病也慢慢好了。皇帝便问这草药的名字，当得知叫蛇胆草时，皇帝说名字不太好听，既然它救了太子和公主的命，就相当于救了龙子龙孙，于是将蛇胆草改成了龙胆草。

从此，这味草药的名字也就成了龙胆草。

bái 白 wēi 薇

【时珍说】薇，细也。其根细而白也。

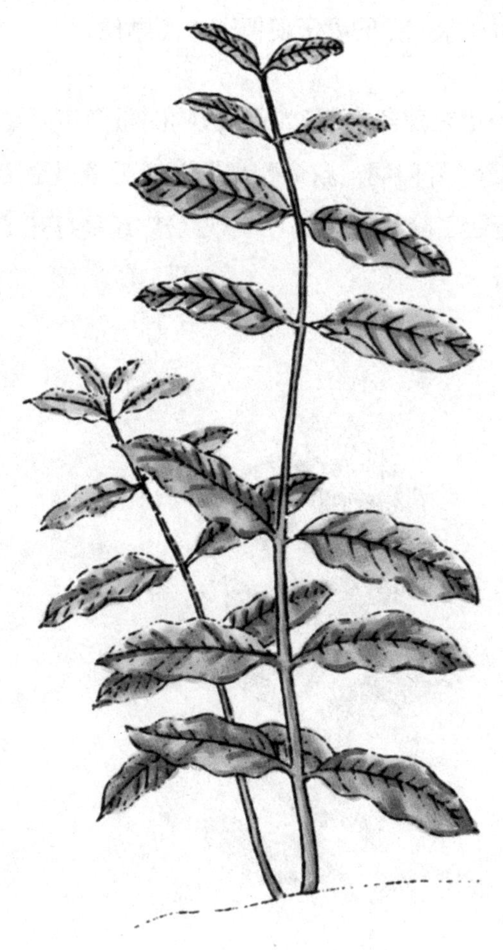

【药用部位】 根。

【气味、性质、毒性】 苦、咸，平，无毒。

【用途】 清热凉血，利尿通淋，解毒疗疮。

扫码听故事

古时候，人们对打仗深恶痛绝。因为无论是打胜仗还是打败仗，老百姓始终是受罪的一方，人们一听说打仗，就赶紧收拾细软出逃。

这一年，战事又起。村子里的人都逃走了，就连附近村子里的人也逃走了，唯独留下一个生病的人和他的妻子。这个生病的人由于手脚无力，只得留在家，他的妻子便留下来照顾他。

一天晚上，妻子正在煎药，忽然听到很响的敲门声，继而听见一个疲惫的声音说着：“开门啊，救命啊！”声音听着很是凄惨。这时候，妻子和丈夫犯起了嘀咕（dí gu），不过最终还是打开了门。门

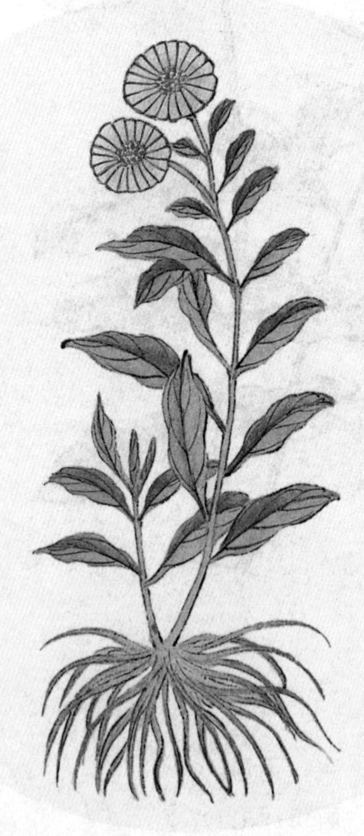

打开后，只见一个衣衫不整、浑身是伤的士兵躺在门口，并且口里念念有词：“大哥，救救我吧，我们打仗失败啦！兄弟们死的死，逃的逃，至今只剩下我一个人了，恳请收留我吧。”

妻子和丈夫动了恻隐（cè yǐn）之心，便把这位士兵扶进屋子里，给他找了干净衣服。刚收拾干净，门口又传来更加响亮的敲门声，只听得外面大声喊着：“你家藏着外人没有？有没有看见一个受伤的士兵从这过？”三人商议一番后，妻子打开大门，只见一群士兵围着一位长官，大家都举着火把。她稍稍停顿一下说，并没有看见其他人。这时，有个眼尖的小兵问，那屋子里的两个男人分别是谁？妻子镇定地说：“躺在床上的是我的丈夫，旁边这位是我请来的郎中，正在为我丈夫治病。”

长官望了一眼，便转身走了，总算蒙混过关。待敌人走后，这位士兵扑通一声跪下，感谢这对夫妻的救命之恩，并且询问为什么这里只剩下他们一户人。丈夫说由于自己浑身发热，手脚无力，不能走路，而且自己已经躺了整整一年，请来的医生也束手无策。这位士兵上前摸了一下病人的脉，然后转过头告诉女主人，这个病他能治。第二天天没亮，士兵就开始上山挖草药，天明后，只见他带回开着褐（hè）紫色花的野草，然后告诉女主人，只要把这个根洗净，连着几天煎药，大哥的病就一定会好，之后还告诉他们辨别此种草药的方法。

连吃了很多天之后，丈夫的病果然好了。后来那些逃难回来的村民问起这味药的名字，丈夫说只记得这个士兵的名字叫白 wei，但是哪个“wei”字他也不是很清楚，于是人们就用士兵的名字来命名这种草药，也就是我们现在说的“白薇”。

xì xīn 细辛

【时珍说】叶似小葵，柔茎细根，直而色紫，味极辛者，为细辛。

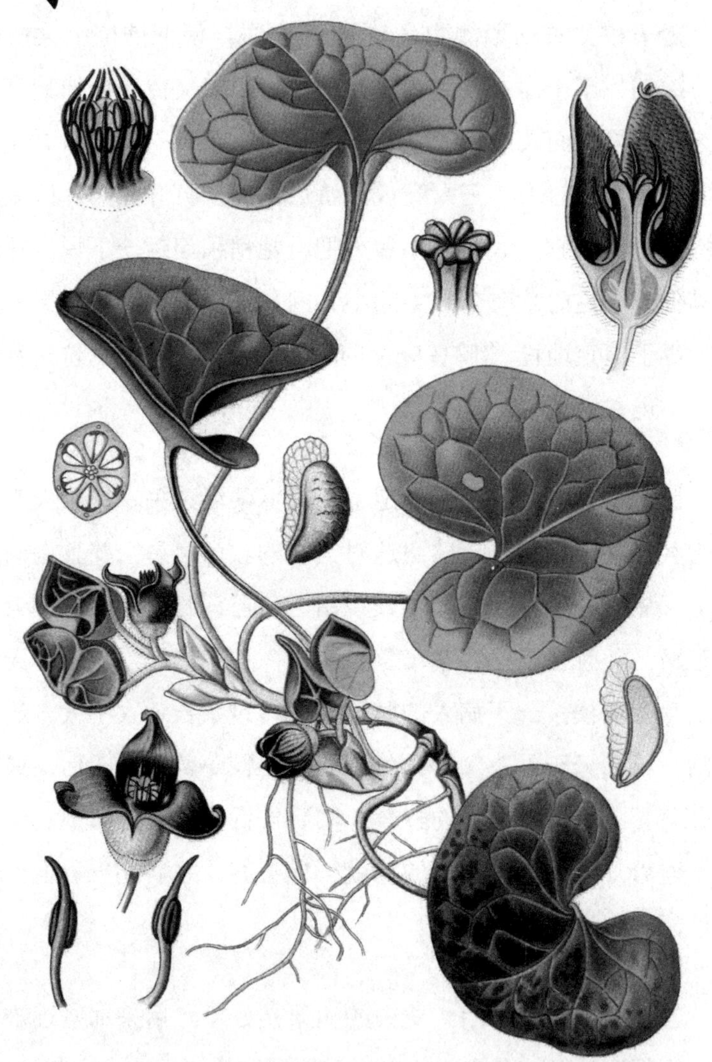

【药用部位】 根。

【气味、性质、毒性】 辛，温，无毒。

【用途】 祛风散寒，止痛通窍，止咳平喘。

很多中草药名字的由来都有一个故事传说，不过细辛这味草药名字的由来得益于它根部的形状和味道。它的根细，而且具有辛辣的味道，所以被人取名为“细辛”。

古代文化名人见多识广，文采极佳，冯梦龙有一首《桂枝儿》，其中包含很多中草药，也包含“细辛”，全文如下：

你说我，负了心，无凭枳实，激得我蹬穿了地骨皮，愿对威灵仙发下盟誓。细辛将奴想，厚朴你自知，莫把我情书也当破故纸。

想人参最是离别恨，只为甘草口甜甜的哄到如今，黄连心苦苦嚅（rú）为伊耽闷，白芷儿写不尽离情字，嘱咐使君子，切莫做负恩人。你果是半夏当归也，我情愿对着天南星彻夜地等。

细辛是一味古老的中药，《神农本草经》中记载细辛的疗效：“细辛，久服明目，利九窍，轻身长年。”所以它也被列为“上品”之药。

细辛的药用价值广泛，可以祛风止痛，可以解表散寒，还可以治疗风寒感冒、头痛等。不仅如此，细辛还有较高的经济价值，细辛经水蒸气蒸馏（liú）可得精油，在化妆品、医药等行业用途很广，同时也广泛用于日用品、杀虫剂等方面。

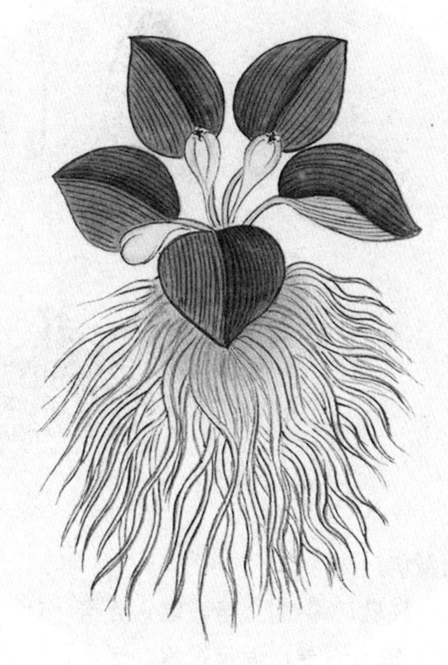

dù 杜 héng 衡

【时珍说】杜细辛，叶圆如马蹄，紫背者良，江南、荆、湖、川、陕、闽、广都有。

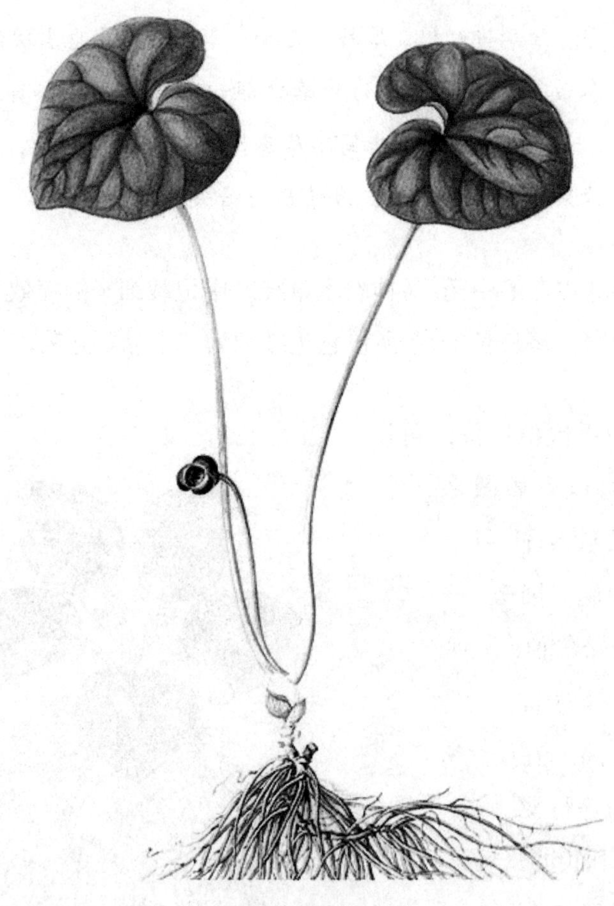

【药用部位】 根。

【气味、性质、毒性】 辛，温，无毒。

【用途】 散风逐寒，消痰行水，活血，平喘，定痛，治风寒感冒。

杜衡分布在我国的江苏、安徽、浙江等地，叶子形状像宽宽的心，表面有白斑。它的花像一个大钟或壶，不过因为开花很低调，它的花几乎埋到了泥土里，所以很少被注意到。

不过杜衡的生长范围很广，野外、树林之下、腐叶湿地中都可以看见它的身影，而且它全身有香味，有驱虫之效，是香囊的主要原料。说起杜衡最重要的功能，它是我国中华虎凤蝶的寄主植物，虫宝宝会吃杜衡的叶子长大。

杜衡这种植物在文学作品中出现频率很高。著名爱国诗人屈原经常写到它，他在《离骚》中写道："畦（qí）留夷与揭车兮，杂杜衡与芳芷。"这句话的意思是：分垄种植了留夷和揭车，还把杜衡、芳芷套种其中。在《九歌 · 湘夫人》中写道："芷葺（zhǐ qì）兮荷屋，缭（liáo）之兮杜衡。合百草兮实庭，建芳馨兮庑（wǔ）门。九嶷（yí）缤兮并迎，灵之来兮如云。"这几句话的意思是：在荷屋上覆盖香草白芷，用杜衡围绕四周。庭院里布满各种芳草，再建一座芳香馥郁（fù yù）的门廊。九嶷山的众神都来迎接湘夫人，他们如云般相拥而至。

在文学作品中，杜衡是一种美好的象征，除了屈原经常提到它以外，《山海经》和《唐本草》也提到过它。

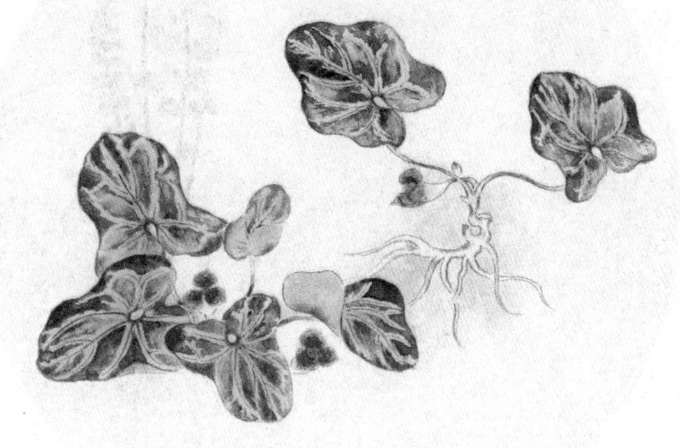

铁线草

tiě xiàn cǎo

【时珍说】今俗呼萹蓄（biān xù）为铁线草，盖同名耳。

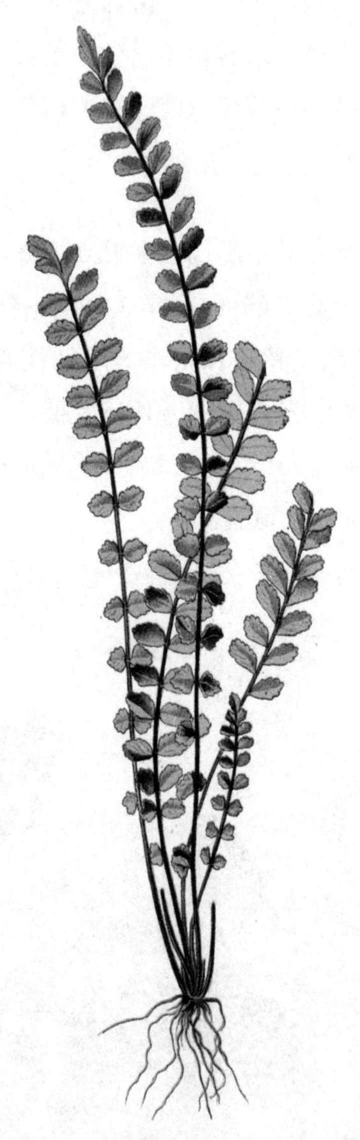

【药用部位】 全草。

【气味、性质、毒性】 微苦，平，无毒。

【用途】 治男女诸风，对妇人产后风有特效。

铁线草生命力旺盛，主要生长在山林边缘地带。

它的全草都能入药，药用价值极高，有几大价值。

1. 增强人体的免疫力。因为铁线草中含有丰富的活性成分、粗纤维和植物蛋白，这些物质被人体吸收后，能够增强人体的免疫能力，比较适合免疫力低下的人群使用。

2. 提高肝功能，也能清热解毒。因为铁线草味甘、性平、无毒，所以人们适量服用一些，可以预防上火等症状。最新临床表明，铁线草对治疗咳嗽、咽喉肿痛等也有效果。

3. 治疗糖尿病。糖尿病如今已经成为危害人类健康的疾病之一。众所周知，糖尿病很难被治愈，不过有研究表明，如果使用铁线草来治疗，可以让血糖维持在一个相对稳定的状态。

4. 治疗水肿。身体水肿也可以用铁线草来治疗，方法特别简单，只需要将铁线草和桐白皮加水煎制，过滤后直接口服即可。

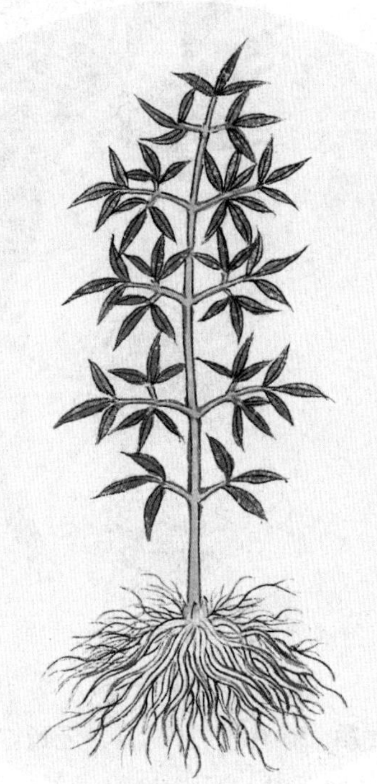

dāng 当 guī 归

【时珍说】当归，是女人的重要药物，也有思念丈夫的意思，所以有当归这个名称，正好与唐诗“胡麻好种无人种，正是归时又不归”的意思相同。

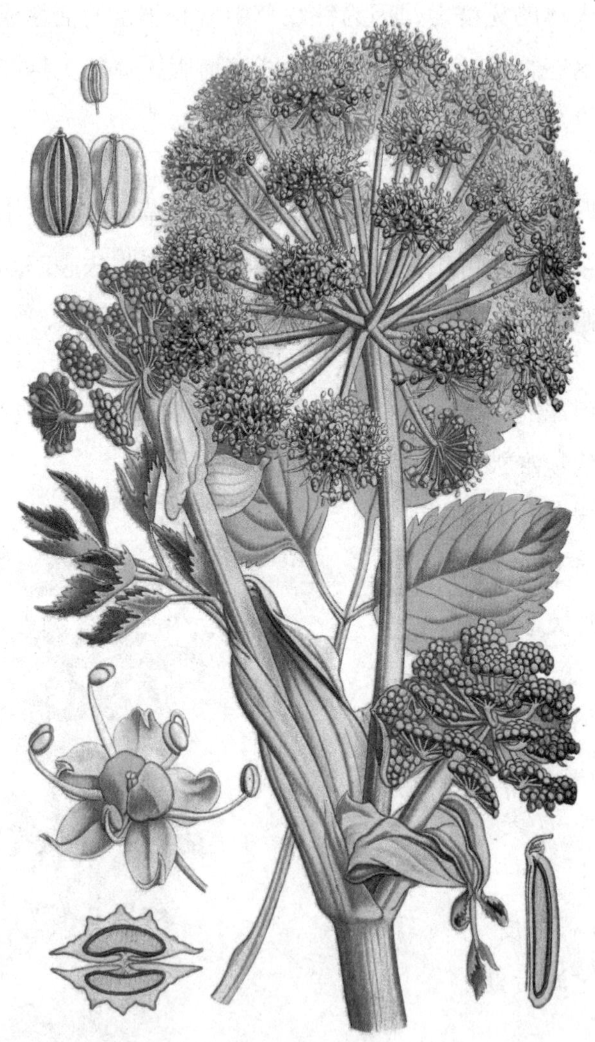

【药用部位】 根。

【气味、性质、毒性】 甘，温，无毒。

【用途】 补血活血，调经止痛，润肠通便。

当归为妇科神药，我国素有“十方九归”之说。

《三国演义》中的著名人物姜维，之前是魏国的将领，后来被诸葛亮俘虏（fú lǔ），成为他麾（huī）下的一员大将。

姜维思虑周全，有勇有谋。魏国想让姜维回去，奈何无良计。此时他们想到姜维是一个孝子，便悄悄地将姜维的母亲接到魏国，然后威逼姜维的母亲写信给姜维，并且在信里附上一味中药——当归（意在让姜维回归魏国）。

看见信的姜维明白了对方的意图，但是他心意已定，并且很敬重丞相诸葛亮的才华，他想的是等到统一中原，母子便可团圆，到时候再尽自己的孝心。心想至此，他便提笔回信：良田百顷，不在一亩；但有远志，不在当归。这句话的意思是：肥沃的土地很多，不止一亩；优秀的儿子也很多，他们都有母亲，但是儿子我心中有高远的志向，不能立即归乡侍奉母亲。

姜母收到信后，读完当即就理解了儿子的用意。无论后来魏国怎样威逼让姜母写信劝姜维背弃蜀国，投降魏国，姜母都拒绝了。姜维死后，蜀人对他十分敬仰，便在他曾经屯军的剑阁建立了一座姜维庙。

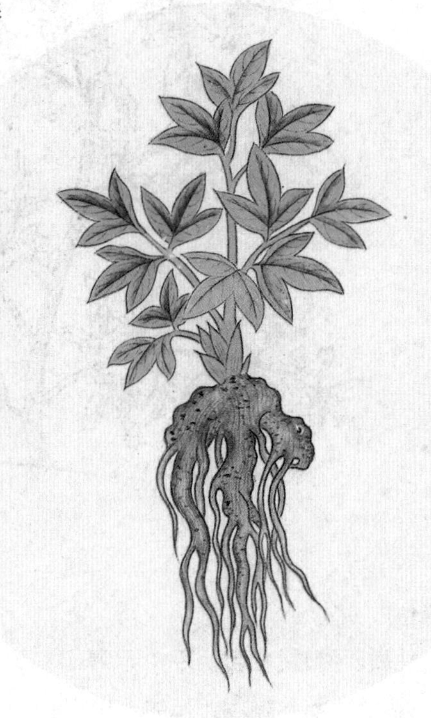

shé chuáng 蛇床

【时珍说】花如碎米积攒（zǎn）成簇。子两片合成，似莳（shí）萝子而细，有细棱。

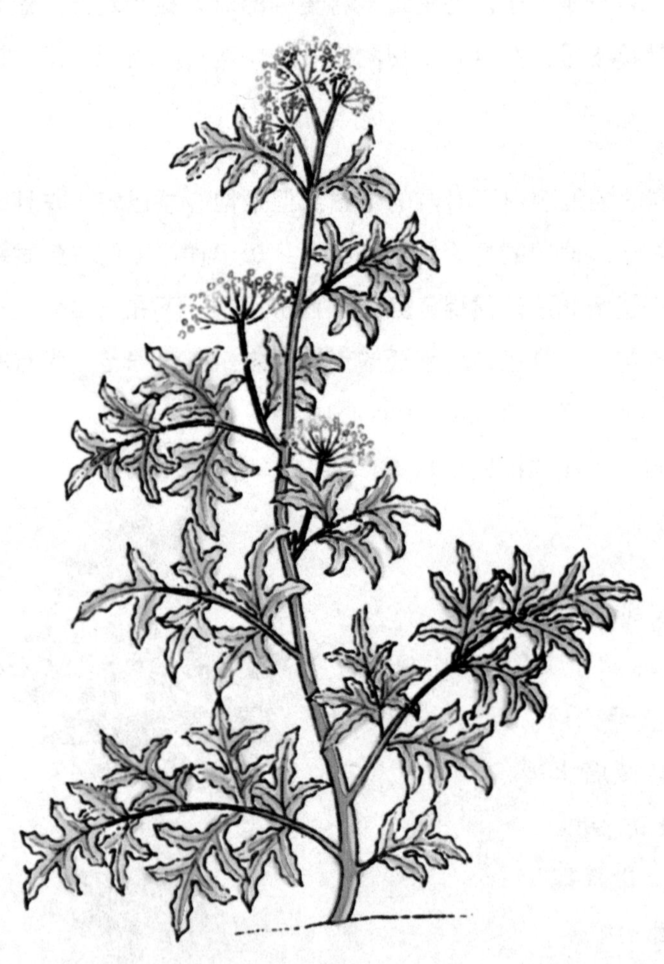

【药用部位】 子。

【气味、性质、毒性】 苦，平，无毒。

【用途】 温肾壮阳，燥湿，祛风，杀虫。

蛇床的分布范围较广泛，而且生命力极强，田边、路旁、草地及河边湿地都可以看见它的身影。

蛇床的意思并不是字面上的“有蛇的床”，关于它的名字，有一个传说故事。

从前，我国东南沿海的一个小村子，当地人染上了一种怪病，得这种病的人全身长出大小不一的疙瘩，而且奇痒难忍。很多名医都对这种病束手无策。后来，一位走方郎中给出了对策。他告诉村民，要治疗这种怪病可以去找一种药，这种药长在东海小岛上，不过岛上遍布毒蛇，药被蛇压在身下。

如此险恶的环境人们自是不太愿意去，最后有一位智勇双全的青年，为了解除人们的痛苦，他下定决心独闯蛇岛。五月初五这一天，这位青年带着雄黄酒来到了岛上，经历一番搏斗，终于采到治疗怪病的药。归来后，他用这味药治好了大家的病。

因为这种草药被蛇压在身下，所以被取名为蛇床。

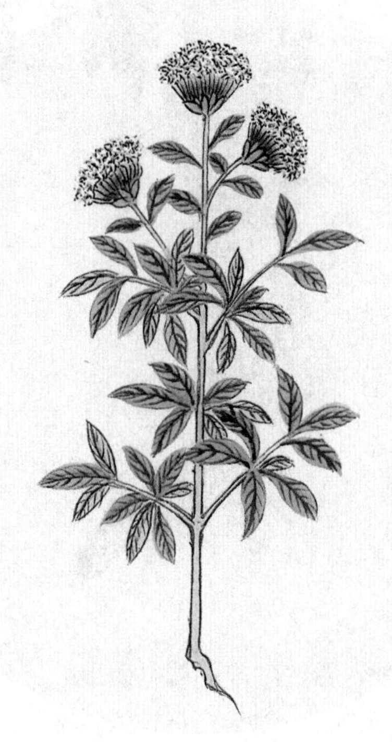

bái 白 zhǐ 芷

【时珍说】今人采根洗刮寸截，以石灰拌匀，晒收，为其易蛀，并欲色白也。入药微焙（bèi）。

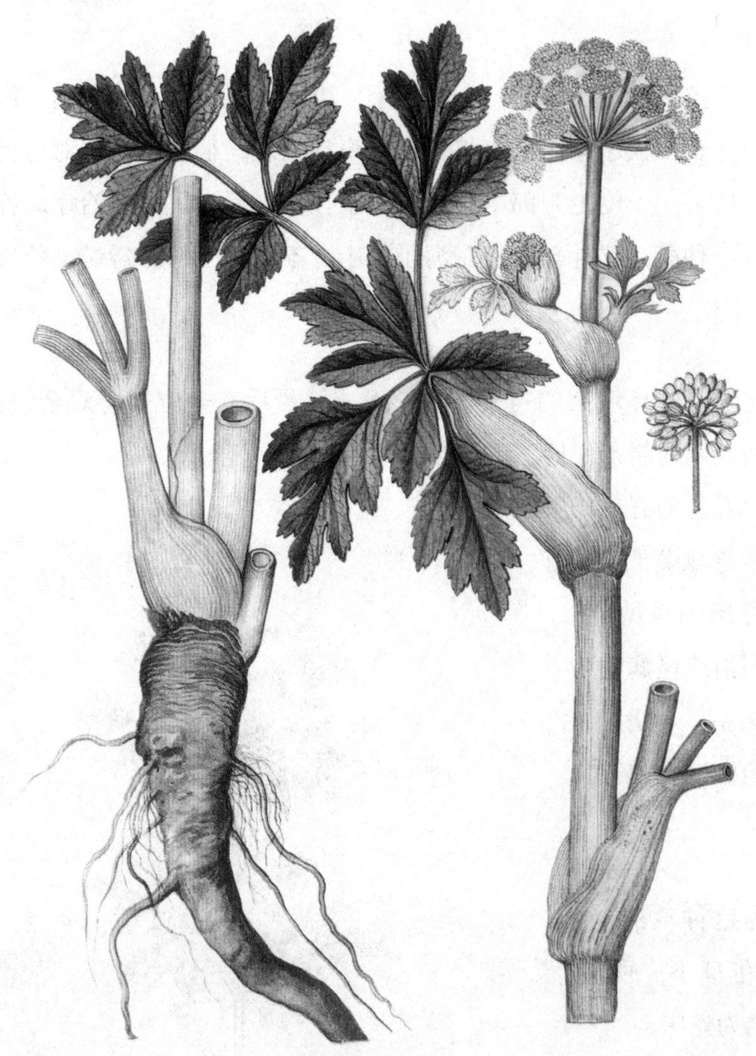

【药用部位】 叶。

【气味、性质、毒性】 辛，温，无毒。

【用途】 散风除湿，通窍止痛，消肿排脓。

从前有一位秀才，他年纪不大，却时常头痛。起初，他不以为意，以为只是过劳所致，但时间长了，还出现了其他症状：不仅头越来越痛，他的面部也开始发麻，并且还伴有出冷汗的现象。

家人赶忙请医生来为他诊治，可请来的数位医生，都没能看好这位秀才的病。秀才的朋友听说后，便向他介绍了一位巫山的名医。

秀才在家人的陪同下来到了巫山，巫山名医一番望闻问切之后，拿出一粒小小的药丸给秀才。秀才放入口中慢慢地嚼，突然感觉有一股特殊的香气直通鼻窍，而且人也轻松很多。接连吃过几次这种小小的药丸后，秀才的头痛症状越来越轻。他便向这位神医请教，这味药到底是什么。名医说只知道这是祖传的秘方，是用一种植物制成，至于名字，他也不知道。他把植物拿给秀才，秀才看过后，想了一会儿说："这草药色白，服用之后有清香之味，不如就叫它'香白芷'"。

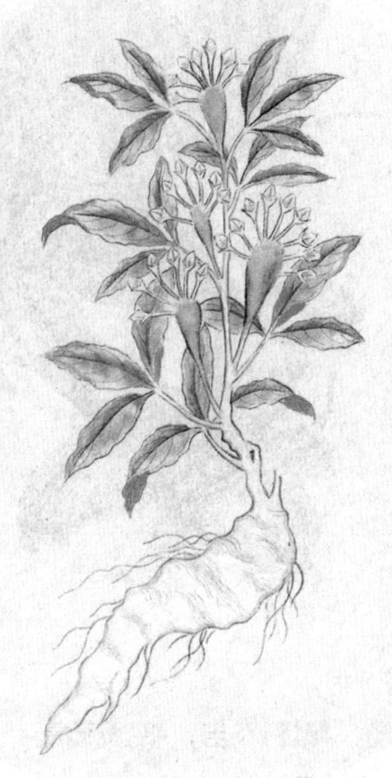

后来这种草药被简称为"白芷"，也成了巫山的特有药材。

芍药

sháo yao

【时珍说】古人说洛阳牡丹、扬州芍药甲天下。今药中所用，也多取扬州者。十月生芽，入春始长，三月开花。其品种有三十余种，有千叶、单叶、楼子之分。入药最宜单叶之根，气味全厚。根之赤、白，随花之色。

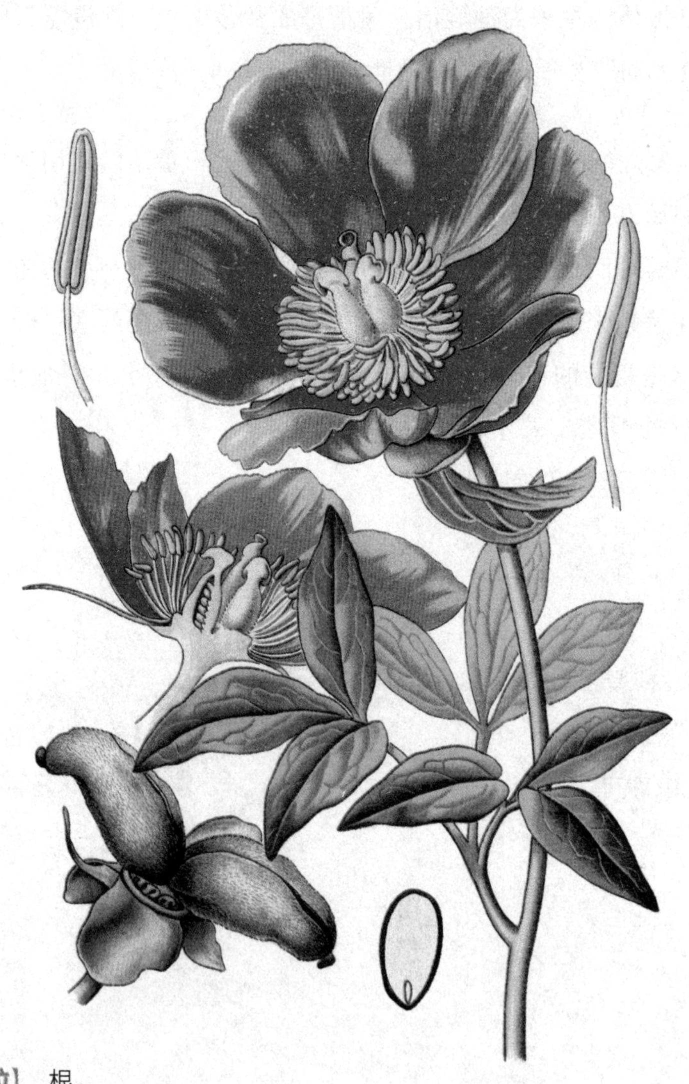

【药用部位】 根。

【气味、性质、毒性】 苦，平，无毒。

【用途】 止痛益气。

芍药花美，它是很多市的市花。

在古代，它一样占据人们的眼球，姜夔在《扬州慢·淮左名都》中有名句“念桥边红药，年年知为谁生？”《红楼梦》中更有“湘云醉卧芍药裀（yīn）”的美丽场景。

芍药不仅花美，还有一个坎坷的神奇传说呢！这个故事的主人公是华佗。

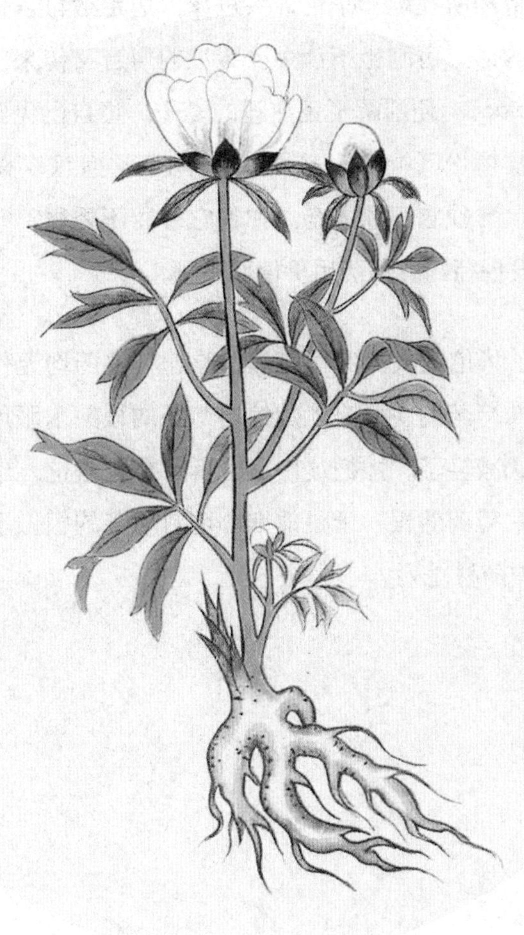

华佗是东汉名医。他喜爱研究中草药，为了方便研究草药，华佗在自家房屋前建立了药园。一天，有位外地人送给他一株芍药，华佗种在药园里，可是他研究了芍药的叶、茎、花之后，发现均无药用价值。

某天深夜，华佗看书的时候听见屋外传来女子的啼哭声，他抬头望去，隐约看见一位美貌女子正在掩面哭泣，待他推门而出打算看个究竟时，发现美貌女子却不见了，那女子站的地方正好是自己刚种下不久的芍药所在地。华佗摇头进屋，边走边自言自语说不可能让芍药入药的话。可刚坐下读书，哭泣的声音又传来，华佗觉得此事蹊跷（qī qiao），便摇醒了正熟睡的妻子，将自己见到的告诉了妻子。妻子揉揉惺忪（xīng sōng）的眼睛向华佗抱怨："院子里其他花草都可入药，唯独它不能入药，你说它委屈不委屈？"可华佗还是一贯秉持未发现芍药有何药用价值而不顾。

过了几天，华佗的夫人突然腹痛，吃遍其他药均无作用。她便打起药园里那株芍药的主意来，她挖出芍药的根煎水服用。过了小半天，腹痛症状减轻了。她把这件事告诉了丈夫华佗，华佗才意识到自己忘记研究芍药的根。于是他细心地对芍药的根做了试验，从此将芍药纳入中药材之列。

mǔ dan 牡丹

【时珍说】牡丹唯取红白单瓣者入药。

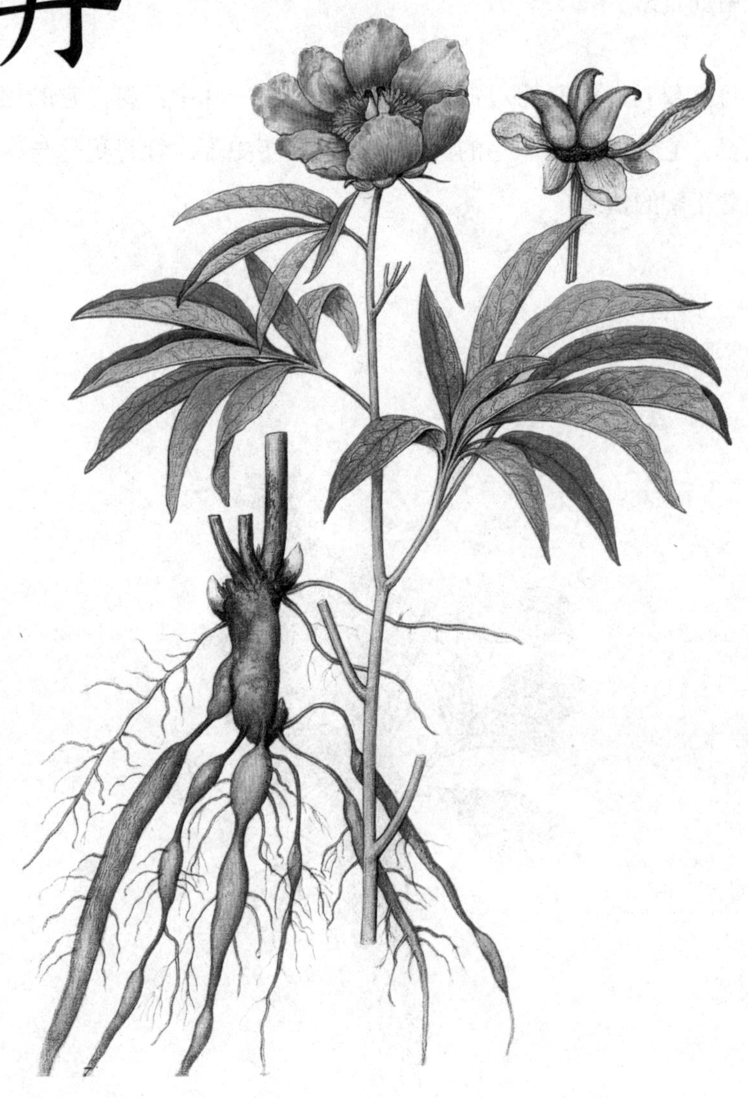

【药用部位】 根皮。

【气味、性质、毒性】 辛，寒，无毒。

【用途】 清热凉血，活血化瘀。

牡丹色泽艳丽，富丽堂皇，有“花中之王”的美誉。唐代诗人刘禹锡《赏牡丹》一诗中写出了它的倾国之色：唯有牡丹真国色，花开时节动京城。

牡丹不仅具有很高的观赏价值，而且也是一味中药材，它的根皮可入药，它的花也有一定的医疗作用。在历史上，牡丹更是与帝王家有着不解的情缘。

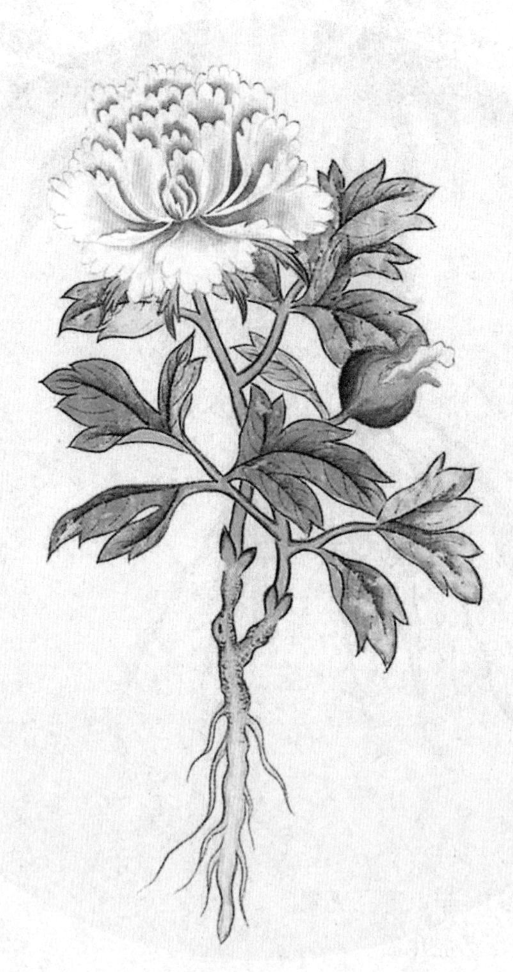

唐朝时期，唐明皇李隆基与杨贵妃在沉香亭赏牡丹，因为听腻了平时的梨园旧曲，便命令当时的翰林学士李白作词，李白写了三首清平调词，其中有一句是这样写的：名花倾国两相欢，长得君王带笑看。这里的“名花”指的就是牡丹，李白将贵妃比作牡丹，意在说明贵妃的美丽与雍容气度。

虽然牡丹有这样和贵妃一起出现的光荣时刻，但是历史上它也曾有也过落魄的时候，那便是武则天当权的时候。

相传，武则天称帝后，和百官在寒冷的冬天一起游乐上苑庆祝。当时天寒地冻，百花未开，唯独不惧风雪的红梅独自迎着风雪开得正艳。武则天看到这株红梅后，立即下诏：明朝游上苑 ，火速报春知，花需连夜发，莫待晓风吹。意思是明天早上百花必须一起怒放，百花听到这个消息都瑟（sè）瑟发抖，果真在第二天全部开放了，唯独傲气的牡丹没有听从命令。

武则天知道这件事后，一怒之下便将牡丹贬到了洛阳。到了洛阳之后的牡丹得到当地人民的爱护，生长得极好，从此也就有了“洛阳牡丹名满天下“的美誉。

gān sōng xiāng 甘松香

【时珍说】产于川西松州，其味甘，故名。

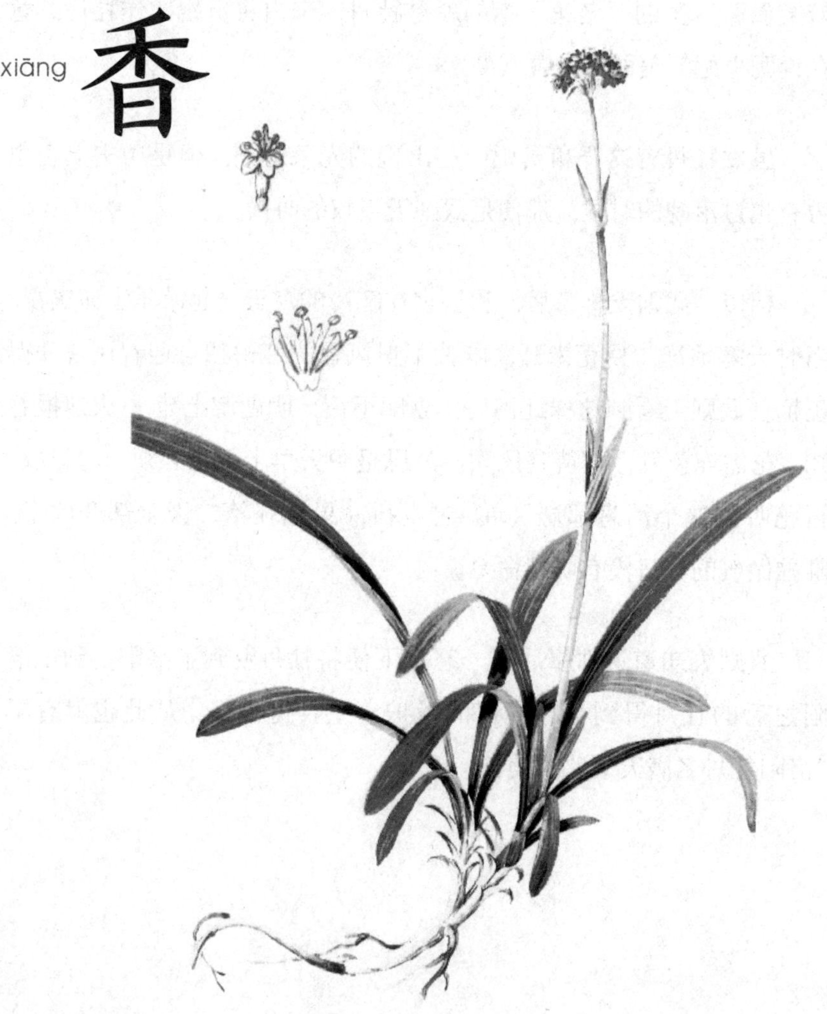

【药用部位】 根。

【气味、性质、毒性】 甘，温，无毒。

【用途】 温中散寒，理气止痛，醒脾开胃。

传说，凤凰一般会在树枝上为自己搭建一个窝，然后把外出寻找到的一些香料，例如肉桂、甘松放进这个窝，自己则卧在这些香料之上，然后点燃自己的小窝，这也就是我们说的“凤凰涅槃（niè pán）”。

听闻凤凰涅槃时，甘松的种子落在如今的四川阿坝州境内，这颗种子从此生根发芽，长出的叶细如茅草，根也繁密，而且散发着清凉的香气。这种植物后来与文成公主有着不浅的缘分。

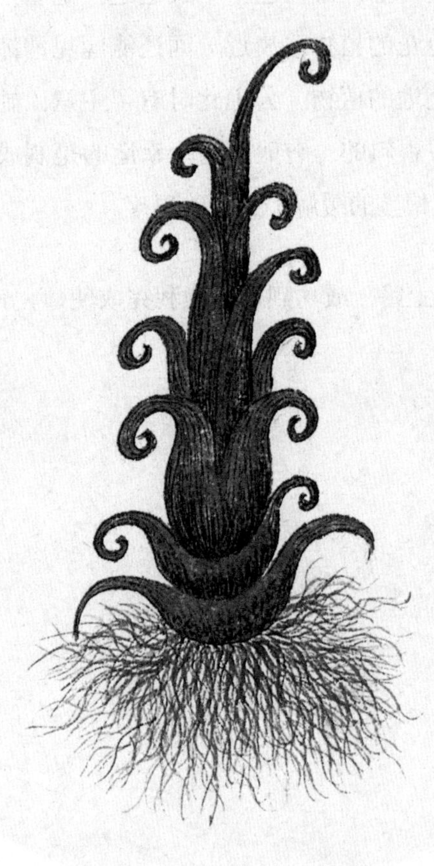

唐朝时期，文成公主带着和亲的使命进藏。除了带有丰厚的嫁妆外，她还带了大量的书籍、乐器、种子等。跟随她的队伍除了侍婢（shì bì）之外，还有乐师、农技人员等。藏区海拔高，空气稀薄，人们进入藏区后，身体产生了一系列的症状：心慌、头痛、胃疼等，队伍无法前进，只能当即停下前进的脚步。文成公主想起自己带的书籍，便命令身边的人查询，可是什么也没有查出来。她想起自己身上还有维护西南边陲（chuí）稳定的使命，可这下自己却被困在这里了，一想起这些，不由得发起愁来。

没有办法的文成公主只得自己一个人走走，走着走着，她突然发现有一种开粉红色花的植物，凑近一闻还能闻见清凉香气。这便是凤凰涅槃时落入此地的植物。公主此时有了主意，她命令下属采集这种植物，有制成香料的，有煎服的。幸运的是制成香料的改善了头痛的症状，煎服根茎的缓解了大家的胃疼。

这样，大家重新上路，成功到达，顺利完成使命。

dòu 豆 kòu 蔻

【时珍说】豆蔻大小如龙眼，形状稍长，外皮呈黄白色，薄而且棱峭，其核仁大小如缩砂（shā）仁而有辛香气味。

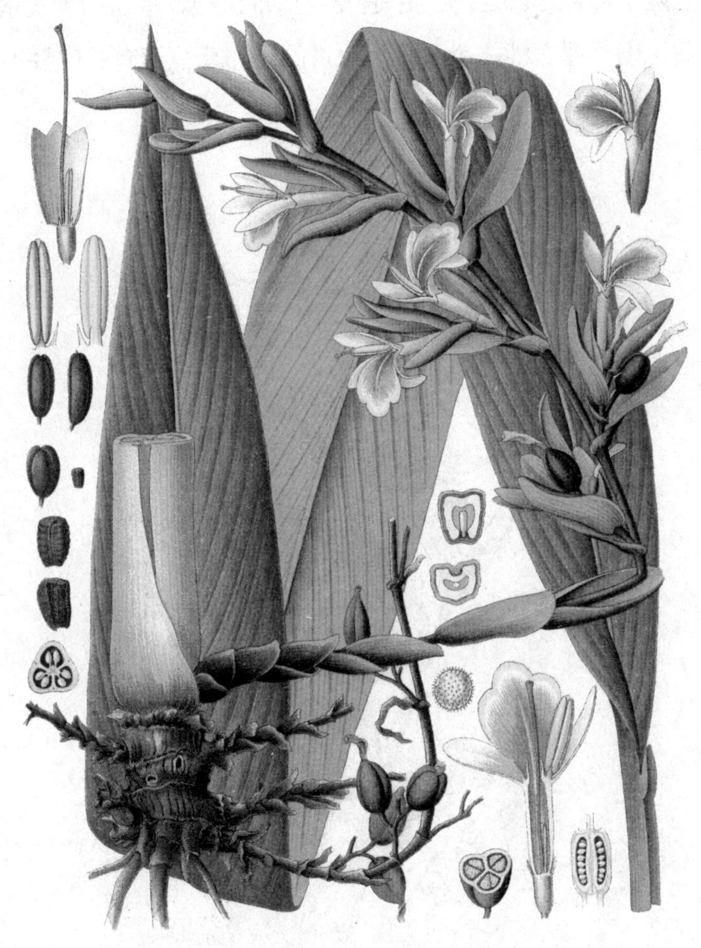

【药用部位】 花、仁。

【气味、性质、毒性】 花：辛，热，无毒；仁：辛、涩，温，无毒。

【用途】 花：治腹泻，主调中补胃气，消除酒毒；

仁：主温中顺气、心腹痛、呕吐，止霍乱，补胃健脾。

扫码听故事

豆蔻这个词来自唐代杜牧的《赠别》一诗，诗中这样写道：娉娉袅袅（pīng pīng niǎo niǎo）十三余，豆蔻梢头二月初。“豆蔻”指的是十三四岁的少女，也代指少女的青春年华。

豆蔻除了形容年龄之外，还是一种草本植物。豆蔻的种类很多，有草豆蔻、肉豆蔻之别。今天给大家讲的是和草豆蔻有关的故事。

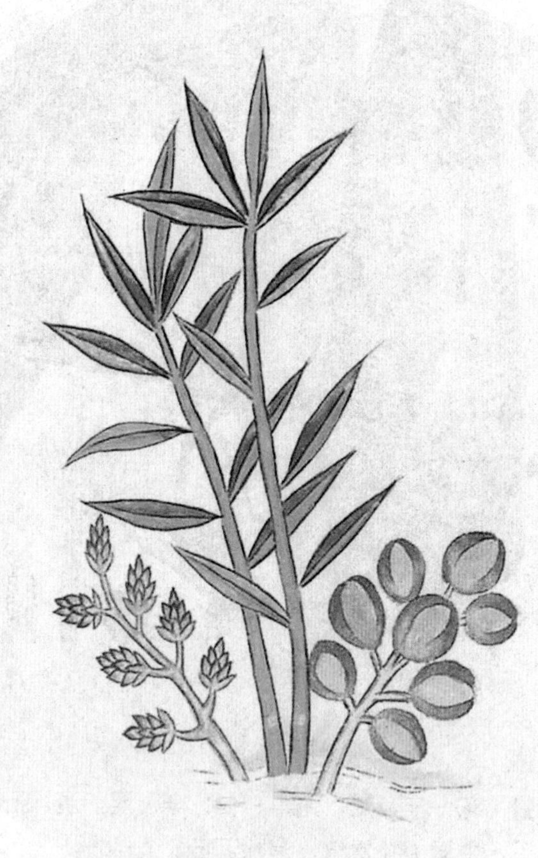

相传，从前有一个郎中一直没有孩子，他很想要一个自己的孩子。好不容易老年时生得一女，但是谁料到女儿的身体总是不健康，不是腹泻就是吐乳。郎中寻思女儿应该是脾胃虚寒，想着给女儿煎几服中药，说不定吃了就好了。可是女儿偏不喝这个中药，有几次喝完甚至吐得很厉害，从此他再也不轻易强迫女儿喝中药了。

有一天，郎中从山上采完中草药回家，当他正在清理采回来的草药时，女儿爬了过来，拿着草豆蔻开始玩。也难怪女儿喜欢草豆蔻，草豆蔻果实饱满，颜色也非常好看，在小孩子眼里应该是挺不错的一件玩具。最开始的时候，郎中没有管她，心想小孩子要玩就让她玩，可是玩着玩着，女儿竟然拿起手中的草豆蔻往嘴里塞，这下可急坏了郎中。不过情急之中他转念一想，女儿很喜欢这个味道，而草豆蔻正好有治疗脾胃虚寒症状的功能，郎中灵机一动，想着干脆就用草豆蔻来煮汤，看能不能治好女儿的病。

令人意外的是，女儿对煮出来的草豆蔻汤并不排斥。慢慢地，女儿的身体开始好起来。

草豆蔻能治疗脾胃虚寒的这一功效也慢慢被大众熟知。

gāo 高 liáng 良 jiāng 姜

【时珍说】陶弘景说这种姜出自高良郡，所以有高良姜这个名称。二三月的时候采它的根，它的形状和气味与杜若很像，它的叶子像山姜。

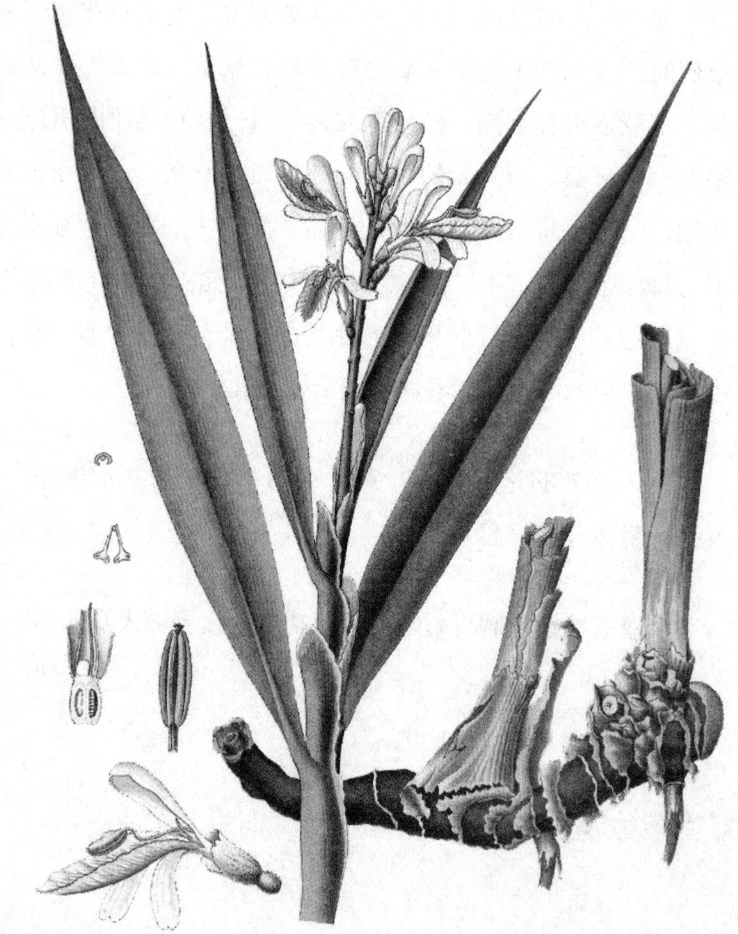

【药用部位】 根。

【气味、性质、毒性】 辛，大温，无毒。

【用途】 助消化，补肺气，理元气，润皮肤，解毒。

苏轼是北宋文学家，四川人，喜爱各种美食，一生漂泊不定，多次被贬，晚年被贬至惠阳。惠阳属广州，广州是瘴疠[①]（zhàng lì）之地，苏轼很难适应惠阳的环境。

当时苏轼身边没有亲人，自己又水土不服，经常上吐下泻。在这样的景况下，他消瘦了很多，心情也差到极点。不过此地的老百姓都仰慕他的才华，也佩服他的才干，住在附近的邻居时不时送一些菜给苏轼，但是苏轼都没胃口。

有一天，一位邻居给苏轼端来了他最爱吃的肘子。这道肘子看起来色泽光亮，而且闻起来味道也非常好，苏轼立即有了胃口。他尝了一下，发现吃起来更是肥而不腻，一口气接连吃了不少，而且感觉肠胃也好多了。以美食家著称的苏轼顿时来了兴趣，他便仔细询问这道菜里是否添加了特别的调料。邻居如实相告，自己的这个做法和别人的不同之处仅仅在于加了一点本地特产的姜，这种姜平常的做法是用来炒菜或者泡水，对肠胃有很大的好处。

这种姜由于产自古高凉郡，在外形上和生姜相差不多，所以当地的老百姓称它为“高凉姜”，后因谐音成了今天说的“高良姜”。苏轼知道这个炒菜诀窍后，从此做菜经常放入当地的这种姜，他的胃口越来越好，他又能享受南方的美食了。他在那里生活得很快乐。

① 瘴疠：感受瘴气而生的疾病。

ròu dòu kòu 肉豆蔻

【时珍说】肉豆蔻虽然花、实极似草豆蔻，但皮肉之颗粒不同。颗外有皱纹，内有斑纹，如槟榔（bīng láng）纹。最易生蛀（zhù）虫，只有烘干密封，可以稍作保存。

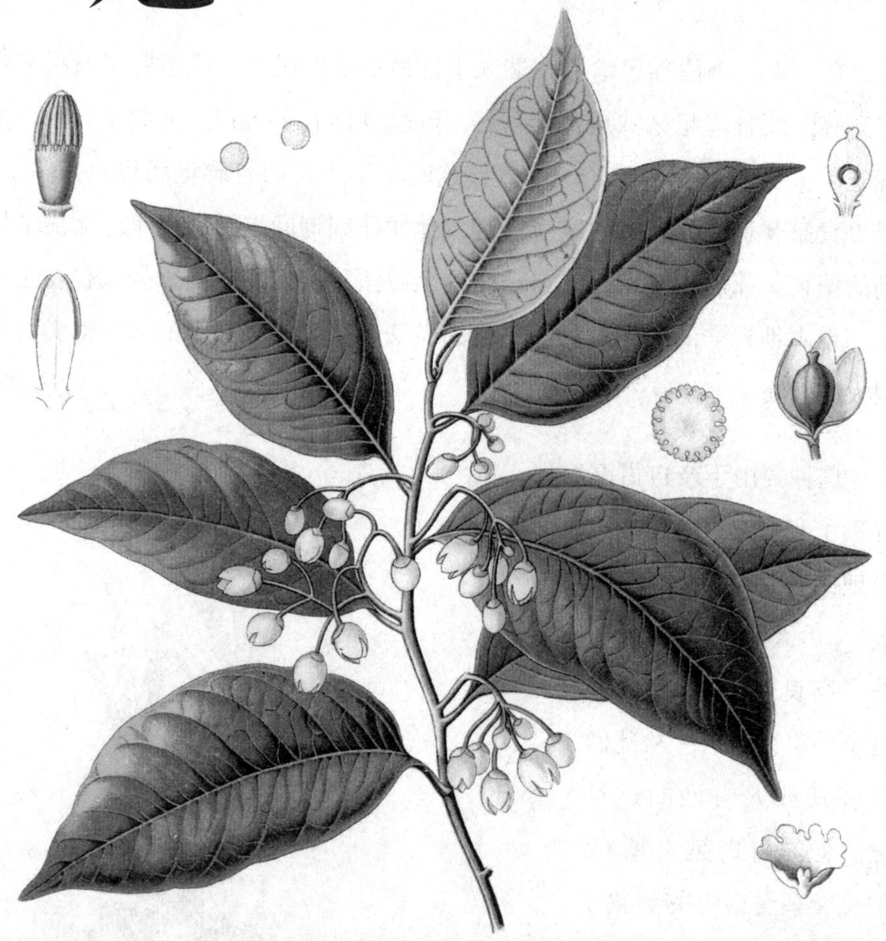

【药用部位】 实。

【气味、性质、毒性】 辛，温，无毒。

【用途】 消食止泻，开胃，解酒毒。

肉豆蔻有医用价值，很早的时候人们认为肉豆蔻可以治疗胃疼、头疼和发热。其实肉豆蔻除了具有医用价值之外，还是一种香料。

肉豆蔻产自肉豆蔻树，此树高，生长期长，而且雌雄树还必须种在一起。肉豆蔻产自印度尼西亚的班达岛，这是当时世界上唯一生产肉豆蔻的地区，垄断性高。肉豆蔻这种香料有着较高的经济价值，这也为后来人们争夺它的贸易权埋下了伏笔。

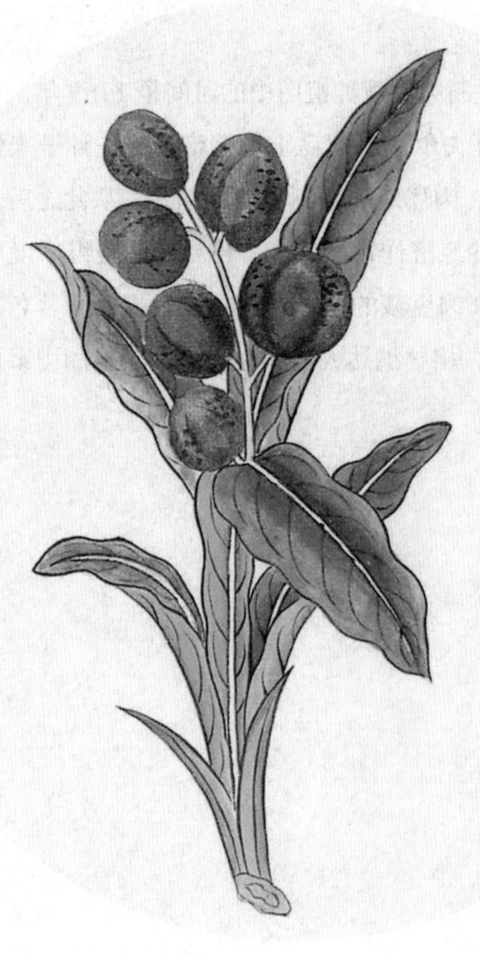

1511 年，葡萄牙人成为首先登上印度尼西亚班达岛的欧洲人，开始了对印度尼西亚的殖民统治。葡萄牙人维持这种垄断接近一个世纪，到了 1602 年，荷兰人通过成立荷属东印度公司，用武力取代了葡萄牙人对香料的贸易控制权。荷兰人独霸当地贸易后，对当地采取的控制十分残忍，有作家曾经这样描述当时的情形：“……每次发货前都会在每颗肉豆蔻上淋上石灰，使其不育；凡是任何人有偷窃、种植、销售肉豆蔻或者进口枯萎肉豆蔻嫌疑的人一律处死。”荷兰人当时的行为偏激、不可理喻，但也从侧面说明肉豆蔻具有的经济价值实在高。

最终结束荷兰人垄断肉豆蔻种植历史的时间是 1769 年，当时法国园艺家皮埃尔 · 普瓦夫尔从班达岛上悄悄带了一些种子来到了毛里求斯。19 世纪中叶，肉豆蔻被带到了格林纳达，从此之后，肉豆蔻成了格林纳达重要的经济作物。如今，格林纳达是继印度尼西亚之后世界上第二大生产肉豆蔻的地区，也是全世界四大著名的“香料岛”之一。1974 年，格林纳达人把肉豆蔻这种香料的图案设计在了自己的国旗上。

荜（bì）茇（bá）

【时珍说】荜茇气味正如胡椒，其形长一二寸。

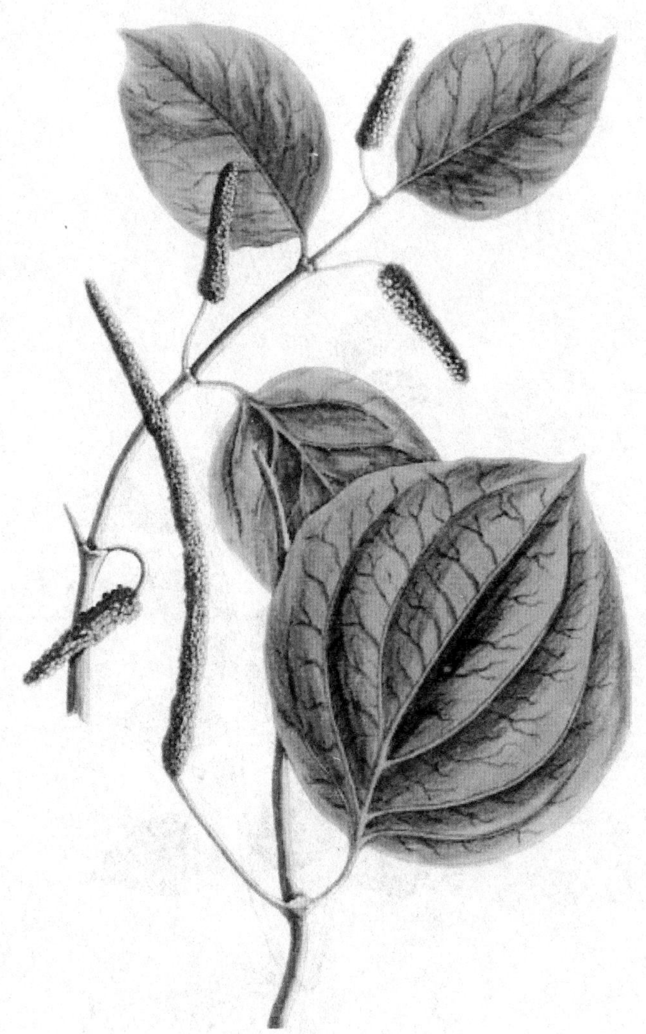

【药用部位】 根。

【气味、性质、毒性】 辛，大温，无毒。

【用途】 温中散寒，下气止痛。

唐朝贞观年间，太宗李世民得了气痢（lì）病，朝中太医均束手无策，只好遍寻天下名医来治疗。但是来了无数名医，开了很多药方，都没有成效。眼看着太宗的病情一天比一天严重，这可急坏了朝中大臣。情急之下，朝中有人建议：可以通过下诏张贴皇榜的形式来寻找神医。

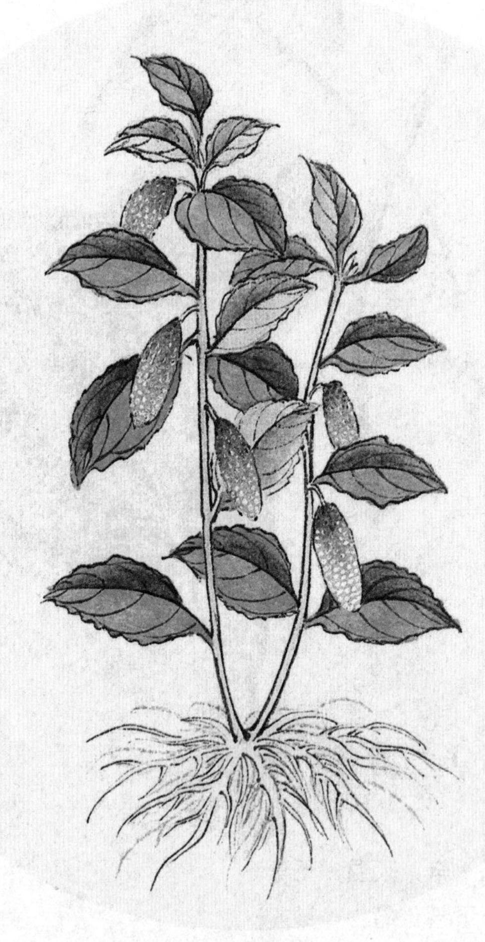

皇榜立刻被张贴下去，没过多久，有一姓张的医生来揭榜。这位张姓医生是长安城的民间医生，姓张，名宝藏。这位民间医生曾经也得了和太宗一样的气痢病，所以当他得知榜单内容是治疗这种疾病时，他便献出了自己的秘方。

宫里的人按照张医生的秘方为太宗皇帝煎服了药，没过多久，太宗的气痢病竟然好了。药到病除的太宗心情大悦，决定封这位张医生为“三品文官”，一剂小小的药方竟然能让民间医生飞黄腾达、加官晋爵，这就是“一张良方三品官”这个故事的由来。那么这味神秘的药方究竟是什么呢?

原来，这位张医生献的药方是用牛乳与荜茇同煎。

李时珍在《本草纲目》中对这一药方进行了总结，他认为：牛乳，性微寒，益肺胃，荜茇有下气止痛之效。这两种食物一起煎，便能有效地治疗气痢病。

jiāng 姜 huáng 黄

【时珍说】近时以扁如干姜形者，为片子姜黄。

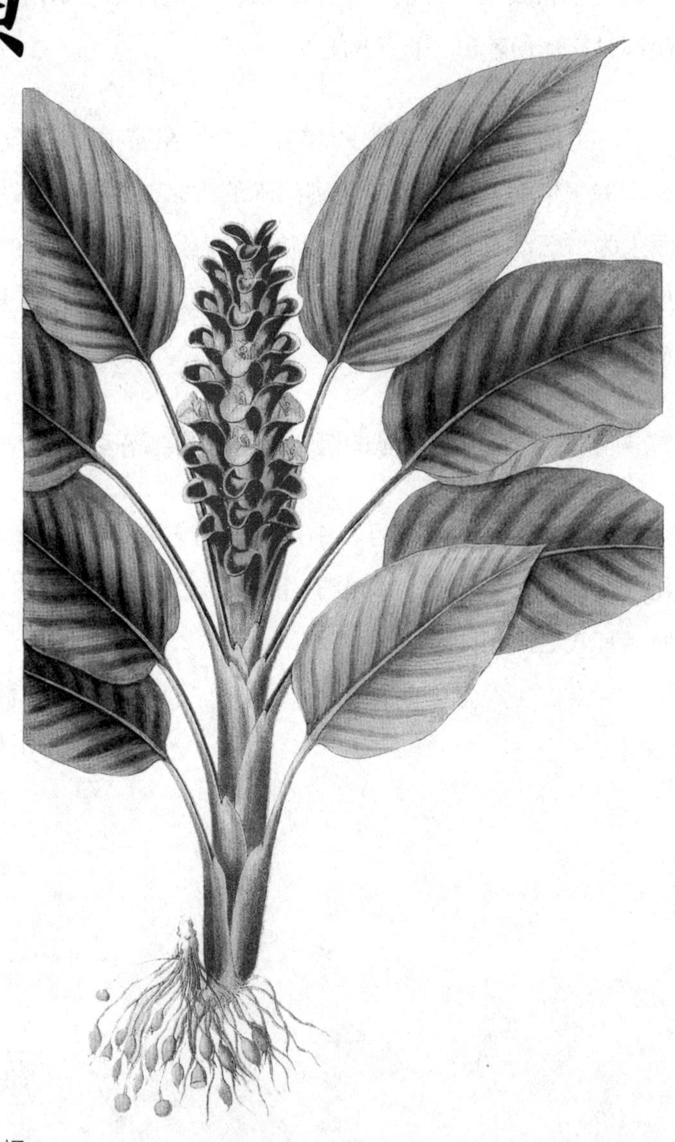

【药用部位】 根。

【气味、性质、毒性】 辛、苦，大寒，无毒。

【用途】 破血行气，通经止痛。

从前，在大山里住着一位猎人和他的母亲。

一天，猎人在追赶猎物的过程中不幸跌下山。跌下山的他行动不便，不能按时回家，邻居举着火把找到他时，天色已经不早。等到大家把他背回家时，夜色正浓，门口站着颤颤巍巍的老母亲。

猎人家贫，且当地并无出色的郎中，回到家的他只能卧床休息，饮食起居一应由年迈的母亲照料。一想到自己不仅不能照顾年迈的母亲，反而是年迈、身体不好的母亲照顾自己，猎人就变得忧心忡忡（chōng），也不太想吃饭了。这可急坏了母亲，母亲变着花样地给儿子做好吃的，可依然没有效果。

大山里有一种草本植物，名字叫姜黄，母亲听邻居说这种植物也是一种调味料，可以增强人的食欲。于是她便独自上山采取了这种植物，回到家洗净后放在菜里，这顿饭儿子吃得异常多。母亲高兴在心里，接下来的几天，她也在菜里放了这味调料，奇妙的是，儿子不仅胃口好多了，跌伤也一天天好起来。

有了此次的经验，以后凡是遇到跌打损伤之类的小病痛时，猎人都会让母亲给自己在菜里放入姜黄。邻居以前只知道姜黄可以增强食欲，却不知道还有这样的附加效果，人们便口口相传，附近的人家也知道姜黄可以用来治疗疼痛。再后来，人们发现用姜黄煮水这一妙招的止痛效果更好。从此，姜黄就成了一味常用的中药。

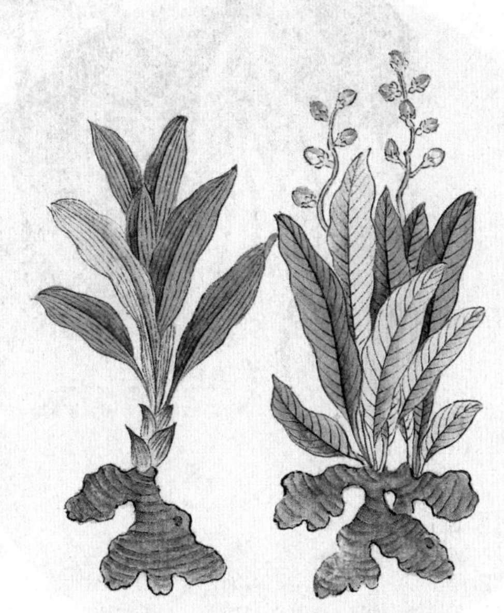

yù 郁 jīn 金

【时珍说】郁金苗如姜，根大小如指头，长者寸许。形如蝉腹，外黄内赤。

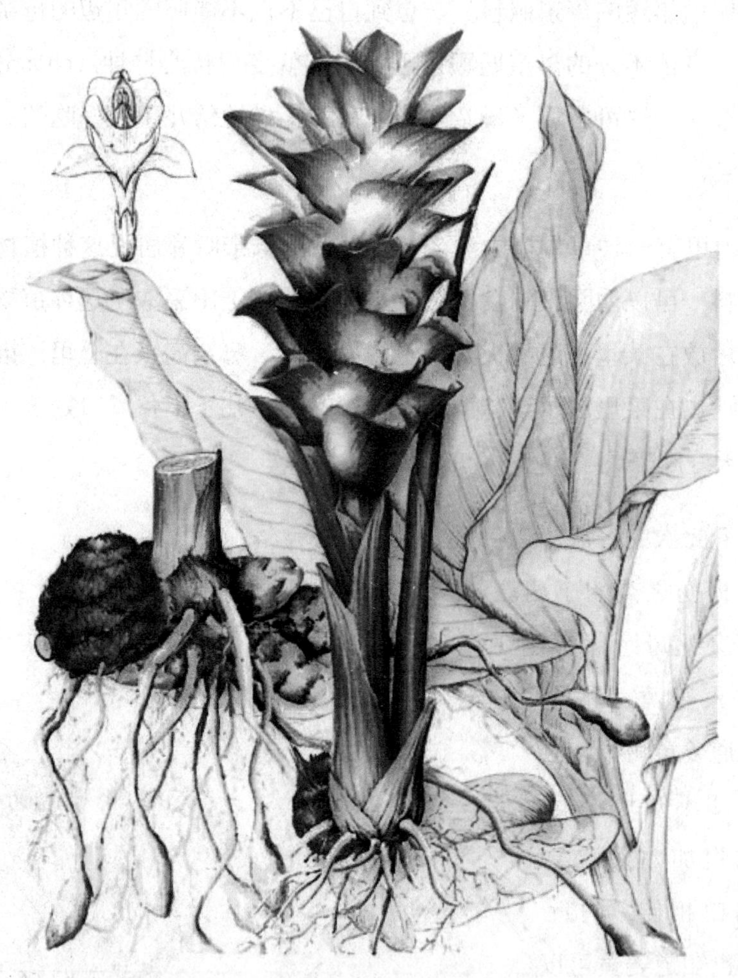

【药用部位】 根。

【气味、性质、毒性】 辛、苦，寒，无毒。

【用途】 行气化瘀，清心解郁，利胆退黄。

唐代诗人沈佺期诗中有“卢家少妇郁金堂，海燕双栖玳瑁（dài mào）梁”这样的句子。诗中的郁金指的是一种植物，和我们今天说的郁金香完全不同。郁金作为姜科植物，它有诸多用途：行气化瘀、清心解郁等，当然，它也能用于治疗黄疸。关于郁金能治疗黄疸还有个历史故事呢！

相传，唐朝贞观元年，也就是公元627年，唐太宗李世民刚刚平定天下，此时百废待兴。可在这样的情况下，当时的四川暴发了大规模的黄疸疫情。这片土地上的达官贵族想尽各种办法去请名医治疗，最苦的是那些贫苦百姓，因为没钱只能拖着，最终病死。

当时国库空虚，地方财政也是入不敷出，作为地方“父母官”，不能救自己的子民，知府大人面对这样的情况心急如焚，忧心忡忡。正当知府愁眉不展的时候，当地有一位老郎中说自己有妙方能解知府大人的燃眉之急。

待他面见知府大人后，他说：“大人，我们蜀中盛产郁金，据我所知，这味药能治黄疸，我们何不发动百姓去挖这味药，然后把挖回的药集中熬制，最后免费把熬制好的药发给百姓，这样一来，这个病情定能控制住。”知府听完，立刻按照老郎中的建议召集百姓挖药、熬药、分发药，没过多久，这场浩大的黄疸病情总算控制住了，许多百姓的性命也救了回来。

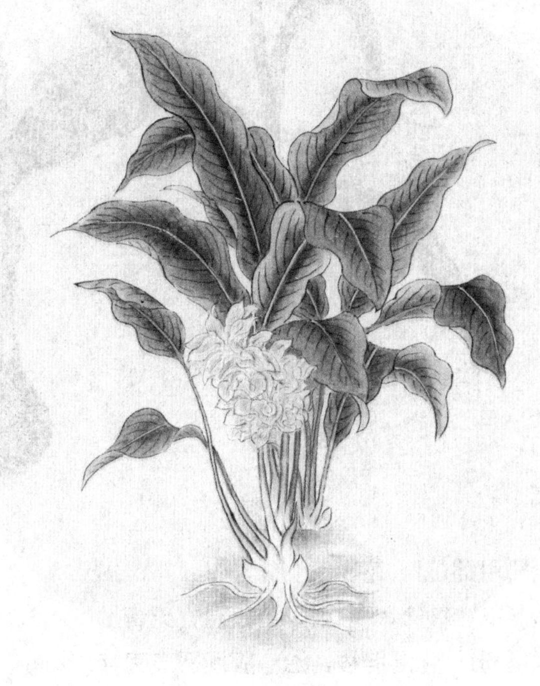

这就是郁金治疗黄疸的故事。

郁金香

yù jīn xiāng

【时珍说】唐书云：太宗时，伽毘（pí）国献郁金香，叶似麦门冬，九月花开，状似芙蓉，其色紫碧，香闻数十步，花而不实，欲种者取根。

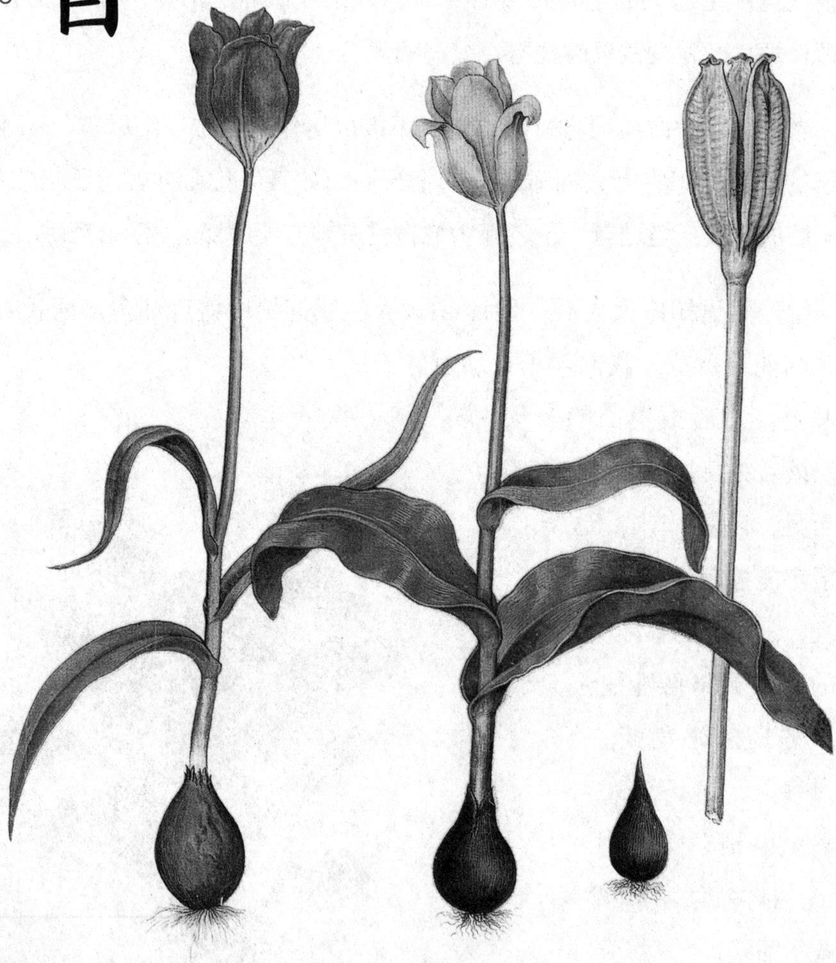

【药用部位】 花。

【气味、性质、毒性】 苦，温，无毒。

【用途】 化湿辟秽，治心腹间恶气鬼疰（zhù），还可做各种香药。

郁金香是土耳其、荷兰、匈牙利等国的国花。17 世纪，郁金香被引进欧洲后，被当时的上层阶级认为是财富与荣耀的象征，投机商看中这一机会，趁机炒买炒卖郁金香，从而爆发了人类历史上的第一次金融泡沫，也导致了当时的欧洲金融中心——荷兰开始衰落。

郁金香花颜色多样，花朵大而艳丽，很具观赏价值。郁金香这一名字的由来还和一位美丽的少女有关。

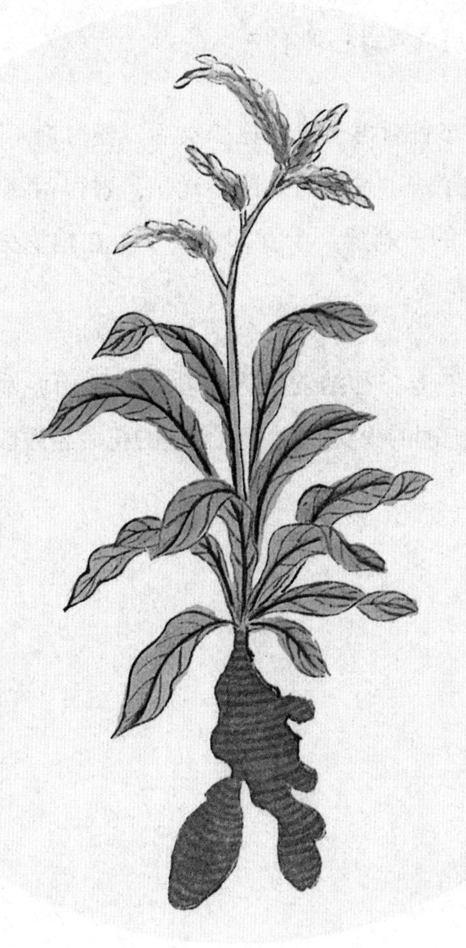

从前，有位美丽的少女，性情开朗，一家人生活得其乐融融。春天来了，少女提着装满种子的花篮，到处播撒种子，希望能为春天增加美丽的色彩。走啊走，撒啊撒，少女走得有点累了，她找了一处阴凉的河边坐下来休息，捶捶腿，揉揉腰。正在这时，风神布鲁斯发现了这位美丽的少女，而且对她一见倾心，想娶她为妻。布鲁斯于是走到少女的旁边表达了自己的心意，少女听后，十分恐慌，她当即拒绝了布鲁斯，并且躲到身后的蔷薇丛里不肯出来。可是布鲁斯依然不死心，他一直向少女诉说着自己的心意。

少女被这样的追求弄得心神不宁。

终于有一天，布鲁斯再一次看见少女后，便穷追不放地追逐着少女，少女害怕极了。可是此时她跑不动了，累得两腿发软。等布鲁斯刚要抓住少女的一刹那，少女却消失了。在她消失的原地上，长出了一株美丽的花朵。

据说，是女性的守护神洁安娜为了救助女孩而将她变成此花，人们为了纪念这位美丽的少女，便将她变成的花命名为郁金香。

péng 蓬 é 莪 shù 茂

【时珍说】郁金入心，专治血分之病；姜黄入脾，兼治血中之气；蒁（shù，即莪术）入肝，治气中之血，稍为不同。

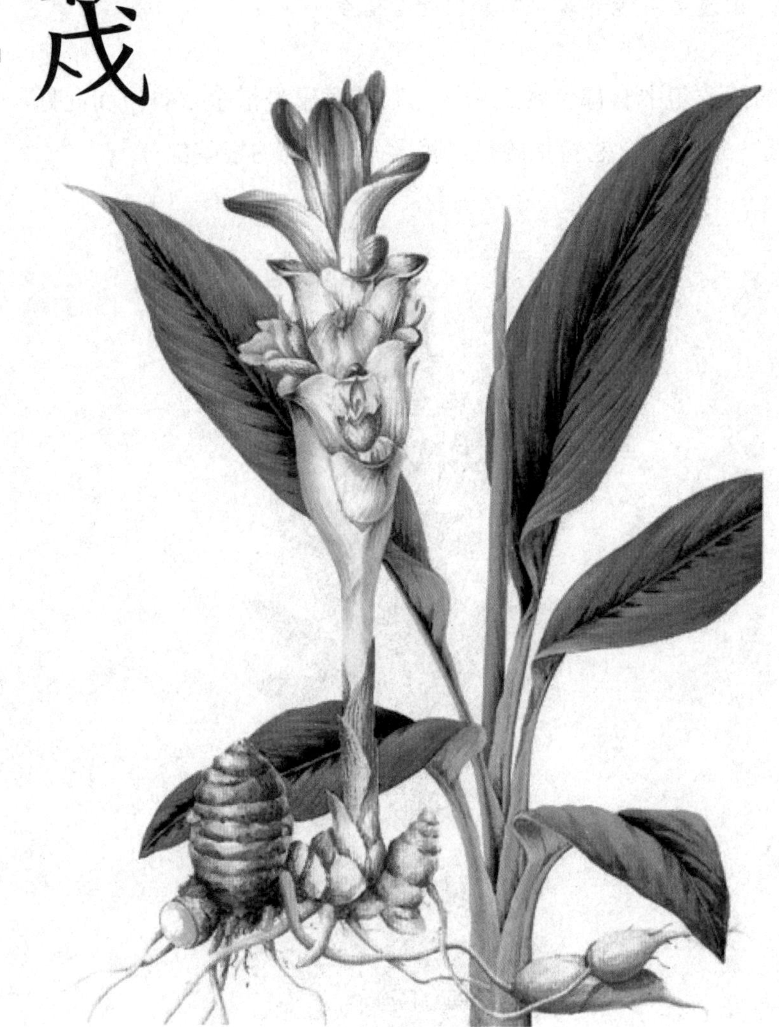

【药用部位】 根。

【气味、性质、毒性】 苦、辛，温，无毒。

【用途】 行气，破血，消积，止痛。

唐代著名诗人李白有一首很著名的诗《客中行》，诗是这样写的：

兰陵美酒郁金香，玉碗盛来琥珀光。
但使主人能醉客，不知何处是他乡。

诗的第一句中有郁金香三个字，它的意思是郁金很香，而此处的郁金是一种香草，它特指的是以莪术入作中药的根茎部分。

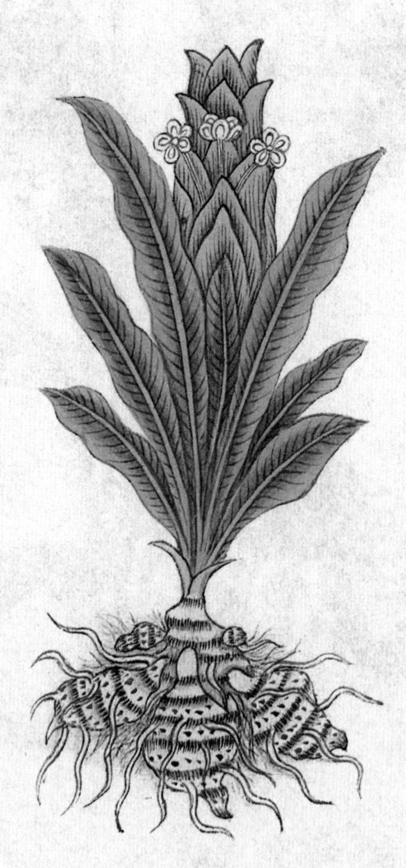

莪术的原名是蓬莪茂，它不仅可以泡酒，还可以治病。关于用它治病也有个和李世民相关的故事呢！

唐朝李世民在位期间，经济复苏、政治清明、文化繁荣，这一时期被人们称为“贞观之治”。当然这些都是连年的南征北战换来的。有一年秋天，李世民前往平定西戎战乱，当时程咬金向李世民汇报说众多将士由于水土不服，出现了面色萎黄、食欲不佳等症状。

这可急坏了李世民，眼下正是用兵的时候，他急忙召集当地的大夫，一起探讨应对之策，当时无人能想出好的方法。过了几天，一位本地大夫来献药了，病人的症状有所缓解，可是得病的士兵太多，大夫一个人采药、煎药忙不过来，他便想回家请徒弟来帮忙。李世民派了一支小部队护送这位大夫回去。

在请徒弟回来的路上，大夫带着徒弟和士兵一起上山采药。徒弟自然是认识草药的，大夫重点告诉士兵怎么识药、采药，并说今晚重点要采的是一种名叫蓬莪茂的药材，此种药材是一种植物的根茎，这种植物开着紫色花朵。借着月光，大夫采了一株让大家传递着辨认。

人多力量大，不一会儿，大家就采集够了需要用的药材，趁着月色便返回军营了。几天后，患病的将士们在服用蓬莪茂后都逐渐痊愈了。

香附子
xiāng fù zǐ

【时珍说】莎叶如老韭叶而硬，光泽有剑脊棱。五六月中抽一茎，三棱中空，茎端复出数叶。开青花成穗如黍，中有细子。其根有须，须下结子一二枚，子上有细黑毛，大者如羊枣而两头尖。

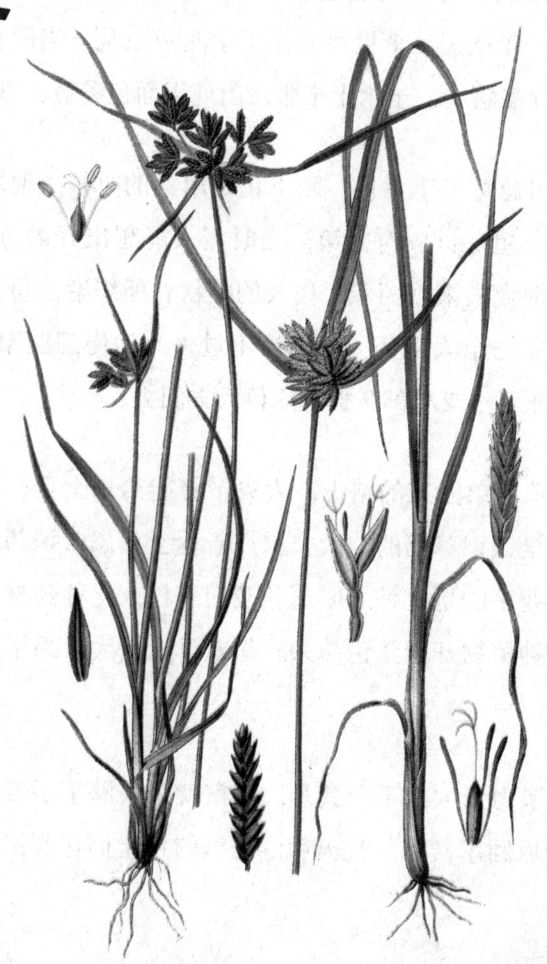

【药用部位】 根、苗、花。

【气味、性质、毒性】 甘，微寒，无毒。

【用途】 根：消饮食积聚、腹胀、脚气；
苗、花：利胸膈（gé）、降痰热。

扫码听故事

香附子，最初名为“莎草”，后在《唐本草》中更名为“香附子”，并沿用至今。

李时珍在《本草纲目》中说香附子是“女科之主帅，气病之总司”，这高度概括了香附子的地位，并且具体介绍它“利三焦，解六郁，妇人胎前产后百病”。香附子气味芬芳，是疏肝散结、行气止痛的药物。至今有些地方把香附子称作索索草，关于这个名字还有一个悲惨的故事。

从前有个姑娘名叫索索，她天生丽质，心地善良。到了出嫁的年纪，她嫁到了黄河边的一个村子里。她嫁到村子的这一年，正好遇上百年不遇的干旱年，田地开裂，花草枯萎，而且更加不幸的是，她嫁到的这个村子，正好遇上瘟疫（wēn yì），大家都胸闷腹痛，唯独索索的丈夫无事。索索的丈夫认为是索索身上的香气赶走了瘟疫，便让索索和大家一起待着。

可是后来闲话便多起来了，传到索索丈夫耳朵里的索索是一个不守妇道的妇女，丈夫在这种心理压力之下天天和索索闹别扭，索索终于不堪流言的负担，最后结束了自己的生命。

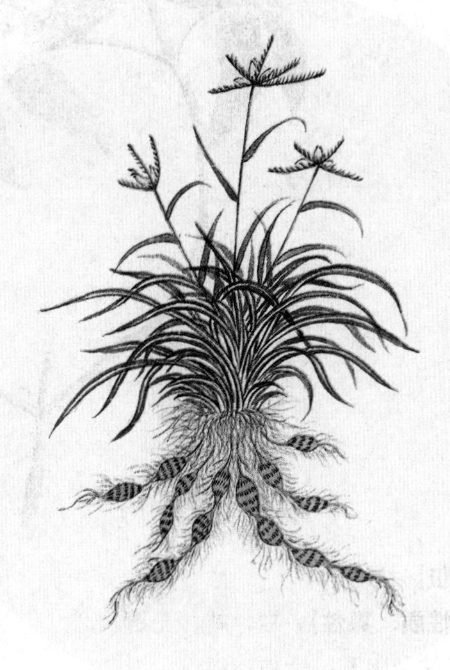

没多久，索索的坟上长出了几缕（lǚ）小草，这些小草有着窄窄的叶，直立的茎，这种小草被人们称为索索草，也就是现在我们说的“香附子”。

瑞香
ruì xiāng

【时珍说】南方各州郡的山里都产瑞香。它的枝干婆娑，柔条叶厚，四季青而茂盛。冬天和春天交替的时候，开成簇的花，有三四分长，像丁香的形状，有黄、白、紫三种颜色。

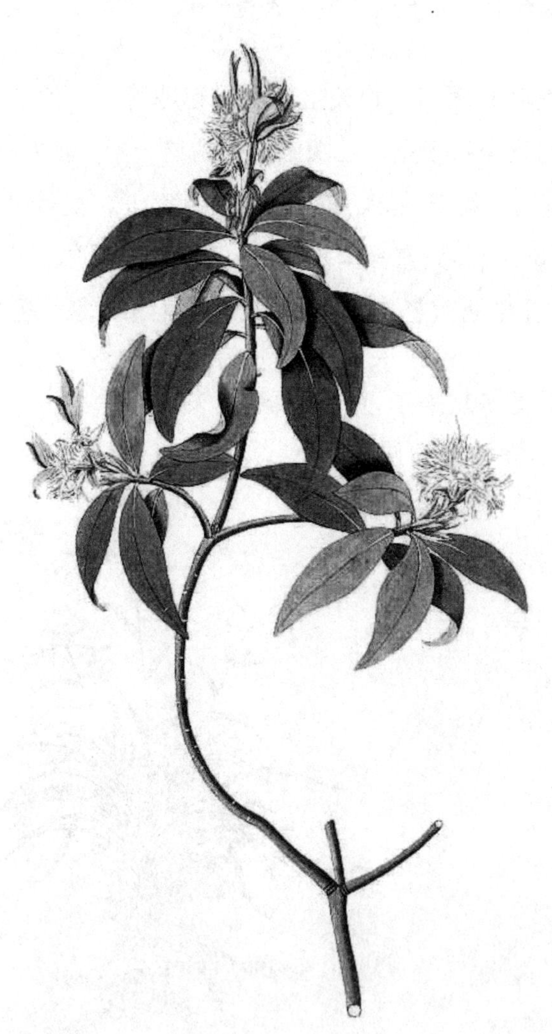

【药用部位】 根。

【气味、性质、毒性】 甘，咸，无毒。

【用途】 祛风除湿，活血止痛。

庐山是国家5A级旅游景区，以它的雄、奇、险、秀闻名于世。庐山景色优美，是历代文人墨客常去的景点，李白曾写有诗歌《望庐山瀑布》，苏轼也曾写过《题西林壁》。

庐山植物资源丰富。传说，明代医学家李时珍为了写作《本草纲目》，曾前往庐山采药，住宿在东林寺。

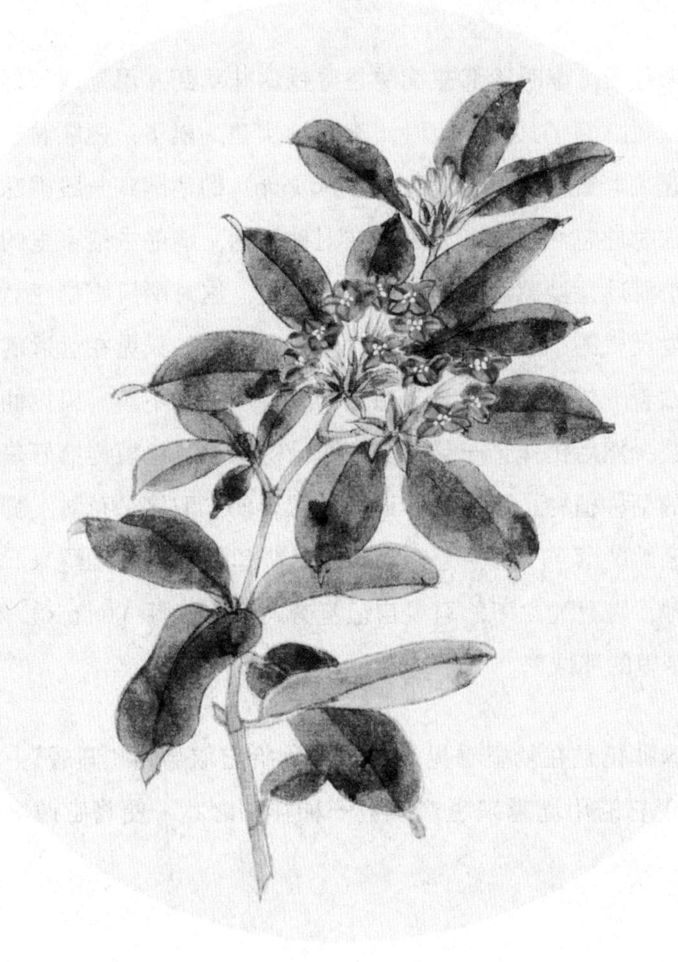

东林寺在庐山西麓（lù），因位于西林寺以东，故名为东林寺，是我国著名的佛教道场。

有一天，李时珍看见一个小和尚正在念经，不过这个小和尚的神态有点不自然，仔细观察才发现，他的右腮肿得老高，咧（liě）着嘴，看来是牙痛的症状。李时珍心想，这可不好治。这时，站在身边的老和尚给了一枚草药让小和尚服下，只见小和尚的神情慢慢自然起来。李时珍在一旁观看后十分惊奇，于是急忙向老和尚请教，得知这种神奇的草药就生长在庐山境内的锦绣谷。

接下来几天，李时珍都在锦绣谷寻找这味草药，可是找了好几天都没有找见。到了某一天夜晚，李时珍实在太累了，便靠着一块石头休息起来。突然，睡眼蒙胧（méng lóng）的他闻到一股香味扑鼻而来，这时他忽然看见两只蝴蝶在对他说话，请他去给家里的大姐看病。李时珍正疑惑着蝴蝶怎么会有大姐，这时两只蝴蝶忽然变成两个可爱灵气的小姑娘，引着李时珍飞向远处。只见在远远的云端上面，站着一位仙女，李时珍想追问那种草药的下落，只见仙女对他笑了笑，然后化作了一朵有美丽花朵的植物，这植物恰好是自己在寻找的那种植物。当李时珍迫切地想要前去取这朵花时，脚下一滑，从云端坠落了下去，急得李时珍从梦里一身冷汗地醒来。而醒来后的他，在月光之下，只见自己身旁的石头缝隙（fèng xì）处，正盛开着梦里的那株花。

由于这种花是在梦里看见的，李时珍给它取名为“睡香”，之后人们发现它的用途越来越广，是一种祥瑞之兆，便将它改名为“瑞香”。

茉莉

mò lì

【时珍说】茉莉最早生长在波斯，后来移植到海南，现在滇、广两地的人，都植苗移栽。

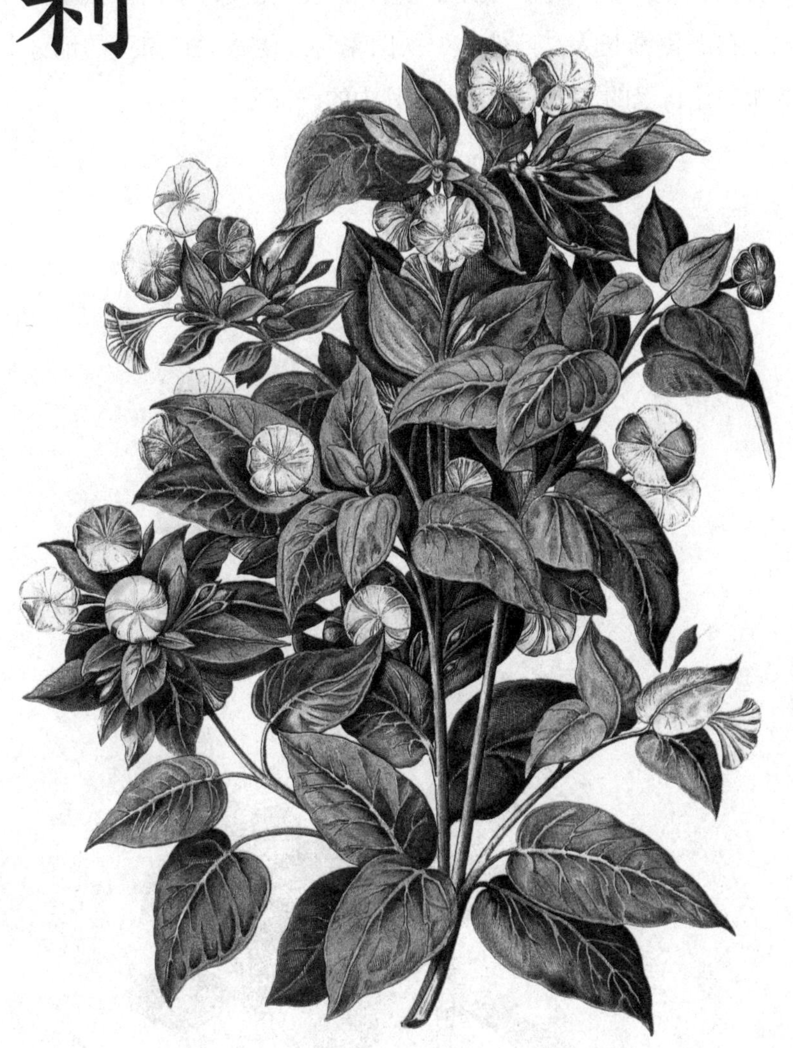

【药用部位】 花、根。

【气味、性质、毒性】 花：辛，热，无毒；根：热，有毒。

【用途】 花：长发、润燥、香肌；

根：镇痛。

明末清初的时候，苏州虎丘住着一户姓赵的人家。这户人家有夫妇俩人及三个儿子。他们以农耕谋生，生活艰苦。无奈之下，丈夫只好外出谋生，留下妻子和儿子在家种地，丈夫每隔两年回家探望一次。孩子渐渐长大，当他再一次回家时，便做主将家里的地分成三等份，让自己的三个儿子分别种其中的一部分。

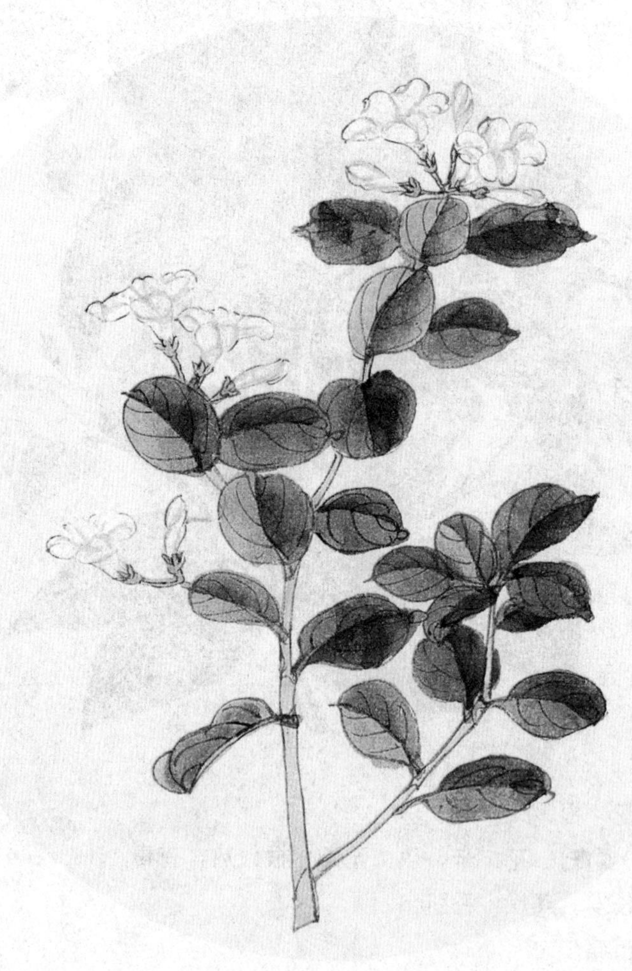

秋去冬来，又到了回家的日子。丈夫这次带回一种南方人喜欢的树苗，此树苗可以开花，据说花很香，但是不清楚名字。他想着能够把这样美的花养活也算是一件好事，便在没有告诉家人的情况下悄悄地把树苗种在大儿子的田边。过了一年，树真的开花了，开出的是一朵朵的小白花，花香迷人。三个儿子都很喜欢这花，于是便开始为这花归谁所有开始闹矛盾。老大认为既然长在自家田边上，理所当然应该是自己的，老二和老三则认为这是父亲带回来的，应该属于共有财产，他们仨为此吵得不可开交，最后闹到村里一位姓戴的儒士那里去了，这三兄弟都让这位儒士来评理。

这位儒士了解事情的来龙去脉后，对三兄弟说：“你们三兄弟应该亲密无间才对，以后你们还要结婚生子，还要为人父母，怎么能为了眼前的这一点点利益闹成这样呢？我看这样吧，这花不是还没有名字吗，借此机会，我给它取一个名字，就叫它末利花吧，意思是人活在世上，应该把个人私利放在末尾。”

兄弟仨觉得儒士说得很有道理，于是决定不再争夺这花的所有权，而是同心协力搞好生产，一家人的日子一天比一天好，而当初末利的名字也成了今天我们熟知的“茉莉”。

máo 茅 xiāng 香

【时珍说】茅香凡有二：此是一种香茅也，其白茅香，别是南番一种香草。

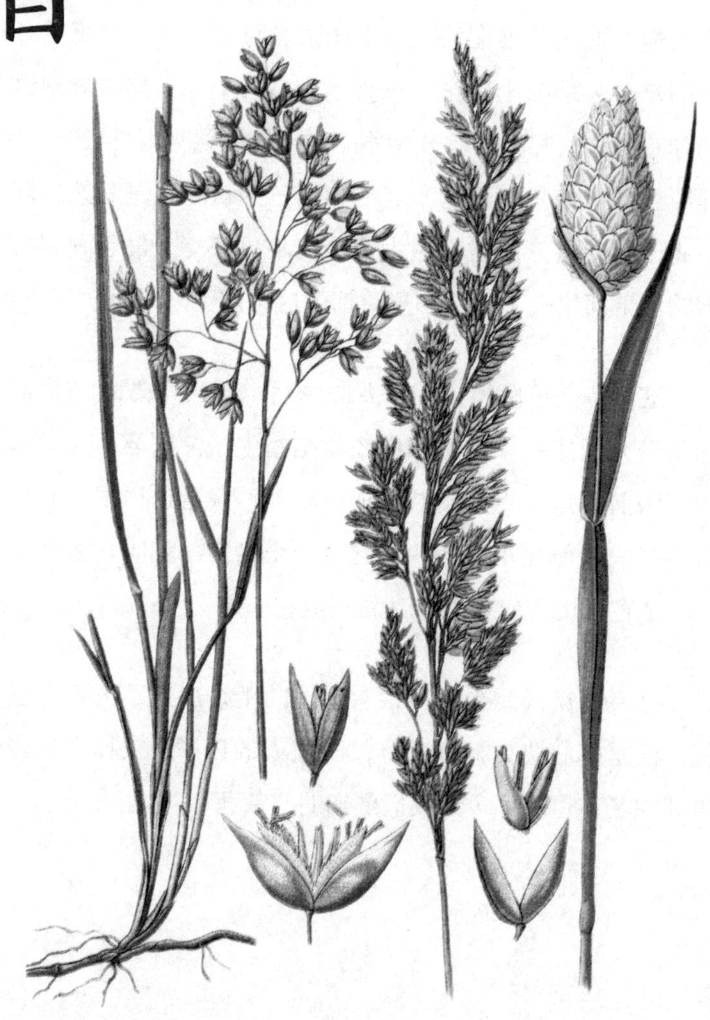

【药用部位】 花、苗、叶。

【气味、性质、毒性】 花：苦，温，无毒。

【用途】 花：中恶，温胃止呕吐，疗心腹冷痛；苗、叶：作浴汤，辟邪气。

茅香是一种芳香性植物，在我国和国外都被广泛使用。

春秋战国时期，人们就将茅香、郁金等香草用于辟秽（huì）、熏香等领域。不仅如此，人们还兴起了很多新的用法，比如，插戴香草、佩带香囊、沐浴等。随着生产力的进一步发展，开始有熏炉出现了，而人们用熏炉来熏香的材料之中就有茅香，因为它是一种可以直接燃烧的香料。

除了用作香料外，茅香还和土家族婚礼中的一个环节有关。土家族是一个历史悠久的民族，有自己的民族语言，主要分布在湘、鄂、渝、黔（qián）交界地带的武陵山区。土家族的婚礼过程大致包括“打样”“求婚”“讨红庚（gēng）”“定亲”“看期”等程序，其中“定亲”这一环节也就是人们俗称的“插茅香”。

茅香不仅在国内受到大家的喜爱，在国外也有很多不一样的用法。印第安人有四大神圣植物，分别是烟草、鼠尾草、茅香、柏树。北欧地区的人们在圣人节这天会将茅香撒在教堂门前，当人们进出教堂时，被踩踏的茅香会散发出香甜的味道。而在美洲，很久以前的原住民就已经广泛使用茅香了，茅香被视为神圣的植物，在治疗疾病的仪式上会用到茅香。

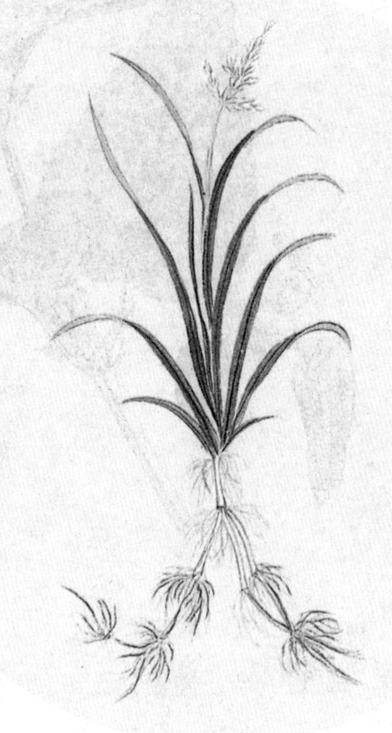

huò xiāng
藿香

【时珍说】藿香方茎有节中虚，叶微似茄叶，洁古、东垣只用其叶，不用枝梗。

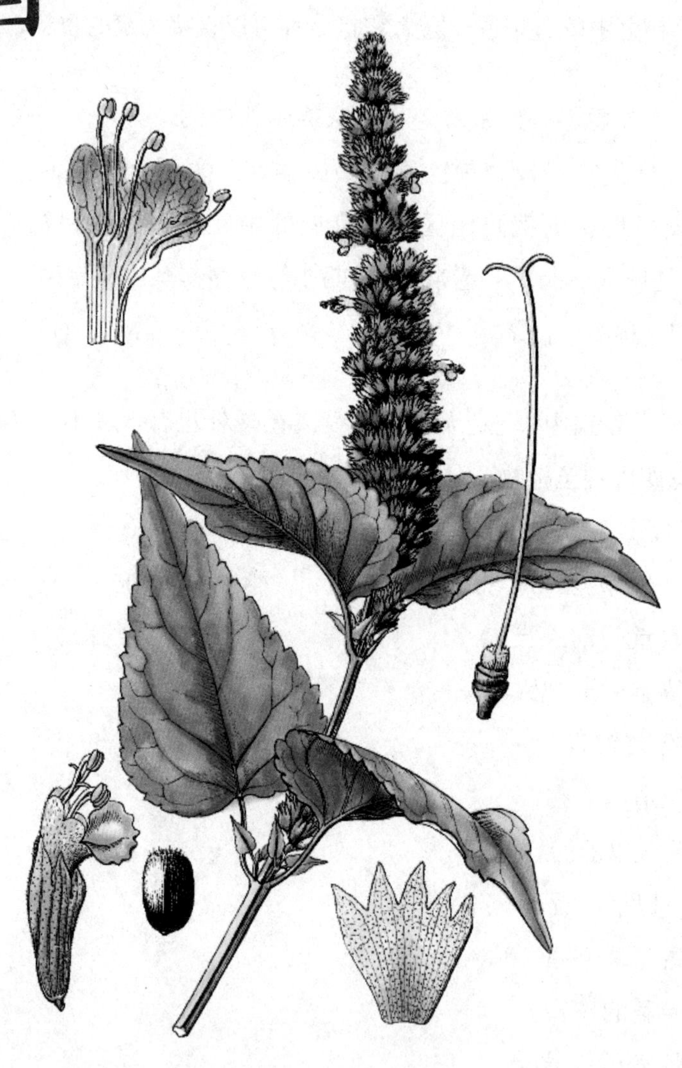

【药用部位】 枝叶。

【气味、性质、毒性】 辛，微温，无毒。

【用途】 快气，和中，辟秽，祛湿。

很久以前，深山里有一对相依为命的霍姓兄妹。兄妹俩感情深厚，妹妹的名字叫霍香。哥哥娶亲后出外参军，家里就只剩下刚过门的新娘子和小姑子。说也奇怪，姑嫂俩的感情看起来比亲姐妹俩还要好，平日里，姑嫂俩一起下地干活，一起做家务活，一起赚钱养家，日子过得温馨和美。

一年夏天，天气闷热潮湿，嫂子因为劳累中暑突然病倒了，她觉得发热恶寒，头痛恶心，浑身乏力。霍香赶忙把嫂子扶到床上，并且对嫂子说："咱家后山就有能治这种病的草药，我现在就去把它们采回来，好早日治好你的病。"嫂子想着小姑子年轻，担心她的安危，便拉住她的手不让她去，奈何她救人心切，毅然去了后山。天快黑的时候，只见霍香背着一筐草药进了家门，可霍香的神情萎靡（wěi mǐ），一进门便扑通一声倒在地。嫂子忙问她是怎么回事，询问之下得知霍香被毒蛇咬伤了，只见被咬伤的右脚又红又肿。嫂子准备用嘴吸出毒汁，可是霍香不依，嫂子只好出门去请郎中，可等郎中到来的时候，霍香已经毒发身亡了。

嫂子安葬好了霍香，并且用霍香采回来的草药治好了自己中暑的症状，为了牢记小姑子的恩情，嫂子将霍香采回来的草药直接命名为"霍香"，还让乡亲们在房子四周种这种草药，以后可以用来治疗中暑。这种草药的名声越来越大，因为它是一种植物，后来人们便把它称呼为"藿香"。

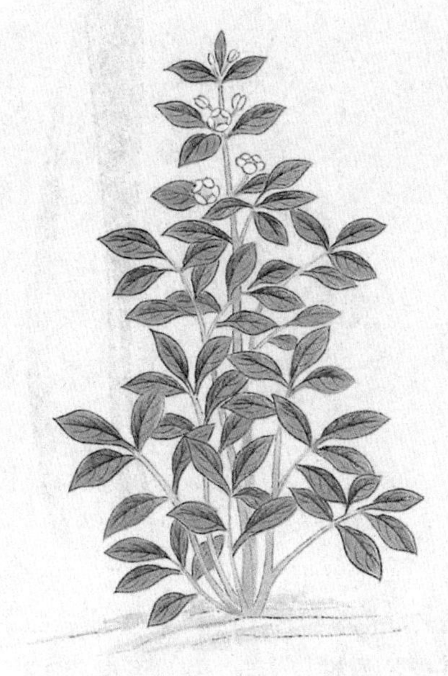

lán cǎo 兰草

【时珍说】兰草二月旧根开始发芽生苗，紫茎枝，赤节绿叶，叶呈对节生，叶上有细齿。

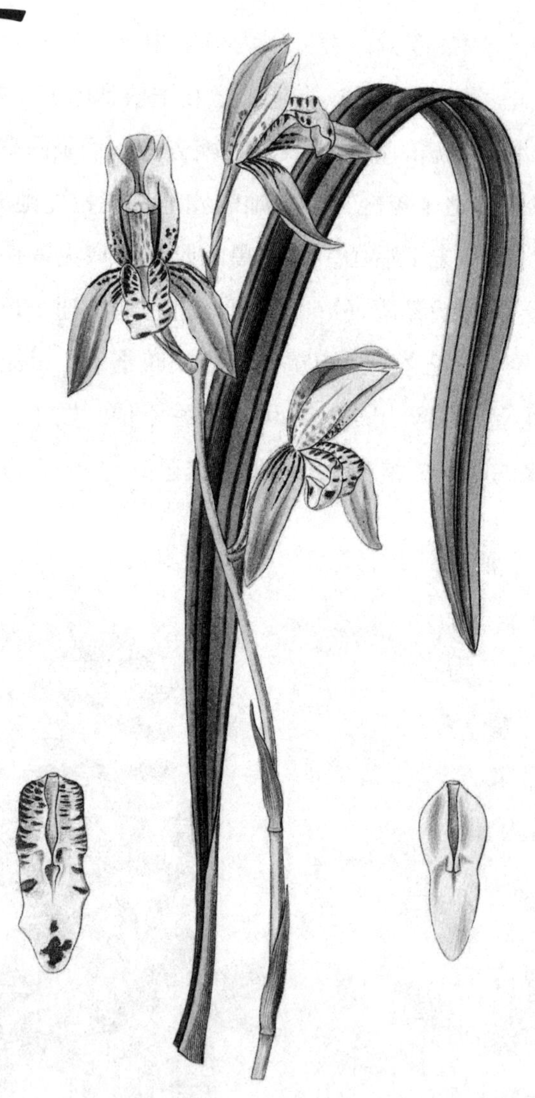

【药用部位】 叶。

【气味、性质、毒性】 辛，平，无毒。

【用途】 利尿，生血，调气，滋阴清肺，化痰止咳。

兰草是兰花的一个种类。

梅、兰、竹、菊是花中四君子。兰花高尚、端庄、气质独特，深受中国知识分子的喜爱。屈原在《离骚》中有许多关于兰花的描写，“扈（hù）江离与辟芷兮，纫秋兰以为佩”“步余马于兰皋兮，驰椒丘且焉止息”……除了屈原外，历史上许多名人都对兰花情有独钟。

元代四爱图青花瓷梅瓶腹部绘制了四爱图，分别是王羲之爱兰、周茂叔爱莲、林和靖爱梅鹤、陶渊明爱菊。

王羲之是东晋书法家，人称“书圣”，日常生活中他的住处、书房里都种满了兰花，一有空闲，他就观察这些兰花。与一般人不同的是，他欣赏兰花的重点不是赏花，也不是沉醉于它的味道，而是被兰花叶子那婀娜（ē nuó）多姿的形态影响，从而受到启发，写出飘逸灵动的行书，他的代表作《兰亭集序》被称为“天下第一行书”。

明代书画家文徵（zhēng）明和徐渭也很喜欢兰花。文徵明从种植观赏兰花的过程中获得灵感，他画的兰花秀丽雅致，他也因此成为画坛里首屈一指的画兰大家，人称“文兰”。其代表作《兰竹石图》如今收藏于北京故宫博物院，这幅画是文徵明赠给老者的寿辰礼物。

徐渭不仅画兰花，还把兰花作为自己的人生写照，在送给朋友的一幅画上题诗曰：仙花与杜诗，其词拙而古。如我写兰竹，无媚有清苦。

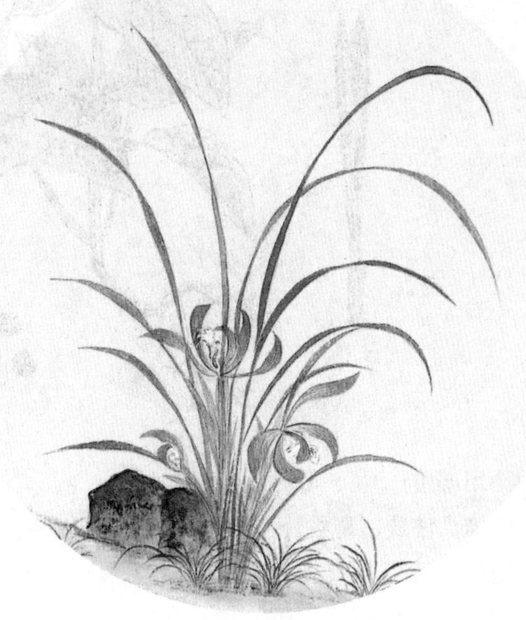

jué 爵 chuáng 床

【时珍说】原野多有爵床。方茎对节，与大叶香薷（rú）一样。但香薷搓之气香，而爵床搓之不香微臭，以此为别。

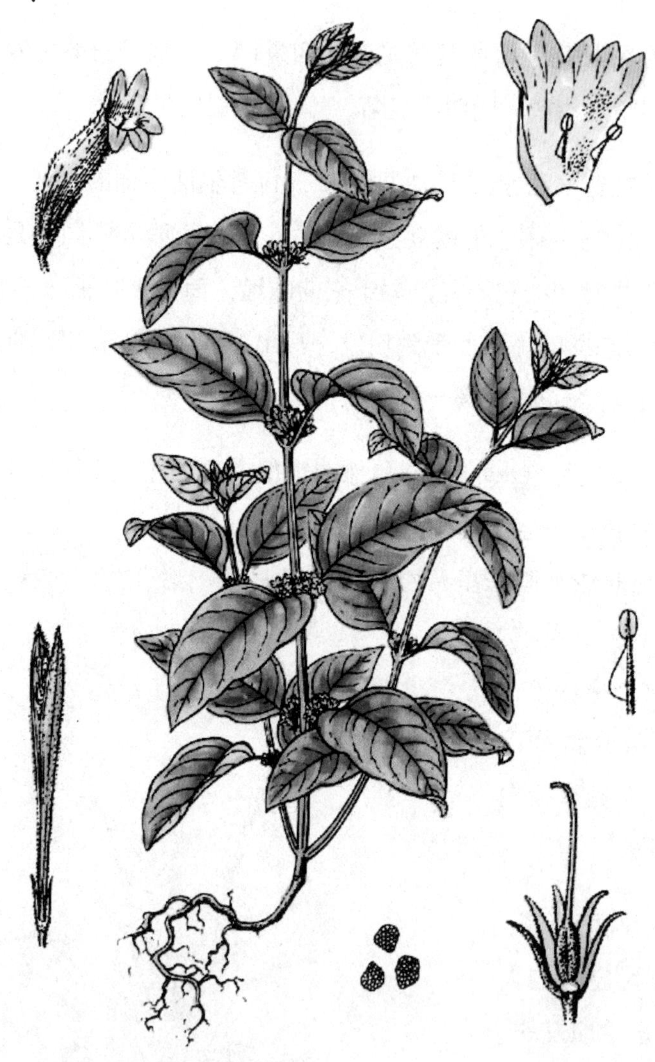

【药用部位】 茎、叶。

【气味、性质、毒性】 咸、寒，无毒，微辛。

【用途】 清热解毒，利尿消肿，活血止痛。

爵床是一味古老的中药材，也是一种民间常用的草药，如今它不甚起眼，看起来就和野草差不多，但在宋代以前，它可是被誉为“官药”。

爵床有不同的称呼，《本草纲目拾遗》中这样记载：小青草，五月生苗，叶短小，多茎，不甚高，开花成簇，红色两瓣，与大青同，但细小耳。所以“小青草”是它的别名。

爵床性寒，所以魏晋时期的中药著作《吴普本草》中记载着它的又一个名字：节节寒。

爵床是匍匐（pú fú）生的草本植物，分布在我国南边的一些省份如江苏、广东、云南等，而且它生长的地方不是什么富庶（shù）之地，而是小路旁，或者旷野的草地里，都是一些比较贫瘠的地方。爵床喜欢阴凉，在这种地方长出来的草会比较嫩。

虽然生长环境比较恶劣，可是候的爵床绝对能吸引所有人目光，它的花朵虽然小，话筒一样的麦穗状却极有吸引力。

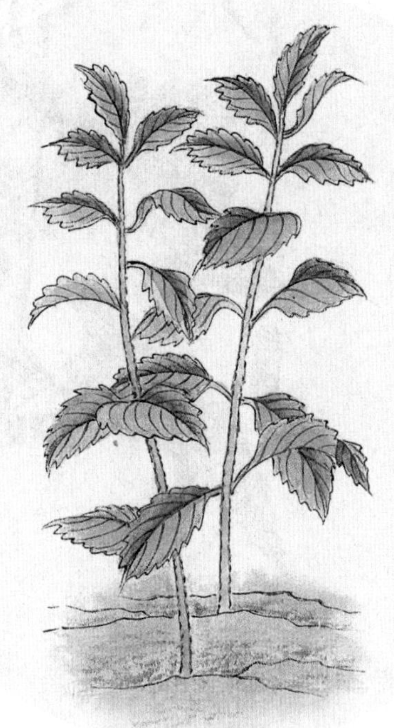

爵床草不仅开花的时候美，民间还有很多关于它的医用偏方，比如，治疗跌打损伤，只需要将爵床草采来捣碎并且敷在伤口上，伤口很快就能愈合。

bò 薄 he 荷

【时珍说】薄荷，二月份宿根长出苗，清明前后可分植。方茎赤色，其叶子为对生，初时形状不长而且叶梢是圆的，长成后就变成尖形。

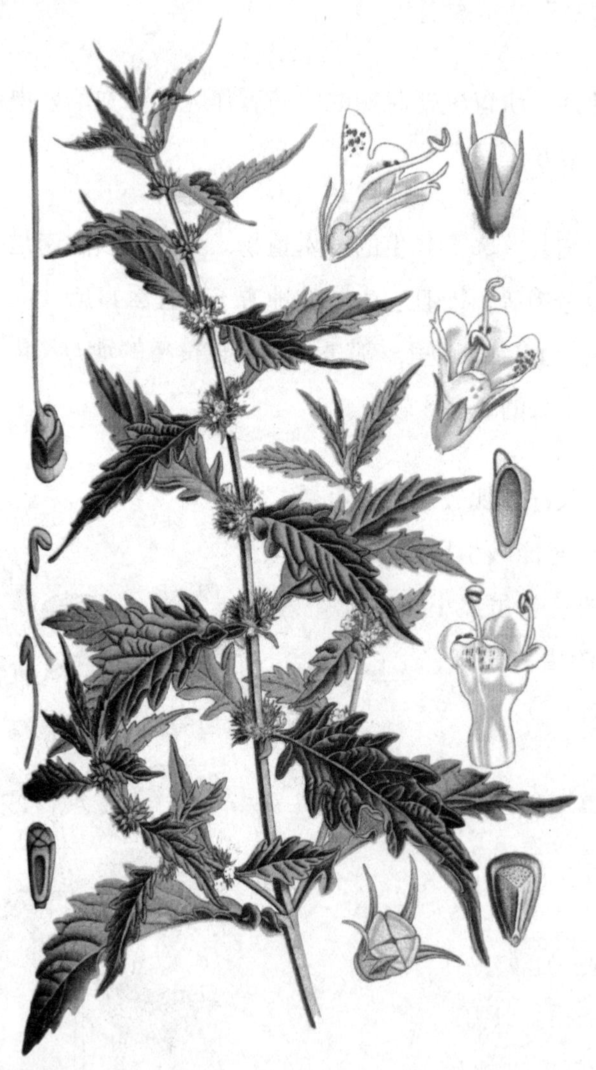

【药用部位】 茎、叶。

【气味、性质、毒性】 辛，温，无毒。

【用途】 宣散风热，清头目，透疹（zhěn），辟邪毒，解劳乏。

薄荷是生活中常见的一种植物，它在医学方面有很多价值，比如，可以治疗感冒、头痛、发热等症状，另外对皮肤病也有一定的疗效，少量的薄荷更是有助于睡眠。

除了常见的医学用途外，薄荷还可以食用，主要食用部位为茎和叶。

薄荷的气味穿透力强，可以提神醒脑，关于薄荷提神醒脑的功能还有个故事呢！

希腊神话故事中，冥界的王哈迪斯凶猛健壮，他的妻子与他关系不怎么好。有一天，哈迪斯来到地面巡逻（xún luó）闲逛（guàng），遇见了一个美丽的姑娘。这个姑娘温柔美丽大方，哈迪斯一下子就爱上了她，并且打算追求她，然后和妻子离婚。这事不知怎么被他的妻子知道了，妻子嫉妒心起，醋意大发，她运用法术将这个人间的姑娘变成了一株不起眼的小草。她想，长在路边任人踩踏的小草还有什么尊严和出路？可这株小草不同于一般的小草，虽然长在路边，身上却有一股清凉迷人的芬芳，而且依然倔强，越被踩踏气味就越浓烈。哈迪斯知道妻子的所作所为后很生气，他毅然决定和妻子离婚。

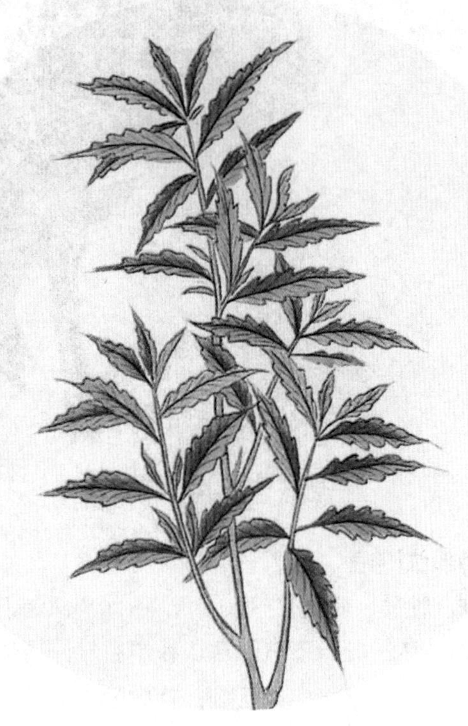

在这个故事里的薄荷，有两个象征含义：吃到嘴里的薄荷清凉透心，象征着妻子的心寒；而它提神醒脑的功能则警示人们要在爱情中保持头脑清醒。

sū

苏

【时珍说】紫苏、白苏，都在二三月份下种，或者往年种子在地里自己生长。其茎方，叶圆而有尖，四周有锯（jù）齿。

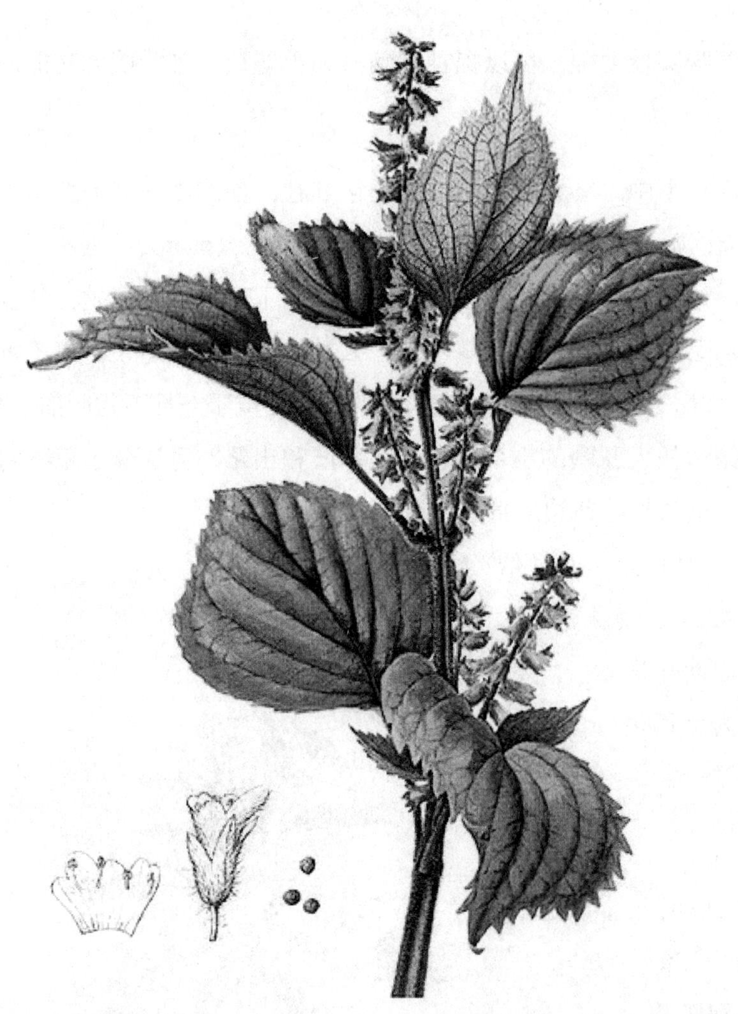

【药用部位】 茎、叶、子。

【气味、性质、毒性】 茎、叶、子：辛，温，无毒。

【用途】 茎、叶：下气除寒，补中益气，通畅心经，益脾胃；子：下气，益五脏，补虚劳，治腹泻、呕吐、反胃。

苏又名紫苏、赤苏、桂荏（rěn）等，它不仅能散寒解表、理气宽中，还能解蟹毒呢！而这个解蟹毒的故事还和华佗有关。

重阳佳节，除了登高望远、饮菊花酒等活动外，也是吃螃蟹的好时节。有一年重阳节，华佗带着徒弟来到一家客栈饮酒谈天，客栈里坐满了客人，华佗旁边桌子上坐着一群乡绅官宦（huàn）之子。只见他们兴高采烈地正在比赛吃螃蟹，吃完的蟹壳像一座小山一样堆在桌子的一角，店家也陆续端出又大又肥的螃蟹。华佗看见此种情形，好心地提醒道："螃蟹性寒，不能多吃，年轻人，你们不要再吃了，到时候可能会闹肚子，严重的话可能还

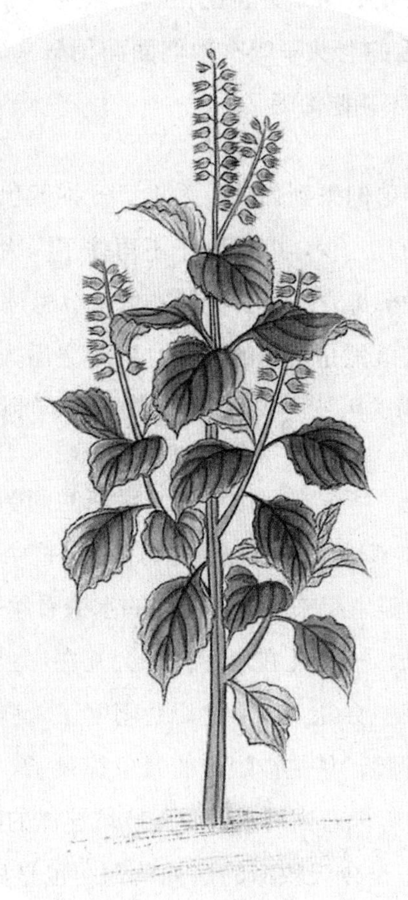

会有生命危险！”正在兴头上的少年郎哪里听得进去好言相劝。他们拂了拂衣袖，让华佗不要多嘴，有的嘴里甚至还骂骂咧咧地说着：“从来没听说吃螃蟹能死人的，这个老头子想必是馋了，或者是想吃又买不起，才来这里乱说！”华佗只好本着医生的古道心肠又向店家提议，让店家最好不要再卖螃蟹给邻桌的少年了，可是店家哪里听得进去这些话。小店本就是小本经营，正想趁着重阳节从这些阔少爷身上狠狠地赚一笔呢！

华佗无奈，只好坐回自己的座位上。到了半夜，华佗忽然听得客栈里有人大喊大叫，仔细一听，原来是有人肚子疼得厉害，恳求老板去请医生。客栈老板担心自己店里发生命案，急得满头大汗，心想三更半夜的，去哪找医生呢？华佗闻讯急忙赶来，说自己正好是医生。那些少年一看，这不正是白天那个多嘴多舌的老头子吗？他们面面相觑（qù），也只好低头求助，并且保证今后再也不胡吃海喝了。

当下，华佗带着徒弟们来到郊外，采集了一种紫色的草，然后煎汤给少年们服下。没过一会儿，少年们的肚子不再痛了，大家便争相询问这味草药的名字，以及这种解毒方法出自何处，华佗沉思片刻之后答道：“这味草还没有名字，不过它既然是紫色的，而且吃了之后人比较舒服，就叫它‘紫舒’吧！关于它解毒的用法，我还是从动物那里学到的呢！”

原来，有一年夏天，华佗在河边采药。采药的间隙，他看见一只水獭（tǎ）捉住了一条大鱼。只见这只水獭吞居然将一整条大鱼都吞进了肚子里，水獭的肚皮也慢慢鼓了起来。不过吃饱的水獭看起来有点难受，这时，它来来回回地折腾起来：一会儿在水里，一会儿在岸上；一会儿躺着，一会儿又开始游泳。过了一会儿，水獭在岸边咀嚼了一些什么之后，便悠然回到水里，而且不再折腾。华佗被眼前的景象惊呆了，他赶紧跑过去观察水獭吃的是什么植物。等他看到被水獭咬得坑坑洼洼的叶子时，他看清了，是一种紫色的植物，正是今天救命的这种草药，也是后来被称为“紫苏”的植物。

rěn 荏

【时珍说】荏又名紫苏、赤苏、桂荏。

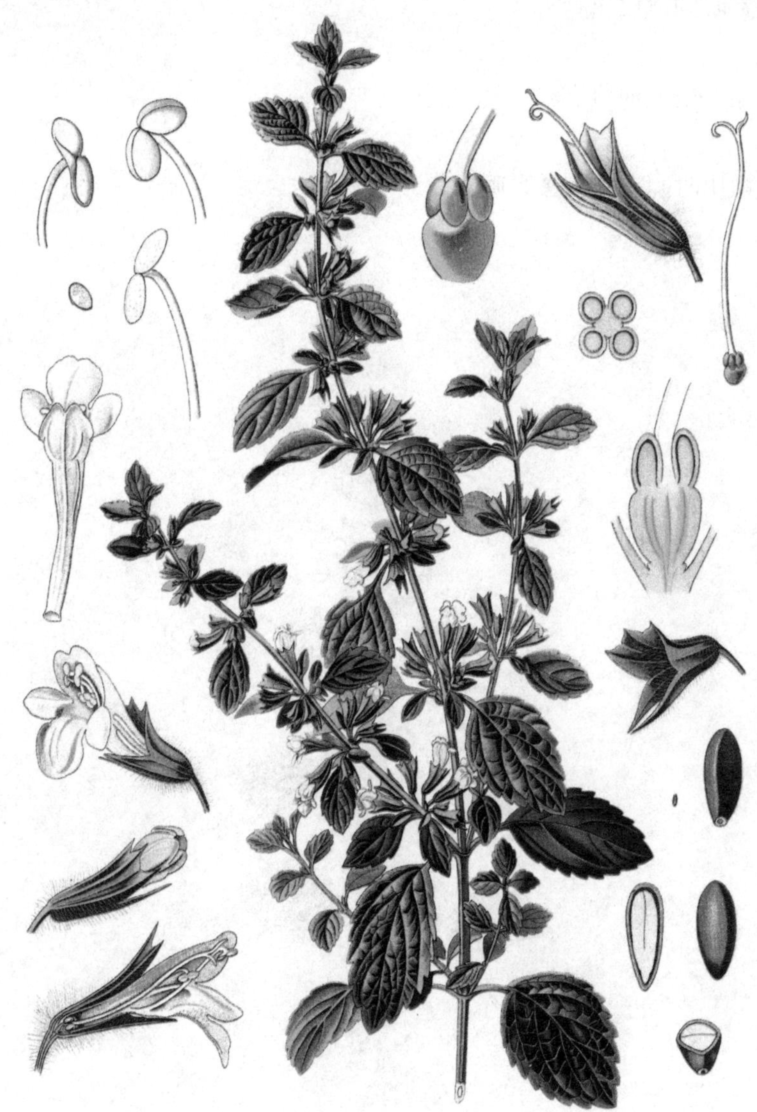

【药用部位】 叶、子。

【气味、性质、毒性】 辛，温，无毒。

【用途】 叶：调气、润心肺、止上气咳嗽；

子：温中补体，止咳润肺。

一说起荏，我们一般会最先想到“荏苒（rěn rǎn）”一词，“荏苒”形容时间流逝快。

但荏，是一种植物。

植物和时间有什么关系呢？

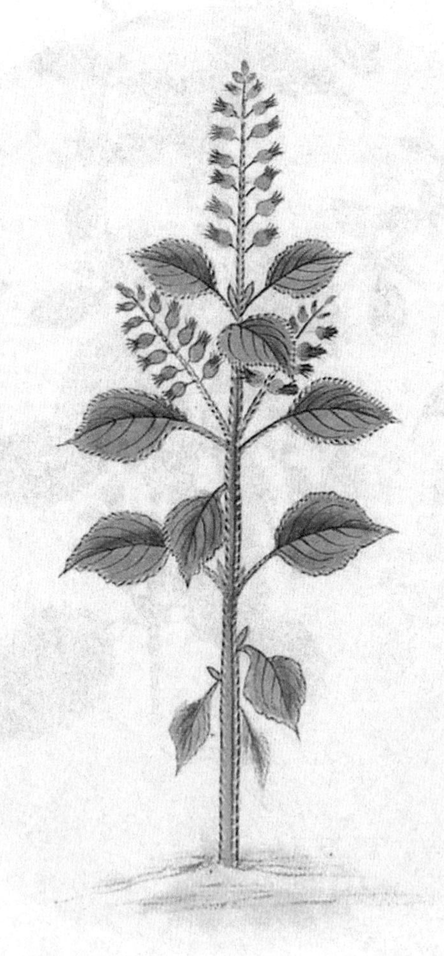

在《诗经》里，“荏苒”写作“荏染”，《小雅》和《大雅》之中分别有“荏染柔木，君子树之”“荏染柔木，言缗（mín）之丝”的句子，两句话的意思分别是：好的树拿来做好琴，栽树的也是美好的人；等到树长大了，可以伐木做琴并且安上丝弦了。树成长的轨迹、成长的用途就是时间告诉我们的，在文化长河里，《诗经》率先将植物和时间的关系隐晦地告诉我们。

到了北魏时期，著名农学家贾思勰（xié）在《齐民要术》中介绍说，“荏”这种植物容易养成，往园中随手一掷（zhì），一年又一年，自己便生长出来。在一年一年的时光里，人走开，不管它，等人再回来时，它已经郁郁葱葱，一片茂盛了，所以就有了“荏苒”一词的意境。

除了和时间的关系，荏这种植物的种子还可以食用。

荏的种子被称作“荏子”，它的食用方法在古籍中提到的多为煮粥。南朝著名医学家陶弘景在《名医别录》里说将荏子碾碎，和米一起煮粥，有滋补、让人变美的功效。除此之外，贾思勰在《齐民要术》中提到，秋天荏子还没有成熟的时候，可以摘下来腌在酱里做菜；成熟的荏子还可以用来榨油。

水苏

shuǐ sū

【时珍说】水苏三月份长出苗，方茎中空虚。叶子像紫苏稍长一点，齿密一些，正面有皱呈青色，对节生长。气味很辛烈。

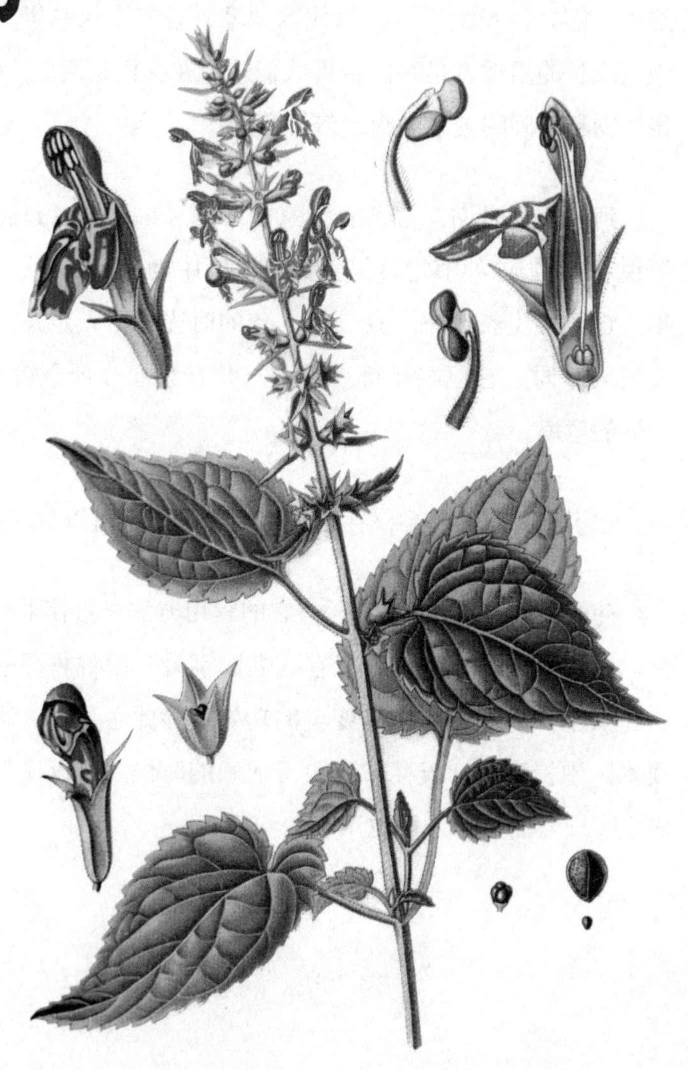

【药用部位】 茎、叶。

【气味、性质、毒性】 辛，微温，无毒。

【用途】 疏风理气，止血消炎。

水苏，别名鸡苏、望江青等，产于辽宁、江苏等地，生于水沟、河岸等较潮湿的土地上，花期是5—7月，果期在7月以后。《神农本草经》中水苏被列为上品，书中描述它“味辛，微温，主下气，杀谷，陈饮食，辟口臭，去毒，辟恶气。久服通神明，轻身，耐老。”从书中可见水苏的功能很多，不过对于耐老等用途已不可考，现在我们说到水苏的用途，民间最常提到的是它对治疗感冒、百日咳等疾病有一定的效果。

百日咳是一种五岁以下的孩子容易得的、通过唾（tuò）液进行传染的传染性疾病，这种病不仅影响呼吸和神经系统，严重时病患还会出现窒（zhì）息的情况。

水苏种类很多，主要有华水苏、狭齿水苏、大理水苏、假水苏、绵毛水苏、西南水苏等。其中绵毛水苏以其出众的颜值和奇妙的手感在水苏种类里独树一帜：它长长的叶子上有白色的绒毛，摸起来像兔子的耳朵，更像一种毛绒玩具。除了外貌和触感的特点之外，绵毛水苏还有喜光、耐寒的特点，喜欢在光线强烈的环境下生存。至于耐寒，有研究发现，它们最低可耐零下29℃的低温，小小的植物也有意想不到的坚强呢！

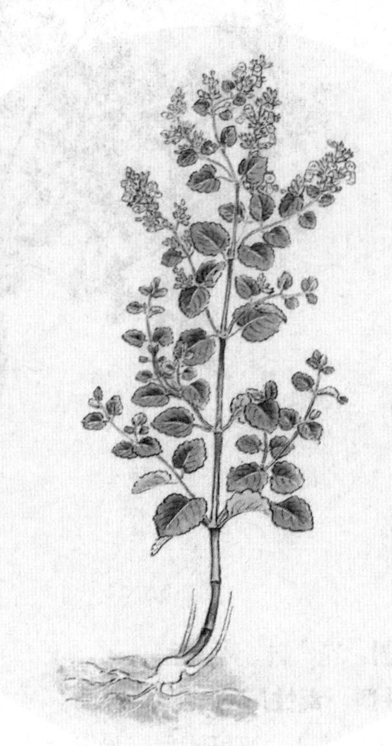

jú

菊

【时珍说】菊的种类有一百多种，宿根自生，茎、叶、花、色，各不相同。

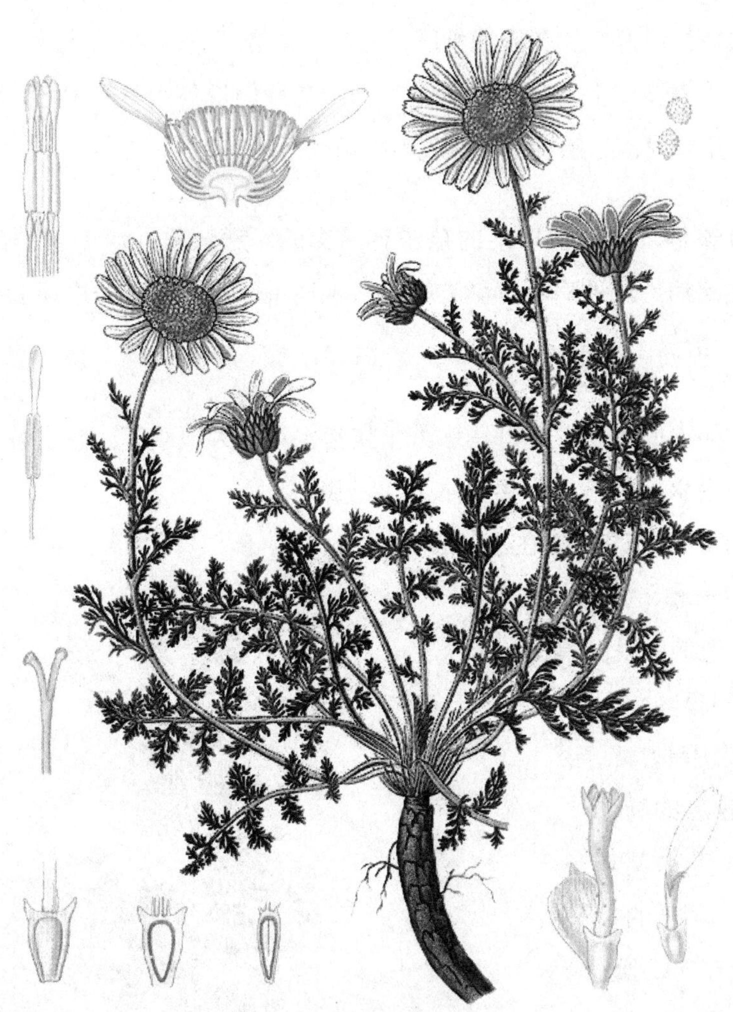

【药用部位】 花、叶、根、茎、实。

【气味、性质、毒性】 苦，平，无毒。

【用途】 散风清热，平肝明目，治脑骨疼痛，全身浮肿。

菊花是花中四君子[①]之一。

菊花的品种很多，《诗经》和《离骚》中都有关于菊花的记载，可见其种植历史悠久。

和菊花有关的故事也不少呢！

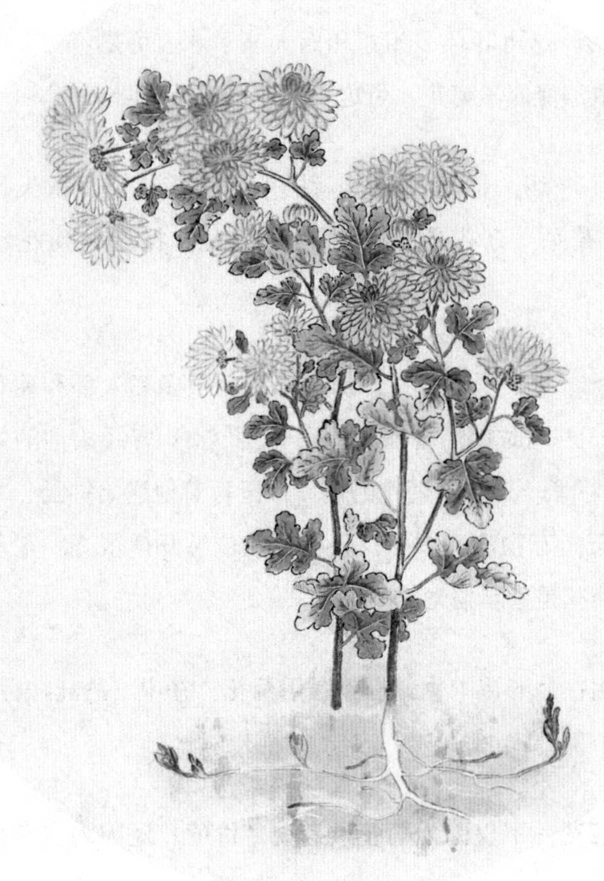

① 花中四君子：梅兰竹菊。

清代文学家蒲松龄在《聊斋志异》里描写了一篇关于菊花的故事。有一个叫马子才的人，天生喜好菊花，从家乡不辞辛苦来到南京寻找菊花的其他品种，在去南京的路上认识了一位陶公子。这位陶公子对菊花很了解，他俩一路上谈论着关于菊花的知识，马子才知道陶公子家里还有个姐姐，也很喜爱菊花。等到从南京回来后，马子才跟随这位少年去了他家，后来娶了这位陶公子的姐姐为妻。

有一天，陶公子喝了很多酒醉倒在地，变成了一棵菊花，第二天才恢复成人形。这可吓坏了姐姐和姐夫马子才。可是不久，陶公子又喝醉了，依然变成了菊花，可这一次他再也没有回来……

姐姐痛哭了一场，把菊花的根茎掐下来栽培，到了秋天便开出了粉红色的花朵，还带着浓浓的酒香，人们将这种菊花称为“醉菊”。

除了《聊斋志异》里的故事，历史上还有很多名人都和菊花有着很深的渊源。三国时期，曹操的儿子曹丕（pī）曾经给他的好朋友钟繇（yáo）写了一封有关菊花的信。信里写着他送给钟繇一束菊花，因为在秋天，万物都凋零了，只有菊花依然开得很好，在茂盛地生长，可见菊花是延年益寿的好物品。

诗人陶渊明在他的诗中也常提到服用菊花，并说“酒能祛百病，菊解制颓（tuí）龄”。

人们喜爱菊花，不仅因为菊花具有观赏价值，还因为它有药用和食用价值。

ài **艾**

【时珍说】艾用来灸百病尤其好。近来以蕲（qí）州艾为最好，它已成为当地的特产，人们很看重它，称为蕲艾。艾多在山上及平原地区生长。

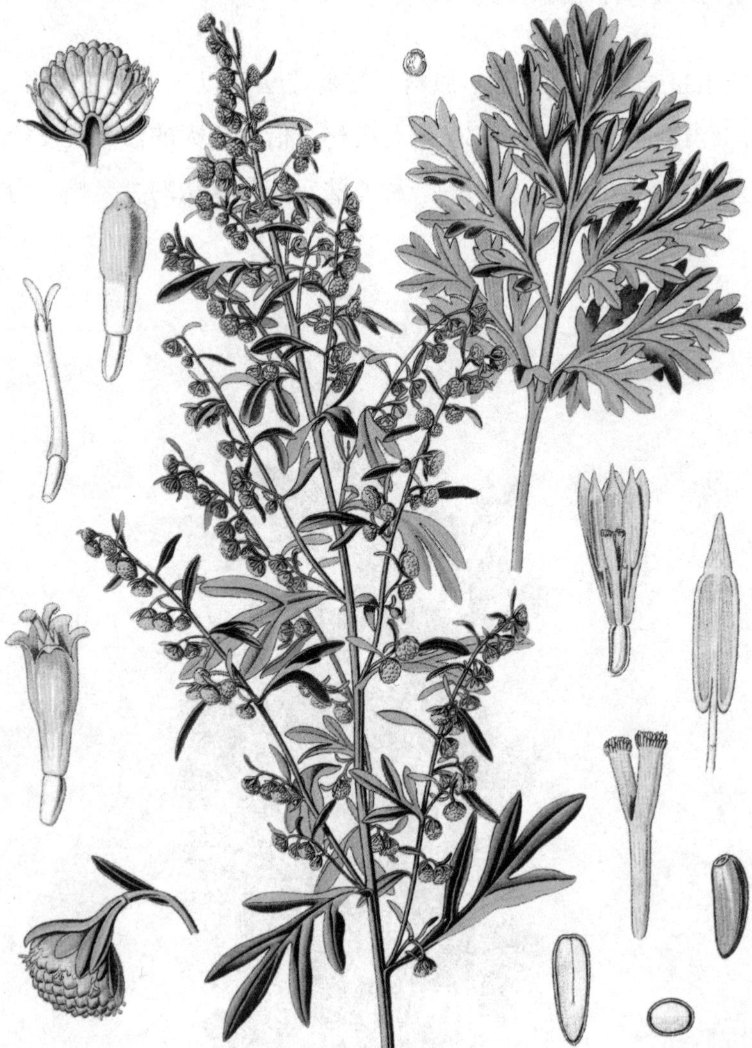

扫码听故事

【药用部位】 叶。

【气味、性质、毒性】 苦，微温，无毒。

【用途】 散寒止痛，温经止血，疗金疮。

民间有谚语：清明插柳，端午插艾。意思在端午节这天，人们会采来艾草挂在门上或悬挂在房间。艾草有特殊的香气，人们这样做主要是为了驱病、防蚊、辟邪。

艾叶也是一种重要的医学原料。艾灸疗法是以艾为主要原料，在人体的经络、穴位或病痛部位进行灸烤，借助灸火的热力激发经气、温通气血，达到防治疾病的一种方法。艾灸疗法的主要材料为

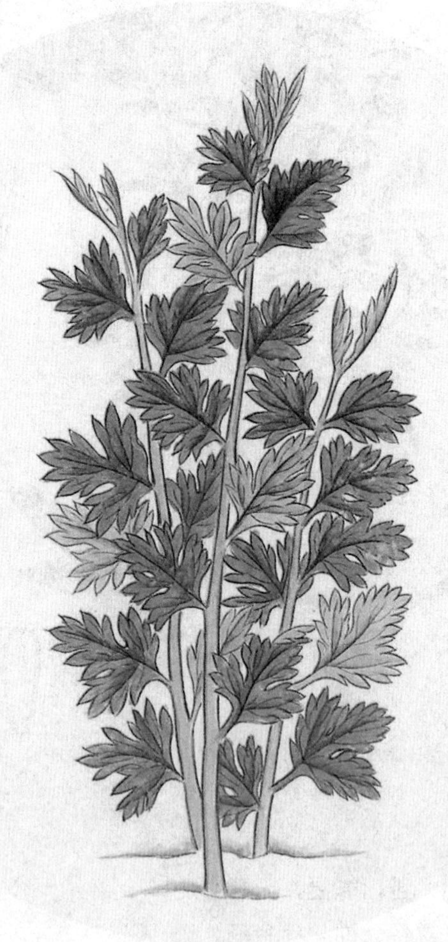

艾绒，艾绒是由艾叶加工而成。传说药王孙思邈因为艾灸疗法受益而活过百岁。

孙思邈不仅到了晚年依然耳聪目明，著书立说，而且关于“艾”这一植物名字的由来也与他有关。

传说孙思邈自幼好学，跟着父亲看病，以及采集草药学到了不少知识。有一天，父亲出远门治病去了，孙思邈和自己的好朋友便到山上一起玩耍，由于玩得太过尽兴，其中有个小朋友的脚不小心崴（wǎi）了，而且崴得不轻，无法动弹，这个小朋友只好坐在地上哇哇大哭。

年幼的孙思邈急中生智，由于是在山里，他便赶忙去寻找能治疗疼痛的草药。以前他和父亲一起采集草药时，父亲就教他辨别过不少草药，现在的他可以快速找出止痛的草药。

只见他从地上找出一种草，放在嘴里嚼了嚼，然后赶紧敷在小朋友的脚上。没过多久，小朋友的哭声停止了。大家赶忙围拢过来追问孙思邈这是什么神奇的草，只见孙思邈望向坐在地上的小伙伴，然后对大家说：“这个草药我也不知道是什么名字，不过既然他哭的时候声音总是‘哎哟’‘哎哟’的，就把这种草药称为‘艾叶’吧。”

具有止痛功能的艾叶的名字便一直沿用到今天。

shī

蓍

【时珍说】《博物志》说：蓍草千岁，它有三百条茎，蓍草的年纪很大了，所以能预测吉凶。

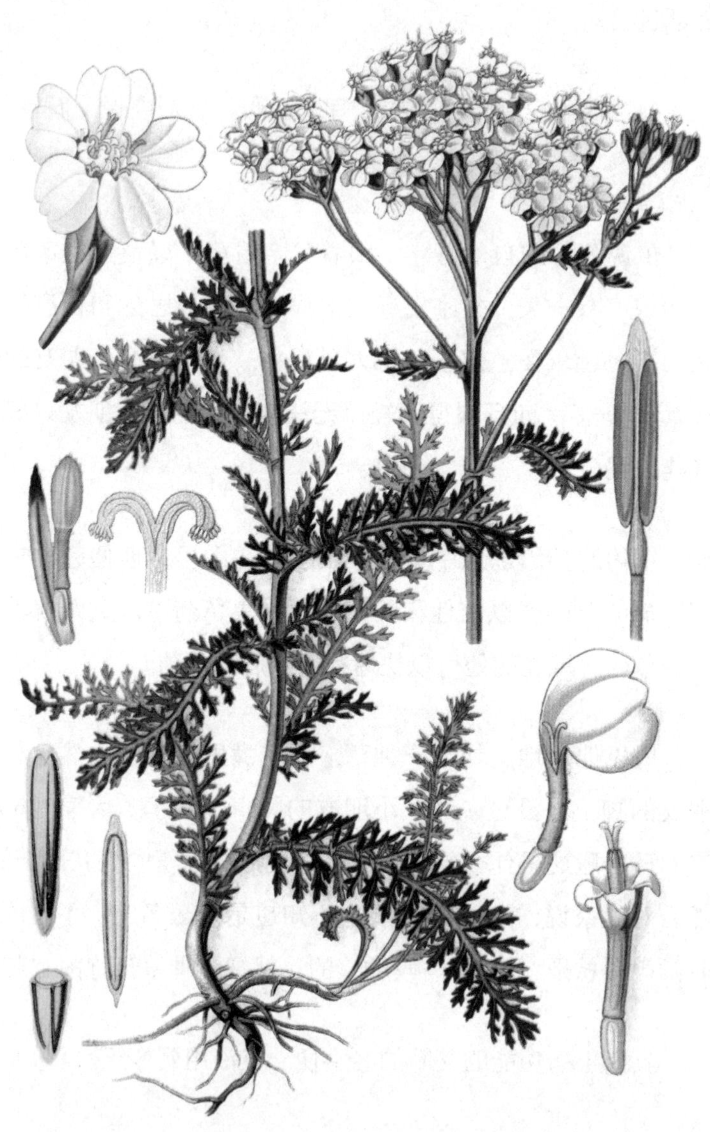

【药用部位】 实、叶。

【气味、性质、毒性】 实：苦、酸，平，无毒。

【用途】 实：益气、润肤、明目；

叶：痞（pǐ）疾。

在古代，人们遇到问题时，经常会运用占卜的方法来算一下吉凶，蓍草也一度是占卜用的工具之一。

我国古代著名的史书《左传》中记载了这样一个故事。

春秋时期晋国有个叫晋献公的国君，他在一次征战中俘虏了一个美丽的女子。国君很想娶她，但不知凶吉，于是便招来算命师预

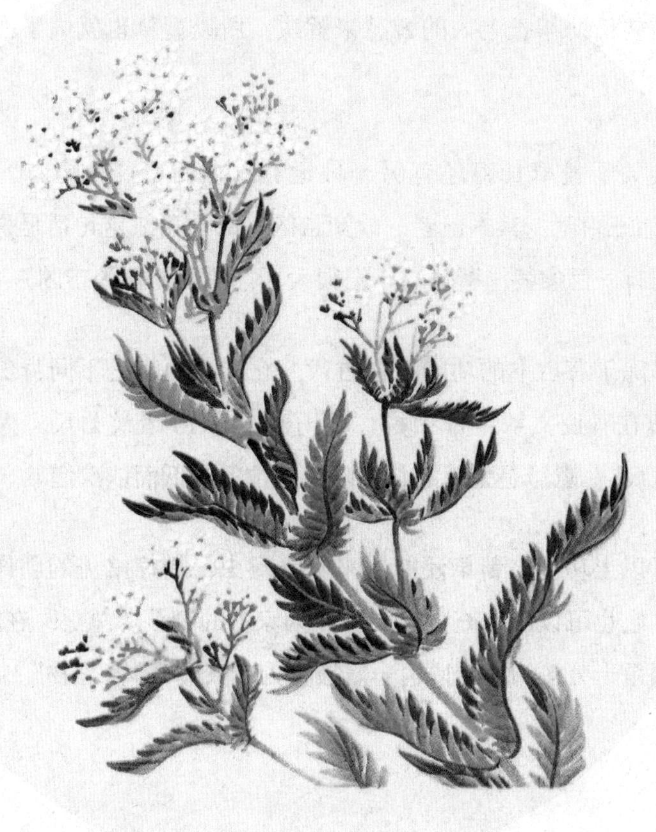

测吉凶。算命师用烧龟壳的方式算了一下，算完之后对着结果看了一会儿，然后告诉国君结果是：大凶。国君有点沮丧，便又招了一个算命师来算，这个算命师使用的是较为先进的方法，即用蓍草来占卜，这次占卜出来的结果是：大吉。就这样，国君娶了这位美丽的女子。

为什么要用蓍草和龟壳来进行占卜呢？孔子的弟子子路曾经问过孔子，孔子解释道："蓍之为言也。老人历年多，更事久，事能尽知也。"，因为蓍草能活很长时间，你看"蓍"的主体部分是"耆"，而"耆"在古代是指六十岁以上的人。在上古时期，部落里有了问题，就需要借助年长老人的智慧来解决，所以蓍草也就成了占卜的材料之一。

其实关于蓍草长寿还有另一种记载，在西晋《博物志》中有"蓍千岁而三百茎，其本已老，故知吉凶"的话语，这句话是说蓍草千岁，它有三百条茎，蓍草的年纪很大了，所以能预测吉凶。

蓍草除了有占卜的功能，在古代，它的长短也是不同身份的象征。许慎在《说文解字》中说："天子蓍九尺，诸侯七尺，大夫五尺，士三尺。"意思是蓍草的长度随着地位的降低而依次递减。

除了以上功能，蓍草还能用来驱赶毒虫、治疗常见的创伤。不仅如此，它也可以用来充饥，或者作为家畜的饲草。总之，在古代，它的功用是十分多的，所以也一度被称为"天赐（cì）之物"。

chōng wèi 茺蔚

【时珍说】茺蔚近水湿处甚繁。春初生苗如嫩蒿（hāo），入夏长三四尺，茎方如黄麻茎。

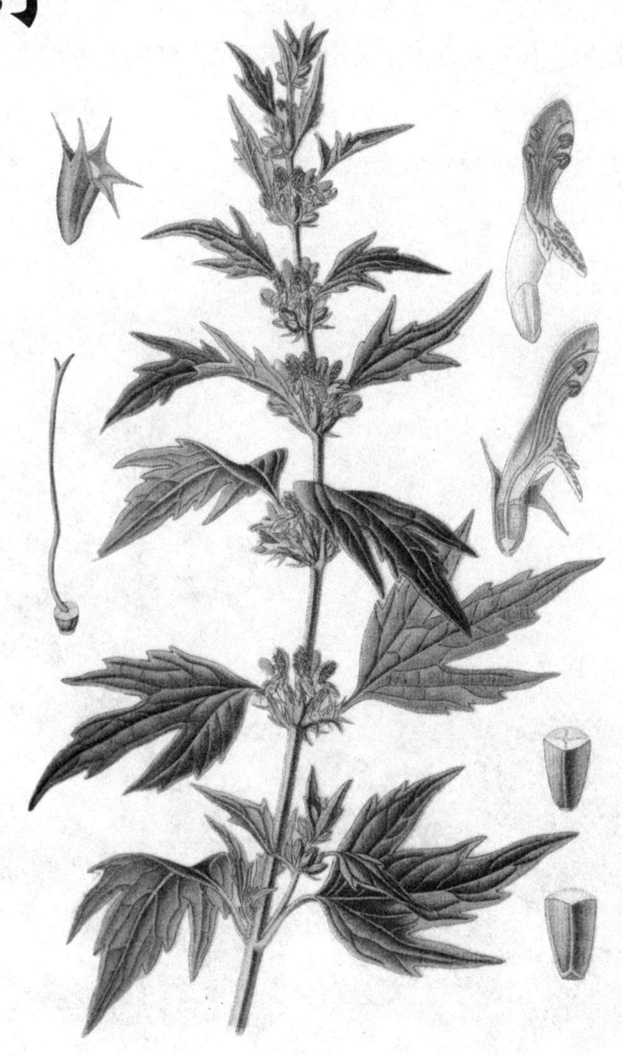

【药用部位】 苗茎、叶、根。

【气味、性质、毒性】 苦、甘，寒，无毒。

【用途】 消恶毒疗肿，活血调经，清肝明目。

茺蔚这个名字你可能陌生，但是它的另一别称“益母草”你应该听说过，益母草名字的由来和一个报恩的故事有关。

相传，在一座山脚下，住着一户农家，夫妻恩爱，女主人名叫绣娘，正怀着孕。有一天，男主人出去干活了，绣娘独自在家织布。这时，远远地跑来一只小鹿，这只小鹿一瘸（qué）一拐的，像是受伤了，等到走近了，小鹿对着绣娘发出低沉的声音。忽然，绣娘又

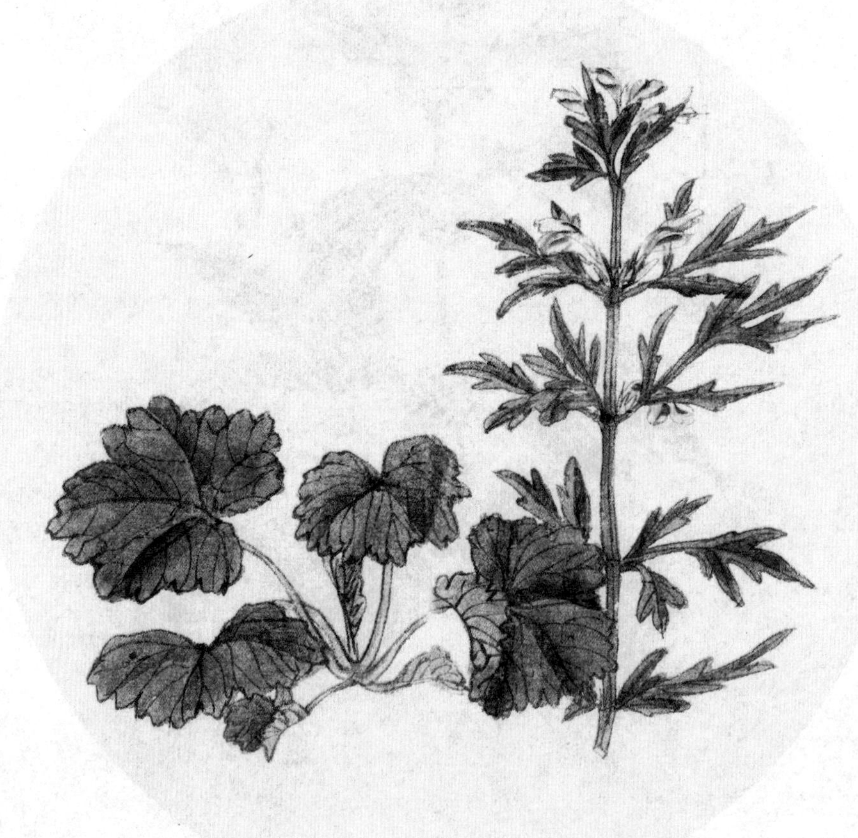

听见了急促的喊声和跑步的声音，只见拿着弓箭的猎人正从山腰往山脚跑。绣娘一下子明白了，她赶紧将小鹿藏在屋子里，并且关好门窗，自己则依然镇定地织布。猎人气喘吁吁地跑到绣娘面前询问：“大嫂，有没有看见一只受伤的鹿？”绣娘并没有停下手中的活，只见她微微一抬头，然后指着门前的小道对猎人说：“嗯，看见了，往东边逃去了。”猎人匆忙顺着绣娘指的方向去追寻小鹿了，等到看不见猎人了，绣娘才小心打开门，让小鹿出来，并且给小鹿指了一条相反方向的路。小鹿眨巴着眼睛看了绣娘一会儿，才跛（bǒ）着脚离开。

没过多久，绣娘就要临盆生产，可是却不幸难产，接生婆没有办法，男主人也只能干着急。这时，只听见门外有窸窸窣窣（xī xī sū sū）的声音，绣娘偏过头去看，原来是自己救过的小鹿来到自家门前，而且嘴里还叼着一株草药一样的植物。绣娘明白了，她便吩咐接生婆取走小鹿嘴里的植物去煎汤。绣娘服下这种汤药后，不一会儿，就听见婴儿哇哇的哭声了，等到绣娘想去寻找小鹿的踪迹时，小鹿已经不见了。这种草因为对妇女生产有用，所以后来人们为它起名“益母草”。

有诗赞曰：

寻常枝叶寻常花，荒野生长荒野发。
擅治妇女诸多疾，堪称良药惠万家。

黄花蒿
huáng huā hāo

【时珍说】香蒿、臭蒿，都可以叫作草蒿。此蒿与青蒿相似，查此蒿色绿带淡黄，气辛臭不可食，人家采以罨（yǎn）酱黄酒曲者是也。

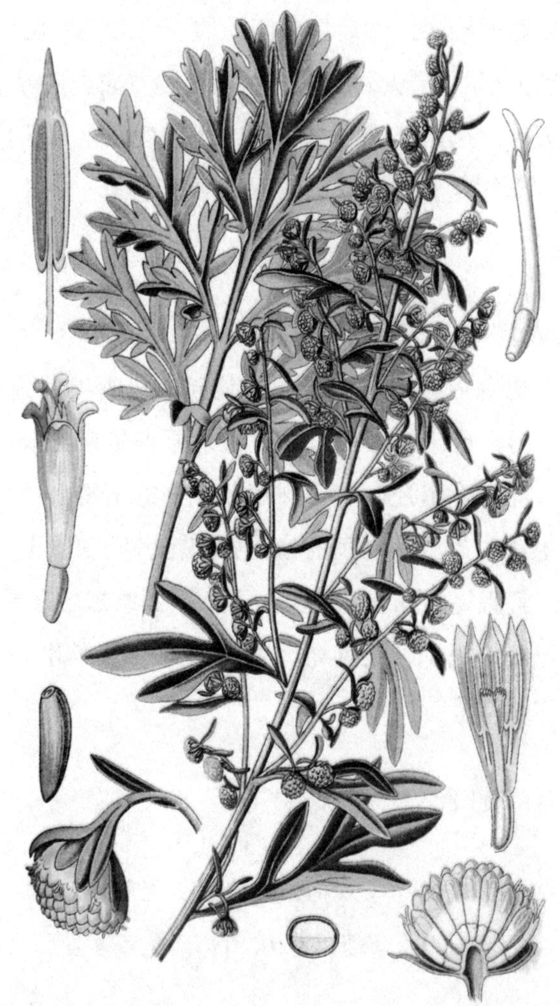

【药用部位】 叶、子。

【气味、性质、毒性】 叶：辛、苦、凉、无毒；子：辛，凉，无毒。

【用途】 叶：治小儿风寒惊热；

子：下气开胃，止盗汗。

黄花蒿生长范围广泛，在农村大地上，经常可以看见它的身影，由于它长得像艾蒿，而且枝叶间会发出一种浓烈的怪异气味，农村的各种动物都对它避而远之，所以它还有一个俗名“臭蒿子”。偏偏它适应性又强，对环境没有那么挑剔，随处可以看见它的身影，所以人们对它印象不佳。

黄花蒿的用途很多，可以清热解暑，也可以作外用药，还可以用作香料和牲畜饲料。

黄花蒿是抗疟疾药物青蒿素的主要原料。青蒿素，是一种治疗疟疾的药物。2015 年 10 月，我国药学家屠呦呦获得诺贝尔生理学或医学奖，获奖理由是她发现了青蒿素，这种药品可以有效降低疟疾患者的死亡率。她成为首获科学类诺贝尔奖的中国人，黄花蒿实在功不可没。

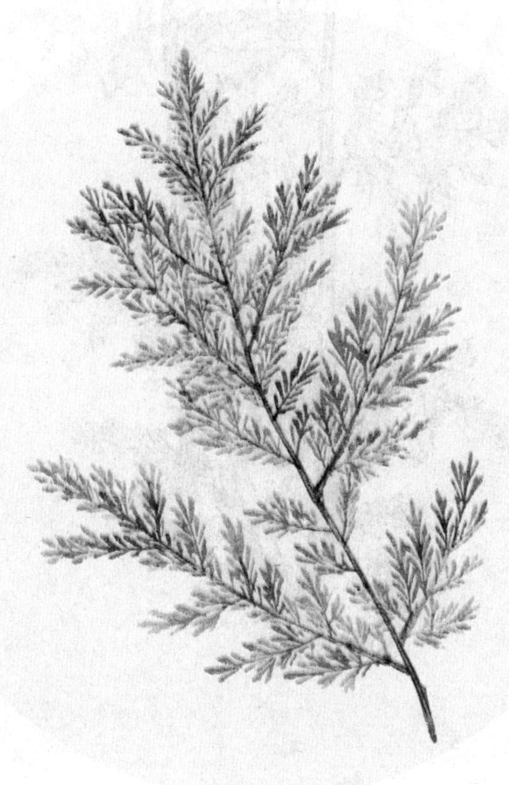

jiǎo 角 hāo 蒿

【恭说】角蒿似白蒿，花如瞿（qú）麦，红赤可爱，子似王不留行，黑色作角，七月、八月采。

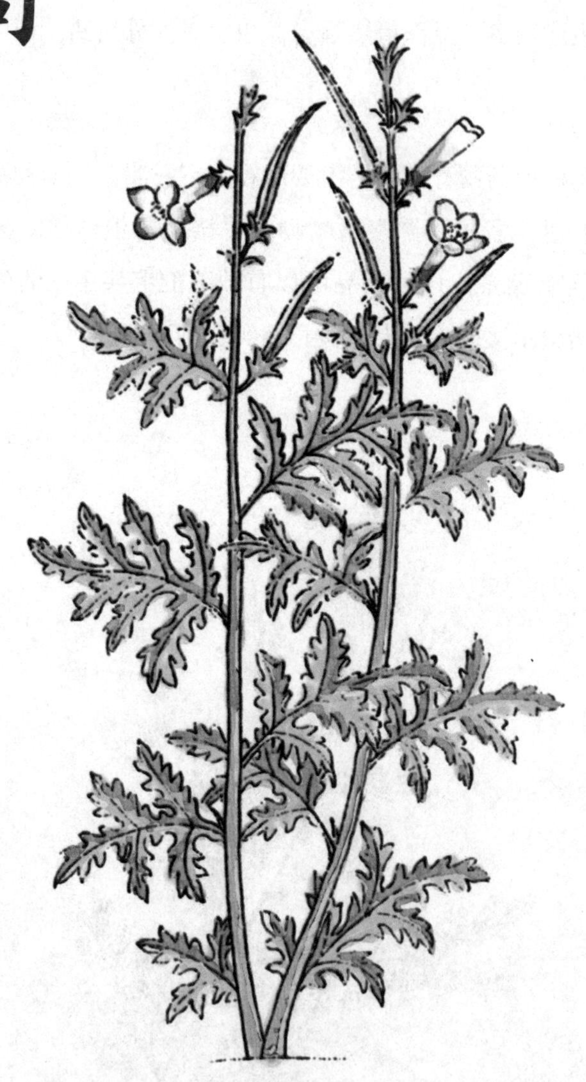

【药用部位】 叶。

【气味、性质、毒性】 辛，苦，有小毒。

【用途】 调经活血，祛风湿，消炎利耳，益脉。

角蒿有诸多别称：莪蒿、萝蒿等。它是一种多年生草本植物，它的形状抱根丛生，像小孩黏（nián）着自己的父母，所以它还有一个别称“抱娘蒿”。

抱娘蒿在《诗经》以及明代文学家的笔下都有出现。

明代文学家对抱娘蒿的生长特点进行了详细又生动的描述：“抱娘蒿，结根牢，解不散，如漆胶。君不见昨朝儿卖客船上，儿抱娘哭不放。”

《诗经·小雅》中是这样写的：

菁菁者莪，在彼中阿。既见君子，乐且有仪。
菁菁者莪，在彼中沚。既见君子，我心则喜。
菁菁者莪，在彼中陵。既见君子，锡我百朋。
泛泛杨舟，载沉载浮。既见君子，我心则休。

这首诗中的“莪”指的就是角蒿。这首诗描绘的是一幅角蒿满地的春天景象，以“菁菁者莪”起兴，描述了一个美妙动人的故事。

从古代文学作品中可以看出角蒿的特点以及它具备的象征意义。除此之外，角蒿还有实际的功用，比如，在七夕这天，人们采集角蒿晒干了放在书里或者褥子下，可以避虫蛇，因为角蒿香气袭人、可以祛秽。

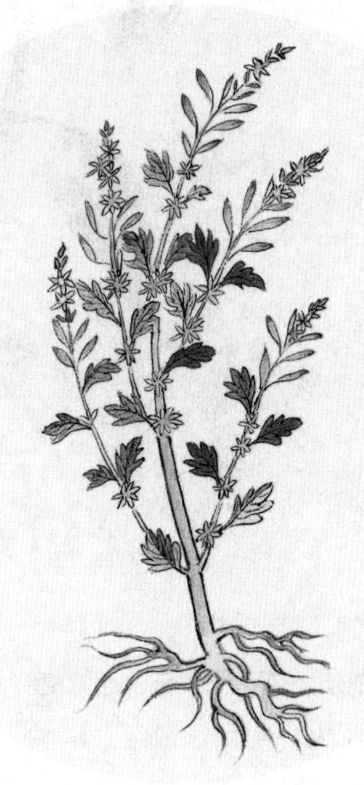

夏 xià 枯 kū 草 cǎo

【时珍说】夏枯草生长在野外。苗高一二尺左右，其茎微呈方形，叶对节生，边缘有细齿。茎端抽穗，长一二寸，穗中开淡紫色的小花，一穗有四粒小子。

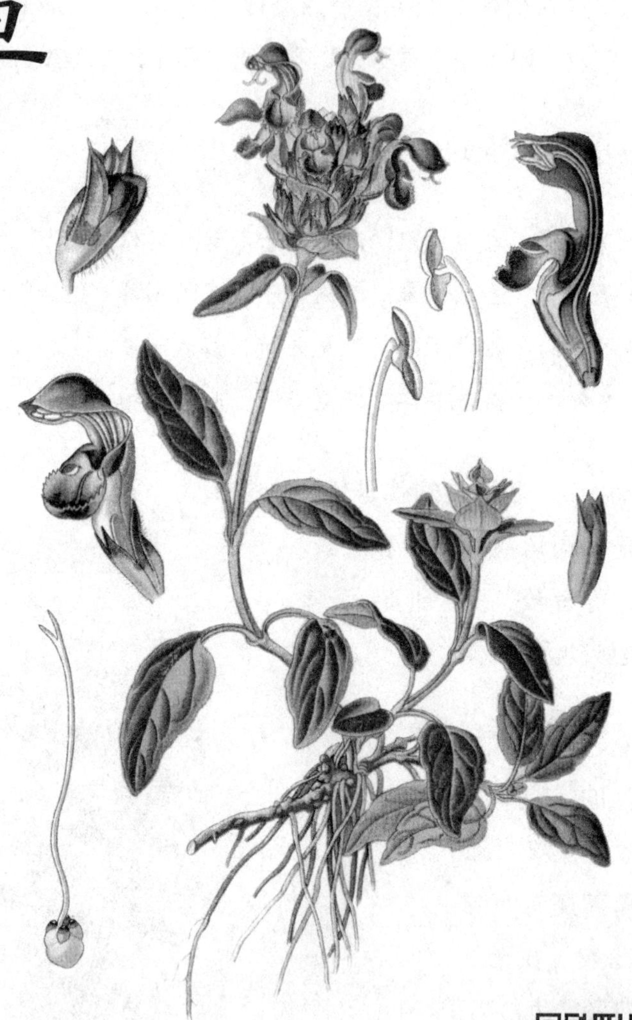

【药用部位】 茎、叶。

【气味、性质、毒性】 辛、苦，寒，无毒。

【用途】 清火，明目，散结，消肿。

扫码听故事

从前，有个秀才的母亲得了瘰疬（luǒ lì），脖子肿得很粗，而且还流脓水。人们告诉秀才说，这种病很难治，因此，秀才十分着急。

一天，秀才家门口来了个云游四方卖药的郎中，听说这事后，郎中对秀才说："我知道附近的山上有一种草药，可以治好您母亲的这个病。"秀才听后很开心，赶紧求郎中帮忙，郎中二话没说，便上山去采药了。没过一会儿，只见郎中手里拿着一些开着紫色花穗的

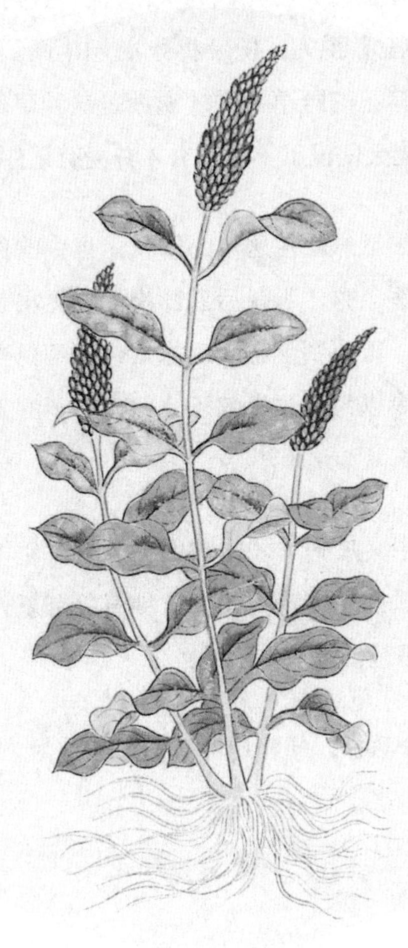

野草回来了，秀才把这些野草煎药给母亲连吃了几日，母亲流脓的地方慢慢结痂（jiā）了，再过了几天，身体完全康复了。

康复后的母亲十分高兴，特意嘱咐儿子让云游四方的郎中在家里住一段时间，儿子听从母亲的安排精心地款待郎中。白天，郎中到山上采药，采完药回来卖药，夜晚就留宿在秀才家中。两人同吃同喝，并一起聊天，秀才渐渐对医学有了兴趣。就这样过了一年，郎中要告别秀才回家了，郎中临走的时候对秀才说："我在你这住了很长时间，吃住都是免费的，我无以为报，那么我教你认识一下治好你母亲病症的草药吧。"说完，便带着秀才上山了，他指着一株有着长圆形叶子、开着紫花的野草对秀才说就是这种草药，并且还强调了一句，这草一过夏天就没了。可是秀才并没有记住这句话。

一晃两个多月过去了，就在这年的初秋，县令的母亲也得了瘰疬。县令到处张榜寻医，秀才听说后立即揭榜去见县官了，说自己知道怎么治好这种病。可他到了山上后怎么也找不见当时郎中给自己指的那种草药，县令以为秀才是骗子，便让手下的人把秀才押回县衙重重打了一顿板子。

第二年夏天，郎中又来到秀才住的地方，秀才便将自己去年的遭遇通通告诉了郎中。郎中告诉秀才，这种草只有夏天才有，过了夏天就没了，我去年不是告诉过你吗?

秀才为了记住这个教训，便将这种草的名字称为"夏枯草"，此后这种草就一直流传下来。

丽(lì)春(chūn)草(cǎo)

【时珍说】此草有殊功，而不著其形状。今罂粟亦名丽春草，九仙子亦名仙女娇，与此同名，恐非一物也。当俟（sì）博访。

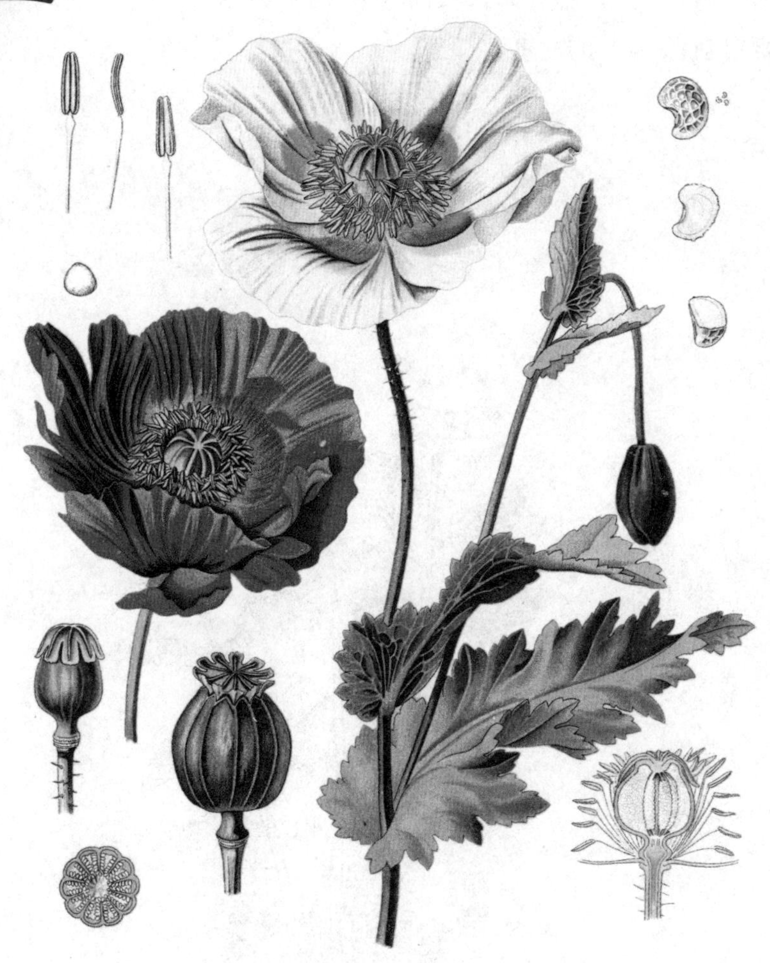

【药用部位】 花、根。

【气味、性质、毒性】 甘，微温，无毒。

【用途】 治黄疸。

丽春草还有一个别名叫作“虞美人”。虞美人和罂粟（yīng sù）外形相似，却不是同一植物。它的叶片不大，植株不高，花蕾总是微微下垂，很是美丽别致。

虞美人花名奇特，相传项羽的妻子虞姬才貌双绝，舞姿优美，有“虞美人”之称。后人根据《垓（gāi）下歌》想象了一段关于虞姬自刎（wěn）的故事。

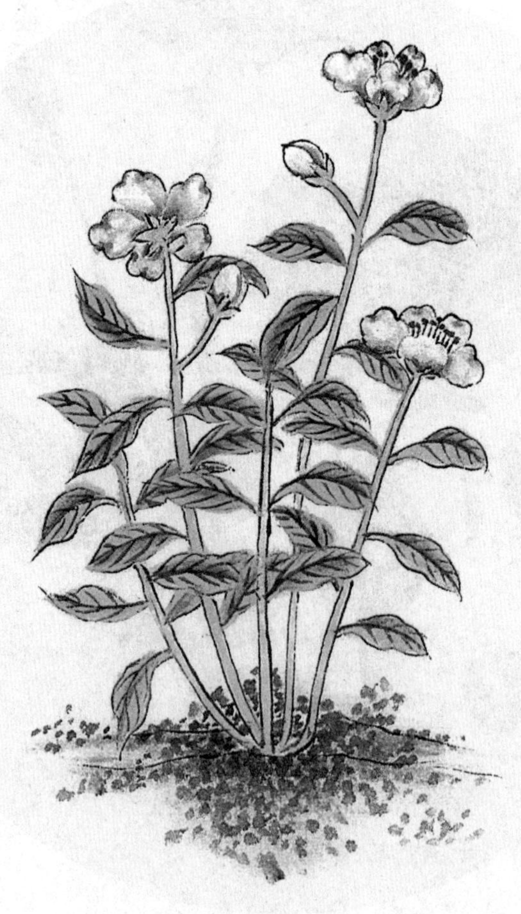

项羽是秦朝末期著名军事家，勇猛好武，年少时力气极大，且才气过人，经过巨鹿之战后自称西楚霸王，与刘邦掀起了历时四年的楚汉之争。

楚汉之争中，有一场重要的战略对决，史称“垓下之战”。刘邦手下有一重臣名叫韩信，韩信在此次战争中亲率部队在垓下攻打项羽的军队，战争十分激烈，其中不能不提“四面楚歌”这个故事。它说的是汉军夜间高唱楚歌，楚军士兵以为必败无疑，军心溃（kuì）散，士气低迷。看着眼前的景象，项羽回忆起自己大杀四方的时刻，面对着自己的妻子虞姬，以及自己的坐骑乌骓（zhuī）马，项羽心绪难平，诸多感慨一齐涌上心头，他唱出了那首名垂后世的《垓下歌》：力拔山兮气盖世，时不利兮骓不逝。骓不逝兮可奈何！虞兮虞兮奈若何！

项羽眼见大势已去，连夜率领少数骑兵逃跑，最后逃到了乌江边。乌江亭长正在那里等着项羽，并且对他说，江东虽然不大，但土地和民众也足够让项羽称王了。可向来心性高傲的项羽摇了摇头，微笑着说：“上天要让我灭亡，我还渡乌江干什么？我是和江东弟子一起出征的，可是如今就这点人回来，即使我横渡乌江后称王了，我还有什么脸面去见父老乡亲呢？”正说话的时候，追兵赶上来了，项羽自刎而死。虞姬眼见自己的丈夫死去了，想着自己决不苟活于世上，于是也拔剑自刎了。

据传说，后来，在虞姬倒地染血的地方长出了一种罕见却十分美丽的花草，人们为了纪念坚贞不渝的虞姬，便把这种花叫作“虞美人”。

hóng lán huā
红蓝花

【时珍说】红花在二月、八月、十二月都可以下种。像种麻一样在雨后播种。初生的嫩叶苗可以食用。它的叶如小蓟（jì）叶。

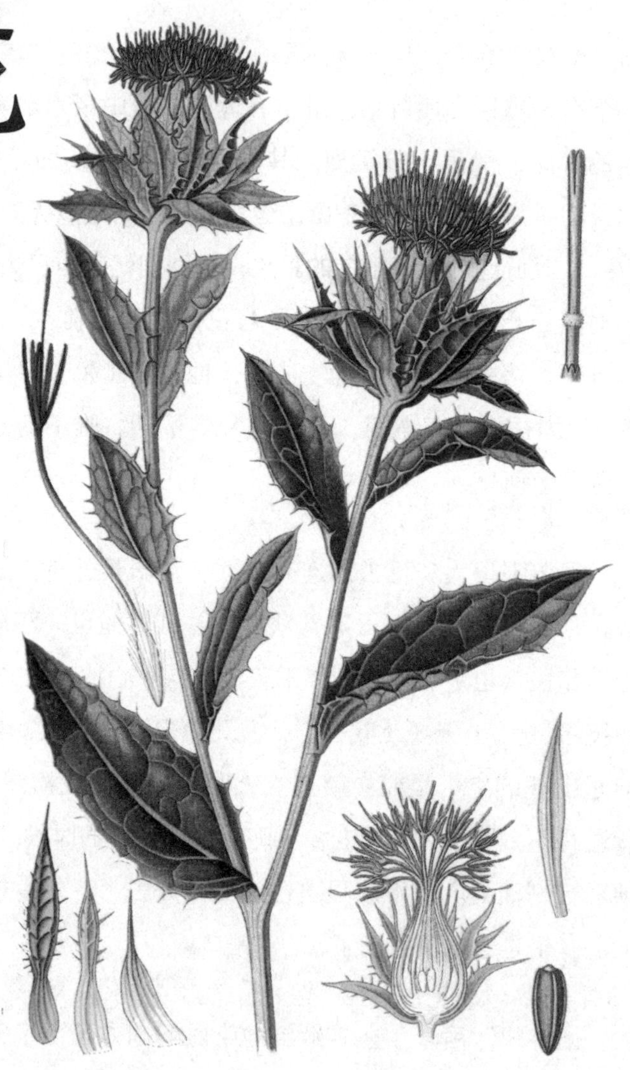

【药用部位】 花。

【气味、性质、毒性】 辛，温，无毒。

【用途】 活血润燥，解毒，消肿。

红蓝花有个别称叫草红花，因为它的花带有红色和蓝色而得名，也被简称为红花。

唐代李中有一首诗这样称赞红蓝花：红花颜色掩千花，任是猩猩血未加。染出轻罗莫相贵，古人崇俭诫奢华。这就不得不说红蓝花作为染料的价值了。

古代用来染红色的染料除了红蓝花外还有茜草，但茜草的颜色和红色有些差距，而且印染工序复杂，所以红蓝花在染料中的位置极为重要。古人用红蓝花泡制红色染料的方法被称为“杀花法”，具体过程是这样的：将花摘回，捣浆之后加清水浸渍，然后用布袋去除黄色素，之后再用发酸的酸粟或者淘米水冲洗，这样得到的就是含有红色素的残花饼了。这种方法当时不仅在国内流传，而且还传到了日本等国家。

红蓝花有一定的药用价值，它能够降低血压与胆固醇（chún），同时也是妇科血药。关于红花治病的最早记载出自东汉著名医学家张仲景的《伤寒杂病论》，他在“妇人杂病篇”中记载：“妇人六十二种风，乃腹中气血刺痛，红蓝花酒主之”，可见当时就有用红蓝花来治疗妇科病的例子。之后在历代本草医籍中也都对红蓝花有记载，但是主要体现在它的妇科价值上。到了现代，有研究发现，红蓝花在保护心脑血管系统、防治心脑血管疾病方面也有显著的作用。

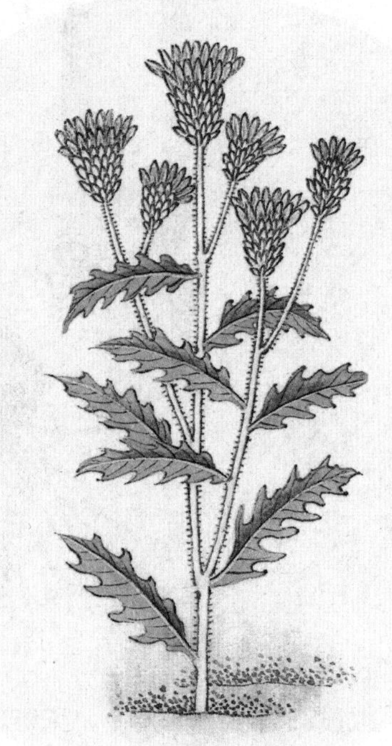

fān 番 hóng 红 huā 花

【时珍说】番红花出产于西番回回国和天方国。元朝时期便开始食用。按张华《博物志》说，张骞从西域得到的红蓝花种，其实就是番红花，只因区域地气不同而稍有差异。

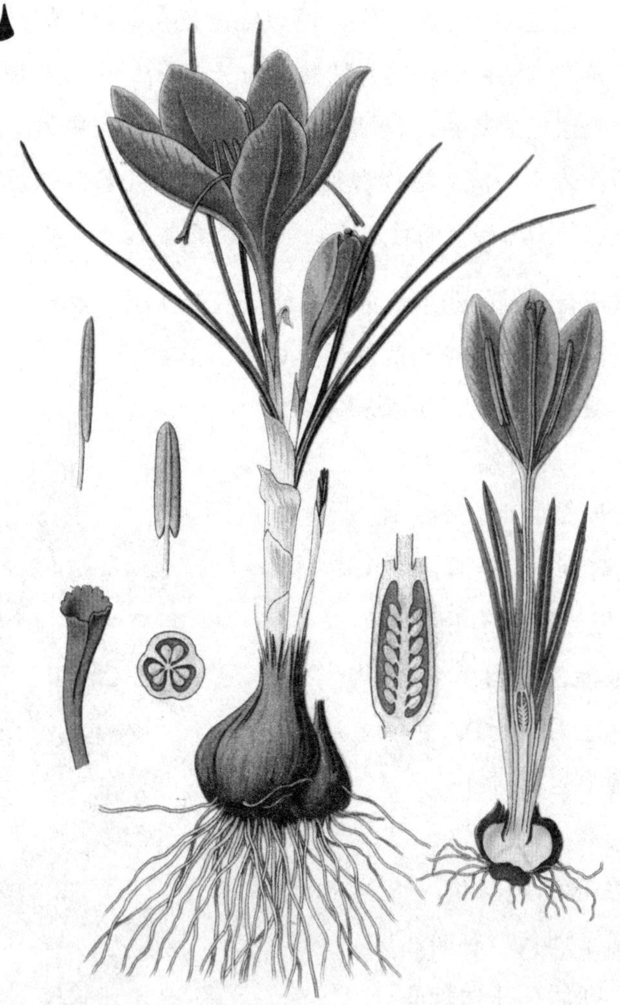

【药用部位】 柱头。

【气味、性质、毒性】 甘，平，无毒。

【用途】 活血化瘀，凉血解毒，解郁安神。

苏联诗人叶赛宁有首《番红花的国度里暮色苍茫》，其中有几句是这样的：

> 番红花，
> 番红花的国度里暮色苍茫，
> 田野上浮动着玫瑰的暗香。

关于番红花有很多传说，下面是两个著名的传说。

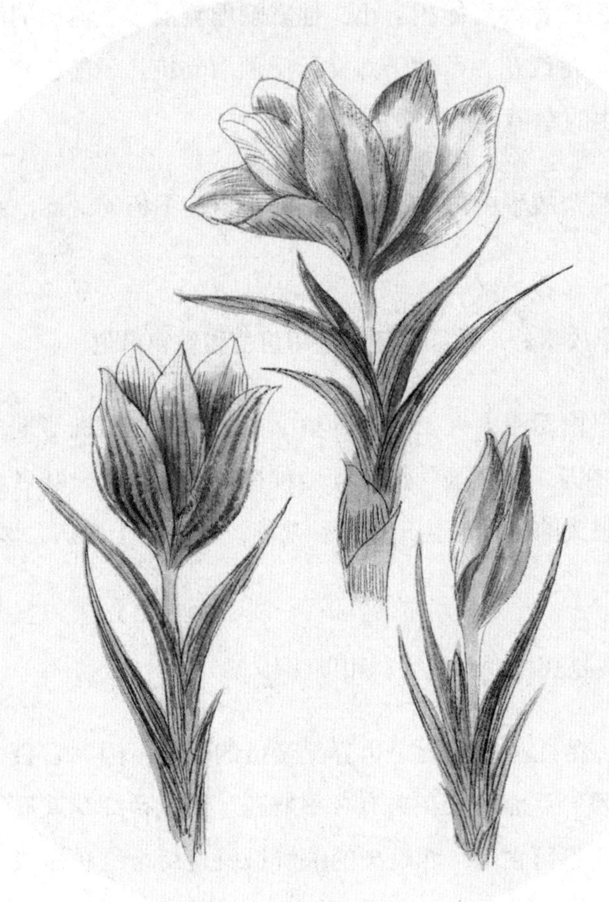

从前，森林里有一位俊美的男子，还有一位机灵活泼的精灵。这位男子爱上了森林中的精灵，可是精灵并不喜欢他，便百般刁难，要让他变成花朵。痴心的男子就真的变成了花朵，他变成了一朵番红花，化成花朵之后的他依然不减对精灵的喜爱，这朵番红花就长在精灵每天经过的小道上，每天来回眺望精灵的背影。

另一个传说是这样的：

从前，有一位猎人，他的妻子离世了，只有儿子和他相依为命。可是有一天，儿子告诉猎人自己已经找到人生的伴侣，并且已经私订终身，打算远离家乡，去女子的家乡生活。猎人相当难过，他想到可能以后见面的机会可能相当小，他默默地流泪了，流出的眼泪落在地上开出了番红花。可他仍然义无反顾地支持儿子的决定，因为那是儿子一生的幸福。

人们从这两个故事中总结出番红花的花语：不朽的爱恋、亲人的祝福。

除了这些小故事外，番红花还有药用价值和香料价值。

番红花最早由希腊人人工栽培种植，主要分布在欧洲等地，到了明朝时传入中国，在我国的浙江等地种植。番红花是一味名贵的中药材，具有强大的生理活性，有多种功能，主要用于胃病、调经、发热等的治疗。

番红花不仅是药材，还是香料和调味品。

说到香料，番红花被认为是世界上最贵的香料，因为它只有雌蕊部分可用作香料，而每朵花只有 3 根雌蕊，所以番红花就显得格外珍贵。番红花也可食用，西班牙的海鲜饭就是用番红花做成的经典菜，因为番红花独特的香味可以去除腥味，同时颜色也十分好看。

hú 葫 lu 芦 bā 巴

【时珍说】凡入药，淘净，以酒浸一宿，晒干，蒸熟或炒过用。

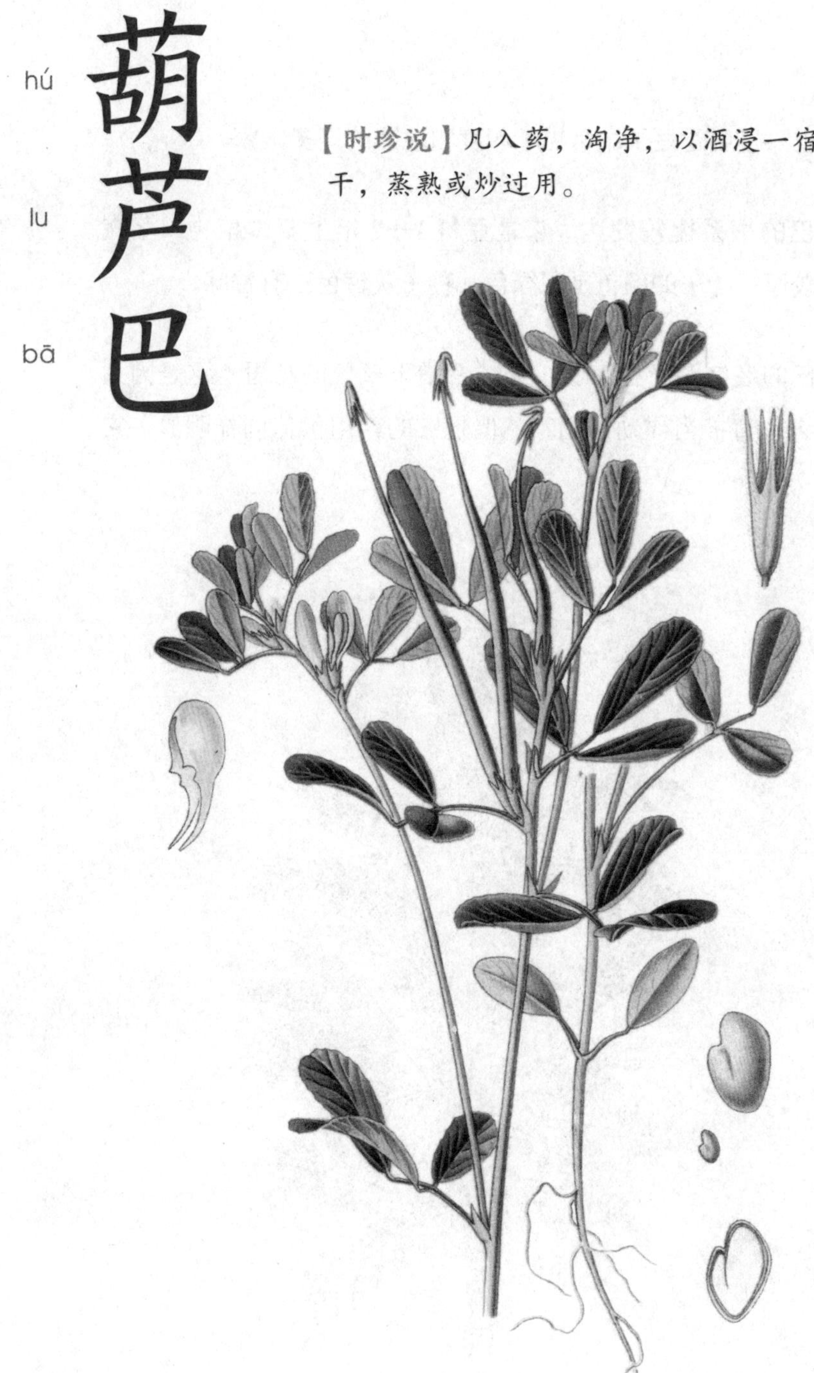

【药用部位】 子。

【气味、性质、毒性】 苦，大温，无毒。

【用途】 治肾虚冷，腹胁胀满，温肾，祛寒，止痛。

葫芦巴，又名香豆子，常见于印度和北非的许多国家。

葫芦巴的根系比较发达，它是豆科 1—2 年生草本植物，茎直立，叶子较厚，叶子的颜色是深绿色，种子灰黄色，有香味。

葫芦巴的名字源于拉丁文，是“希腊干草”的意思，这是因为葫芦巴过去一直被当作动物饲料。但是它的药用价值同样明显：它

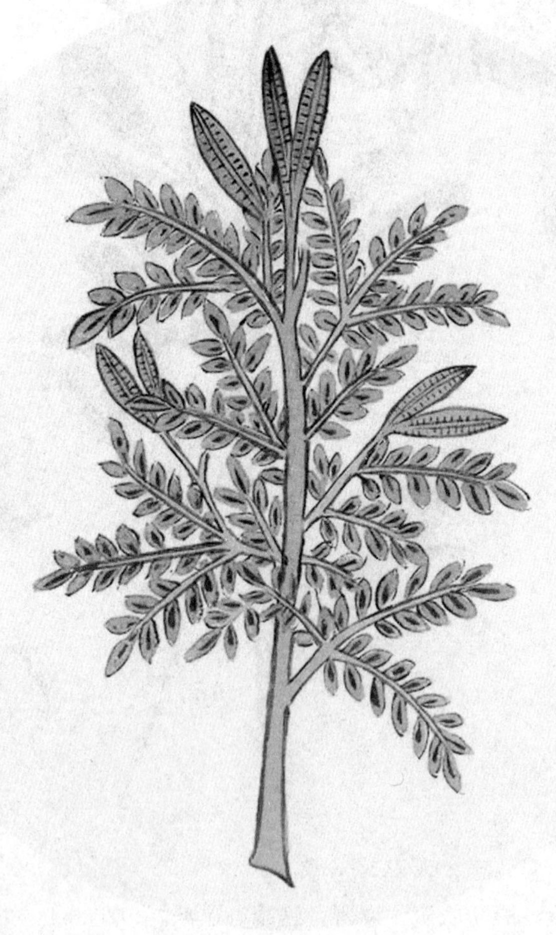

能促进女性乳房发育，也对舒缓更年期症状等有很大的效果。在印度和阿拉伯等国家，民间医生常将葫芦巴用作强壮剂、镇痛药、口腔清洁剂等，在阿拉伯等国家，它常被用作增加乳汁分泌的天然催化物给奶水较少的产妇。

葫芦巴的用途广泛，它不仅是一种药材，更是一种蔬菜，它全身是宝。葫芦巴的叶子和种子都可以当作蔬菜食用，早在 2000 多年前，西亚及中东、北非等地区的居民开始将葫芦巴作为一种野生蔬菜食用。

葫芦巴的用途很广泛，那么是否可以大面积种植，以及该如何种植呢?

大约在唐宋时期，葫芦巴从西域传入中国并成功种植。据考证，唐朝时期已将葫芦巴作为一种药材引入中国。目前，葫芦巴在我国东北、西南、华东和中部均有种植，但以西北地区的葫芦巴种植面积最大。它的种植时间分为早春和早秋两个时期，早春播种一般在三月底到四月初，早秋播种在八月中旬到八月底。

dà 大 jì 蓟

【时珍说】蓟犹髻（jì）也，其花如髻也。曰虎、曰猫，因其苗状狰狞（zhēng níng）也。

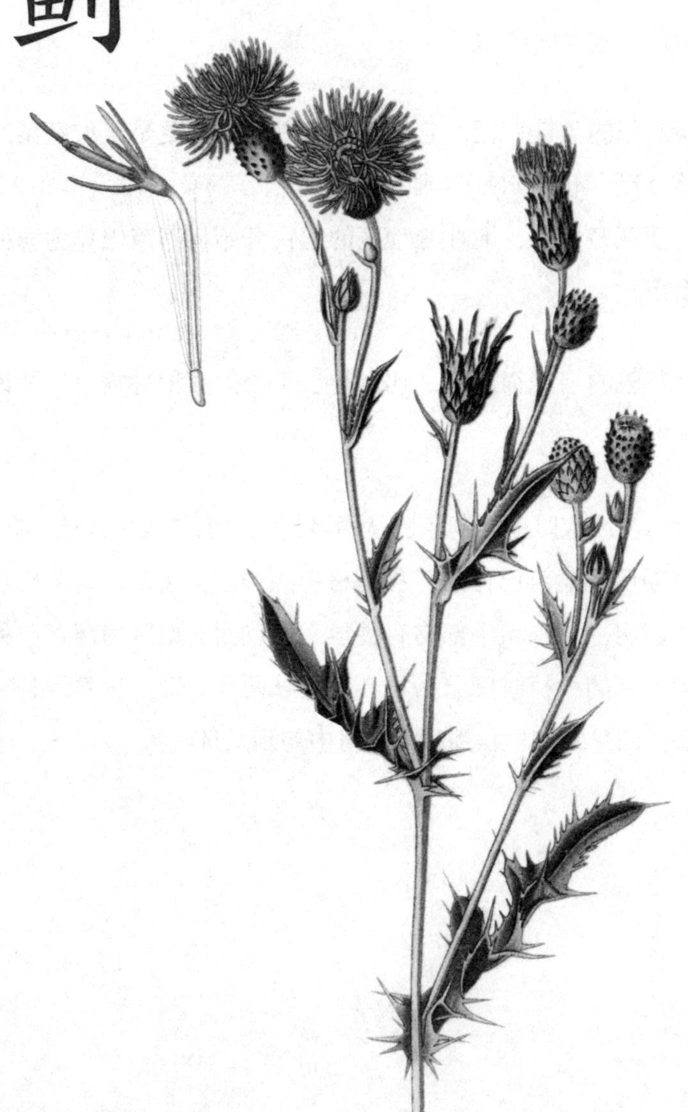

【药用部位】 根、叶。

【气味、性质、毒性】 甘，温，无毒。

【用途】 主肠痛、腹脏瘀血，治崩中下血。

大蓟在我国和外国都有其传奇故事。

三国时期，刘备麾下重要谋士庞统在一次战争中受伤了，当时血流如注，同行的士兵都不知所措。恰巧这时，随行的士兵中有一位正好懂草药，他见到此种情景赶紧从道路旁边拽来一株植物，将植物揉搓后敷在庞统的伤口上，这下很快就止住了血，再仔细观察这株植物，发现它开着紫红色的小花，这种植物就是“大蓟”。

我国有和“大蓟”相关的故事，国外也有与之相关的故事。

在希腊神话中，有一位英俊潇洒的牧羊人名叫克里斯，克里斯多才多艺，不仅能吟诗作曲，还是狩猎高手。俊俏的外形和多样的才能让克里斯在少女们中很受欢迎。很多少女都很喜欢克里斯，其中也包括大地女神。随着接触的加深，大地女神越来越喜欢克里斯，可是克里斯对大地女神只是朋友的态度，他并未倾心大地女神。饱受单恋之苦的大地女神整日心情低落，心里很难受，她虽贵为女神，可也有不遂心的时候，最终她将自己化作一株蓟花来向克里斯表明自己的心意，日日盛开在克里斯路过的小道旁。

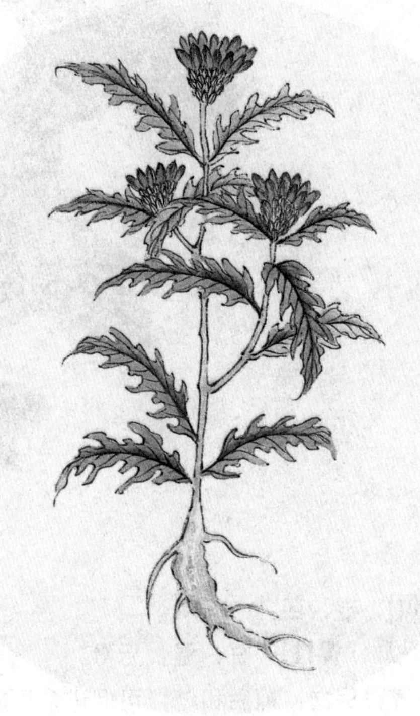

到了现在，大蓟花依然很活跃，它是宾夕法尼亚大学的校徽图案，也是苏格兰的国花。

xiǎo jì
小蓟

【时珍说】大蓟是虎蓟，小蓟是猫蓟，叶并多刺，相似。田野甚多，方药少用。

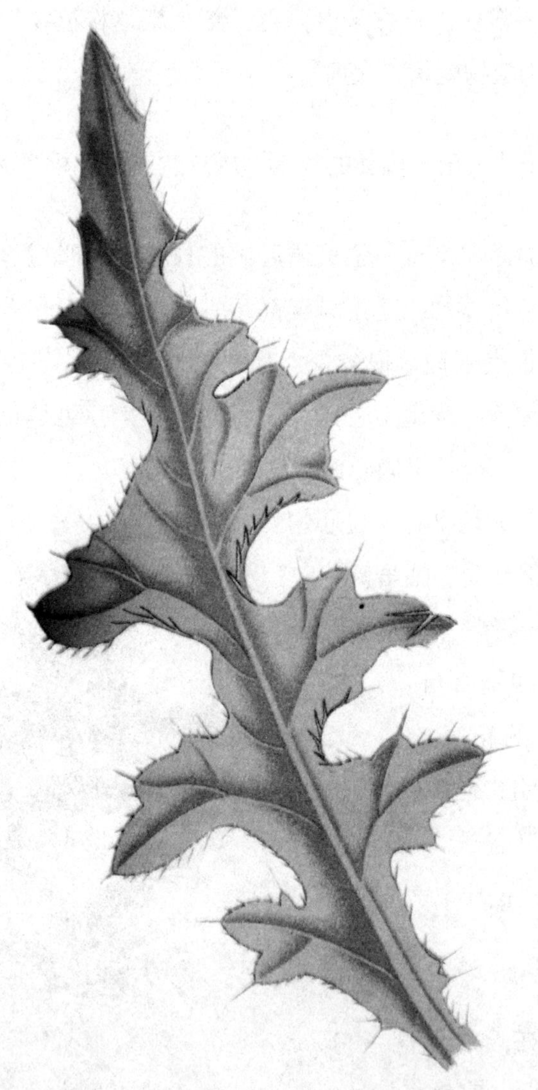

【药用部位】 根、苗。

【气味、性质、毒性】 甘，温，无毒。

【用途】 养精保血，煎后和糖，可促进金疮愈合，可退热补虚损。

从前，有一个姓张的书生，在他很小的时候母亲便去世了，父亲一个人辛辛苦苦把他拉扯长大。书生对父亲很是孝顺，家里虽然穷，可是只要有好吃好喝的，书生从不自己独吞，他总是给父亲留着，并说自己不喜欢吃这些。

有一年夏天，父亲的腿上突然长了一个痈（一种炎症，皮肤红肿，表面会有脓疮），天热导致脓疮溃烂了，而且脓液流过之后腿

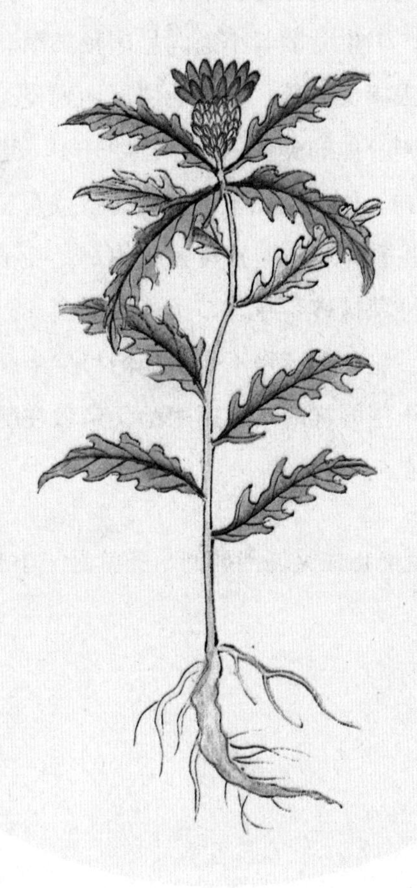

上其他地方也陆续长了好几个。书生并不嫌脏，亲手给父亲洗干净。不仅如此，夏天的夜又长又热，伤口变得又痒又痛，父亲疼得整晚睡不着觉，书生自己彻夜不睡，就坐在床边为父亲扇风，以此来驱赶蚊子和降低温度，但是父亲依然很难受，书生陆续找来的郎中也没有彻底治好父亲的病，他听郎中说起山上的灵芝仙草或许能治百病，他便打定主意要去山上寻找灵芝。

第二天，书生带着锄头来到了山上，此山海拔很高，山上云雾缭绕，古木参天，长着许多珍奇花草。书生开始仔细寻找灵芝仙草，找啊找，他终于在一块悬崖峭壁的顶端发现有一朵灵芝，灵芝混在杂草之间，神气十足。书生就顺着小道向悬崖顶部攀爬，眼看快到悬崖顶部了，他伸手去摘灵芝草。就在他快要摘到灵芝的时候，脚底一滑从山顶摔了下来。他的脚受伤了，被划开了一道小口，正在汩汩（gǔ gǔ）地流着血。因为在山上，也只能找找看是否有能止血的草药了。这时，书生看见有一些开着紫花的草，叶子上面还有细细的白绒毛，他将这种草揉碎敷在伤口上。不多会儿，伤口的血止住了。书生突发奇想，这种草药是不是也能治疗父亲腿上的病。血止住后，他又采集了一些同样的草带回家给父亲敷在腿上，奇迹般地，父亲腿上不再流脓了。

书生采集的这种既能止血又能消痈的草药就是“小蓟”。

è 恶 shí 实

【时珍说】古人种恶实，用肥沃的土壤栽培它。剪嫩苗淘洗干净当蔬菜吃，挖根煮后晒干做成了果脯（fǔ），现在的人已经很少吃了。它的根粗的有手臂粗，长的近一尺，为浅青灰色。七月采子，十月采根。

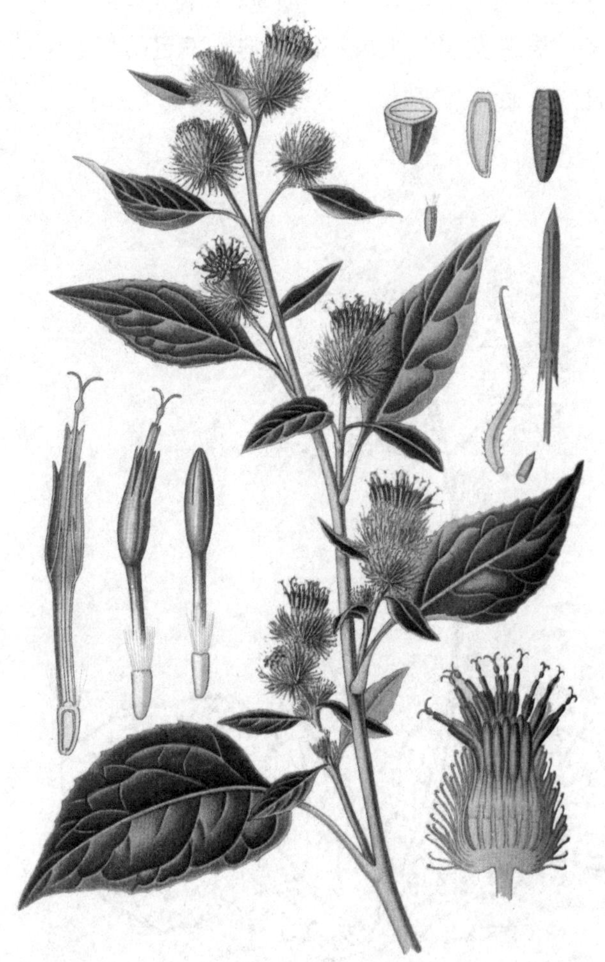

【药用部位】 子、根、茎。

【气味、性质、毒性】 子：辛，平，无毒；根、茎：苦，寒，无毒。

【用途】 子：明目补中，除风伤，润肺散气，利咽膈；

根、茎：治齿痛劳疟、慢性湿疹，通十二经脉，洗五脏恶气。

恶实也被称作“牛蒡（bàng）”，有明目的功能，明目这个功能还与一个故事有关。

从前，有一家农户姓旁，该农户有几亩薄地、一头老青牛。男主人有一个幸福的家庭：上有老母，下有一双可爱的儿女，还有一位温柔的妻子。男耕女织，夫妻和睦。唯一不足的是家中的老母眼睛不太好，照顾起来费力费时。

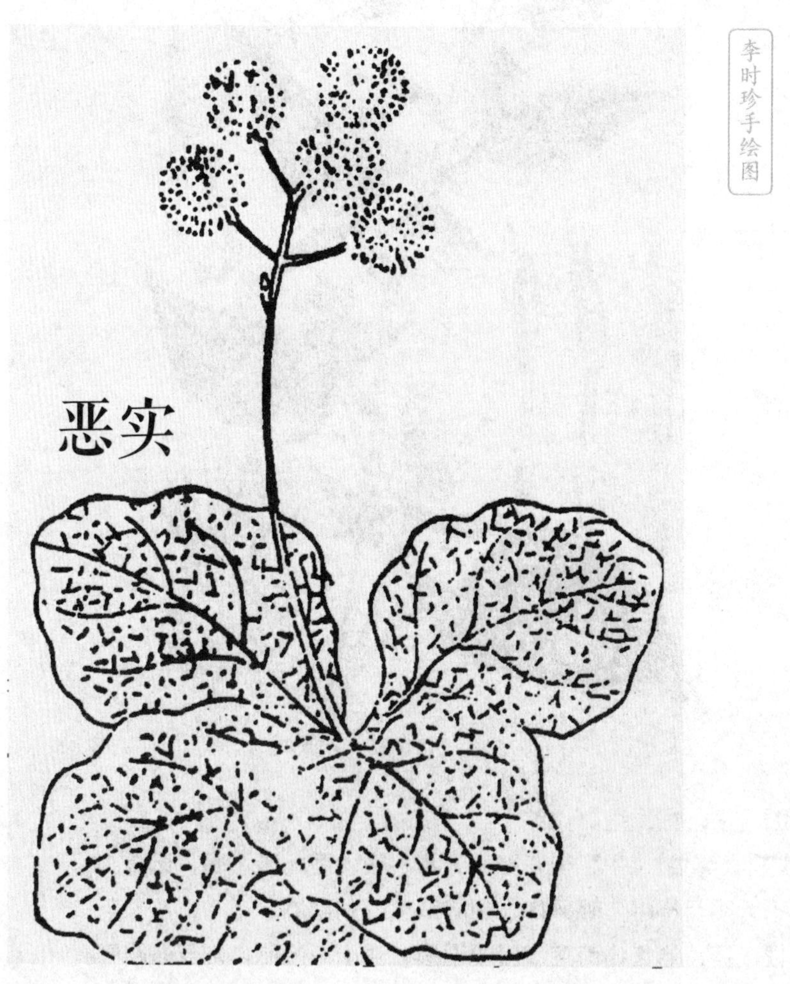

李时珍手绘图

有一天，旁老农在外犁地累了，就放了老青牛，自己躺在一棵树下休息。醒来后发现老青牛正在吃草，吃得津津有味。他便等了一会儿才去把牛牵来，等他犁地的时候发现，这头老青牛精神奕奕，感觉有使不完的劲儿，这让旁老农有点好奇。

第二天，旁老农就开始注意观察老青牛，他发现老青牛除了中途休息吃草之外，基本没离开过自己的视线，于是他对那些草产生了兴趣。趁着牛吃草的时间，他跟过去仔细观察那些草。他发现，那些草的叶子大而厚，很像大象的耳朵。紧接着，他拔出这种草的根，发现草根有点像山药。于是他忍不住尝了一下，发现味道也不差。整个下午，他也精神头十足。这天回家的时候，他就采集了一些带回家，想让家里人也尝尝这野味。当晚，妻子将这些草的根洗净、切段，煮汤给大家喝，得到了大家的一致好评。

接下来的日子，旁老农时不时地就带回这种草根给大家。有天晚上，母亲突然告诉大家自己好像能看清楚一些物品了，平常因为挑食而面黄肌瘦的小儿子好像面色也比之前红润了。大家开始讨论原因，最终得出结论可能是因为这味草根的影响，大家便急切地想知道它的名字。旁老农说，全亏了家里的老牛发现它，我姓旁，它又是草，干脆就叫它“牛蒡”吧。

lú

芦

【时珍说】按照毛苌（cháng）诗的说法，苇刚出生的时候叫作葭（jiā），还没有长大的时候叫作芦，长成后叫作苇。苇，是“伟大”的意思；芦，是“颜色是黑色”的意思；葭，是“很美”的意思。

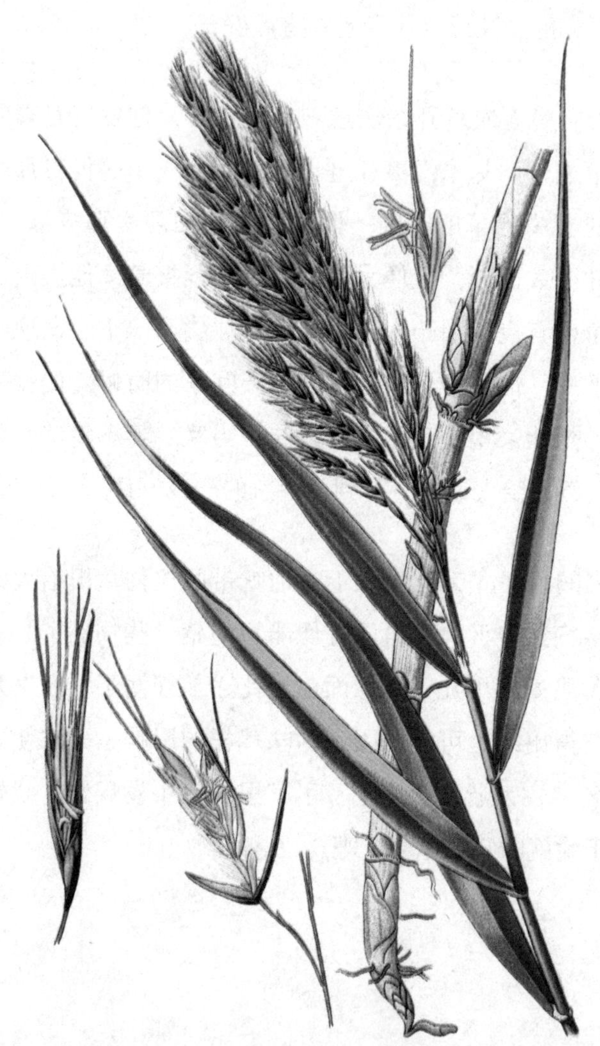

【药用部位】 根、笋、茎、叶。

【气味、性质、毒性】 根：甘，寒，无毒；笋：小苦，冷，无毒；茎、叶：甘，寒，无毒。

【用途】 根：清热生津，除烦，止呕，利尿。

芦，生长于江河湖泽等湿地，它的根是一味药。

说到芦这种植物，就不得不说历史上著名的“芦衣顺母”的故事。

这个故事出自《论语》，是二十四孝故事之一。故事的主人公是闵子骞(qiān)。闵子骞是孔子的弟子，他的生母早早去世了，父亲后来续弦娶了继母，继母经常虐（nüè）待他。

冬天到了，继母的孩子——也就是闵子骞的两个弟弟穿着棉花做的冬衣，闵子骞却只能穿着用芦花做的棉衣。有一天，父亲出门，闵子骞去牵车，牵车时由于太冷，他的身体打颤，将绳子掉落在地上，这一行为遭到了父亲的打骂。父亲打完他后，只见闵子骞衣服里的芦花随着衣服缝隙飞了出来，这下父亲才知道自己的儿子受到了不公平的对待，气呼呼地打算回家后休掉妻子。闵子骞知道后向父亲求情说:“留下母亲只是我一人受冷，如果休了母亲，那三个孩子都要挨冻。”父亲依了他的请求，没有休掉继母。继母听说闵子骞的行为后，悔恨自己当初的行为，从此不再虐待闵子骞。

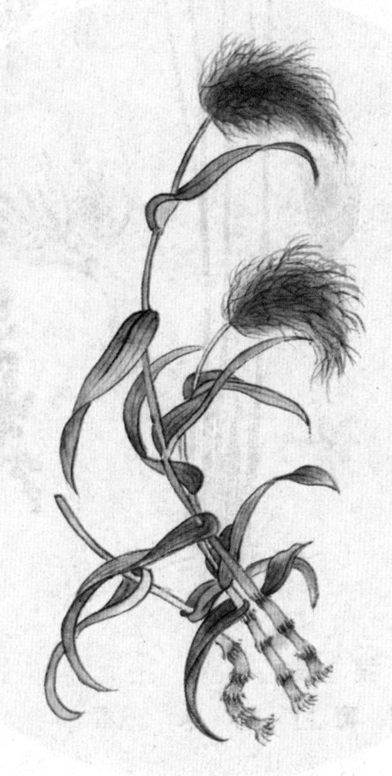

灯心草

dēng xīn cǎo

【时珍说】灯心草属于龙须草一类，但是龙须草紧小，瓤（ráng）比较紧实；而灯心草的根部稍粗，瓤是虚白的。

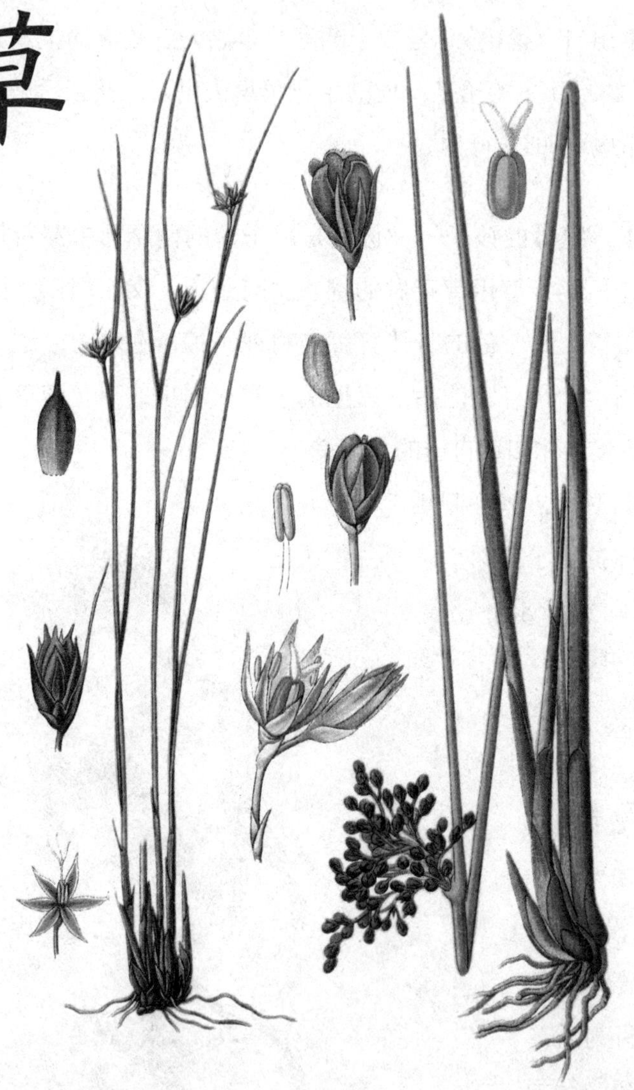

【药用部位】 茎、根。

【气味、性质、毒性】 甘，寒，无毒。

【用途】 清心火，利小便。

灯心草，多年生草本水生植物，茎呈圆柱形，容易拉断。灯心草这个名字的由来和治病救人的故事有关。

传说在广东灯心塘有个妇女陈氏，其父亲是远近闻名的医生。跟随父亲，陈氏学到不少医学知识；而且她又是菩萨心肠，谁家有人生病，无论多远，她都会去。这年冬天，同村有一对年轻夫妻新添了一个女儿，白白胖胖的，夫妻俩很是喜爱。可是刚出生不久的

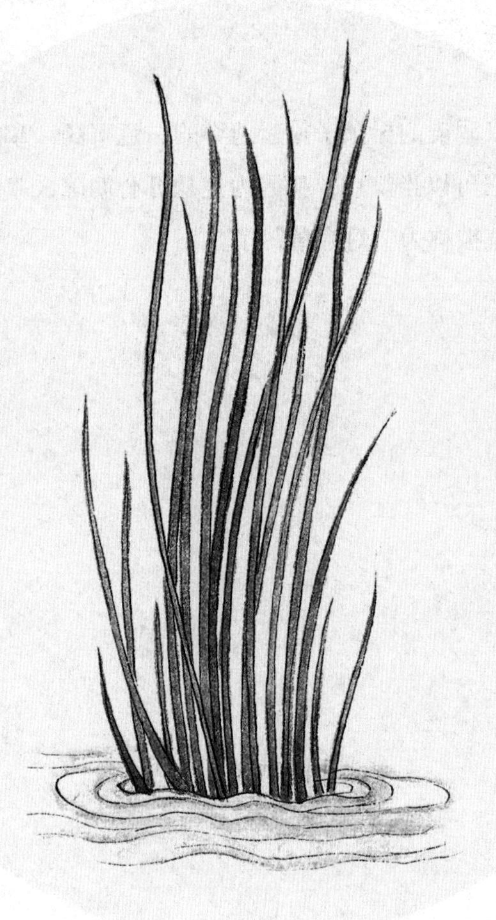

小丫头却与正常婴儿不太一样：她不会吮吸奶，眼睛也常常闭着，而且口角流水，面色苍白。这可吓坏了夫妻俩，他们赶紧遍请名医诊治，可是大家都束手无策。后来，他们决定请陈氏来瞧瞧。

陈氏找来一个盆，倒入热水，把采来的新鲜药材切碎再搅拌，用混有药材的水给小孩洗头擦身；然后拆下一段白色草药放在油里蘸，移到火里烧红后，贴到小孩身上烫，从额头到手掌心挨着烫，不一会儿这些烫红的地方就结痂了。小丫头此时已然没有意识，但陈氏告诉这对年轻夫妻，过几天这个病就会好的。果不其然，几天后小丫头就清醒过来了。

之后，邻居家调皮的男孩子捡起遗弃的白色草药，拿回家点灯，灯光明亮。由于它可以当灯点，又因为是从灯心塘陈氏家里带来的，这种白色的草药就被称为“灯心草”了。

麻黄

má huáng

【时珍说】麻黄的根和皮的颜色都是黄色的，长的麻黄可能会有一尺。

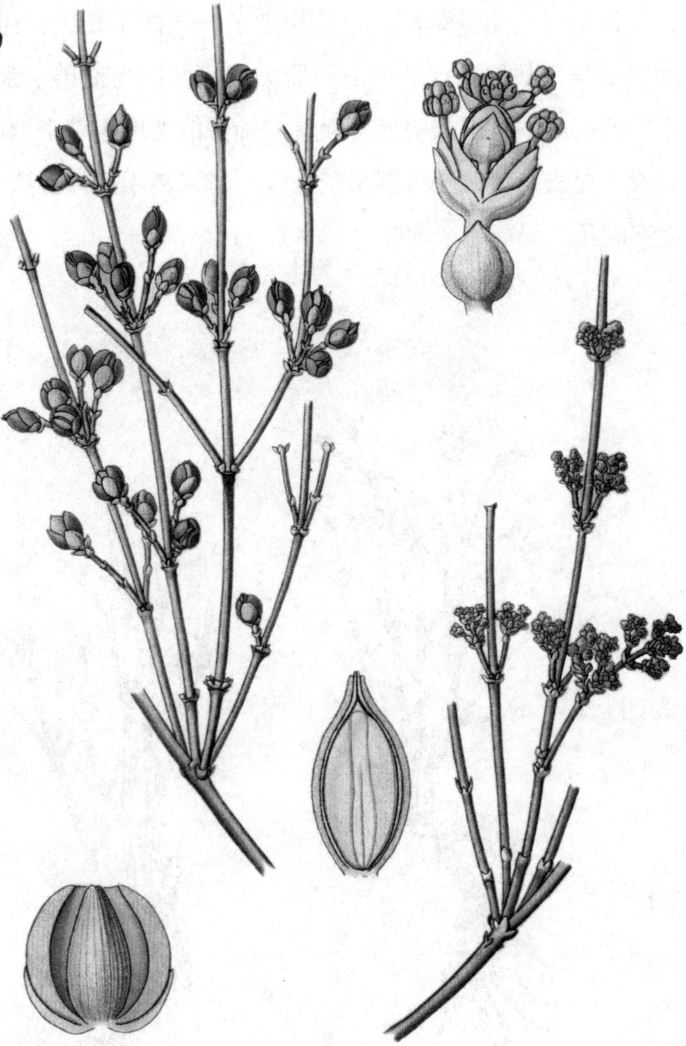

【药用部位】 茎、根节。

【气味、性质、毒性】 茎：苦，温，无毒；根节：甘，平，无毒。

【用途】 茎：治中风伤寒头痛，发表出汗；

根节：止汗。

扫码听故事

麻黄一种是重要的药用植物。关于麻黄名字的由来还有个故事。

从前有个老人，他是个赤脚医生，因为无儿无女，便收了一个徒弟。他带徒弟上山挖草药，也传授徒弟一些医学知识。在长时间接触的日子里，师傅发现徒弟有些骄傲自满，因为徒弟学到一些知识后求学的心就不再那么明显，而且对师傅的态度也越来越不尊重。日子一天天过去，徒弟变得越来越狂妄，越来越不把师傅放在眼里。师傅看在眼里，只能无奈地叹气。

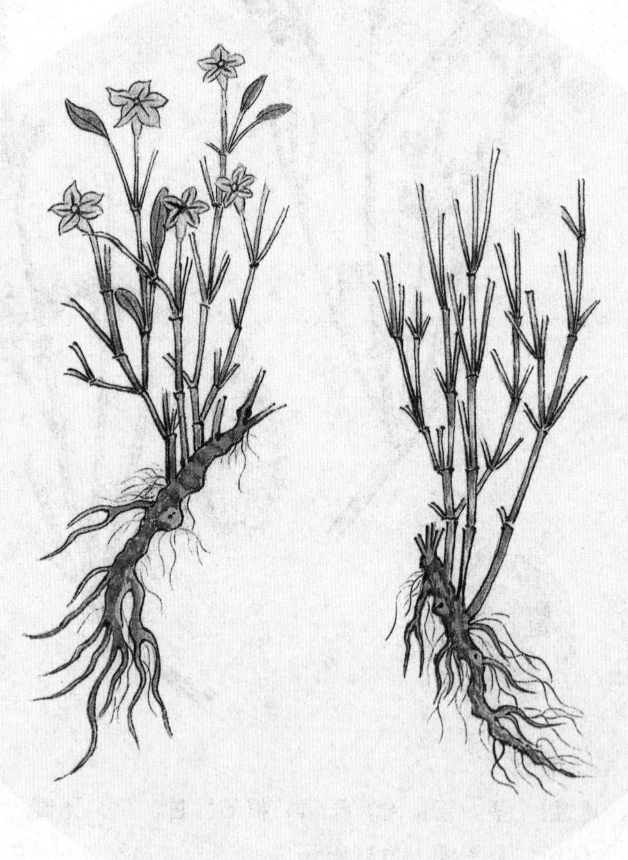

有一天，他叫来徒弟，对徒弟说：“你现在学得差不多了，可以自立门户了。”徒弟不答话，只是点点头。师傅担心徒弟在今后的行医道路上有偏差，便苦口婆心地说：“不过有一味药，你一定得多加注意，那就是无叶草，这种草的根茎皆可入药，但是不同病症用的部位不同，发汗要用茎，止汗要用根（意思是如果要让病人发汗则用茎，要让病人止汗则用根），千万记住，不要弄错了。”师傅让徒弟背诵一遍，徒弟顺口一背，并没有将师傅的话放在心上。

离开师傅后，徒弟没有束缚了，胆子越来越大。然而，刚独立没几天的徒弟就进了牢房，原来他用无叶草治死了人。县官问完徒弟的师傅是谁后，就派人将师傅一并捉来。师傅来到县衙，说自己无罪，并且当面让徒弟背出自己曾经教导的关于无叶草的口诀，徒弟一字不差背了出来：“发汗用茎，止汗用根。”

县官继续问病人是否出汗，徒弟回答道：“病人出虚汗。”县官追问他用的什么药，他答道：“用的是无叶草的茎。”县官大怒，并且开始大骂起徒弟来：“病人出虚汗你还用发汗的药，你到底是救人还是害人？”说完，当即命人打了徒弟一顿板子，并且判坐几年大牢。徒弟在牢中慢慢醒悟，并且开始反思自己，等到他刑满释放后，立即找到师傅认错，表示自己愿意痛改前非，认真学习，师傅见他诚心悔过，也就原谅了他。

徒弟因为无叶草招致麻烦闯祸，就把无叶草叫作“麻烦草”，后来因为这草的根是黄色的，人们便叫它“麻黄”。

甘(gān)蕉(jiāo)

【时珍说】杨孚的《异物志》说，芭蕉结实，它的皮红如火，它的果肉甜如蜜，吃四五枚就可以饱了，而且滋味常留在牙齿间，所以起名为甘蕉。

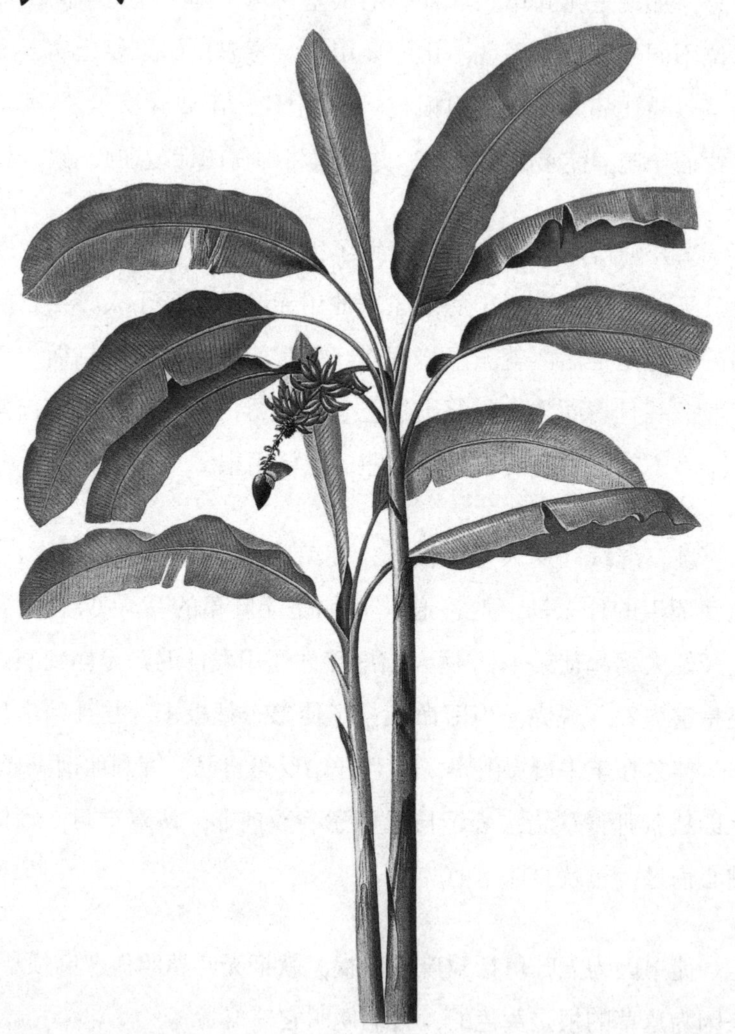

【药用部位】 根、蕉油。

【气味、性质、毒性】 根：甘，大寒，无毒；蕉油：甘，冷，无毒。

【用途】 根：清热，凉血，解毒；

蕉油：祛头中风热，解烦渴，治烧伤。

甘蕉，芭蕉属，多年生草本植物，高可达几米，花期在夏秋间，多分布在广西、广东、云南、四川等地。

甘蕉的药用功能很广，有止渴润肺、通血脉等作用，而且不同的用法还可以治疗不同的疾病。比如，将生甘蕉根捣汁，常饮能够治疗消渴饮水、骨间烦热；用甘蕉根搭配旱莲草水煎的话，可以治疗血淋涩痛。

描写甘蕉的名篇很多，如晋朝嵇含《南方草木状 · 甘蕉》中这样描述："甘蕉，望之如树，株大者一围餘（yú），叶长一丈或七八尺，广尺餘二尺许，花大如酒杯，形色如芙蓉。"这是从芭蕉的外观、叶长、花色和形状等方面来描述的。南朝沈约在《修竹弹甘蕉文》中说："切寻甘蕉，出自药草。"这是说甘蕉是一味药。还有其他的说法，如："扶疏似树，质则非木，高舒垂荫。"这是对甘蕉形、质、姿的形象描绘。

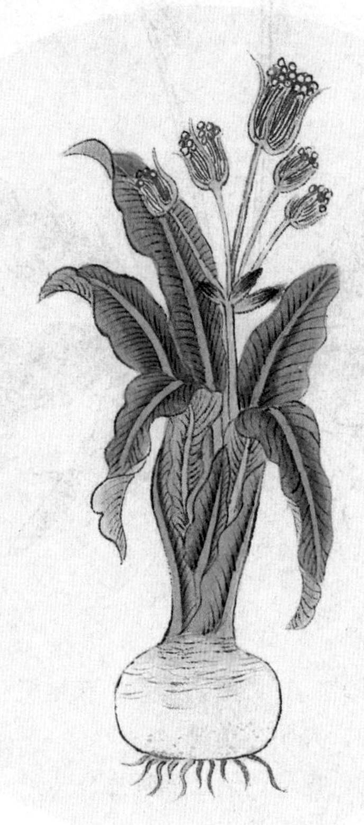

dì 地 huáng 黄

【时珍说】地黄初生时贴地，结的果实如小麦粒，根长四五寸，细如手指，皮呈赤黄色，晒干后呈黑色。

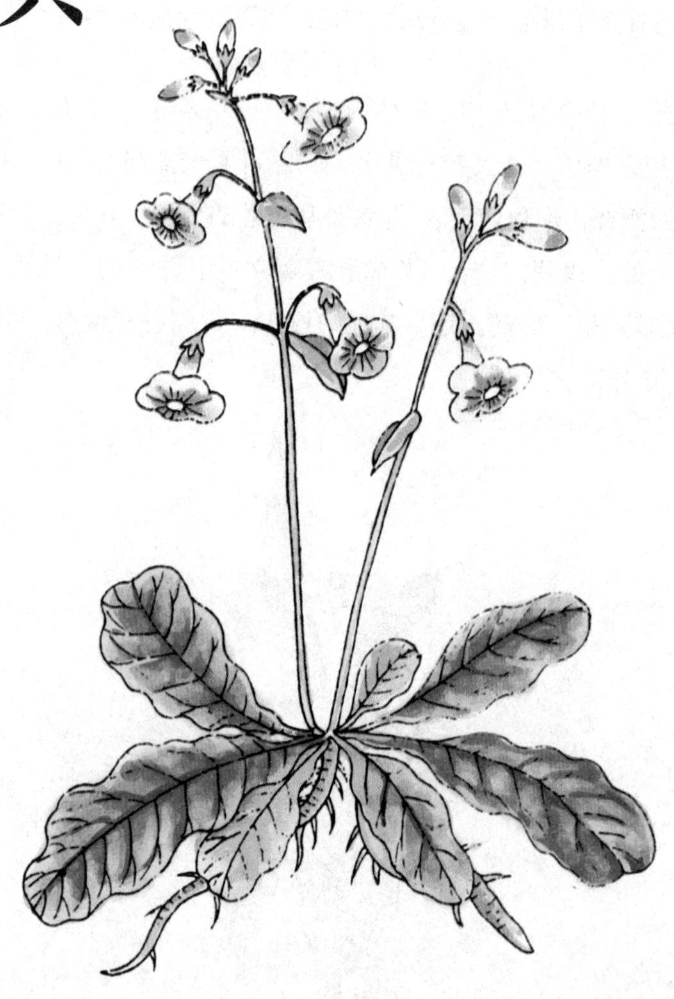

【药用部位】 根。

【气味、性质、毒性】 干地黄：甘，寒，无毒；熟地黄：甘、苦，微温，无毒。

【用途】 生地黄：清热凉血，养阴，生津；

干地黄：强筋壮骨，提神，治齿痛唾血；

熟地黄：长肌肉，滋补五脏。

地黄是著名的“四大怀药”之一。“四大怀药”主要指古怀庆府所产的四大中药，除地黄外，还有山药、牛膝、菊花。

地黄又叫婆婆菜、山白菜，具有滋阴补肾、养血补血等功效。

古代为地黄写诗的人很多，如白居易、苏东坡等都写过关于地黄的诗。

白居易有一首诗是《采地黄者》，全诗是这样的：

麦死春不雨，禾损秋早霜。
岁晏无口食，田中采地黄。

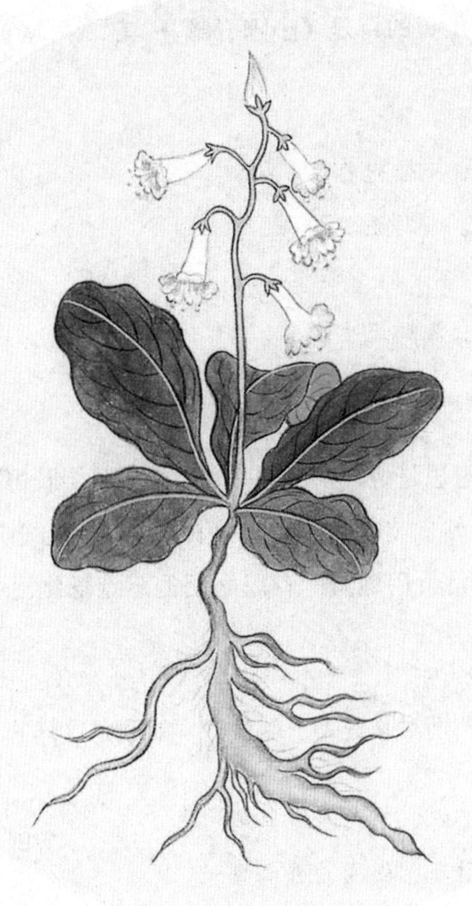

采之将何用？持以易糇（kāng）粮。

凌晨荷（hè）锄去，薄暮不盈筐。

携来朱门家，卖与白面郎。

与君啖（dàn）肥马，可使照地光。

愿易马残粟，救此苦饥肠！

白居易写这首诗时天下大旱，百姓流离失所，吃不饱饭。当时一些穷人就在田野里挖一种叫作地黄的野草卖给富家公子，富人家就用地黄喂马，马长得膘肥体壮。而穷人从富家公子那里换一些喂马剩下的饲料来填饱自己的肚皮。白居易对这样的现象极为不满，便写了《采地黄者》这首诗。

苏东坡写的有关地黄的诗是《小圃五咏 · 其二 · 地黄》，其中有几句是这样说的：

地黄饷老马，可使光鉴人。

吾闻乐天语，喻马施之身。

……

丹田自宿火，渴肺还生津。

愿饷内热子，一洗胸中尘。

这首诗前两句的意思是说：用地黄来喂老马，马会长得膘肥体壮，马的皮肤光滑可以照人。苏东坡就想到人如果食用地黄，想必对人的身体也大有好处。于是自己经常食用地黄，食用之后他感觉身体更加轻快健康，所以就有了前面那首诗。

除此之外，还有一副对联是关于地黄的，对联是这样的：

神州到处有亲人，不论生地熟地。

春风来时尽著花，但闻藿香木香。

xuān cǎo 萱草

【时珍说】萱草适宜生长在潮湿的地方，冬季长得很好。花有红、黄、紫三种颜色，结的果实有三个角，萱草的根与麦门冬相似，最容易繁衍（yǎn）。

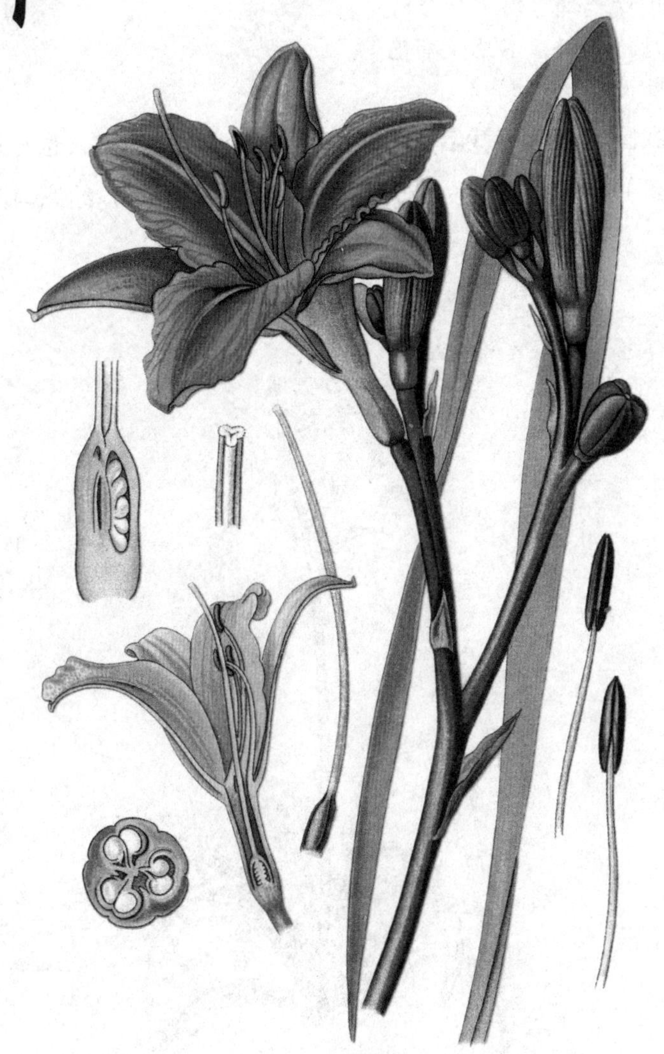

【药用部位】 苗花、根。

【气味、性质、毒性】 苗花：甘，凉，无毒。

【用途】 苗花：治身体烦热，消食，利湿热，安五脏，轻身明目；根：治沙淋，下水气，治乳痈肿痛。

萱草，又称为忘忧草。在我国，萱草也是母亲花。唐代诗人孟郊有一首关于萱草的诗，诗是这样写的：

萱草生堂阶，游子行天涯。

慈母倚堂门，不见萱草花。

萱草在我国有悠久的栽培历史，除了孟郊外，其他文人也写过它：曹植歌颂过它，苏东坡为它写过诗，夏侯湛（zhàn）给它写过

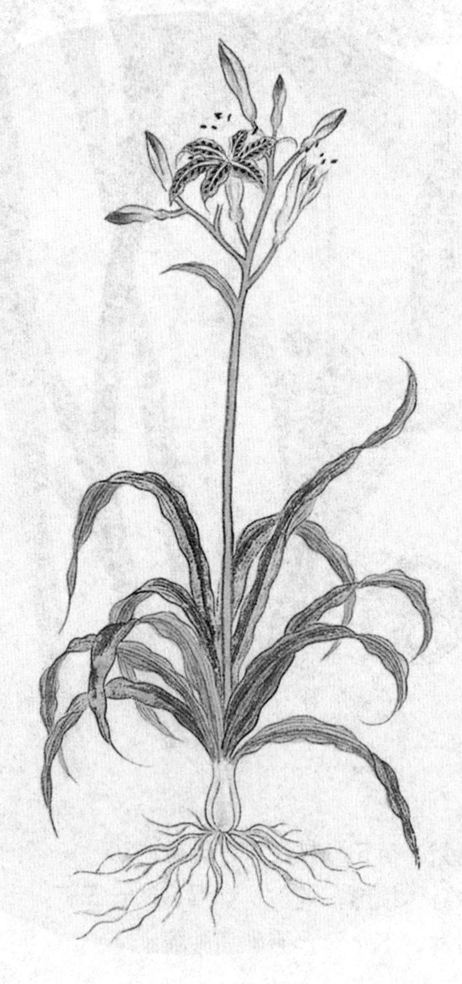

赋。不仅如此，历史上还传说萱草类中的黄花菜曾经救过陈胜的性命呢！

相传，陈胜在大泽乡起义前，家境贫困，家中没有米下锅，他全身开始浮肿。为了缓解饥饿，还要想办法治疗浮肿，他只能先出去乞讨。有一天，陈胜讨饭到一户黄姓人家处，此时黄家只有母亲和女儿在家。黄婆婆看见陈胜的可怜模样于心不忍，便让他进屋，然后马上烧火做饭，给陈胜做了三大碗黄花菜吃。这对当时的陈胜来说，简直是人间美味，于是他狼吞虎咽地全部吃进肚子里去了。可喜的是，这三碗黄花菜不仅填饱了陈胜的肚子，他身上的浮肿也慢慢消除了。

陈胜称王后，没有忘记黄家母女当年的恩情，便邀请她们来到自己当时的住处，每天都用无数佳肴珍馐（xiū）款待救命恩人。而此时的陈胜却食不知味，他还想再吃一次多年前自己吃的黄花菜，黄婆婆立刻照办。陈胜端起煮好的黄花菜尝了一口，发现味道并不如多年前那样鲜美，甚至有些难以下咽，便将自己的疑问告诉了黄婆婆。只听黄婆婆说道："这也不奇怪，当时您觉得它鲜美是因为您正饥饿，如今您吃惯了大鱼大肉，黄花菜理所应当难吃啊。"一席话说得陈胜无地自容。他将母女俩留了下来，让她们专门种植黄花菜给自己吃。

后来，越来越多的人知道萱草可以治疗浮肿，它也就被纳入中药的行列了。

紫菀

zǐ wǎn

【时珍说】这种植物根的颜色是紫色的，而且很柔婉，所以叫作紫菀。

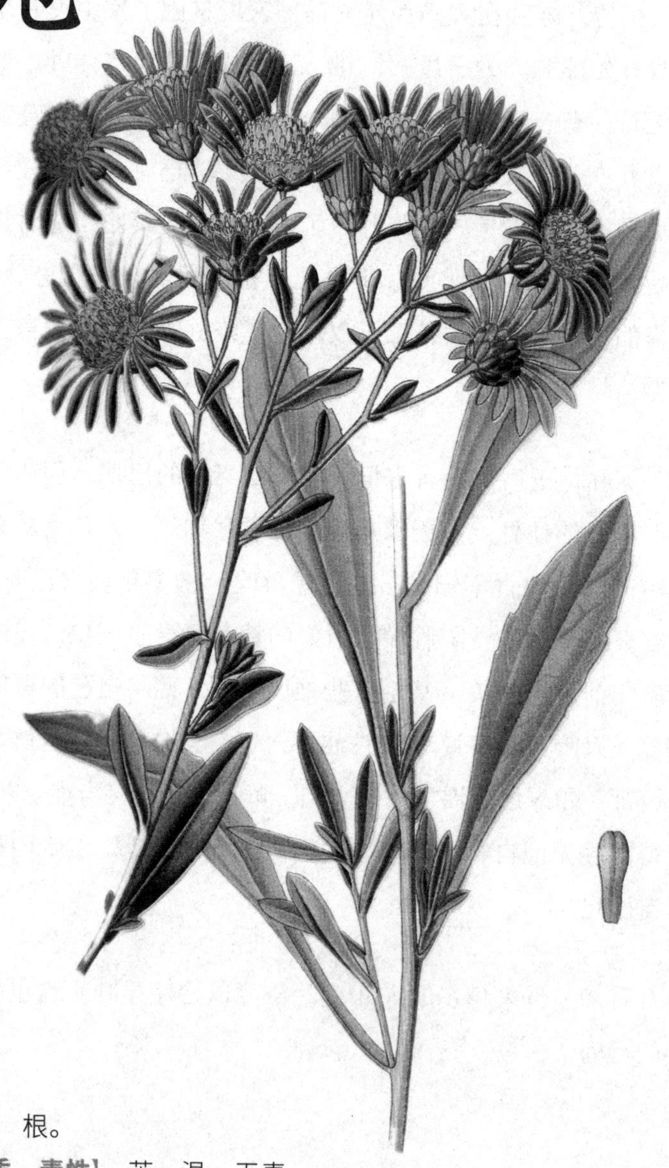

【药用部位】 根。

【气味、性质、毒性】 苦，温，无毒。

【用途】 润肺下气，消痰止咳。

北宋宋徽宗时期，蔡京任宰相，权势煊赫（xuān hè），名噪四方。

有一次，蔡京大肠秘结不通，十分难受。但是，因为他不允许使用大黄等具有泻药功能又损伤正气的药材，所以多方调治之后仍未见效。随后蔡京贴出告示网罗天下有能力的医生给自己治病，告示中说能够治好蔡京病的，将赏银千两。

史堪，字载之，四川眉山人，曾中过进士，同时也是一名医生。当时，他刚到京城，为了站稳脚跟，他便自荐到蔡府为宰相治病。

史堪为蔡京诊脉后，便向蔡京要二十文钱，蔡京便问他要钱做什么用，他回答要去买药。不一会儿，史堪回来了，只见史堪买的正是紫菀。他把这株紫菀研成细末，然后让蔡京用水服下去，不一会儿蔡京感觉好多了。蔡京便问是怎样的缘由，史堪回答:“肺与大肠相连，肠是肺的传送器官，宰相您所患的大肠秘固不通是由‘肺气浊’造成的，而我用的紫菀这味药刚好可以清理肺气，大肠也就开始通畅，从而药到病除，道理都在这里。”史堪也因为治好了宰相的便秘病而名扬京城。

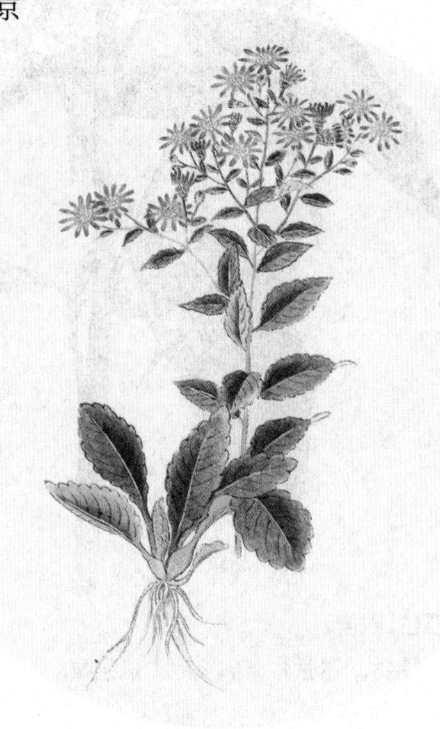

yā zhí cǎo
鸭跖草

【时珍说】鸭跖草处处平地有之。三四月生苗，紫茎竹叶，嫩时可食。四五月开花，如蛾形，两叶如翅，碧色可爱。结角尖曲如鸟喙（huì），实在角中，大如小豆。豆中有细子，灰黑而皱，状如蚕屎。巧匠采其花，取汁作画，颜色好像彩羊皮灯一样，青碧如黛也。

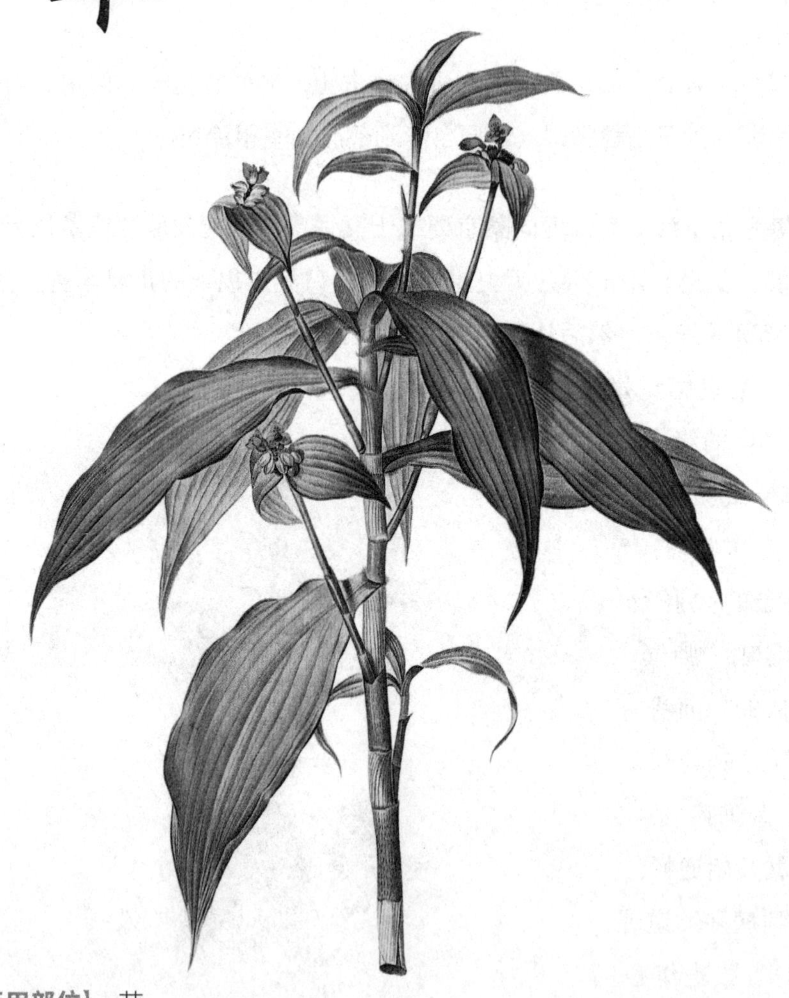

【药用部位】 苗。

【气味、性质、毒性】 苦，大寒，无毒。

【用途】 清热解毒，利水消肿。

鸭跖草，常生于湿地，对环境的要求不太高。

鸭跖草名字的由来还与一个有趣的故事有关呢！

庄子有一次送葬，经过惠子的墓地，想起了好友，便对跟随的人讲了这样一个故事：

郢（yǐng）地有个人用白色的泥涂抹在自己的鼻尖上，涂的这

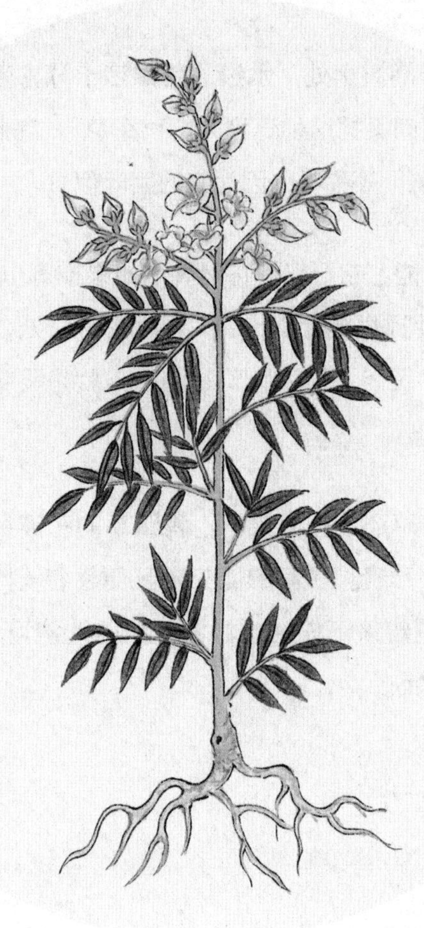

层泥像苍蝇的翅膀那样薄。郢地人让匠人用斧子砍削掉这一小白点，匠人抡起斧头，呼呼作响，而郢地人则听任他砍削白点，一脸若无其事的样子。最后白泥完全除去，郢人的鼻子却一点也没有受伤。这就是成语“运斤成风”的由来，这个故事也被称为“郢人之鼻斫（zhuó）”。

唐宋时有人发现一种野花的中间花瓣带一点白色，像极了郢人鼻子上抹的那一白点，于是就称这种草为“鼻斫草”，“斫”字后来又被讹（é）传为“跖”，这种草就被叫作“鼻跖草”了。

这种草因常生于潮湿之处，水边的鸭鹅等十分喜爱将它的鲜嫩茎当作食物，所以民间又把这种草称为“鸭跖草”。除此之外，它还有“碧竹子”“竹叶菜”等称呼，因为它的茎叶似竹。

鸭跖草有许多功能。它可以解毒消肿，如果被毒虫恶犬咬伤了，可以将鸭跖草的茎叶揉烂成汁液，敷（fū）在伤口处；这个汁液也可以用于治疗毒疮。民间还用鸭跖草祛酷暑，就是将鸭跖草与红小豆煮水一起饮用。

除了药用，鸭跖草还可作为染料。鸭跖草的花瓣经日光暴晒后便会枯萎，所以格外珍贵。民间的能工巧匠便趁着天刚亮，露水还没退时，将新鲜的花瓣采下捣烂成汁液，这些汁液可以用于绘画，也可以用来染制工艺品。

shǔ kuí 蜀葵

【时珍说】蜀葵初春播种，苗嫩时可以食用。叶比葵菜稍大，小满后，抽茎高五六尺。以前的人描述它茎疏叶密，叶翠花艳。

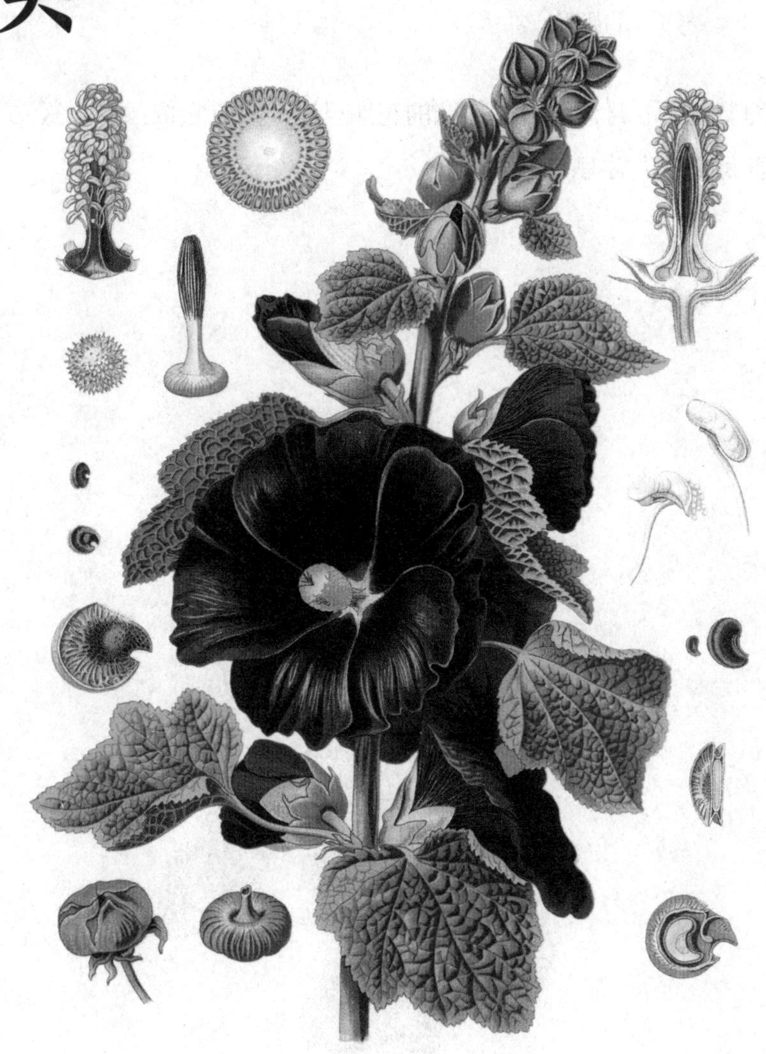

【药用部位】 苗、根茎。

【气味、性质、毒性】 苗：甘、微寒，滑，无毒。

【用途】 苗：除客热，利肠胃；

根茎：清热，解毒，排脓，利尿。

蜀葵，多年生草本植物，茎直立，花期 5–10 月。因为原产自四川，而四川旧称“蜀”，所以它名“蜀葵”。又因其高可达丈许，花多为红色，又名“一丈红”。因为它开花在 5 月间，正是麦子成熟时节，所以还有“大麦熟”的别称。

蜀葵开在 5 月，这时其他花的花期已过，只有它依然亭亭玉立，以笑颜面世，有人曾写诗赞曰：

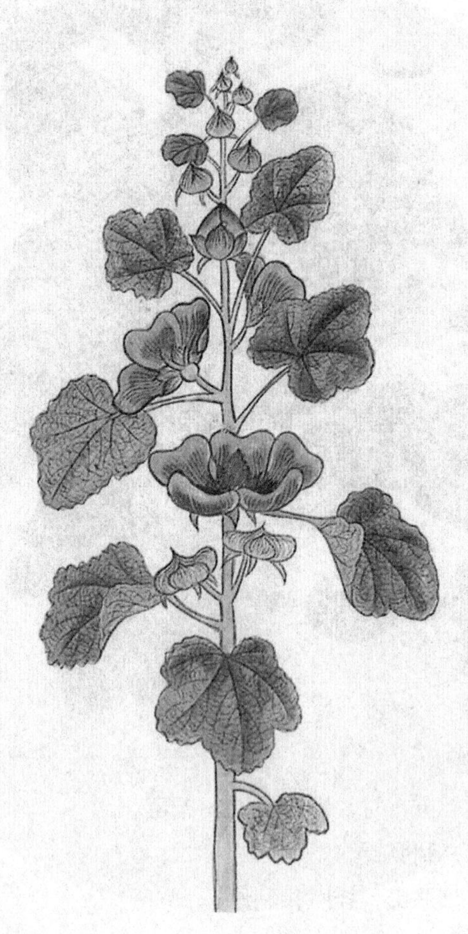

斗篷最解意，花开一丈红。

向阳节节高，随风潜入梦。

关于“随风潜入梦”这句诗，还有个故事呢。

古时候，有一个叫王其祥的人，爱花成痴，整日沉迷在花花草草之中，对蜀葵更是喜爱有加。有一天，他流连在百花园中，走得累了便躺在一块石头上休息。花香很浓，周围还有鸟鸣。王其祥选择躺在蜀葵旁边，不一会儿就睡着了。

在梦中，他遇见一位少年邀请他去看花仙子的歌舞表演，他便欣然前往。一路上，只听见鸟儿欢快地歌唱，不一会儿便看见衣袂（mèi）飘飘的花仙子正翩翩起舞。这时，一阵风吹来，等到王其祥再看时，邀请他的少年不见了，跳舞的仙子也不见了，而自己周围依然是开得正艳的蜀葵。

原来，只是南柯一梦！

醒来后的王其祥十分惆怅，他想或许自己身旁的蜀葵就是梦中仙子的化身。为了纪念自己的这一奇妙旅程，他给自己起了一个“蜀客”的别称。

suān jiāng 酸浆

【时珍说】酸浆与龙葵，是同一类型的两个品种，苗、叶子都相似，只不过酸浆的茎上有毛，而龙葵没有。

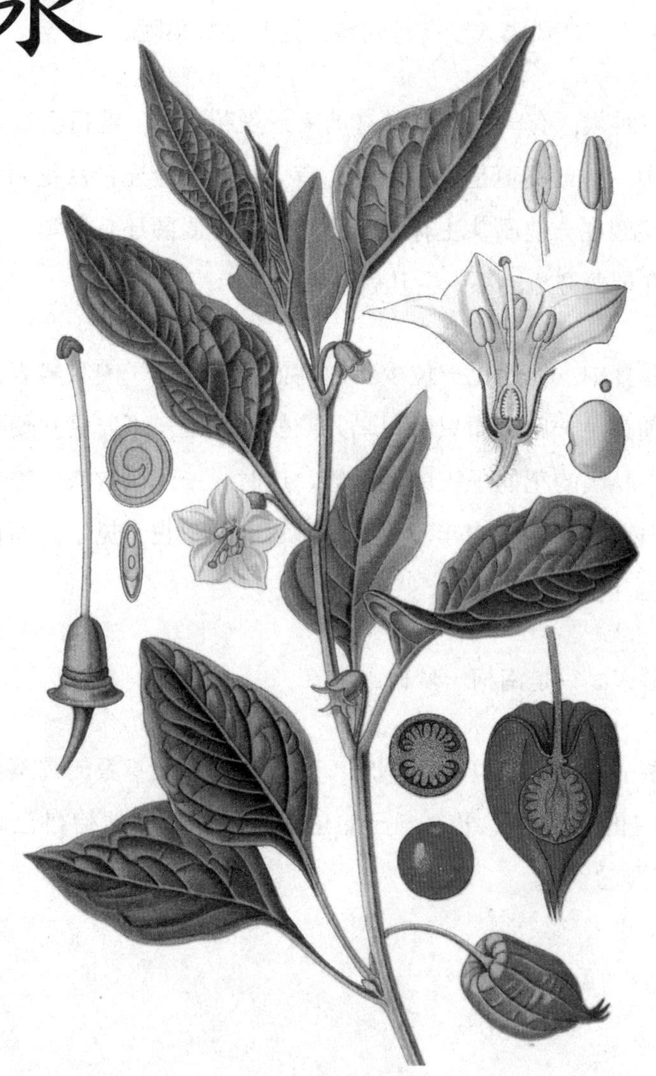

【药用部位】 苗、叶、茎、根、子。

【气味、性质、毒性】 苗、叶、茎、根：苦，寒，无毒；子：酸，平，无毒。

【用途】 苗、叶、茎、根：除热烦闷，定志益气，治慢性传染病，祛各种虫毒；子：治阴虚内热及虚劳发热。

酸浆原产于中国，早在《尔雅》中就有关于它的记载。

酸浆的适应性很强，不仅耐寒而且耐热，它对土壤没有特殊的要求，我国南北均有种植。

酸浆有很多别名，比如，灯笼草。灯笼草这个名字是由于酸浆成熟时挂在枝头如同一串串灯笼的形象得来。另外，酸浆还有一个名称，叫红姑娘。秋天的时候，市面上经常能看见它们身着薄薄的红纱衣，很像一群美丽的姑娘。

酸浆果实中含有人体需要的多种营养成分，包括维生素、矿质元素、氨基酸等，其中钙和维生素的含量远远高于日常生活中我们常见的番茄、胡萝卜，所以酸浆的果实是加工饮料、果酒的好原料。

酸浆的吃法有很多，除了可以生吃，还可以糖渍（zì）或者醋渍。为了更好地保存酸浆，人们想出了制作果酱的方法。

除食用外，酸浆还有一系列的药用价值，不仅能清热、解毒、利尿、降压，也能促进身体代谢，以及美容养颜、预防贫血。

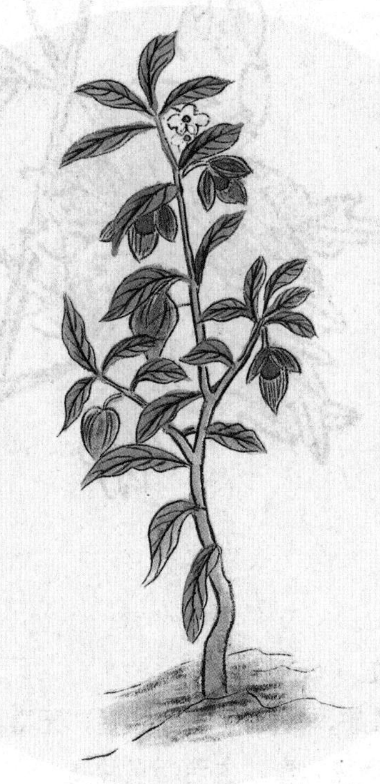

shǔ yáng quán
蜀羊泉

【时珍说】漆姑有两种：苏恭说是羊泉，陶、陈说是小草。苏颂所说老鸦眼睛草，乃龙葵也。又黄蜂做窠（kē），衔漆姑草汁为蒂，即此草也。

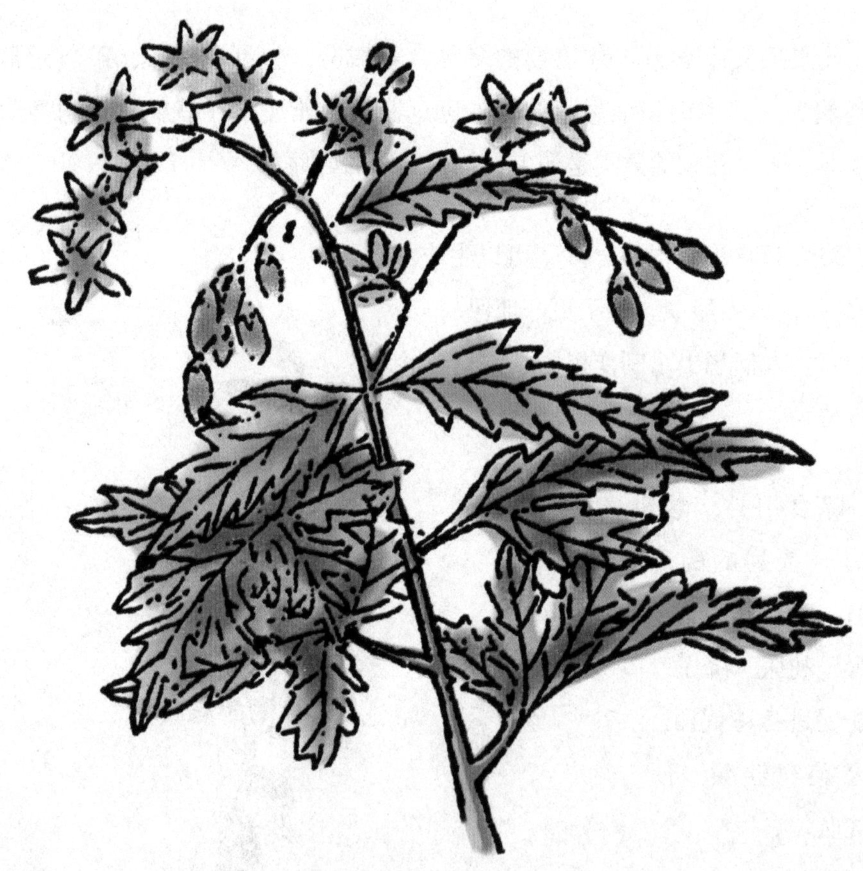

【药用部位】 全草。

【气味、性质、毒性】 苦，微寒，无毒。

【用途】 清热解毒，主治咽喉肿痛。

蜀羊泉，在《名医别录》里是这样记载的：“一名羊泉，一名羊饴，生蜀郡川谷。”因为生于蜀郡，故有蜀羊泉之名，这是从产地来解释蜀羊泉这个名字。而漆姑这个名字则是从植物形态上来说的，《本草经考注》中说：“此物茎叶有粘液如漆，故有羊涎及漆姑之名也。”

蜀羊泉可以治黄疸和漆疮。

治疗黄疸时，把蜀羊泉捣汁和着酒一起服用，如此反复几次，即有作用。

漆疮是一种常见的皮肤病，它多发生在头面、手臂等部位，这种病是因为接触漆树、漆器等引起的。患此皮肤病，会出现瘙痒、刺痛、水泡糜（mí）烂等症状，可以把蜀羊泉捣烂进行涂抹来治疗。

除了治疗这两种病，蜀羊泉搭配其他药材还可以治疗胃癌、食道癌。

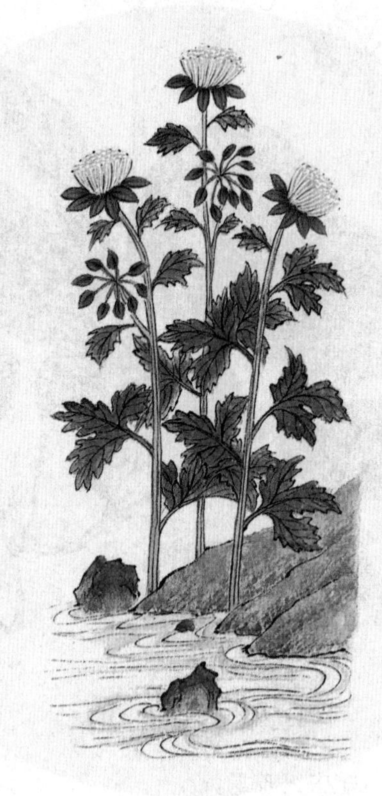

鹿(lù)蹄(tí)草(cǎo)

【时珍说】鹿蹄草的苗像堇（jǐn）菜，叶子很大，背部是紫色的。春天生紫色的花，结青色的果实，和天茄子很像。

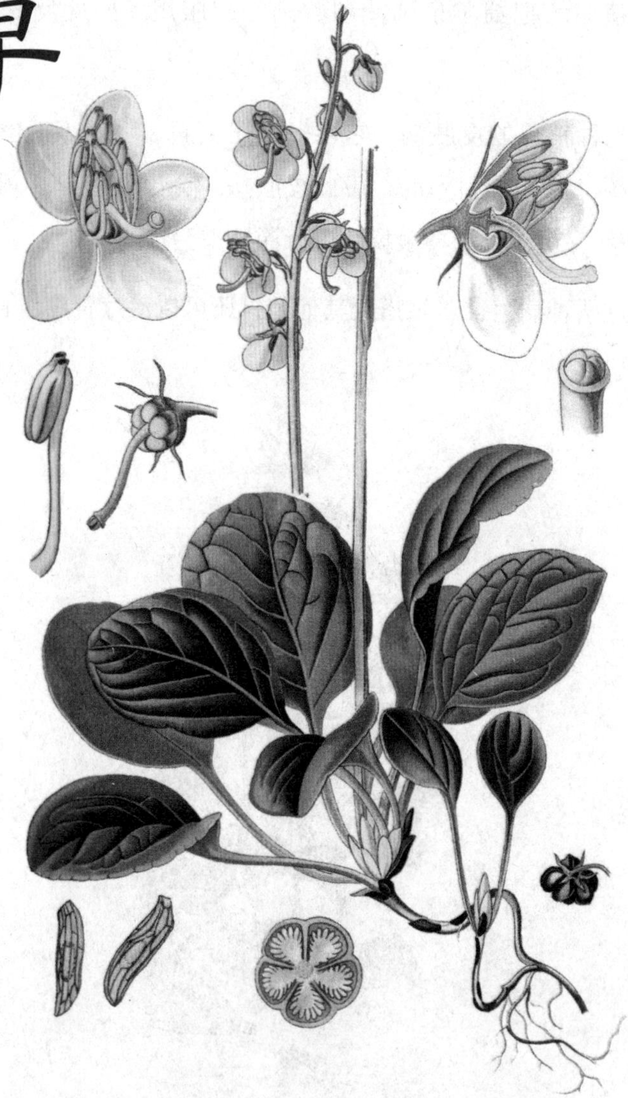

【药用部位】 全草。

【用途】 治疗金疮出血、蛇虫犬咬毒。

王母娘娘是中国神话故事里的重要人物，传说她居住在瑶池。

王母娘娘有一个鹿苑，里面养着好几百只金鹿。这些金鹿不仅外形美丽，还能随着仙乐跳舞。每年王母娘娘寿诞的时候，都会点名让金鹿来表演。

这一年，王母娘娘的寿诞到了，众仙前来祝贺。群鹿在宴会上表演完毕，王母娘娘赏赐完群鹿之后，就让天神带群鹿回去。经过

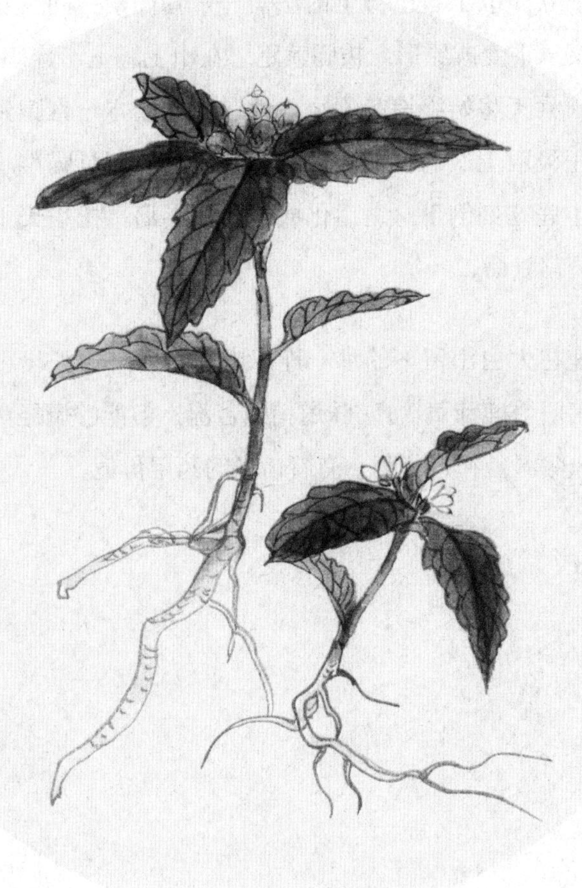

南天门时，有一只调皮的小鹿忽然一跃，逃到了凡间的峨眉山方向。

王母娘娘便派托塔天王率领天兵天将下凡去捉拿小鹿。天兵天将寻遍了峨眉山的角落，都没发现小鹿的踪迹，接着又来到太白山，可依然没有找到小鹿。托塔天王站在云头细细观望了一会儿，发现在太白山的拔仙台上有一个少女正在采药，少女身着黄衣黄裤，头上梳着高高的发髻。托塔天王再认真一瞧，便认出了这个少女是天上逃跑的那只小鹿所变。

托塔天王立即取出自己身上的法器——套仙索，向少女身上扔去，只见少女一下变成原形，拔腿就跑，在山上踩下一连串的蹄印。小鹿敏捷，天兵天将始终追赶不上，就这样，双方一直跑到了海南岛。托塔天王汲取上次的教训，不再扔套仙索，而是瞄准小鹿的腿射了一箭，小鹿立刻倒下，之后化成了一座半岛。托塔天王便带领天兵天将回天宫复命。

当时小鹿在太白山留下的那一连串脚印，后来便长出了一种珍贵的草药，名叫“鹿蹄草”。它味道稍微苦涩，但能够调经活血，收敛止血，祛风除湿，补肾壮阳，有着诸多的药用价值。

王不留行

wáng bù liú xíng

【时珍说】王不留行多生于麦地之中，苗高一二尺，三四月的时候开小花，结的果实像灯笼草。

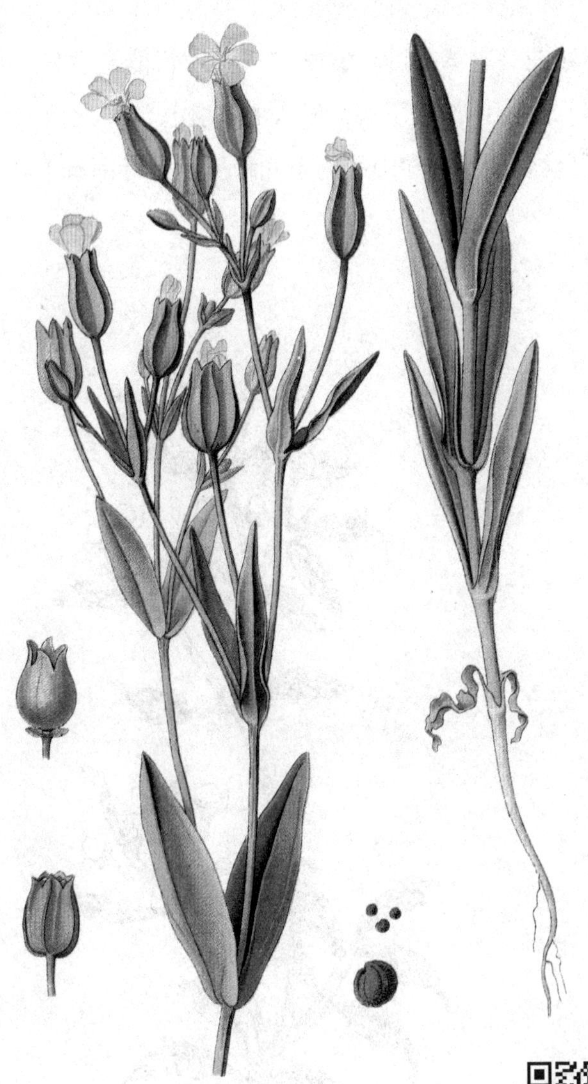

【药用部位】 子。

【气味、性质、毒性】 苦，平，无毒。

【用途】 活血通经，下乳消痈。

扫码听故事

王不留行是植物麦蓝菜干燥、成熟的种子。它是一味中药，具有活血通经、下乳消肿、利尿通淋的作用，可用来治疗经闭、痛经等病症。

李时珍在《本草纲目》中说：“王不留行能走血分，乃阳明冲任之药。俗有‘穿山甲，王不留，妇人服了乳长流’之语，可见其性行而不住也。”这句话是说穿山甲的甲片和王不留行都有下乳的功效。

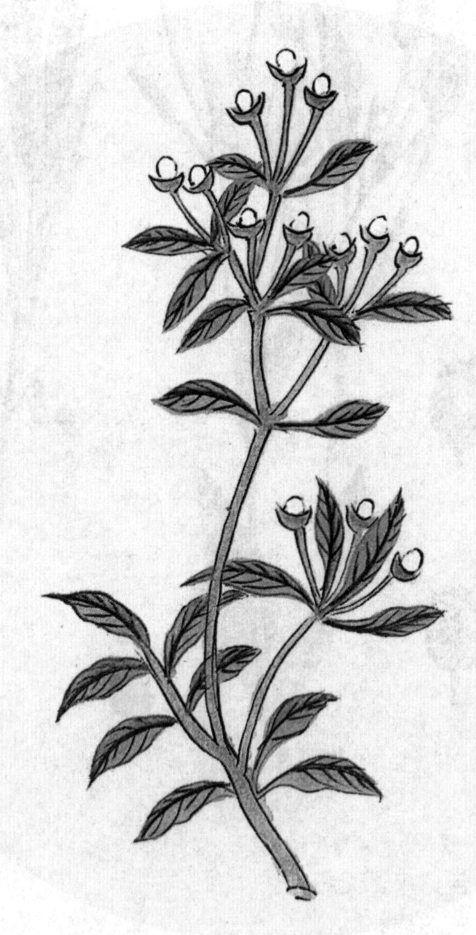

传说王不留行这种药是“药王”邳（pī）彤发现的，可是当时他不知道应该给这种药起个什么样的名字。

这时候他想起了一个故事，故事的主人公是王郎。王郎是赵国邯郸人，通天文、历法、算命之术，自称是汉成帝之子刘子舆。王郎自己称帝后，称政权为“赵汉”，至称帝时河北基本落入他的手中。

有一天，王郎率兵追杀刘秀，来到了邳彤的家乡。他对这里的百姓说刘秀是冒充汉室的人，自己才是真正的汉室后裔，并强迫当地的老百姓送吃的喝的，还让腾出房子给他们住。此地的老百姓知道王郎一伙人祸乱天下，决定不搭理他们。

王郎等到天黑还不见饭菜，不由得怒从心头起，他当即带领手下进村一探究竟。等到他们进了村子才发现家家户户的门都紧锁着，见不着一个人影，王郎发誓要踏平村庄。此时一旁的参军劝说：“此地青纱帐遍布，树木茂密，我们怎样找到这些村民还是一个问题，而且现在大家都饿着肚子，我认为应该离开此地，先找个地方填饱肚子，保存实力，再去追杀刘秀为上策。”王朗一听，觉得有道理，便下令离开了这个村庄。

邳彤想到这段历史，就给这个中药起名叫作“王不留行”，意思是这个村子不留王郎食宿。

王不留行还有个记载于《世说新语》中的故事。故事的主人公是晋代的卫展，他为人小气吝啬，在他任江州刺史时，之前的一个好朋友来投靠他，卫展却不愿意收留此人，但碍于情面不好开口说。他便想出了一个主意，他送朋友一斤王不留行。朋友收到礼物后，立刻明白了卫展的意思，叹息而去。

kuǎn dōng huā 款冬花

【时珍说】洛水到了年末结冰时，款冬生于草冰之中，款冬花的别称“颗冻”就是这样来的。

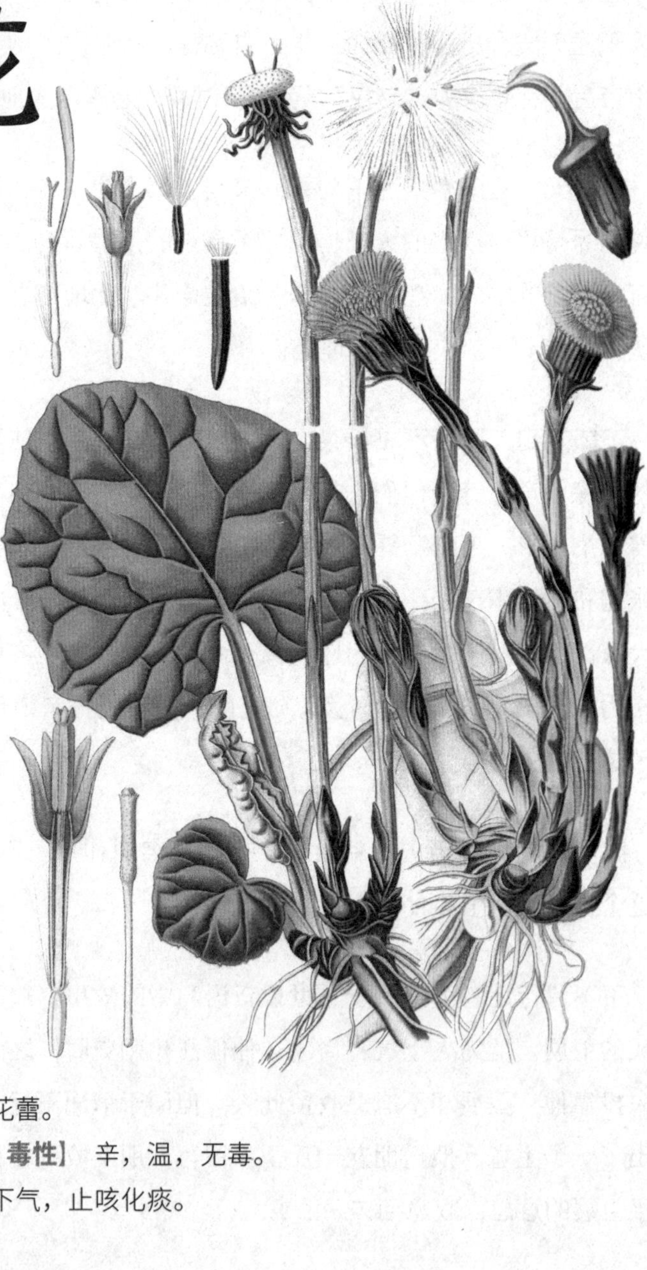

【药用部位】 花蕾。

【气味、性质、毒性】 辛，温，无毒。

【用途】 润肺下气，止咳化痰。

款冬是多年生草本植物，生长于山谷湿地或者林下。我国很多地方都有它的身影，比如，东部、中部，以及西藏的米林、林芝等地。

款冬花味辛，是专治咳嗽的良药。关于治咳嗽的这一功效，就不得不提它与唐代著名诗人张籍的一段故事。

张籍是韩愈的大弟子，他的乐府诗和王建齐名，并称“张王乐府”。不过他家境贫寒，体弱多病，在当时有“贫病诗人”之称。

有一次，张籍不幸感染了风寒，接连好多天都咳嗽不断。因为没有钱治病，他的病情一天比一天严重。正在一筹莫展之时，他忽然想起曾经有一位高僧说过，款冬花治疗久咳特别有效。于是他立即吩咐家人去采摘，并且熬制成药。张籍喝了几次后，逐渐有了效果，咳嗽也慢慢好了。因为有了这次亲身经历，张籍对款冬花十分赞美，挥笔写下一首诗：

僧房逢着款冬花，
出寺行吟日已斜。
十二街中春雪遍，
马蹄今去入谁家。

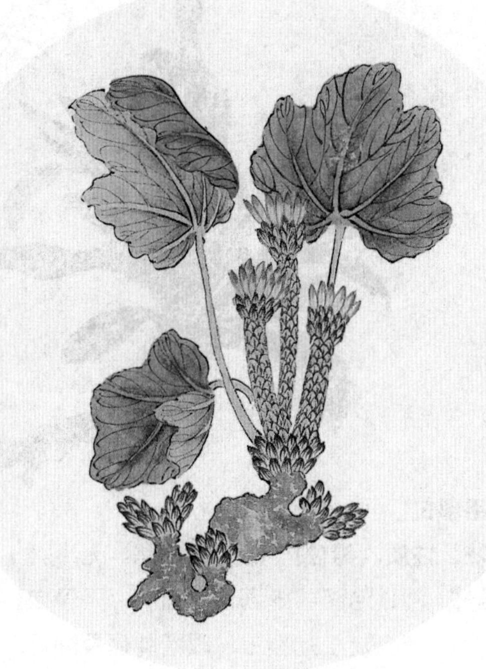

qú 瞿 mài 麦

【时珍说】瞿麦叶像地肤叶而尖小，又像初生小竹叶而细窄，其茎纤细有节，高尺余，梢间开花。

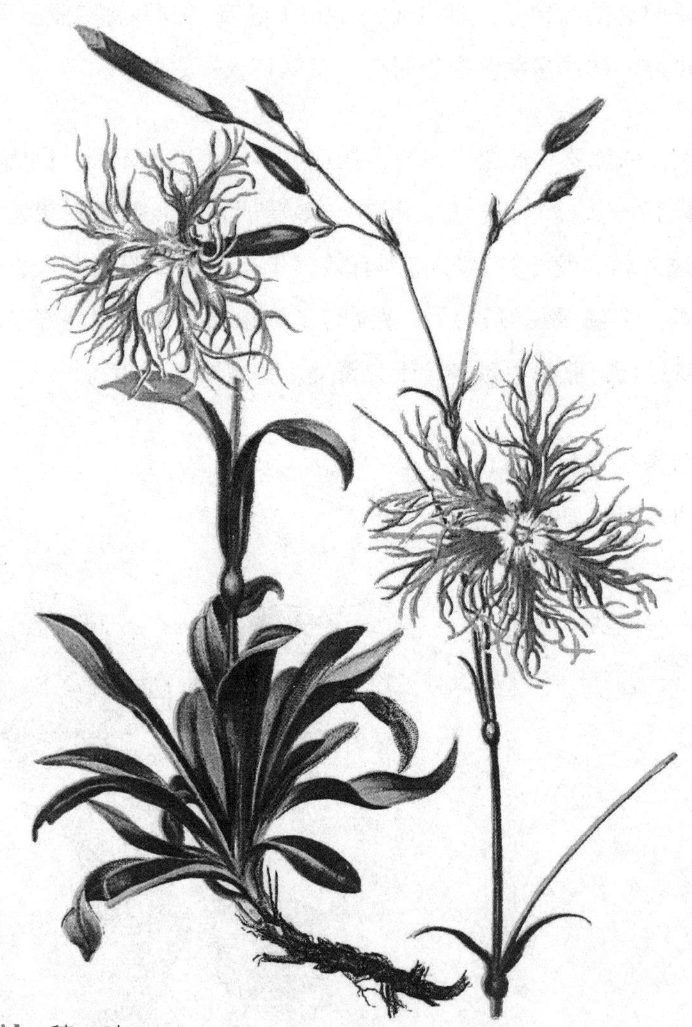

【药用部位】 穗、叶。

【气味、性质、毒性】 穗：苦，寒，无毒。

【用途】 穗：治腹部胀满，去痈肿，下瘀血；
叶：治小儿蛔虫、眼睛肿痛及肿毒。

瞿麦不是麦子，而是一种多年生草本植物。其花与曼陀罗的花相似，但形态更为优雅。瞿麦不仅可以用来当作绿化植物，还能入药。

有传说“瞿麦”本来是天上的花仙子，是被王母娘娘贬下凡间成为植物的。

天上有许多仙子，其中尤以花仙子长得最漂亮。她不仅面容精致，而且身体娇柔善舞蹈，经常和其他姐妹一起跳舞尽兴。有一天，仙子们同往常一样正在练习新的舞蹈，大家有说有笑。

这时，王母娘娘和玉皇大帝恰好路过，玉皇大帝被花仙子的容貌和舞姿所吸引，一时间失了神。王母娘娘顺着玉皇大帝的眼光看去，顿时怒从心起。之后有一次，天庭召开会议时，花仙子来得稍微晚了些。王母娘娘便趁此机会以触犯“天条”为由，除去了花仙子的仙籍，把她贬到人间，变成了一株最不起眼的杂草。不仅如此，王母娘娘还让它的茎多节、空心、易脆，让它的果实皱巴巴的而且有刺，这样就再也没人喜欢它了。

人们后来给这种杂草取名“瞿麦”。

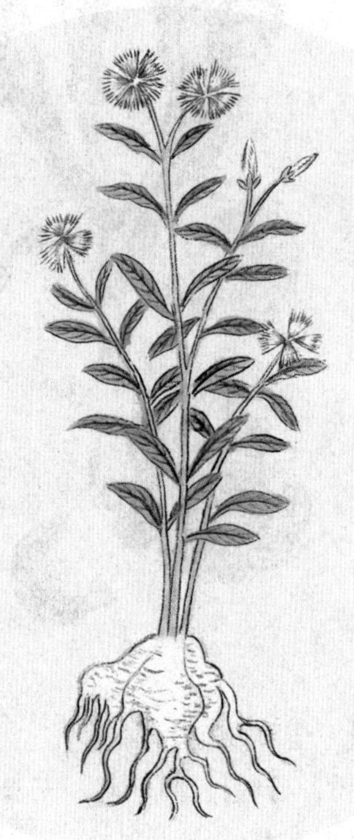

金盏草

jīn zhǎn cǎo

【时珍说】金盏草夏季结的果实在萼（è）内，就像多只尺蠖（huò）虫盘曲着的形状。

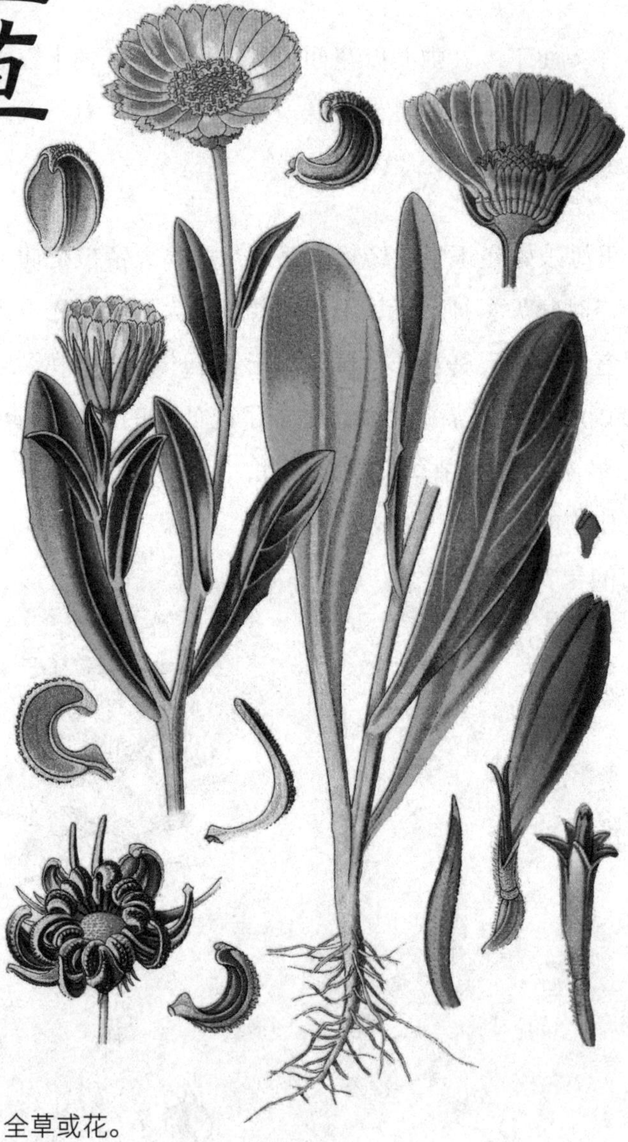

【药用部位】 全草或花。

【气味、性质、毒性】 酸，寒，无毒。

【用途】 清热止血。

金盏草，菊科植物，中药名，这个名字源于它的花瓣交叠在一起很像金盏。

它还有其他的名称，而且这些名称也都很有意思。比如，长春花，从字面意思上看是说此花的花期很长；再如日日新，是说这种植物每日更迭，连续不断地开花；它还有一个名字叫雁头红，是描述五个花瓣中心的那一点红。

金盏草发源于地中海周边的国家，以及热带地区，是后来引进到我国的，目前的种植范围主要在长江以南地区，因为它对温度的要求比较高，最适宜的温度是 20—33℃。

金盏草是可以扦插的，但一般采用播种的方法来种植。由于它的花期长，果实成熟的时间也不固定，所以熟了就要采，如果不及时采的话，果子会炸开。

金盏草具有很高的观赏价值，它适合摆放在城市里的任何位置，例如，中心广场、花坛等，当然也可以作为盆栽放在家中。

金盏草不仅具有观赏价值，而且还有非常高的药用价值，能够清热止血，也有一定的抗病毒作用。

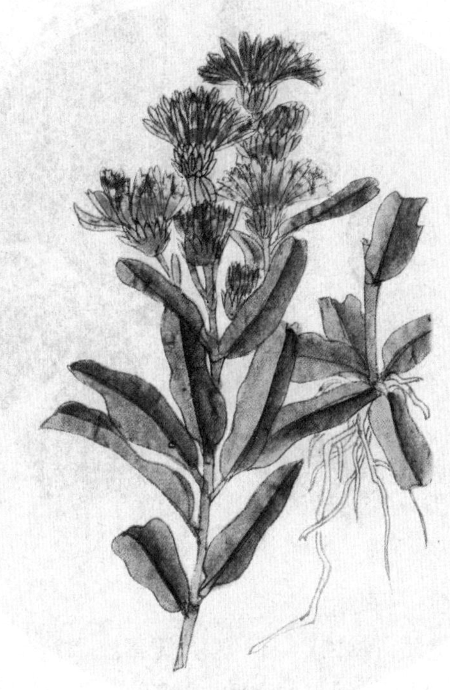

chē qián
车前

【时珍说】陆机《诗疏》中说：这种草喜好生长在道边，以及混迹在牛马群里，所以有车前、当道等名称。

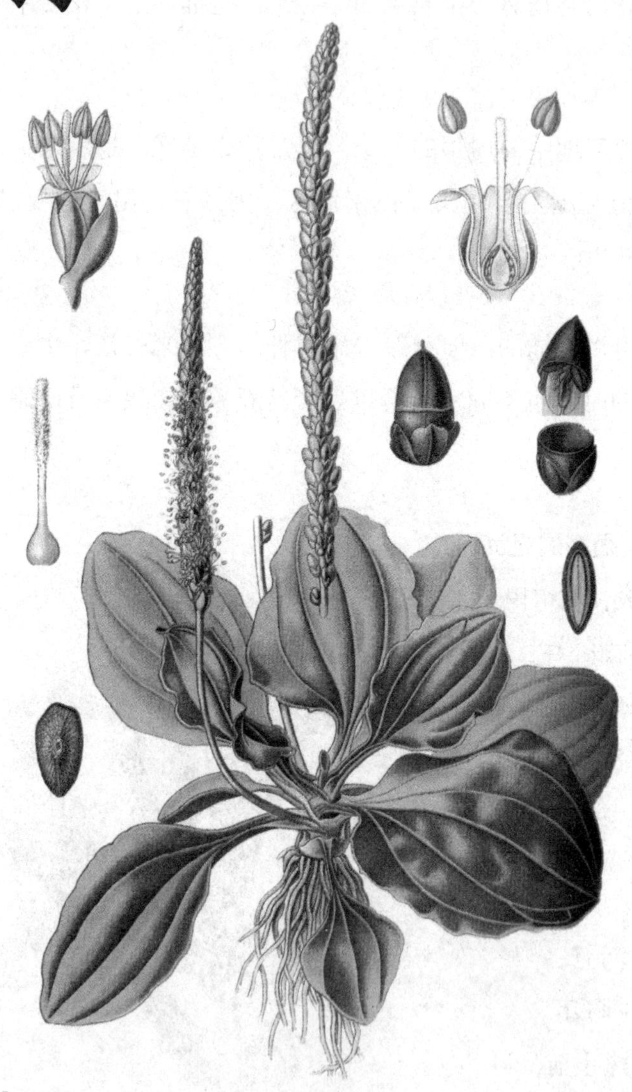

【药用部位】 子。

【气味、性质、毒性】 甘，寒，无毒。

【用途】 利水，清热，明目，祛痰。

汉朝有一位名将叫马武。

有一年6月，马武打了败仗，他的军队和战马撤退到了人烟稀少的荒野。当时正值高温季节，不仅缺少粮食，水源也是个问题，结果导致许多人和马都被饿死、渴死。而幸存的人和马也因为太过缺水，大多都得了“膀胱（páng guāng）湿热症”，这种病症表现为小肚子发胀，不仅人尿血，马也尿血，所以也叫“尿血症”。

马武将军有个马夫，整天和车子、马打交道。马夫手下的马也都得了“尿血症”，由于部队前进需要马的支持，马夫心急如焚，可一时半会儿又没有好的办法，好在总算迎来了一场雨。一天，马夫突然发现三匹马不尿血了，精神也好多了。他暗自猜想可能是吃了什么不一样的东西才变好的。后来，他通过观察发现，原来马吃的是车子附近的一种猪耳形的野草。他想，这种植物既然能治好马的病症，想必也能治好人的病症。于是，他决定先挖来煎汤试一试。他吃了几天后，发现自己不尿血了。于是他赶忙跑到马武将军面前禀（bǐng）告了此事，马武将军急忙命令全营都按照马夫说的方法做。不出几天，大家的“尿血症”也都治好了。

将军问马夫是否知道这种草的名字，马夫说自己是在车子的前面发现它的，并不清楚它的名字，将军大笑说：“那就叫它车前草吧。”从此，车前草的名字就被传开了。

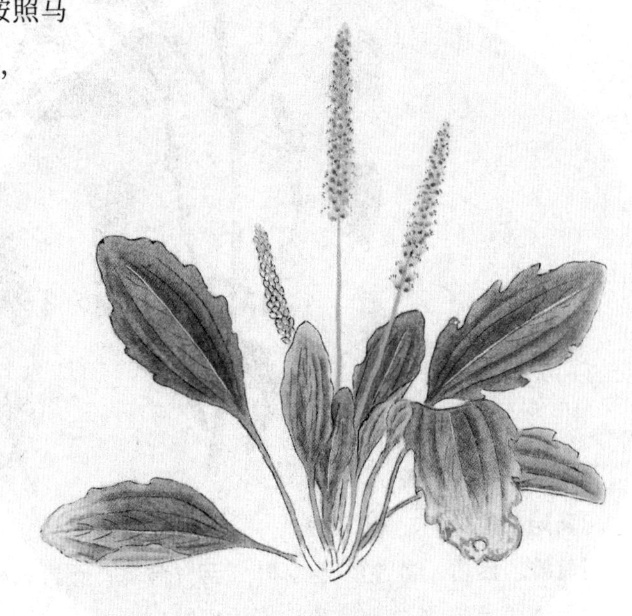

mǎ biān cǎo
马鞭草

【时珍说】马鞭草在春天的时候生苗，叶子有点像益母；在夏秋的时候开细小的紫色花，根白而小。

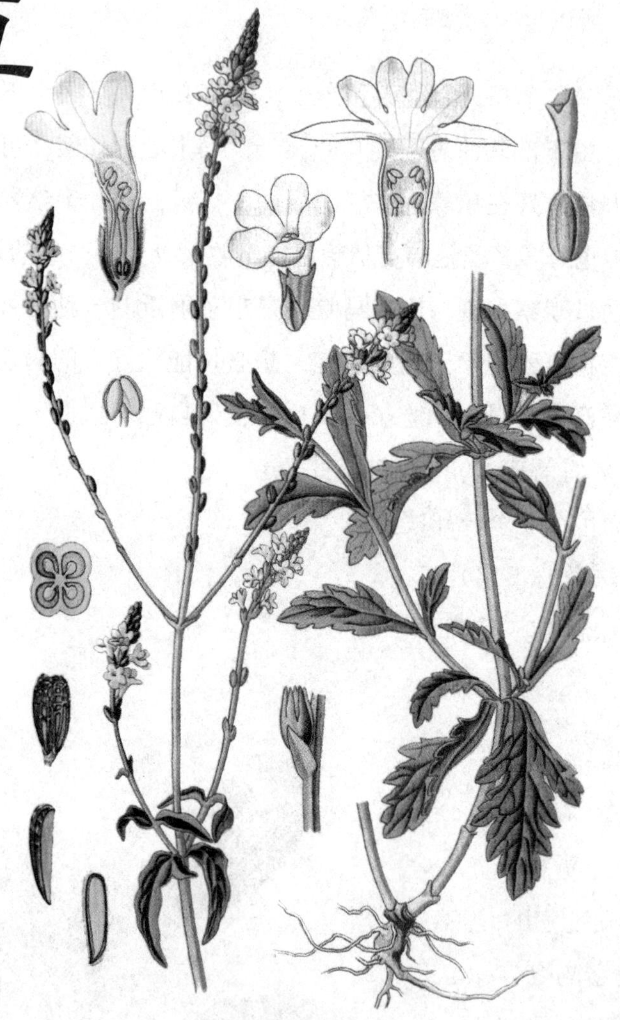

【药用部位】 苗、叶、根。

【气味、性质、毒性】 苗、叶：苦，微寒，无毒；根：辛、涩，温，无毒。

【用途】 苗、叶：治金疮、捣涂痈肿；

根：治疟（nüè）痰寒热、大腹水肿。

炎帝是上古时期姜姓部落的首领，号神农氏。上古时期生产力比较落后，医疗水平更是不发达，人们生病了也没有很好的办法让身体康复。

炎帝作为部落的首领，看到被疾病折磨的人无辜地死去，心如刀绞。

终于，出现了转机。

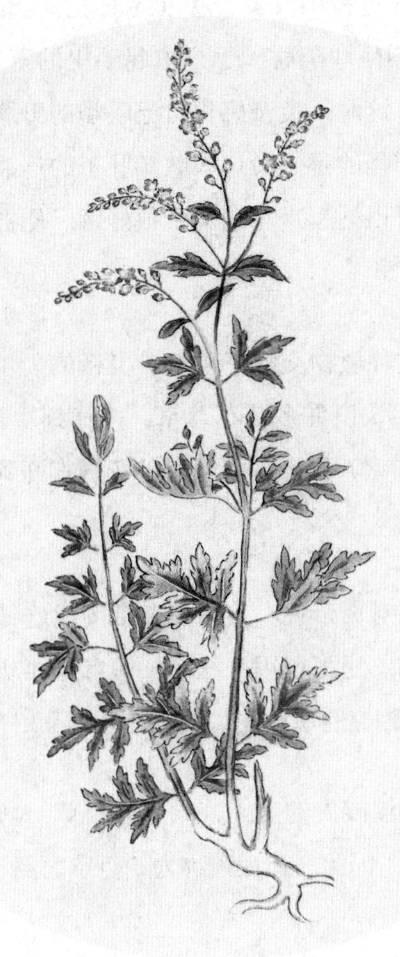

有一年冬天，炎帝从外打柴回来，在经过一条河流时，不小心脚下一滑掉进了河里。当时正是寒冬腊月，北风呼啸，河水冰凉刺骨。而炎帝掉下去的地方水很深，所以他无法从水里脱身。湍（tuān）急的河水把炎帝冲到了下游的河滩处，这时他才气喘吁吁地慢慢爬上岸。

饥寒交迫的炎帝一直在呼啸的北风中瑟瑟发抖。突然，他感到肚脐周围揪心地痛，刚想弯腰蹲下缓解，但是没有半点效果，疼得只能在岸边打滚。在此过程中，炎帝拔起了长在岸边的一把野草。因为他疼得牙齿上下不住地磕碰，于是拿起手里的野草塞进嘴里，想堵住牙齿不再抖动。这时，炎帝感觉自己咀嚼的野草花蕾的汁液像是流进了肚子里。奇怪的是，没过多久，肚子的疼痛一点点在减轻，到最后自己竟然可以站起来了。炎帝很好奇，便把那株植物剩下的部分挖出来带回了家。

回家后，炎帝把这种植物交给了妻子。炎帝的妻子听訞（yāo）出生于大山里，自小便认识许多花花草草，她仔细端详这种野草：叶子呈倒卵形或长椭（tuǒ）圆形，淡紫色的花穗直开到顶梢，活像一根漂亮的马鞭。

“这是马鞭草”，她对炎帝说。后来，炎帝发现这种草的味道既苦又凉，而且除了止痛，还可以用来祛风、解毒。他从这里得到启示，说不定其他草也有相应的功能呢！

从此，炎帝为了医治族人的病，开始遍尝百草，马鞭草也就成了炎帝尝的第一种药物，因此，被后人称为“百草之源”。

shé 蛇 hán 含

【时珍说】蛇含草有两种：细叶的叫作蛇衔，大叶子的叫作龙衔。龙衔可以用作疮膏。

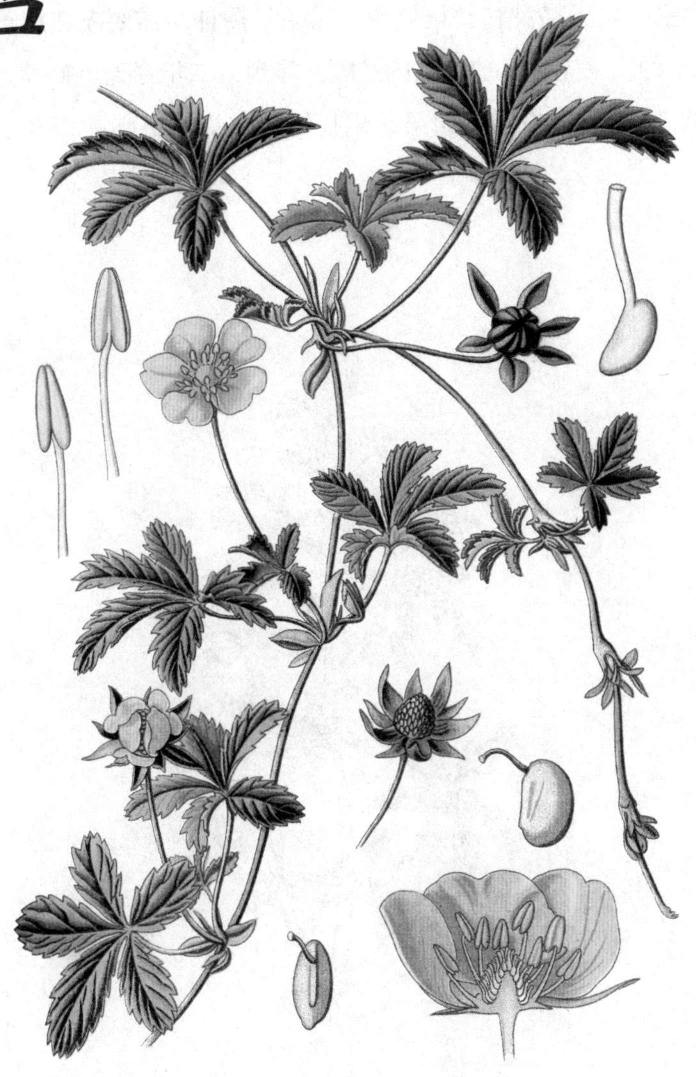

【药用部位】 全草。

【气味、性质、毒性】 苦，微寒，无毒。

【用途】 清热解毒，止咳化痰。

蛇含，多年生草本植物，多须根，分布于我国东北、华北等地区，生于草边以及林边湿地，花果期为 4–9 月。

蛇含主要采用播种和扦插繁殖。如果是播种，需要先在第一年的 10 月采种，采完种子放在室内贮藏，等到第二年春天再播种，播种后大概 30 天就可发芽；如果采用扦插的方法，最好在梅雨季节进行。

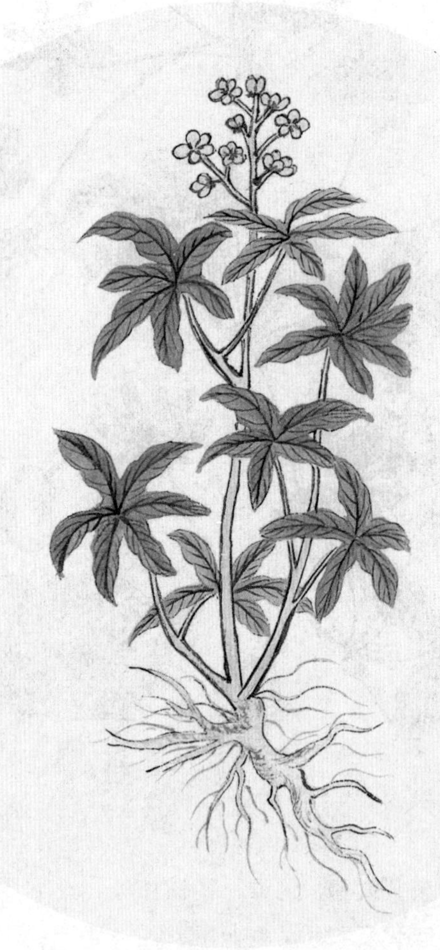

蛇含也被称作蛇衔（xián）草。关于蛇含名字的由来还有个有趣的故事。

在古益州（今天四川、重庆、云南、贵州等西南边陲地区）的一个村子里，一位老农正在田间劳作时，突然看见离大树不远的地方有两条蛇，这两条蛇互相盘旋着。仔细一看，原来其中一条蛇受伤了，另外一条蛇衔着一种草，正在往受伤蛇的伤口处覆盖，这样的动作持续了多次。老农没有打扰，只是在一旁静静地观看。

过了几天，老农再到田间劳作的时候，又发现了这两条蛇。可这次和上次不一样，这次他发现蛇身上已经没有伤口了。老农就去找蛇衔的那种草，找到后采了一些回去。回到家后老农听到村子里有人被蛇咬伤了，他便取出这种草，没想到真的治好了蛇伤。

后来，人们给这种草起名为“蛇含”。

shǔ wěi cǎo 鼠尾草

【时珍说】鼠尾以穗形命名。

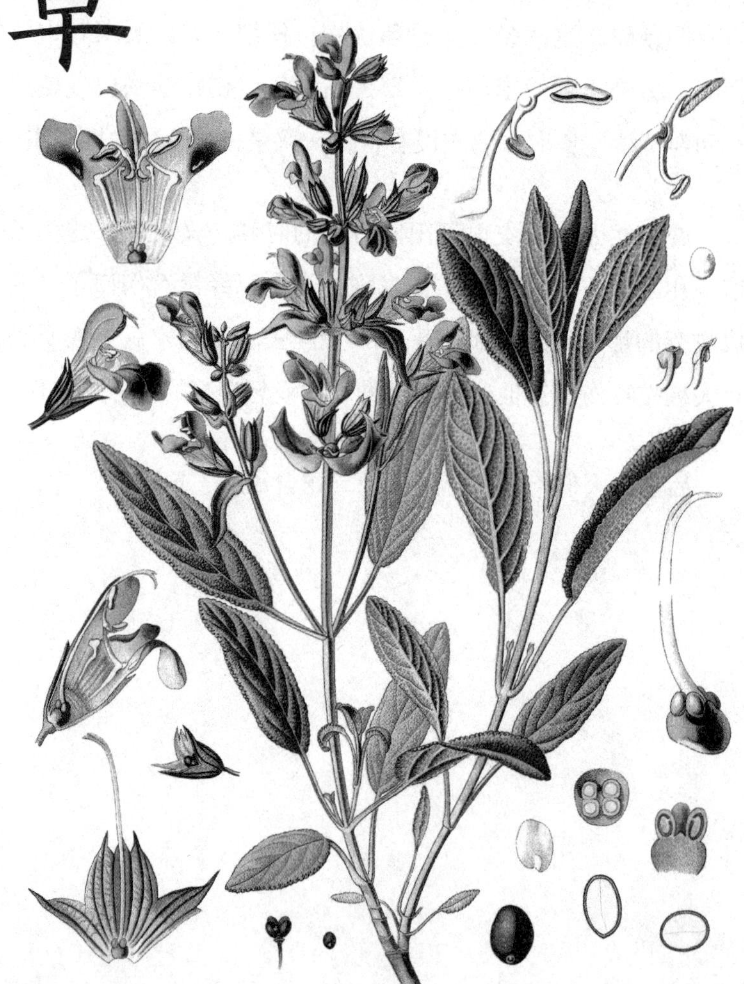

【药用部位】 花、叶。

【气味、性质、毒性】 苦，微寒，无毒。

【用途】 清热利湿，活血调经，解毒消肿。

鼠尾草，一年生草本植物，花期6–9月。在我国主要分布于浙江、安徽、江苏等地，国外主要产于欧洲南部和地中海沿岸。它经常被用作厨房里的香草或者草药。

在西方，有很多关于鼠尾草的传说。

比如，法国人认为鼠尾草可以赶走哀伤，重现欢乐，所以在失意的时候，他们会相赠鼠尾草来安慰对方。还有一种说法，在古代欧洲，家中只要种有鼠尾草，有毒的癞蛤蟆（lài há ma）就不敢靠近。

关于鼠尾草还有一个故事。

圣母玛丽亚当初抱着耶稣逃到花圃（pǔ）附近的时候，眼看追兵就要追上来了，圣母对花圃里的玫瑰花说：“玫瑰花呀，求求你把我们母子藏起来吧！”可是傲慢的玫瑰拒绝了圣母的要求，因为它担心损坏自己的形象；随后木槿（jǐn）也对这对母子不管不顾。正当圣母要放弃求救时，毫不起眼的鼠尾草伸出长长的绿叶，将危难中的母子掩护起来。就这样，母子俩得以平安生活下来。

从此，鼠尾草被称作圣母草，享有极高的荣誉。

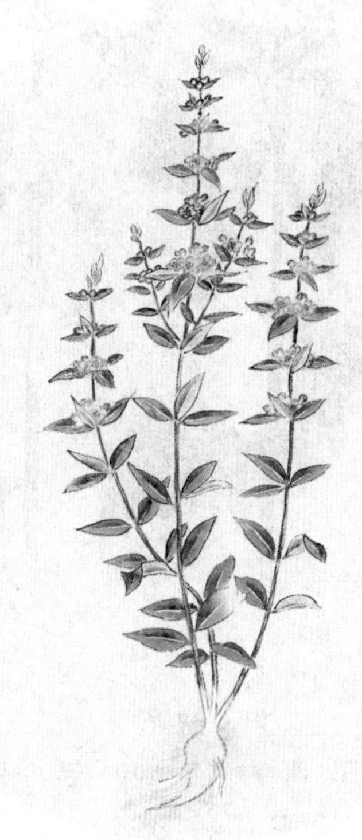

连翘

lián qiáo

【时珍说】按《尔雅》的说法，连，即是异翘。它的本名是连，又名异翘，所以人们合称它为连翘。

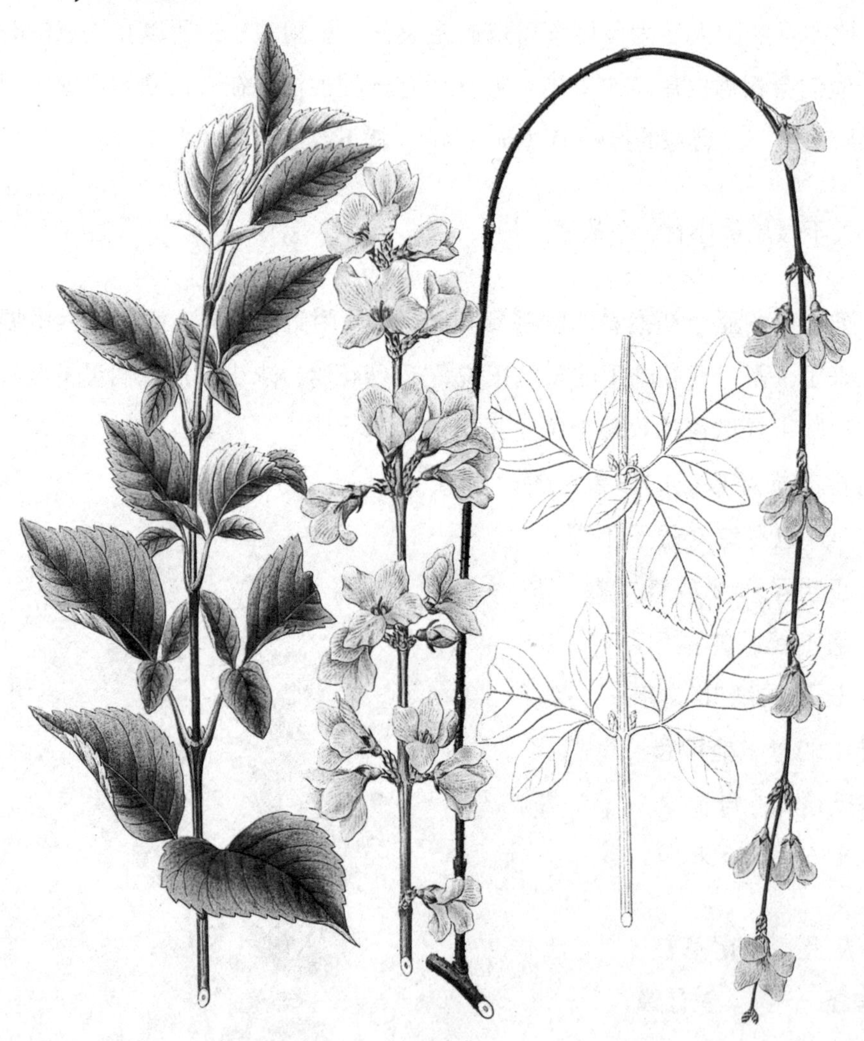

【药用部位】 茎、叶、翘根。

【气味、性质、毒性】 茎、叶：苦，平，无毒；翘根：甘、寒，平，小毒。

【用途】 清热解毒，消肿散结。

连翘是一种名贵中药材，有很高的药用价值，同时也具有很高的观赏价值。

说起连翘，就不得不说连翘这种植物名字的由来。

相传，上古时期的著名医学家岐（qí）伯经常带着孙女连翘在河南的岐伯山上种药、采药。有一天，岐伯在采药时发现了一种药材，想亲自试验是否有毒。可当他尝完这种药物时，突然口吐白沫、双目直视、不省人事了。但嘴里依稀喊着孙女的名字：连翘、连翘……

连翘年纪还小，她只能抱着岐伯哭喊着：“爷爷，爷爷……”一连叫了好多声都不见爷爷回答，情急之下，她捋了一把绿叶在自己手里揉碎后塞进了爷爷的嘴里。过了一小会儿，岐伯苏醒过来，面色渐渐变得正常了。连翘赶忙搀（chān）扶爷爷回家。回到家后，通过药物和膳食的调养，岐伯的身体恢复了健康。

后来，岐伯便开始研究这种绿叶，经过多次试验，他发现这绿叶有较好的清热解毒作用，而且效果很好，于是便把这种绿叶记在中药名录里，并且以孙女的名字给它取名为“连翘”。

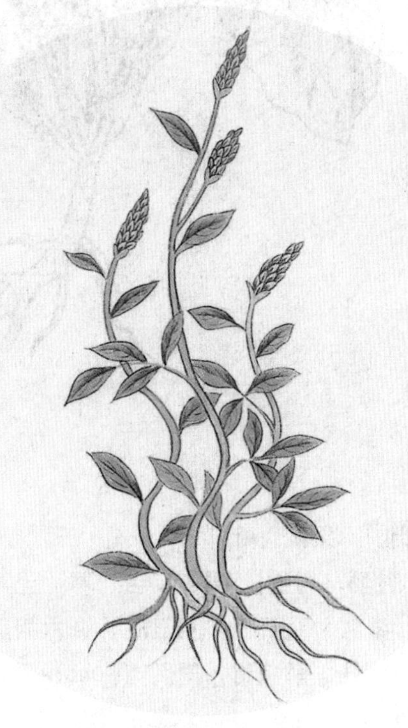

lán 蓝

【时珍说】蓝凡五种，各有主治，惟蓝实专取蓼蓝者。

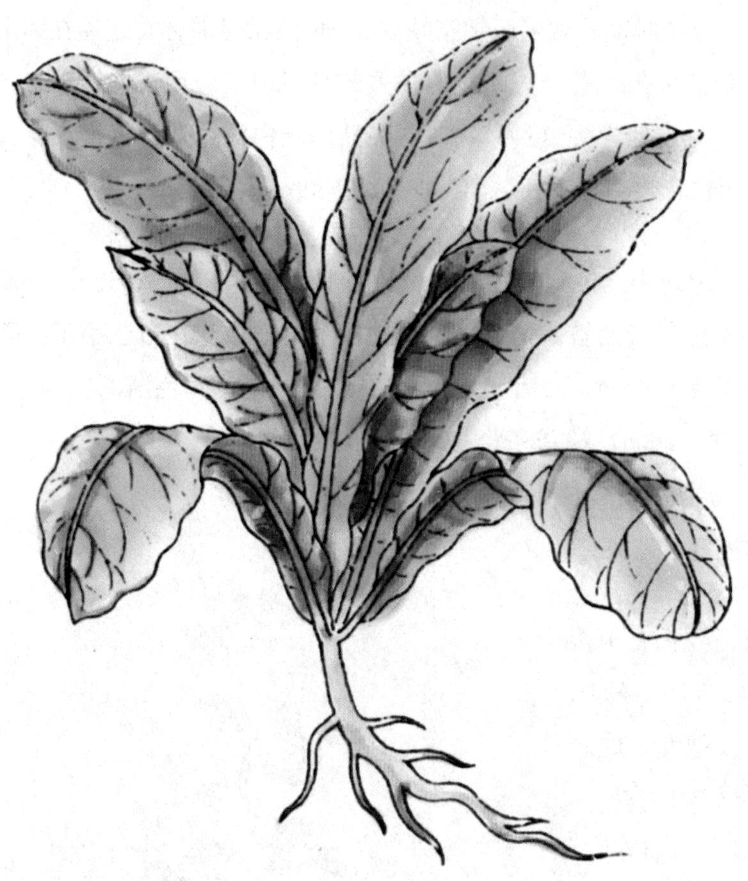

【药用部位】 果实、叶汁。

【气味、性质、毒性】 果实：苦，寒，无毒；叶汁：苦、甘，寒，无毒。

【用途】 果实：明耳目，利五脏，调六腑，通关节；

叶汁：解狼毒，射罔（wǎng）毒，止烦闷。

蓝的种类较多，其中包括蓼（liǎo）蓝。蓼蓝大约2、3月下种培苗，民间有“榆荚（jiá）落叶时可种蓝”的说法。到了6、7月，蓼蓝成熟了，叶子变青了，就可以采摘了。采摘完后的蓼蓝会长出新的叶子，过3个月，也就是9、10月的时候可以再次收割，蓼蓝就这样一年里生生不息。用蓼蓝浸染的丝织品，色泽非常好，不易褪（tuì）色，所以几千年来在宫廷和民间一直深受大家的喜爱。我国出土的织物和花布手工艺品中，都可以看出蓼蓝的痕迹。

蓝色，不仅在生活中被广泛应用，在诗里也有它的影子。

《小雅》中有这样的诗句：“终朝采蓝，不盈一襜（chān）。五日为期，六日不詹（zhān）。”

这句话的意思是：采上一天的蓼蓝叶所积累下来的染料，还不够染上一件麻衫，本来说好去采蓝只要五天，但是第六天都过了，还是没有看到人回来。这句诗不仅表达了女子在门口等候丈夫的痴心，同时也说明采蓝是一件很辛苦的事情。

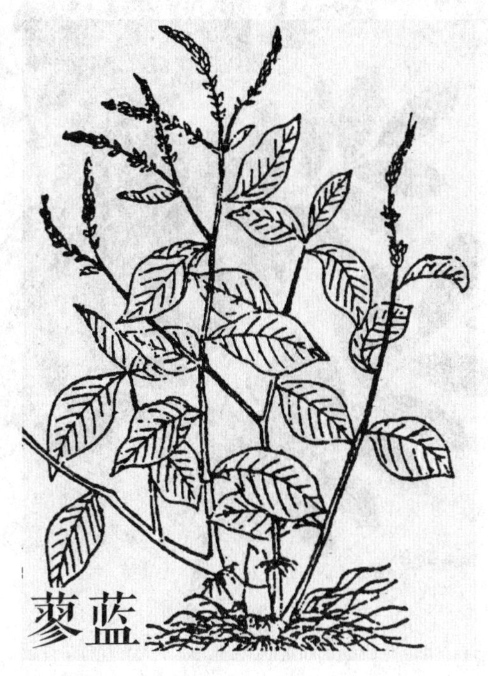

李时珍手绘图

qīng dài
青黛

【时珍说】青黛，是从波斯国来的，是外国的蓝靛花，我国既然不可得青黛，那靛花也可以用，实在不得已的情况下，还可以用青布浸汁来代替。

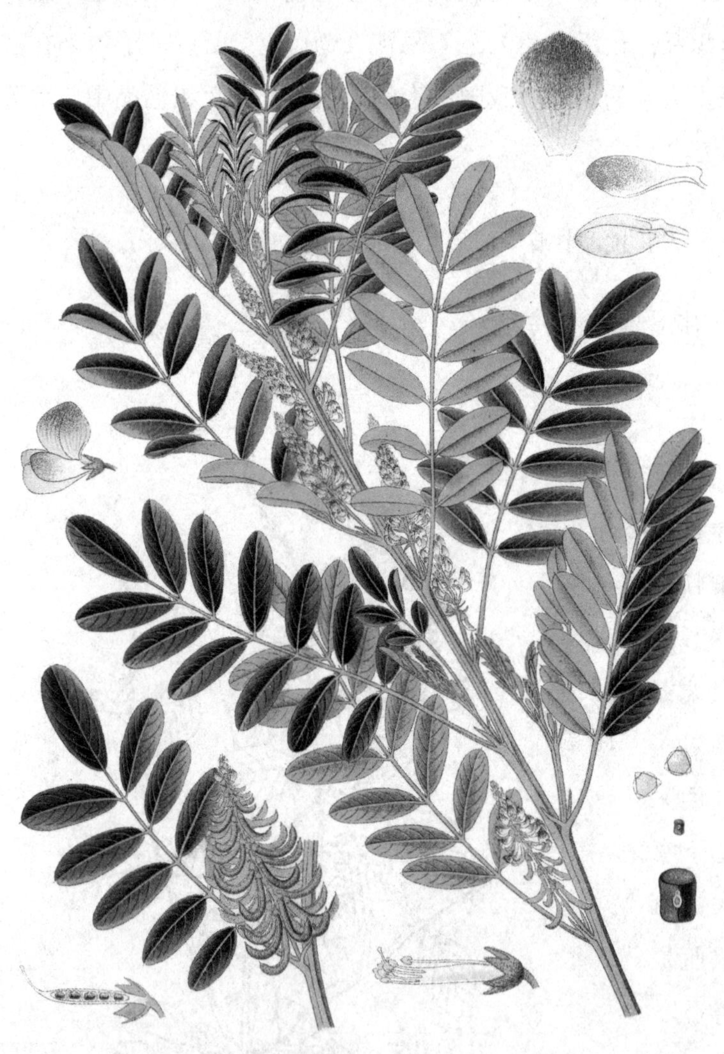

【药用部位】 叶。

【气味、性质、毒性】 咸，寒，无毒。

【用途】 清热解毒，凉血，定惊。

青黛，中药名，是蓝靛和石灰搅拌后浮起的泡沫阴干后的物质，含有靛蓝染料。历史上关于青黛的故事颇具传奇色彩。

唐朝永徽年间，绛（jiàng）州一位僧人得了一种奇怪的病，这种病表现为咽不下食物。由于长期得不到医治，他的生命已经走到了尽头。他在临终前对徒弟说："等我去世后，你们打开我的胸部，看看其中到底有什么东西，让我这样难受。"

僧人死了之后，他的徒弟依照指示打开他的胸部，发现里面有一个长得很像鱼的物体，有两个头，浑身长满肉鳞（lín）。当徒弟们把这个物体放入钵（bō）中时，发现它一直在跳跃。众徒弟开始往钵中投各种各样的食物，发现这个怪物不仅不吃，反而投放的这些东西都化成了水；徒弟们接着又往钵里投各种有毒的东西，令人惊奇的是，这个怪物仍安然无恙，反倒是那些有毒的东西全部都被消化了。

这时候，一个聪明的僧人找来蓝靛放入钵中，只见那只怪物好像很害怕的样子，在水里来回游走，不一会儿连这只怪物也看不见了，原来它也被化成了水。从那个时候开始，人们就认为蓝靛能够治疗噎疾。

直至现在，还有人用染缸水治疗噎疾。

liǎo 蓼

【时珍说】古人种蓼作为蔬菜，收它的种子入药。所以《礼记》中记载：烹饪鸡、猪、鱼、鳖时，都要把蓼填塞进腹中，而调制羹及鱼、肉片时，也需要切蓼放入。

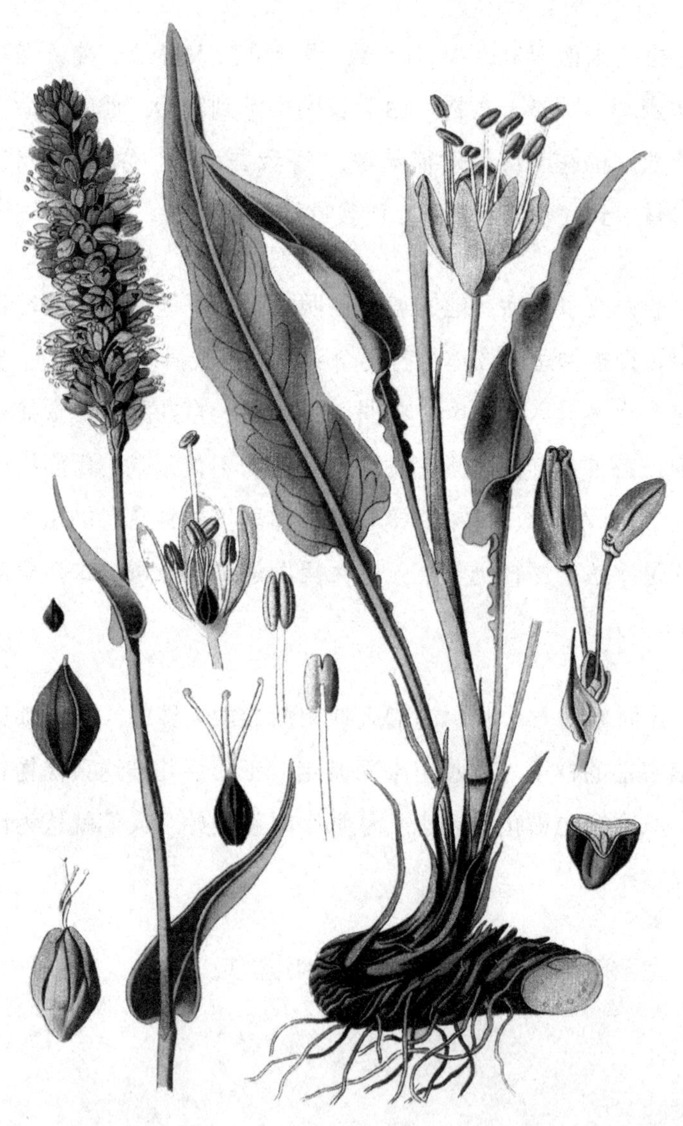

【药用部位】 实、苗、叶。

【气味、性质、毒性】 辛，温，无毒。

【用途】 除面部浮肿，治鼻炎，治花斑癣（xuǎn），治小儿头疮。

蓼花，俗称狗尾巴花，分布于我国的大部分地区。

古时候，生活在南方的人们最常用的交通工具不是车马，而是船。当有人要离家远行时，亲朋好友就会聚集在码头上为他送行。而从初夏开始，蓼花就会开放在水边，好像也在为送别的人渲染着某种悲伤的情绪。

民间有一则关于蓼花送别的经典故事。

江南地区，有一位姓铁的官员即将去远方赴任。临别之时，他的朋友都来相送。由于这位官员平时行侠仗义，爱结交朋友，故送行的朋友很多，足足围了好几圈。送别的朋友里除了一位武官之外，其他都是文人。这些文人聚在一起打算为难这个看起来和他们格格不入的武官，于是提议每人赋诗一首送给这位姓铁的官员。文官们很快就作完了，这下轮到武官了，大家都等着武官出洋相呢。这时候，只听武官开口了：

你也作诗送老铁，我也作诗送老铁。

在场的文人听完，禁不住抿嘴一笑，同时也不由得暗自得意起来，他们打算听完最后两句再来嘲笑这个武官，只见武官镇定从容地说出最后两句：

江南江北蓼花红，
都是离人眼中血。

最后两句话一出，在场的所有人都瞠（chēng）目结舌。

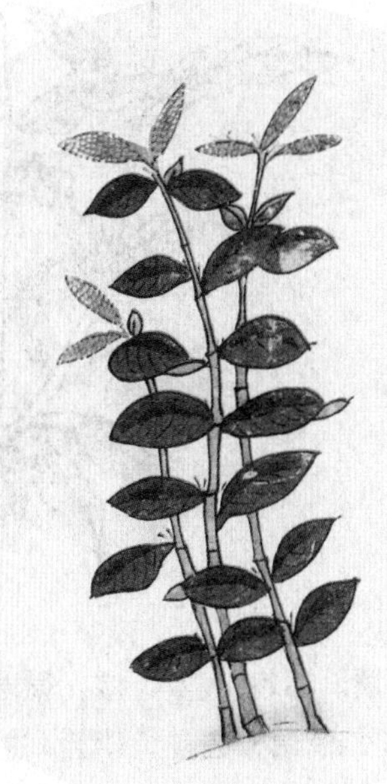

hóng 荭 cǎo 草

【时珍说】荭草像马蓼但是更大一些，它的花更加繁密艳红，它的茎和拇指差不多粗细，有毛。它的叶子大小和商陆叶差不多。花色浅红，成穗状。深秋的时候子成熟，形状扁如酸枣。

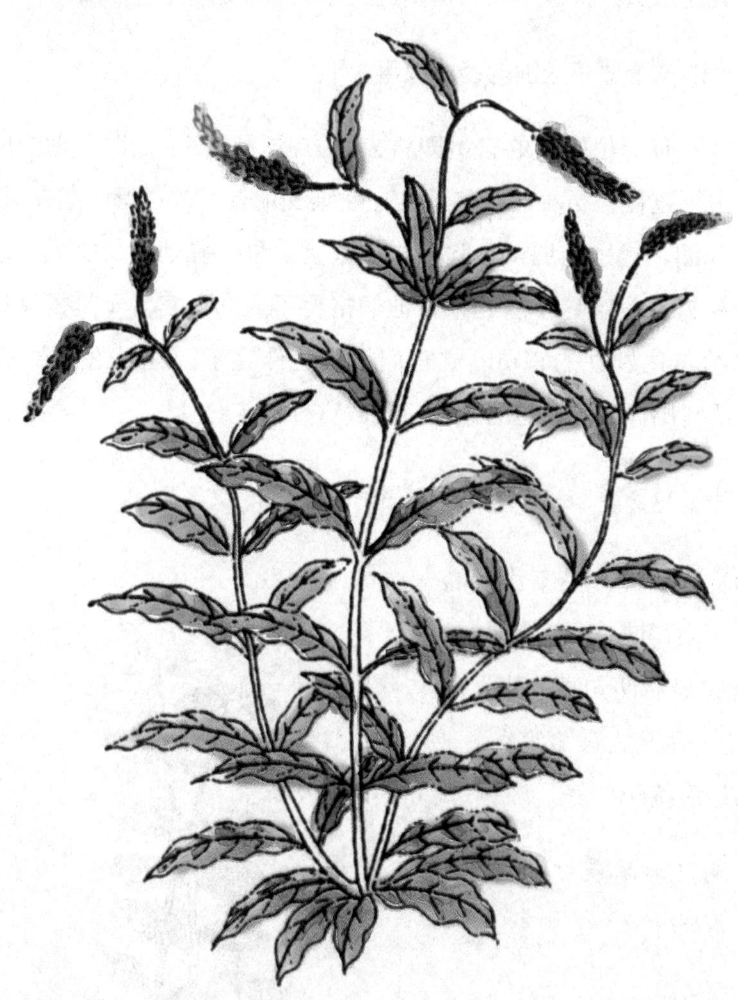

【药用部位】 实、花。

【气味、性质、毒性】 实：咸，微寒，无毒。

【用途】 实：消渴，去热，明目，益气；

花：散血，消积，止痛。

荭草，古人赋予了它其他的名字：游龙。

《诗经 · 国风 · 郑风》里有诗句：“山有桥松，隰（xí）有游龙。”这句诗的意思是说：山上生长着高大的松树，潮湿的水边生长着荭草。

因为荭草的茎和整个红色的花序比较纤细，像龙的体形，展开的枝杈和叶子，像龙的爪，而且荭草常年生在水边，和龙的生活习性比较像，所以古人用游龙来命名荭草。

荭草是蓼科植物红蓼的地上部分，它的药用功能很多，可以祛风除湿、清热解毒，还能治疗腹泻、水肿、脚气等。

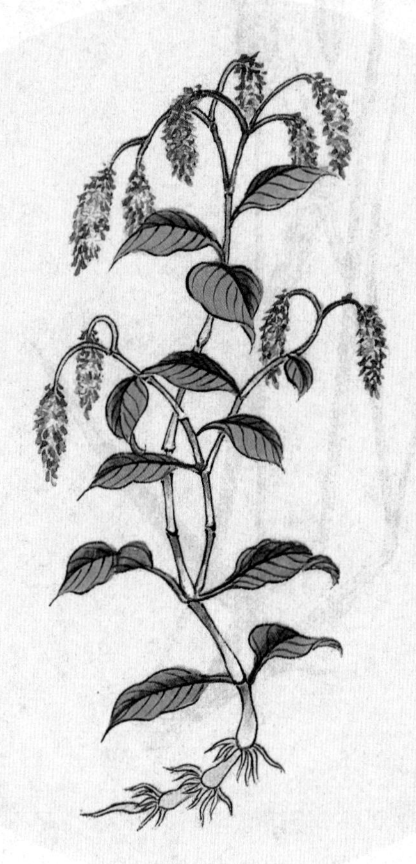

gǒu 狗 wěi 尾 cǎo 草

【时珍说】原野垣（yuán）墙多生长狗尾草。苗叶似粟而小，穗也似粟，黄白色而无实。采茎以竹筒盛，治目病。

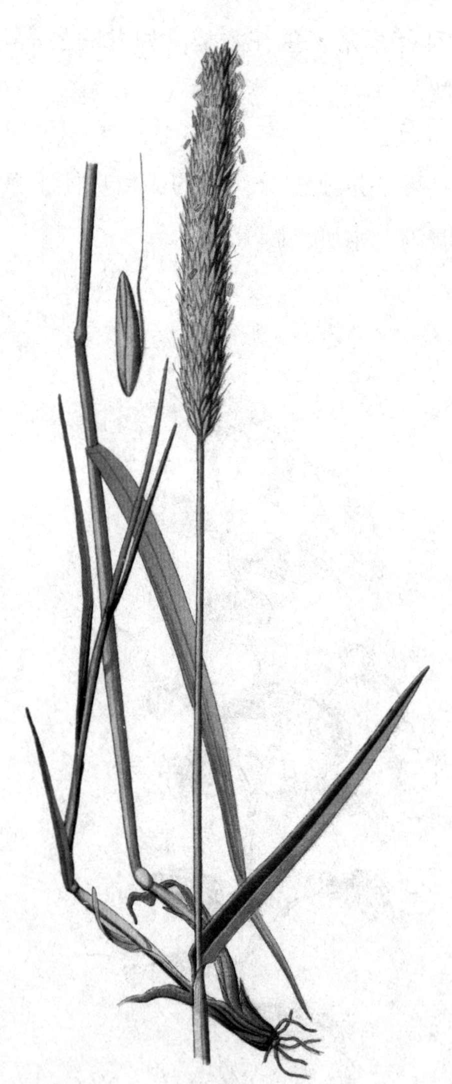

【药用部位】 全草。

【气味、性质、毒性】 淡，平，无毒。

【用途】 祛风明目，清热利尿。

狗尾草是一味中草药，关于狗尾草的由来，还有一个生动的故事呢！

从前有一个山村，村子的守护神是一只小狗和一只小兔。小兔子跑得快，且听力极佳；小狗牙齿锋利无比，力量很大，它们俩一直守护着这个村子。

可有一天，来了一群恶狠狠的敌人。小兔、小狗听到动静后，立即并肩作战，它们和敌人对峙（zhì）了很长时间，敌人总算走了。可是后来有一天，小兔听到了不寻常的响声，它知道这次可能无法转危为安，便去唤醒村民，让村民们都躲起来。这时只剩下小狗、小兔了。和预想的一样，这次的敌人很强大，战斗到最后，小兔和小狗未能战胜敌人。敌人割去了小兔的耳朵，砍去了小狗的尾巴。

不过，神奇的是，在小狗和小兔流过血的地方却分别长出了一种草和一种花。村里的人为了纪念小狗和小兔勇敢的行为，把开出的花称为兔子花，长出的草叫作狗尾草。

此外，狗尾草也象征着爱情。

传说天上的一位仙女喜欢上了人间的书生，准备私自下凡，可是被天兵天将发现了。在和天兵天将对抗的过程中，为了救护主人，仙女的爱犬挺身而出献出了自己的生命。爱犬死后便化为了狗尾草。因为仙女下凡是追求自己的爱情，所以后来狗尾草也就变成了爱情的象征。

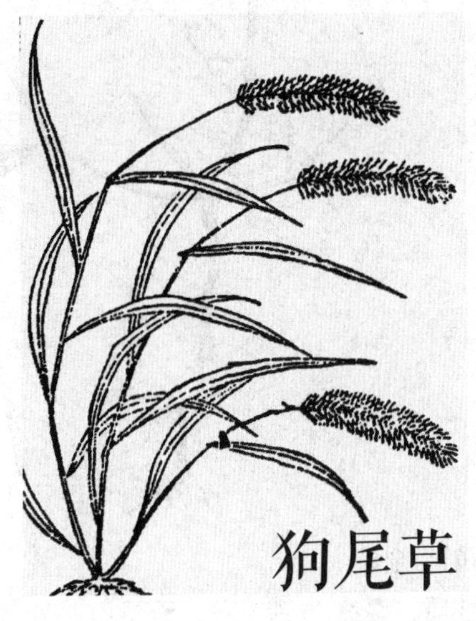

李时珍手绘图

biān 萹 xù 蓄

【时珍说】节间多粉，多生道旁，故方士呼为粉节草，道生草。其叶似落帚（zhǒu）叶而不尖，弱茎引蔓，促节。

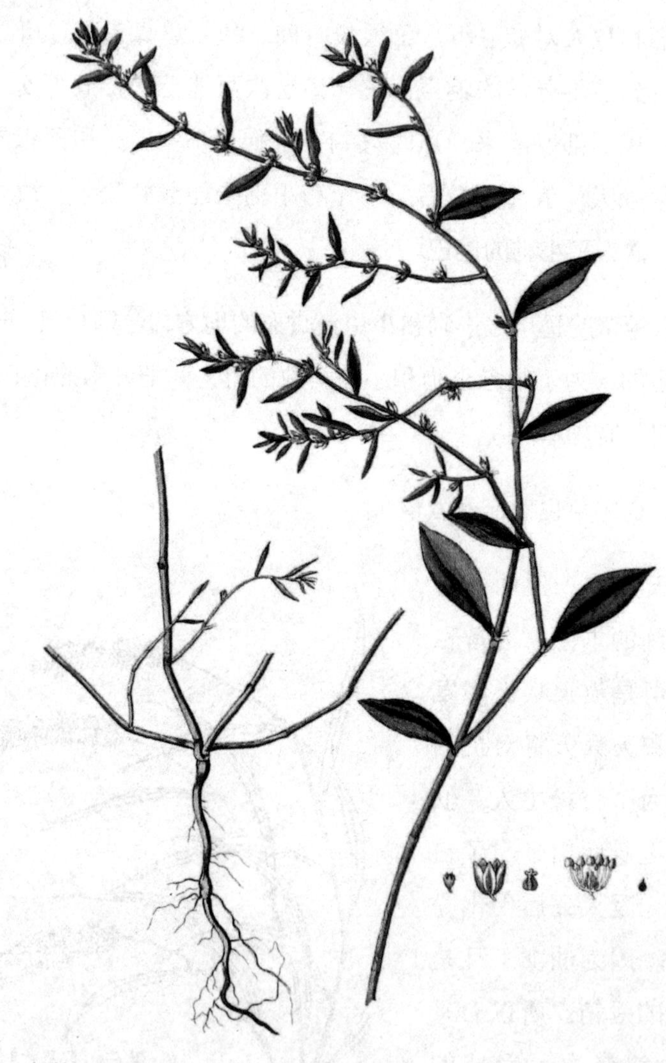

【药用部位】 全草。

【气味、性质、毒性】 苦，平，无毒。

【用途】 利尿通淋，杀虫，止痒。

萹蓄，草本植物。花期 5–7 月，果期 6–8 月。全草皆可入药，有清热、消炎、驱虫等多种功效。关于萹蓄驱虫的功效，与医学家陶弘景有密不可分的关系呢！

陶弘景是南朝人，他博学多识，曾先后出任巴陵王、安成王、宜都王等诸王侍读，后辞官归隐，人称“山中宰相”。除此之外，他也是著名的医学家，著有《本草经集注》。这本书在中国医药学发展

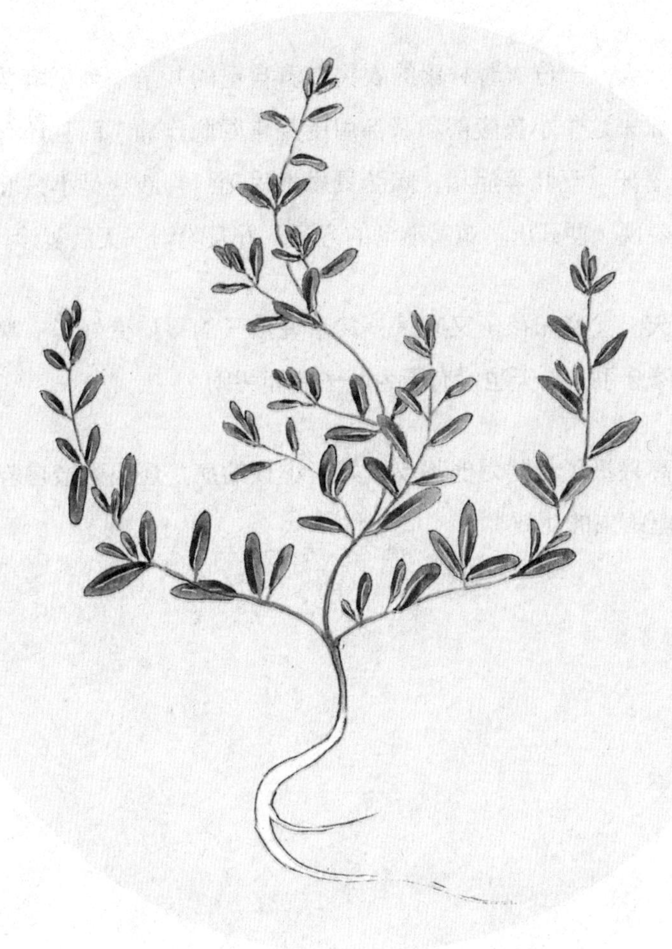

过程中留下了重要的足迹，也是我们学习、借鉴和研究的珍贵资料。

陶弘景爱读书，也喜欢寻仙访药，经常漫游于名山大川中，而且他还会将自己所读到的内容与自己所见到的联系在一起。

有一次，陶弘景读到《神农本草经》中萹蓄的功效“主浸淫，疥（jiè）搔（sāo）疽（jū）痔，杀三虫”时，他想起自己见过萹蓄，但是关于它的功效自己目前还没有找到机会确认。虽然他常年隐居山中，但想要验证它的功效，就只能等待机会。

终于有一天，一位衣着朴素的农民带着自己的儿子来到了陶弘景的门前。原来这个小孩腹部和脐部周围经常隐隐作痛，而且还有偏食、夜间磨牙、呕吐等症状。陶弘景思索片刻，判断这是小孩肚里有蛔虫的表现，便开出了萹蓄熬汤的方子，并且吩咐三天后复诊。

过了三天，父亲和孩子又来了。父亲说孩子的胃口变好了，晚上睡觉也不磨牙了，白天也没有因为肚子痛而哭闹。

陶弘景高兴极了，因为他不仅治好了小孩的病，还因为亲自验证了萹蓄有驱蛔虫的功效。

dà huáng 大黄

【时珍说】宋祁在《益州方物图》中说：四川的大山中有很多大黄这样的植物，它们的茎是赤色的，叶片很大，根像一个巨大的碗，药市上把长得特别大的大黄当作枕头。

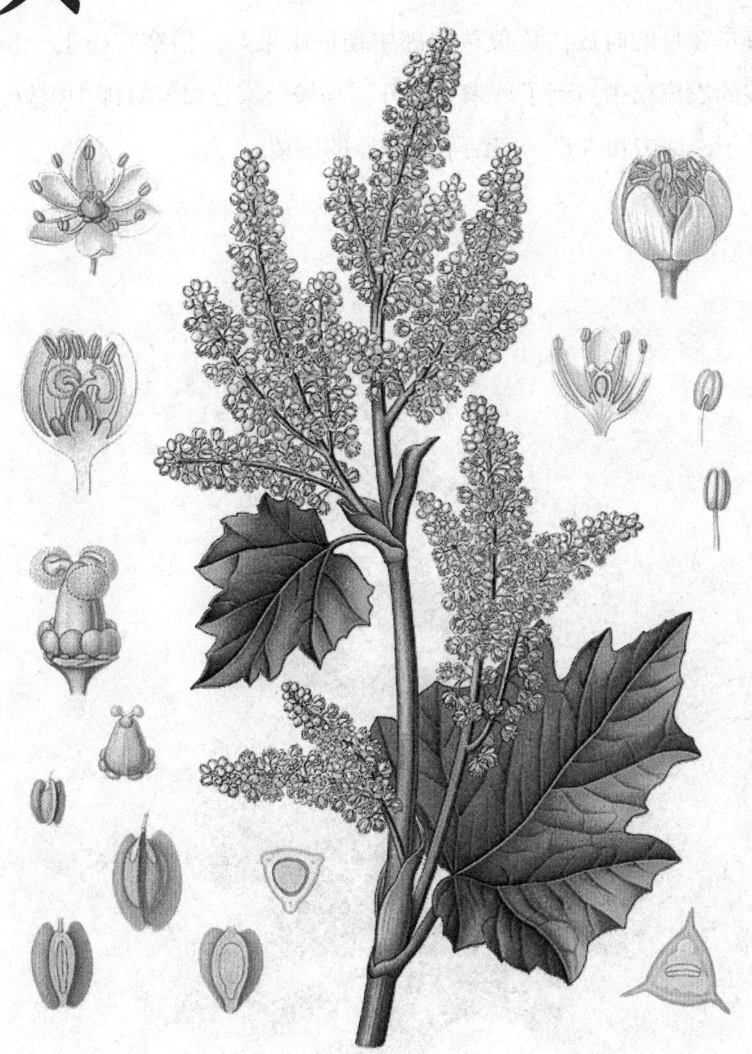

【药用部位】 根。

【气味、性质、毒性】 苦，寒，无毒。

【用途】 治消化不良，安和五脏，平胃下气，心腹胀满。

从前有个黄姓郎中，因为他承袭祖上以五种药材为人治病的医术，所以被人称为“五黄先生”。这五种药材分别是黄连、黄芪、黄精、黄芩、黄根。

每年3月的时候，这位黄姓郎中便进山采药，借宿在山上一位叫马峻的农户家中，到了秋末才离开。马峻一家三口都对郎中很好，日子长了，郎中和农户一家结下了深厚的感情。

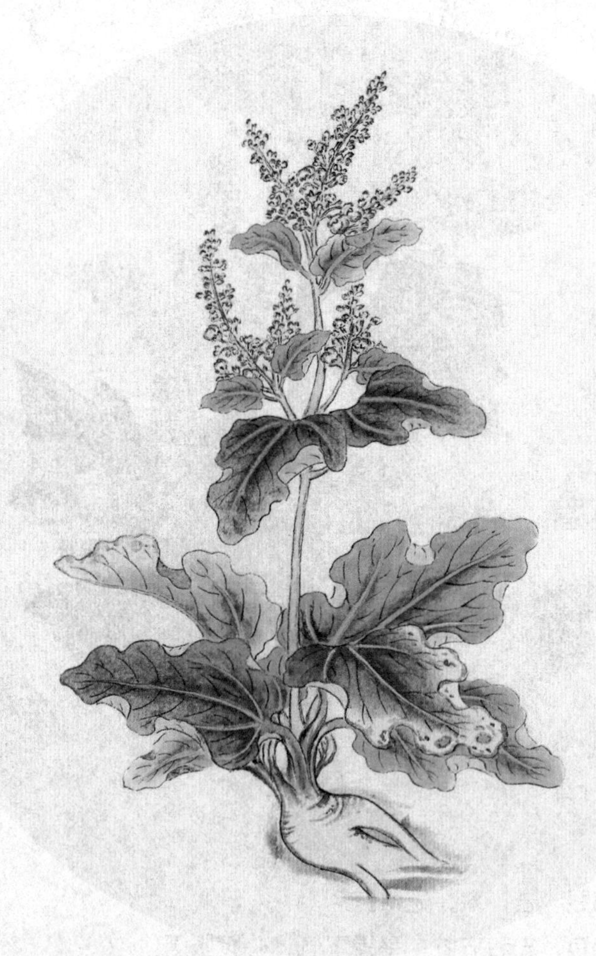

天有不测风云，人有旦夕祸福。有一年，马家遭了火灾，房子及财物全部被烧光，马峻的妻子也在火灾中丧生。幸存的马峻父子只好搬进山洞暂住。第二年到山里来采药的黄姓郎中见之前的房子已不在，便去寻找，花费了一段时间总算找到了父子俩，他表示愿意带着父子俩去挖药。于是，三人终日相伴，以采药、卖药、治病谋生。久而久之，马峻也认识了这五种药材。

有一天，一位面色憔悴的孕妇因腹泻来求医治病。可黄姓郎中不在，马峻便为孕妇治病抓药。可他把本应该治泻的黄连写成了泻火通便的黄根，孕妇服用后大泻不止，胎儿最终没能保住，孕妇也因此差点丧命。

后来这事被告到县衙，县官命人来抓马峻，准备以庸医罪来判处他。黄姓郎中听到消息后，来到堂前，恳求县官判自己的罪，因为马峻是跟着自己学的医。县官想到黄姓郎中素有美名，孕妇本来身体羸（léi）弱，权衡之下，他命令两人补偿给孕妇家里一些银两，并且决定关押两人一阵子。关押到期后，县官对黄姓郎中说："既然黄根的药效如此厉害，为了避免混淆，应该改一个名字。"

回家后的黄姓郎中深思熟虑，决定把黄根改为大黄。从此，大黄这个名字就传开了。

商陆

shāng lù

【时珍说】以前的人种商陆是把它当成蔬菜，根、苗、茎、叶都可以蒸着吃，有人用灰汁来煮也很好吃，服用丹石的人吃了它更好。其中赤色和黄色两种是有毒的，不能吃。

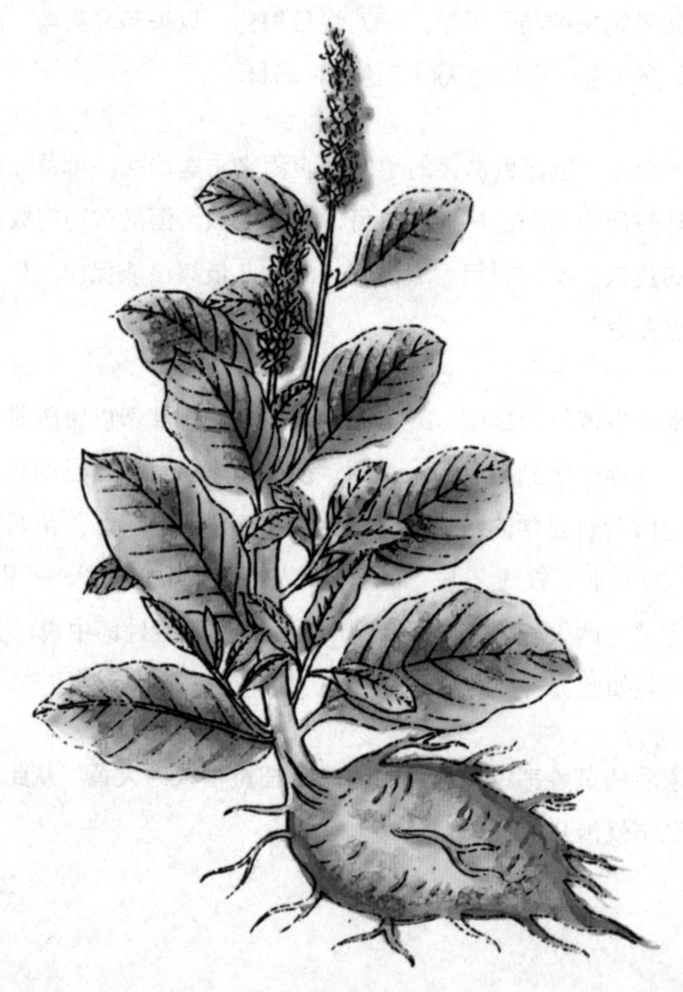

【药用部位】 根。

【气味、性质、毒性】 辛，平，有毒。

【用途】 疏通五脏，散水气，消各种水肿症。

扫码听故事

商陆，以干燥的根入药，秋季至次春采挖，可以治水肿、脚气等疾病，也可作兽药及农药。

商陆还有一个名字，叫胭脂草。因为它可以被用来当作胭脂涂抹，所以古人说：胭脂草，女儿心。

商陆的名字如此美，却生得极为普通，没有任何神秘色彩。夏

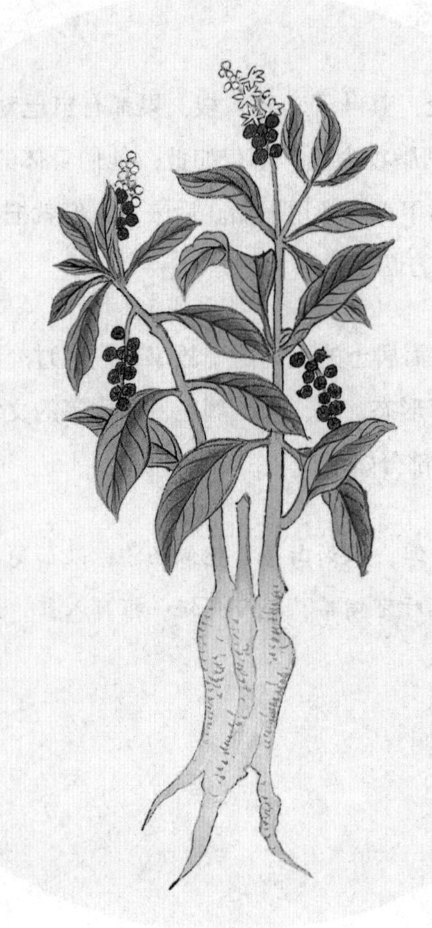

秋时期，在北方的山野中能经常看见胭脂草，而山东日照的天台山就是胭脂草真正的故乡。传说姜太公曾隐居天台山研习兵法；大诗人李白、文学家嵇康也曾在此处游玩。

在天台山，关于胭脂草，还有一个美丽的传说。

有一天，太阳女神羲和正在山上漫步，突然一只受伤的燕子撞在她身上。羲和救下了这只燕子，并且细心照料，最终燕子康复了。为了报恩，燕子在第二年为羲和衔来了一粒种子。这粒种子被羲和种下后，长出了胭脂草。

胭脂草用途广泛，其叶子、花、根、果都有自己对应的功效。而羲和部落都以梳胭脂妆为美。不仅如此，他们身体的各个部位，包括脸、手、足、指甲等也都用胭脂。后来，人们就把羲和部落里好看的女子称作“东方胭脂”。

清朝，一位叫东海居士的人为这个故事专门写过《胭脂草》一文，文中关于胭脂草形态、花、果、颜色、用途等的文字介绍相当准确而精美，现摘录部分如下：

> 观其叶如手掌，根如山芋，花似杨柳，果如葡萄，色紫且艳丽。用其叶可饲羊，花可充饥，根可入药，果可做胭脂。

泽（zé）漆（qī）

【时珍说】如今的药方中用泽漆来治水蛊和脚气是相当有效的。

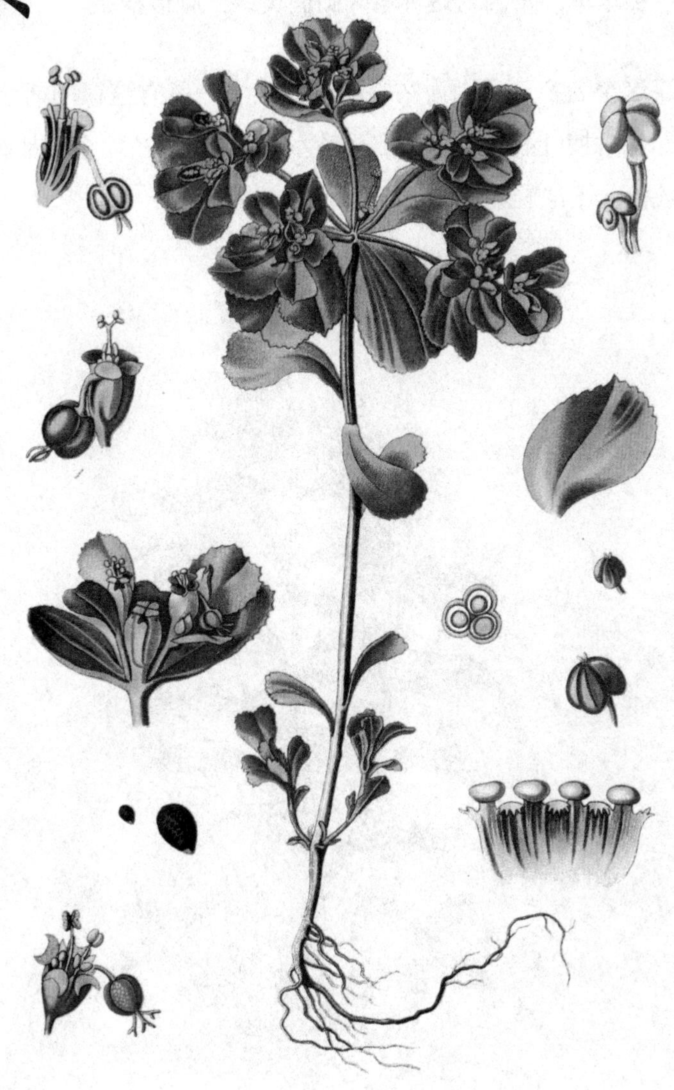

【药用部位】 茎、叶。

【气味、性质、毒性】 苦，微寒，无毒。

【用途】 治四肢面目浮肿，利大小肠。

泽漆有一系列的别称，比如，猫眼草、奶浆草、五朵云、七星草等。春夏可采集全草，晒干入药。

它叫猫眼草，是因为这种草叶圆而黄绿，颇似猫眼。

泽漆这个名字，是因为在《本草经集注》里有这样的话：“此是大戟苗，生时摘叶有白汁，故名泽漆。”是说这种植物全株都有胶状的白色乳汁，不能轻易接触。

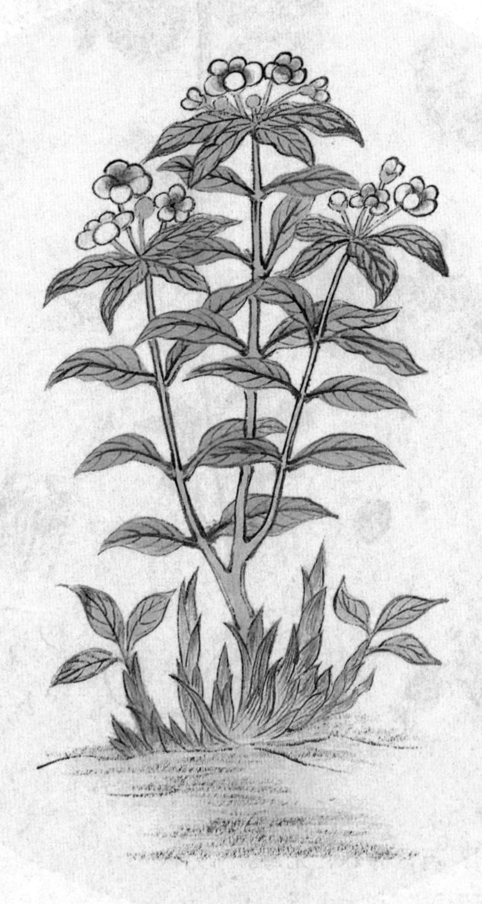

五朵云这个名字也是从它的外形来说的，即直立的茎直到顶端产生花序的地方才分枝，而且通常都是分成五枝，这就形成了五朵云的形状。

传说在敦煌有三宝：七星草、铁背鱼、五色沙。人吃了七星草和铁背鱼这两种食物可以长生不老。七星草是每年 6–8 月开花，开花的时候恰似夜幕中的点点繁星。而根据当地老一辈人流传下来的说法，七星草就是我们今天所说的泽漆。

说到泽漆，它和汉武帝之间有一段故事，而这个故事和长生不老有着很深的关系。

汉武帝对长生之术有极大的热情。当年张骞奉命出使西域三十六国时，汉武帝另外给了他一项任务，那就是到西域寻找长生不老之药。张骞一路上都在仔细寻找，他到了楼兰古国后，楼兰国王献给汉武帝的贡品就是以泽漆研制的不老药丸，后被张骞带回。传说汉武帝寿命长就是因为服用了这种药丸。

泽漆延缓衰老的功效除了有历史传说，现实生活中也有例子。

关于泽漆长生不老功效最显著的地区应该是罗布泊地区。1987 年，全国百岁以上的老人有 3700 多名，而罗布泊就有近 900 名。1989 年，罗布泊地区被国际自然医学界认定为全世界第四个长寿区。后来有人解开了这个谜团：原来罗布人逐水而居，远离城市污染，平常穿的是用泽漆制成的衣服，吃的是泽漆粉，喝的是泽漆泡成的茶。

莨菪
làng dàng

【时珍说】张仲景的《金匮要略》中说：菜中有水莨菪，叶圆而光，有毒，误食人狂乱，状如中风，或吐血，以甘草汁解之。

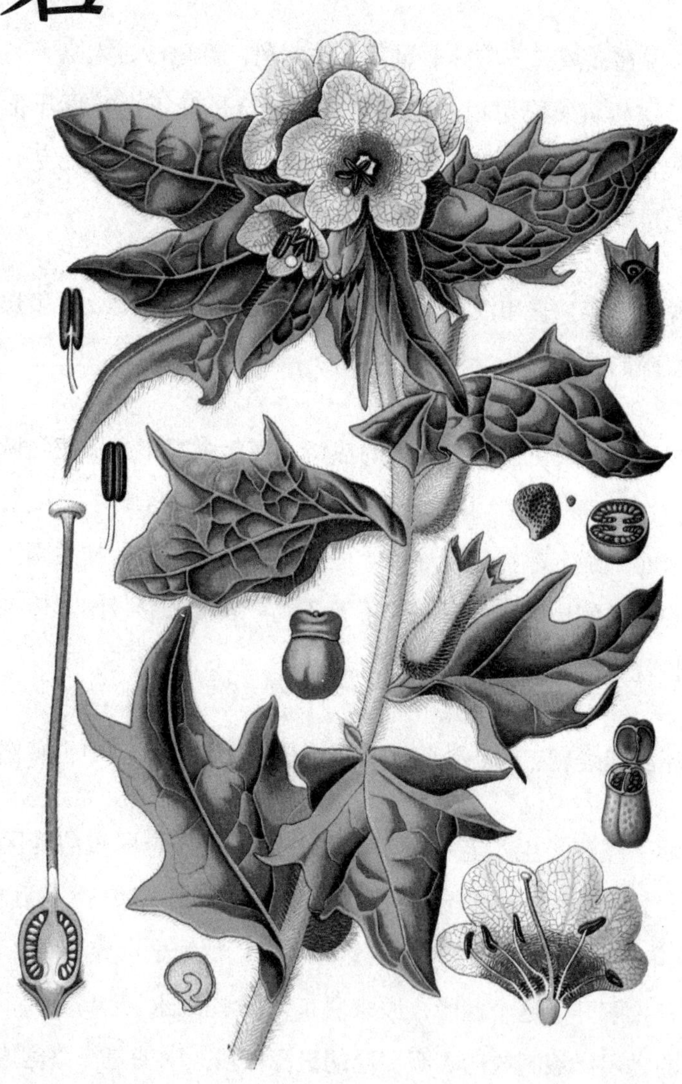

【药用部位】 子。

【气味、性质、毒性】 苦，寒，有毒。

【用途】 强智宜力，聪明耳目，疗癫狂风痫（xián）。

莨菪，草本植物，在夏秋季节采摘炮制，其干燥的种子可以入药。莨菪分布范围广，常生长于林边、田野、山坡路旁等处。

莨菪还有个好听的别名：天仙子。这个名字和它的身世还有点关系。如果追寻这种植物的身世，我们会发现它最早生长于欧洲的北部，主要长在俄罗斯的西南地区，直到16世纪中期才传入我国。由于它的形态丰满匀称，花姿优雅动人，自带一种超凡脱俗的气质，所以人们就给它取了一个好听的别称：天仙子。

天仙子很美，花期长达两个月，有很高的观赏价值。此外，它的叶子、根、花、种子都可以入药，能够治疗神经痛、哮喘等疾病。同时，它还有致幻作用。

《神农本草经》中有这样的句子："多食令人狂走，久服轻身。"李时珍《本草纲目》中则是这样描述它："其形美貌，花如钟，带大毒，若误食，可冲人心，满生星火，令人躁动不安，狂浪不已。"关于它的迷药作用，《旧唐书》里有一个关于安禄山和莨菪子的故事。

安禄山是唐朝时期的节度使、叛臣。他长得很肥胖，不善于作战，便想出了一个妙招来对付契丹人：在宴会上的酒里放入麻醉草药——莨菪子，等契丹人昏迷了，便趁机杀死敌人，然后把敌人埋到提前挖好的坑里。每次他都用这种方法消灭了不少的敌人。

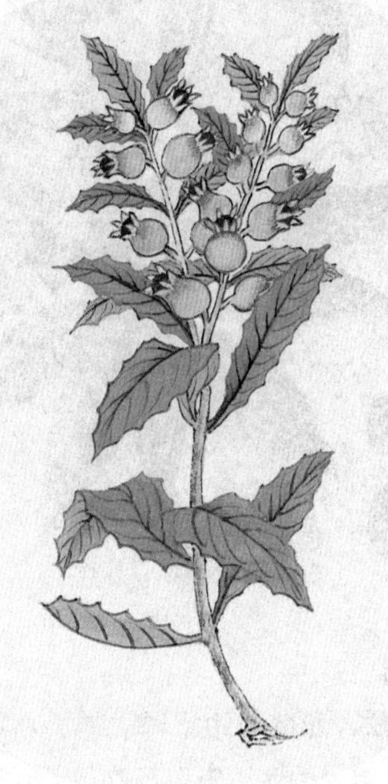

bì 蓖 má 麻

【时珍说】茎有赤色有白色，中间是空的。叶子大得像瓠（hù）叶，每片叶子都有五个尖。

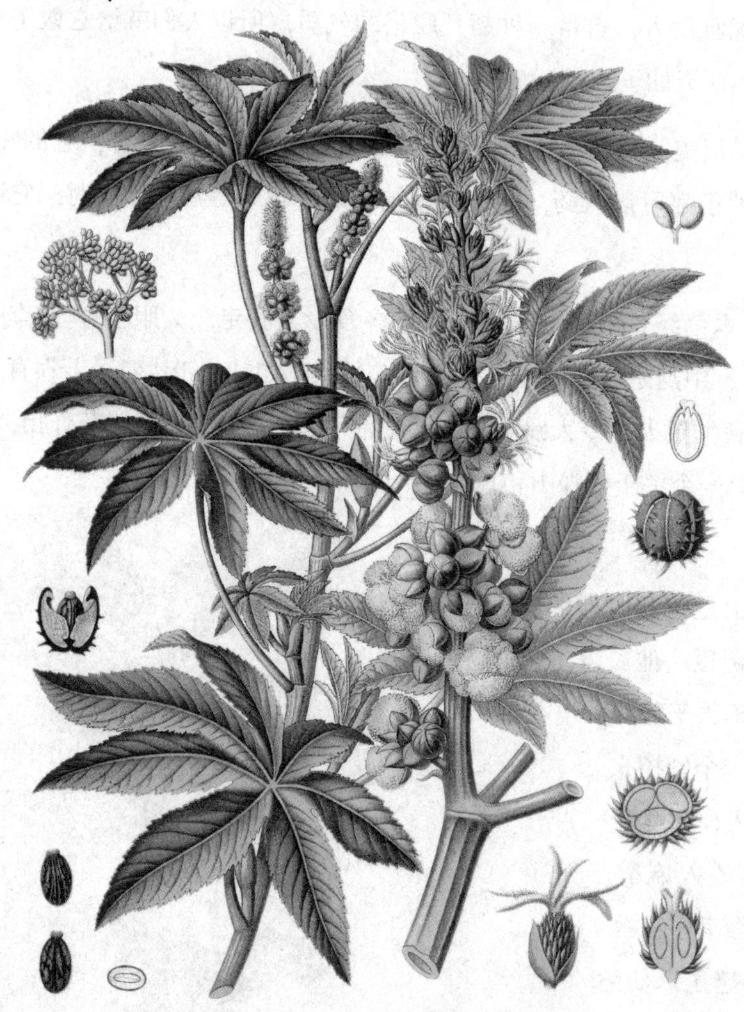

【药用部位】 子。

【气味、性质、毒性】 甘、辛，平，有小毒。

【用途】 主偏风不遂、头风耳聋、舌胀喉痹（bì）。

关于蓖麻，《圣经》里有一个关于蓖麻树的故事。

约拿是古以色列国的先知。他奉命去尼尼微城宣告该城毁灭，但是他畏惧城里的恶人，不想去这个城市。可如果他不去，该城的人和牲畜可能都会消失。耶和华暗地里安排了一棵蓖麻，他让这棵蓖麻快速生长，蓖麻浓密的树荫正好盖住约拿的头，可以帮助约拿脱离苦楚。约拿很高兴。等到第二天黎明的时候，耶和华却有了另一个想法，他安排一条虫子去咬这棵蓖麻，很快，蓖麻树枯萎了。不一会儿太阳出来了，耶和华让炎热的东风使劲地吹，蓖麻树倒下了。没有了蓖麻树的遮挡，再加上强劲的热风，约拿很难受。他对耶和华抱怨道："我死了都比活着好。"

耶和华质问约拿这样发怒是否合理，约拿认为自己发怒很合理。耶和华却说："这棵蓖麻树不是你栽种的，你也没有浇水灌溉它，它就是一夜之间到这里，然后又过了一晚枯死罢了。对于一棵树你尚且如此爱惜，那尼尼微城，有二十多万人和许多牲畜，我怎么能不爱惜呢？"

之后，约拿便去宣告该城即将毁灭的事实。

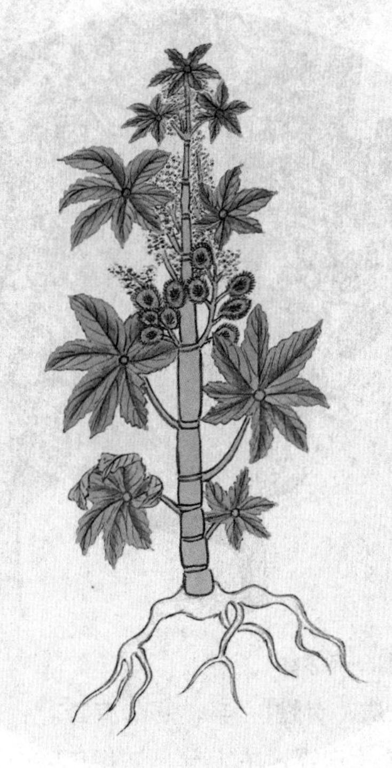

藜（lí）芦（lú）

【时珍说】黑色的称作黎，其芦由黑皮裹之，故名。根际似葱，俗名葱管藜芦。北方人称呼它为憨葱，南方人称呼它为鹿葱。

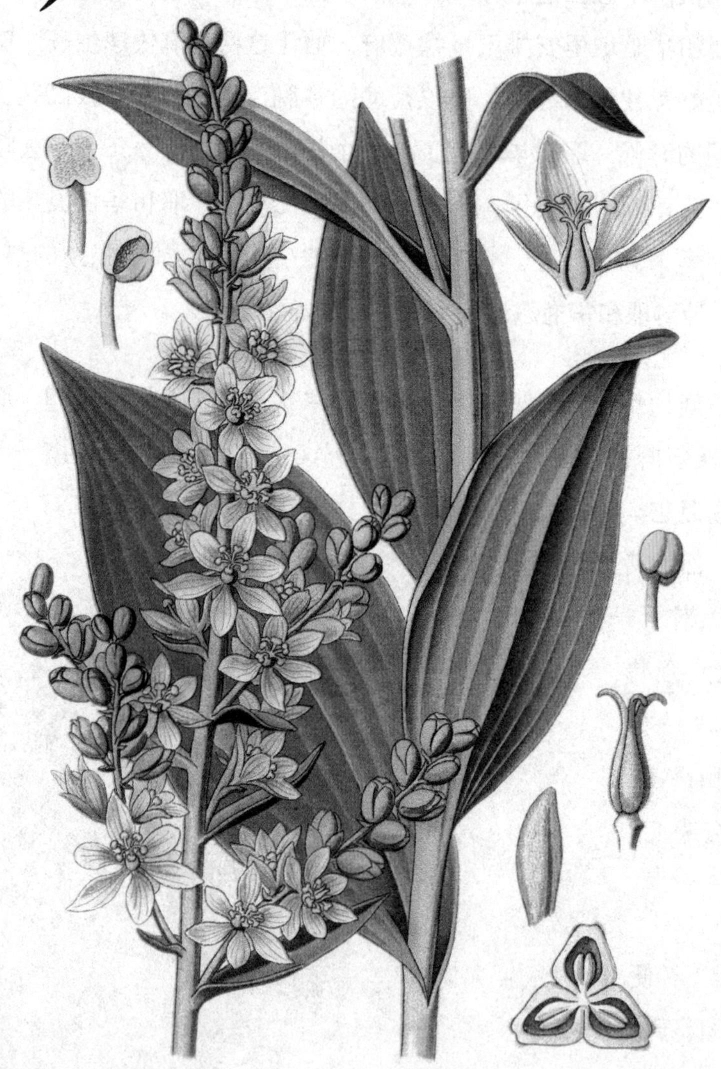

【药用部位】 根。

【气味、性质、毒性】 辛，寒，有毒。

【用途】 杀诸虫毒，主上气，祛积年脓血泻痢（lì）。

藜芦是多年生草本植物，生长于山坡林下或草丛中，分布于河北、山东、河南等地。

藜芦有很多医用功能，可以催吐、祛痰、杀虫，也可以治疗中风痰壅(yōng)、风痫等病证。

金代医学家张从正在他的中医著作《儒门事亲》中就记载了一例用藜芦治疗风痫病的案例。

有一位妇女自小患上了风痫病，随着年龄增长，病情越来越严重，痫证发病时牙关会紧闭，严重时则不省人事。有一年，当地粮食收成不好，是个吃不饱的荒年，人们只好到地里去挖野草、野菜充饥。这位妇女也跟着大家去了。她在地里看见一种长得像大葱的草，就赶紧把它们采回家，等洗净蒸熟后便狼吞虎咽地吃起来。等她吃饱了，就躺在床上睡觉。到了后半夜，她突然感到肚子里很难受，而且越来越难受，最后哇的一声，吐出了许多黏稠（nián chóu）的痰涎。吐完之后的她浑身都是汗，而且非常疲惫困倦。她认为自己可能不久就要离开人世了。就这样，她昏昏沉沉睡了过去。

可是过了几天后，她感觉自己的身体比之前轻松了，走起路来也跟正常人一样了。她猜想一定是自己所吃的草有药效，于是便拿着剩下的长得像葱的草去问当地经验丰富的郎中。郎中看后告诉她：“这不是葱，它是憨葱，医学上把它叫作藜芦。”

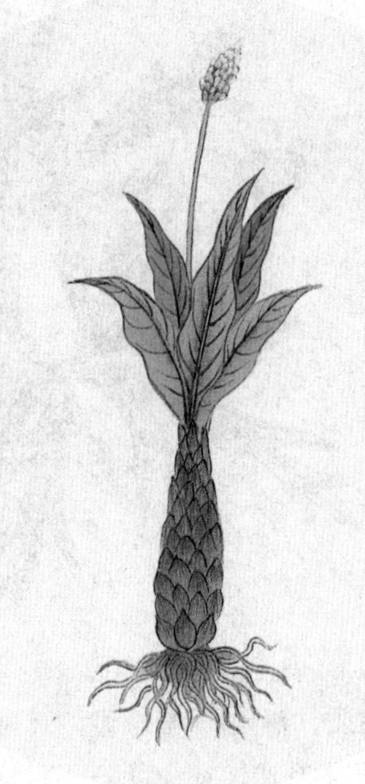

这就是藜芦治病的故事。

fù zǐ 附子

【时珍说】乌头有两种：出彰明者即附子之母，今人谓之川乌头是也。春末生子，故曰春采为乌头。冬则生子已成，故曰冬采为附子。

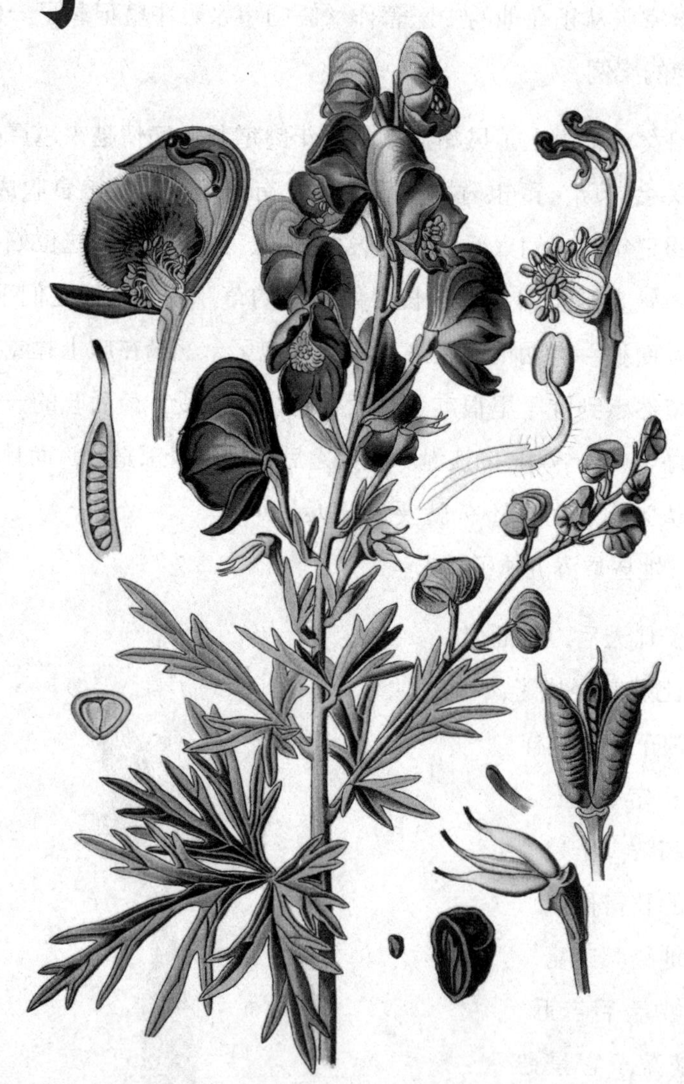

【药用部位】 子、根的加工品。

【气味、性质、毒性】 辛，温，大毒。

【用途】 回阳救逆，补火助阳，逐风寒湿邪。

附子是一味中药，具有回阳救逆、补火助阳、散寒止痛等功效，同时它也是一种有毒性的植物药。近现代医学家恽（yùn）铁樵（qiáo）曾说，附子是最有用然而也是最难用的药物。

附子分布于四川、陕西、贵州等地，其中以四川江油的附子最为出名。民间有个说法：世界附子在中国，中国附子在四川，四川附子在江油。因为江油四季分明，土地肥沃，附子能够很好地生长。

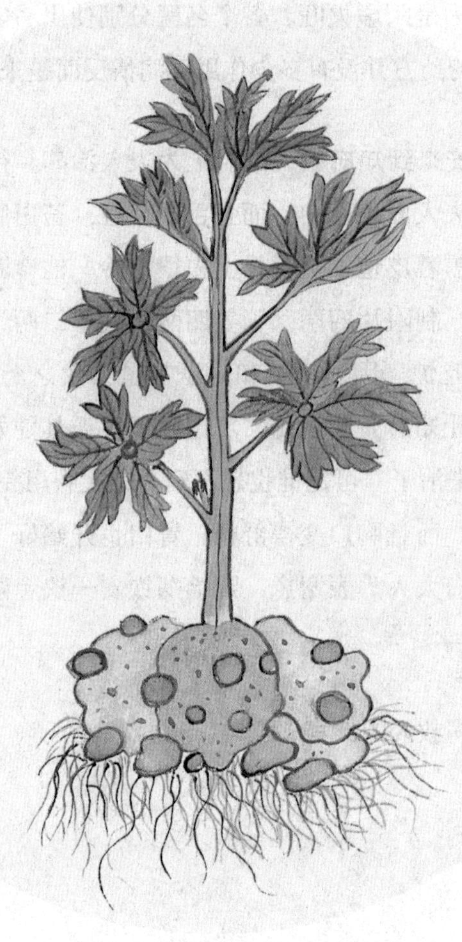

清朝光绪年间，有一个用附子治病的经典故事，主人公是四川“火神派”医生郑钦安。

郑钦安是四川邛崃（qióng lái）人，师从名医刘沅（yuán）。他师傅以善用附子见长，郑钦安在使用附子这一点上超过了他师傅，当时人称“郑火神”。

有一年，成都知府的夫人患了吐血病。成都府属的州县纷纷推荐本地的名医为知府夫人治病。推荐的名医中，有的认为夫人是血热妄行，有的认为是阴虚火旺。各个名医分别使出看家本领，可是夫人吃完名医开的药方并没有多少作用，病情反而越来越严重。

后来，郑钦安来到知府大人的府上为夫人治病。待他走进夫人的屋子时，看见夫人面色苍白，而且舌质淡红，苔白腻；当时正是夏季，夫人却还盖着皮毡棉被，看上去很怕冷。他诊断完夫人的病后，便开了处方：制附片四两，干姜四两，甘草二两。知府看到这个药方后，很是吃惊，因为干姜和附子都是大热之药，且量很大，如此奇怪的药方让知府有些迟疑。不过眼下暂无其他好办法，也只得按照这个药方来治了。可是谁也想不到，夫人服用完这个药之后，吐血竟然止住了，而且胸口变得舒畅，胃口也开始好了，后来慢慢地就病愈了。知府大人为表谢意，赐给郑钦安一块金匾，上面书写“医宗仲景”四个字。

这就是附子治病救人的故事。

zǎo 蚤 xiū 休

【时珍说】重楼金线处处有之，生于深山阴湿之地。一茎独上，茎当叶心。叶绿色似芍药，凡二三层，每一层七叶。茎头夏月开花，一花七瓣，有金丝蕊（ruǐ），长三四寸。

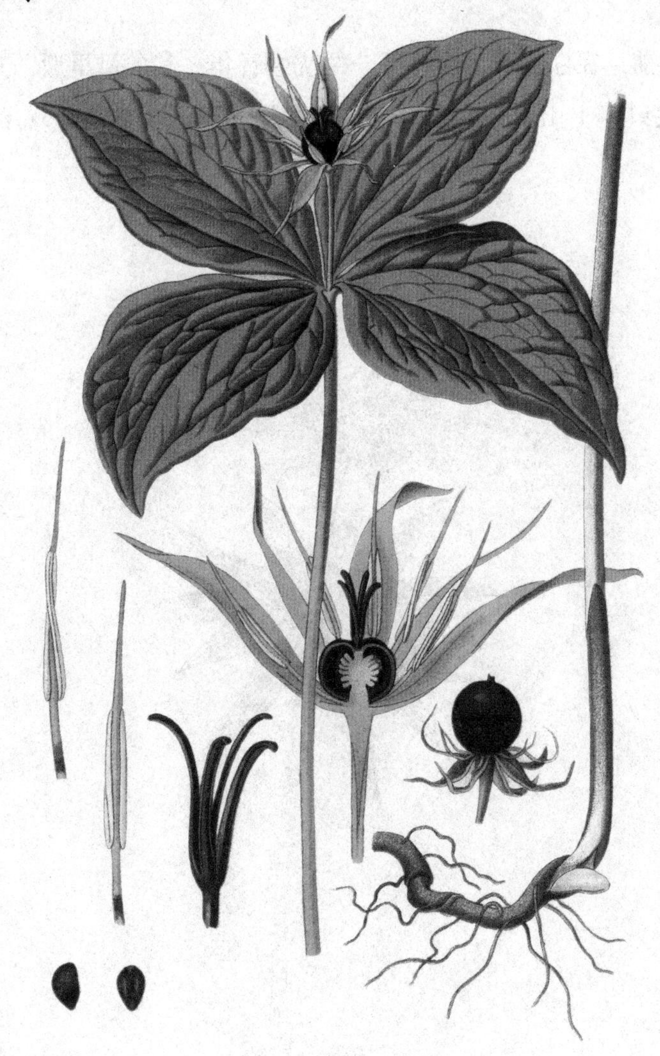

【药用部位】 根。

【气味、性质、毒性】 苦，微寒，有毒。

【用途】 清热解毒，平喘止咳，熄风定惊。

蚤休，又名七叶一枝花，是一味清热解毒的草药，药用历史悠久，被人们誉为“蛇伤痈疽圣药”。

七叶一枝花这个名字缘于一则神话故事。

很久以前，在浙江天目山住着一位沈姓青年，其父母早逝，又无兄弟姐妹，他只好上山砍柴为生。山上草木繁盛，云雾缭（liáo）绕，经

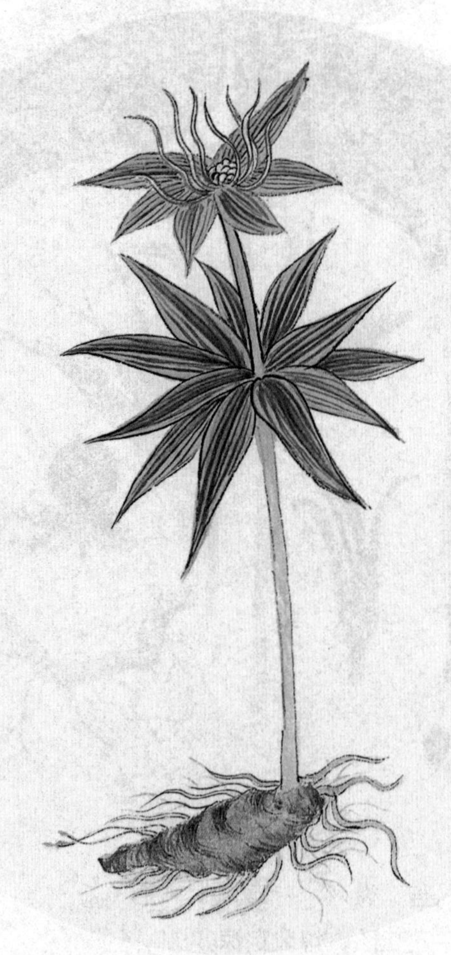

常有猛兽和虫蛇出现。有一天，沈姓青年正在砍柴时，从草丛中突然窜出一条毒蛇，他还没来得及躲避，小腿就被毒蛇狠狠咬了一口。不一会儿，他便昏迷在地，不省人事了。

无巧不成书。这天，天上的七位仙女正好来到天目山的天池里洗澡，精通神力的仙女们看见沈姓青年晕倒了，便动了恻（cè）隐之心。于是，她们赶忙穿好衣服来到青年身边，不约而同地拿出自己身上带的手帕，覆盖在青年的小腿伤口处。天上的王母娘娘发现自己的女儿不见了，便开始急急忙忙寻找起来。等她察觉到自己的女儿在天目山时，也赶到了天目山，并且也加入救治沈姓青年，她随手拔下自己头上的碧玉簪（zān），放在手帕的中央。

等了一小会儿，沈姓青年醒过来了。他苏醒的瞬间，只听得一阵风响，手帕和玉簪变成了七片叶子托着一朵金花的野草，而仙女和王母娘娘都不见了。青年有点发懵，以为刚才只是一场梦，可再看看自己的小腿，伤口好了，他明白是这株形状独特的野草救了自己一命。

回家后，青年反复给村民讲述自己被蛇咬伤后又获救的奇特经历，并且带着村民上山去认这种药。从此，大家都知道这种植物能够治疗蛇伤，当村民询问这种草药的名字时，沈姓青年想了想说，它是七叶一枝花。

后有谚语赞颂它：

七叶一枝花，深山是我家。
痈疽如遇者，一似手拈（niān）拿。

shè 射 gān 干

【时珍说】射干即今扁竹也。今人所种，多是紫花者，呼为紫蝴蝶。其花三四月开，六出，大如萱花。结房大如拇指，颇似泡桐子，一房四隔，一隔十余子。子大如胡椒而色紫，极硬，咬之不破。七月始枯。

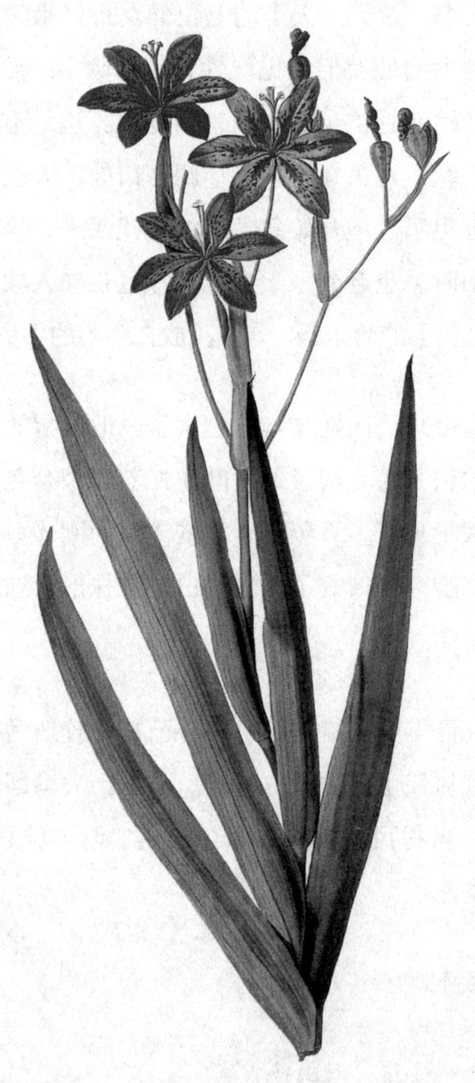

【药用部位】 根。

【气味、性质、毒性】 苦，平，有毒。

【用途】 治咳逆上气、喉痹咽痛，消瘀血，开胃下气，镇肝明目。

射干是一种多年生草本植物，其根茎呈不规则的块状，可入药，有清热解毒、消肿止痛、止咳化痰等功效。

有这样一个小故事。

在衡山脚下，住着一位以砍柴为生的樵夫，他用砍来的柴换米。他与双眼失明的老母亲相依为命，日子过得很是艰辛。这年秋天，樵夫感冒了，咽喉肿痛，全身无力，自然也就没有办法到山上砍柴来置换大米。他只能勉强到邻居家借来一碗米，熬成粥，煮给母亲吃，他自己却舍不得吃一口。可他明白这也不是长久之计。

被逼无奈，樵夫只好拖着虚弱的身子到山上砍柴。这天，他来到山谷深处，看见了一口清澈的山泉，泉边住着一位美丽善良的蝴蝶仙子。仙子养了许多美丽的花草，她每天给花草浇水，因此，这些花草比山中其他地方的花草茂盛、漂亮。樵夫不自觉地就来到泉水边，不过由于身体虚弱，而且自己也没有吃饭，突然间晕倒在泉边。等他醒来，发现自己躺在万花丛中。只见仙子给了樵夫一棵花朵的根部，樵夫吃下去后发现嗓子里有清凉的感觉。等他再吃第二棵时，感觉咽喉不再痛了。

仙子告诉他，这种植物叫作射干，它的根可以治疗咽喉疼痛。仙子还给了他很多种子，告诉他怎样种植，并仔细描述了它的功效。

樵夫心里念着家中的母亲，对仙子道谢后便着急回去了。回到家后，他按照仙子教的方法种出了这种草药。除了砍柴，他也售卖草药，吃饭问题得到了解决。后来，人们也逐渐知道了这种植物的种植方法与功效。

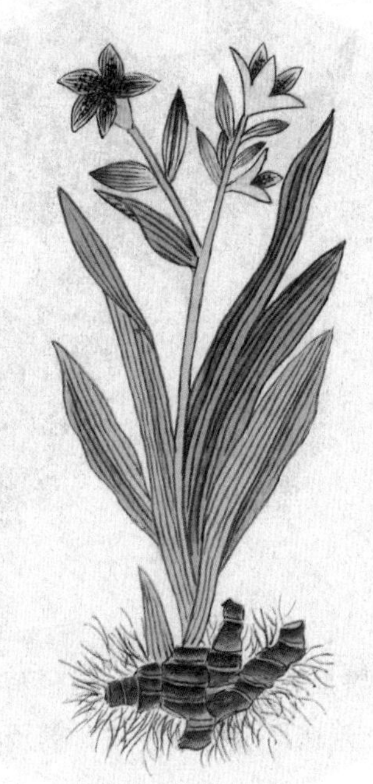

曼陀罗

màn tuó luó

【时珍说】曼陀罗生于北方。春生夏长，独茎直上，高四五尺，生不旁引，绿茎碧叶，叶如茄叶。八月开白花，六瓣，状如牵牛花大。

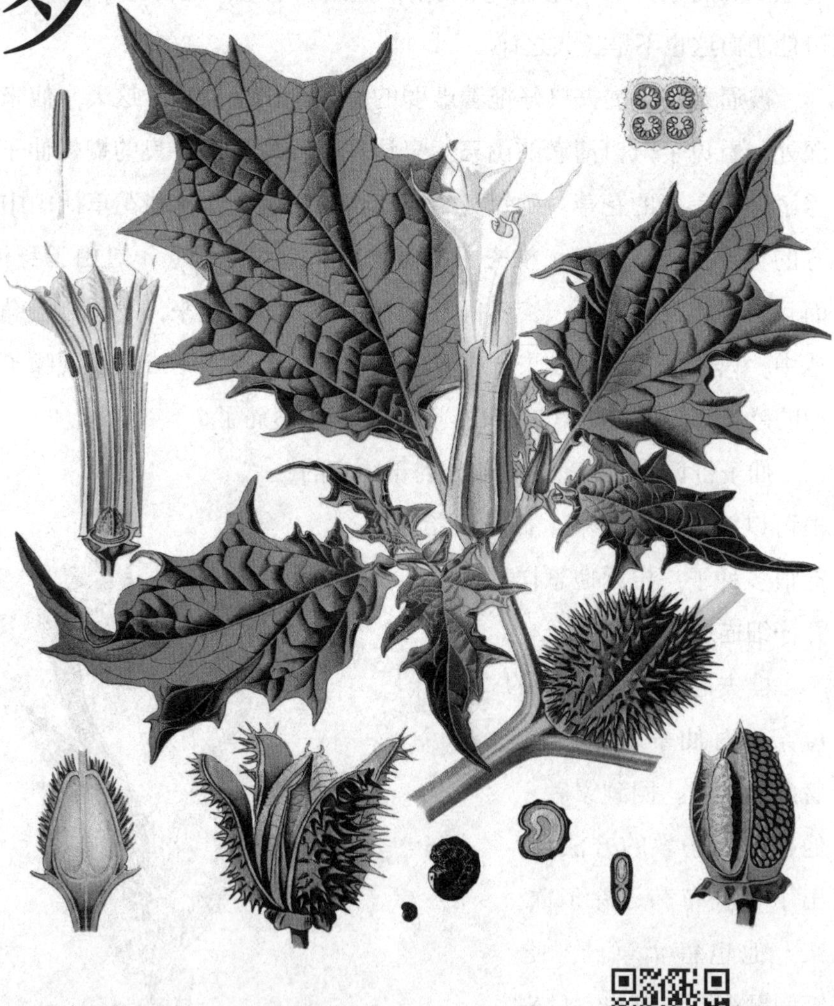

【药用部位】 花、子。

【气味、性质、毒性】 辛，温，有毒。

【用途】 治诸风及寒湿脚气，煎汤洗。

扫码听故事

曼陀罗在明代以前的医书中没有详细的记载，是李时珍第一次将它的具体信息收录到《本草纲目》里的。而说到曼陀罗的麻醉功能，当然离不开李时珍亲自品尝的故事。

有一次，李时珍经过一个山村，看见有一个醉醺（xūn）醺跳舞的人被一大群人围着。经过打听才知道，这个醉汉喝了山茄子泡的药酒。回到家后，李时珍翻遍医书寻找关于这种草药的记载，却只找到“曼陀罗”三个字。李时珍决定弄清楚它的药效。

几天后，李时珍采药时看见了山茄子，也就是曼陀罗，便将它们采摘回家，然后泡酒。待酒泡好后，他开始品尝。他先抿了一小口，发现味道还不错；后来又抿了一口，舌头慢慢开始发麻了；再接着喝的时候，脑袋变沉，而且开始手舞足蹈起来；最后，他失去知觉摔倒在地。一旁的人吓坏了，赶紧给李时珍灌解毒的药。过了好一会儿，李时珍才苏醒过来。他将自己喝醉的情形写进《本草纲目》，也具体记下了曼陀罗的产地、形状、习性、生长期、如何泡酒、功效、反应过程等。

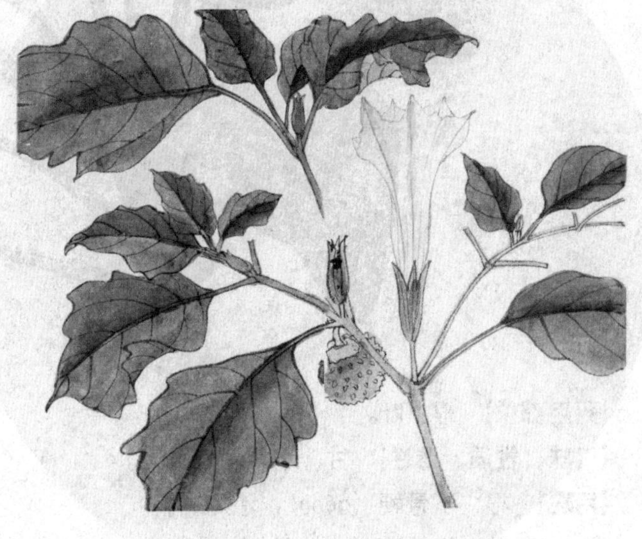

就这样，曼陀罗作为临床麻醉的药物被大家所熟知了。

玉簪

yù zān

【时珍说】玉簪二月生苗成丛，高尺许，柔茎如白菘（sōng）。叶大如掌，团而有尖，叶上纹如车前叶，青白色，十分娇莹。

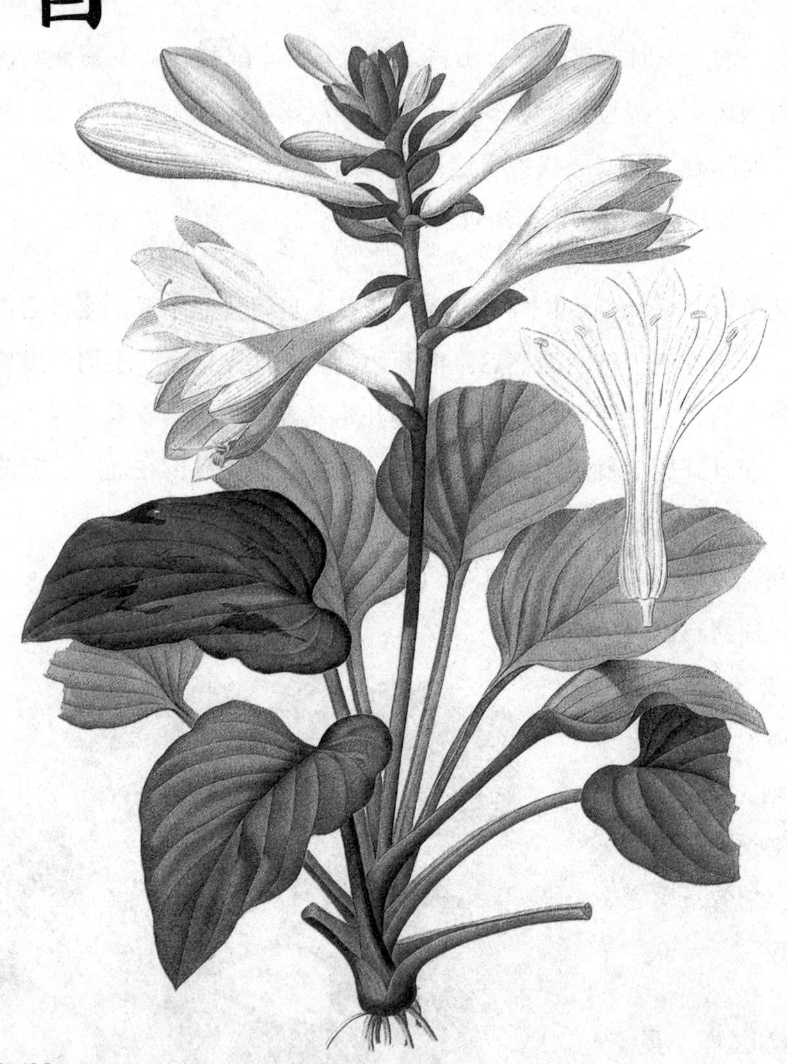

【药用部位】 根、叶。

【气味、性质、毒性】 甘、辛，寒，无毒。

【用途】 根：下骨鲠（gěng），涂痈肿；

叶：治蛇虺（huǐ）螫（máo）伤。

很久以前，一座大山里住着一位美丽善良的姑娘，名叫玉儿。她每天的主要工作就是牧羊。

一天，玉儿姑娘在山上放羊时，一只凶恶无比的豺狼突然扑向她的羊群。正值危机时刻，一位青年出现了。青年经过与豺狼长时间的激烈缠斗，击败了豺狼，守护了羊群。

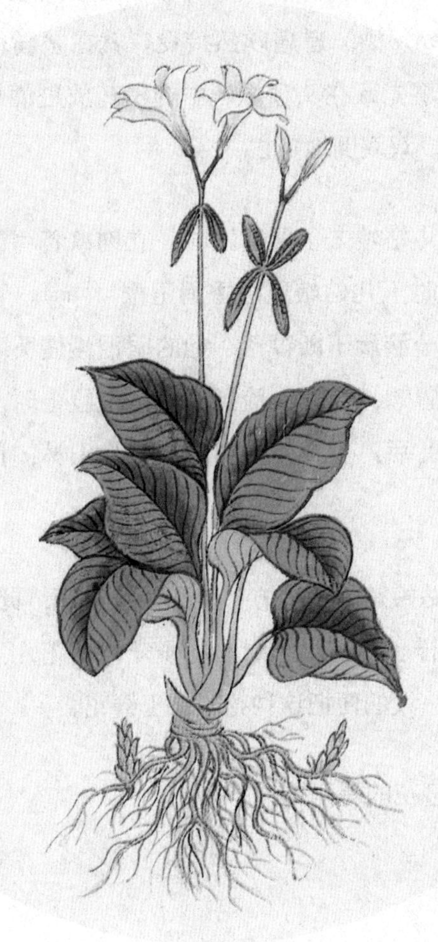

玉儿姑娘既感激青年及时出手相救，又喜欢他的正直勇敢，便亲手从路边采摘了一朵白玉似的鲜花送给青年。青年对玉儿姑娘也是一见倾心，于是接过鲜花，并顺手插到玉儿姑娘的发间。两人坠入爱河，沉浸在幸福中。

可美好是短暂的。山里有一恶霸，无恶不作，而且喜好强抢漂亮姑娘。他听说玉儿的美貌后，便打定主意要将她弄到手。玉儿得知此事后，竟然主动送上门。是的——她打算用自己的聪明才智除掉恶霸，为更多的姑娘出头。她瞒着青年，主动走进恶霸家里，并假意给恶霸斟（zhēn）酒，恶霸欣然接受。就在恶霸得意忘形的瞬间，玉儿姑娘取出事先藏在头顶佩花中的毒药放进酒杯。恶霸和玉儿姑娘喝完酒之后，双双倒地身亡。

当青年得知玉儿姑娘去了恶霸家时，立刻拿着弓箭、猎枪到了恶霸的家中，可此时玉儿姑娘已经香消玉殒（yǔn）。青年抱着玉儿姑娘，泪水从眼里一滴滴不断掉落，他的眼泪慢慢哭干了，眼睛里开始淌出鲜血。不曾想，当鲜血流到玉儿姑娘脸上时，玉儿姑娘竟然慢慢苏醒过来。此后，玉儿姑娘和青年归隐山林，世人不知他们的踪迹。

而在当初玉儿姑娘躺下的地方，长出了一种花，此花洁白如玉，花蕾像极了发簪的样子，宽大碧绿的叶子守护着花儿，就像青年守护着玉儿姑娘一样，人们便把这种花叫作玉簪花。

这就是关于玉簪花的美丽传说。

芫花

yuán huā

【时珍说】芫花留数年陈久良者。用时以好醋煮十数沸，去醋，以水浸一宿，晒干用，则毒灭。

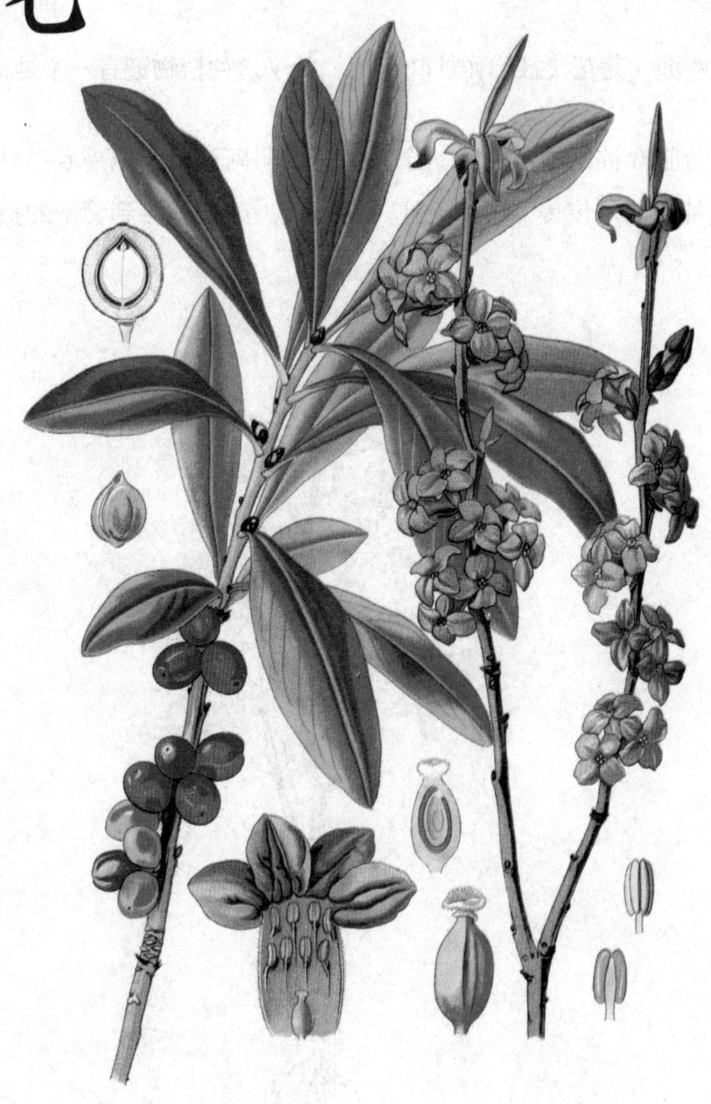

【药用部位】 根。

【气味、性质、毒性】 辛，温，有小毒。

【用途】 治心腹胀满，祛水气寒痰，通利血脉，治恶疮。

芫花产于浙江、四川等地，喜温暖，又被称为杜芫、野丁香花，具有泄水逐饮、解毒杀虫的功效。但是，芫花不能与甘草同时服用，因为甘草会使芫花的毒性加剧。

在欧洲，芫花又被称作桂叶芫花。关于这种植物还有一个神话故事。

古希腊众神之神宙斯有一个儿子，名叫阿波罗。他是专门掌管太阳的太阳神，非常俊美，力大无比。有一天，阿波罗接到父亲的指示去杀

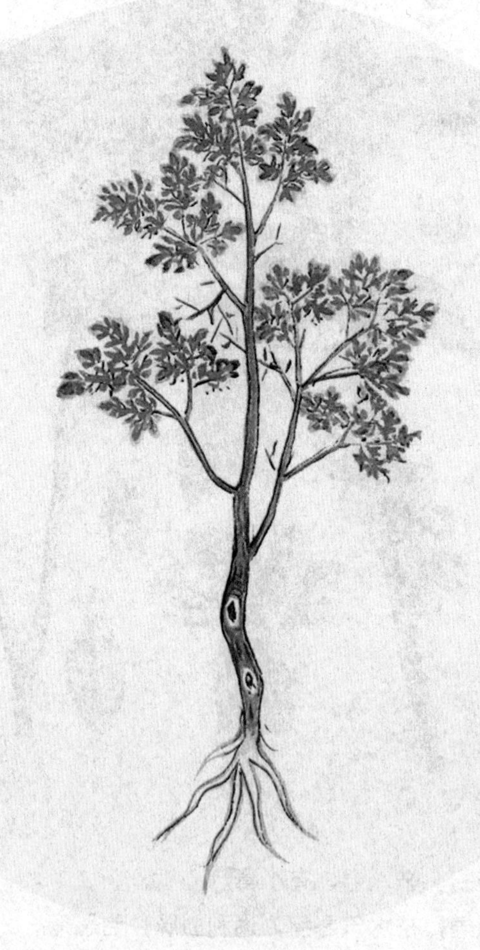

一个妖怪，在杀完妖怪回来的路上，他看到有一个小孩子在玩一张弓，便走到小孩子面前劝诫他不要玩弓。可是小孩子不听，阿波罗便取出自己杀死的妖怪来吓唬小孩子，而且对小孩子说了很多难听吓人的话。

然而这个小孩子并不简单，他是小爱神，名叫丘比特，是爱神维纳斯的儿子。丘比特很生气，便对阿波罗说："你信不信我用我的箭射中你。"阿波罗听完很生气，他不相信天底下有人有这个胆量和能力。这时只见丘比特对着天空射出了两支箭。这两支箭可大有来历，第一支箭会使中箭之人深深陷入爱河，第二支箭则会让中箭之人不会对异性动心。

两支箭在空中划了一个完美的弧度后射中了两人。第一支箭恰巧射中了傲气十足的阿波罗，而第二支箭则射中了河神的女儿——神界第一美女达芙妮。偏偏阿波罗中箭之后遇见了达芙妮，并且看了一眼之后就深深爱上了她，而且随着时间的推移，越来越爱。可是，达芙妮却一心想追随月亮女神，心里并无谈情说爱的想法，于是对阿波罗置之不理。

有一天，阿波罗在树林里见到了达芙妮，于是向她表白了自己的心意。可是，达芙妮却被吓坏了，她开始逃跑。眼看就要被阿波罗追上，达芙妮却停了下来，原来一条河挡住了她前进的道路。这条河正好是她的父亲河神变的。只见达芙妮对着大河开口喊道："爸爸，请把我吞下去吧！"河神一直很疼爱这个女儿，看着女儿眼前的困境，他施展仙法把她变成了一株月桂树，树的名字就叫达芙妮，也被称为桂叶芫花。

一颗月桂树就这样出现在阿波罗的面前，他开始感到后悔，并向月桂树道歉。阿波罗的爱慕之心不改，月桂树后来成为阿波罗最喜欢的树，而且他还用月桂树上的花朵来装饰弓箭。

yuān 鸢 wěi 尾

【时珍说】此即射干之苗。地肥则茎长根粗，地瘠则茎短根瘦。花有数色。

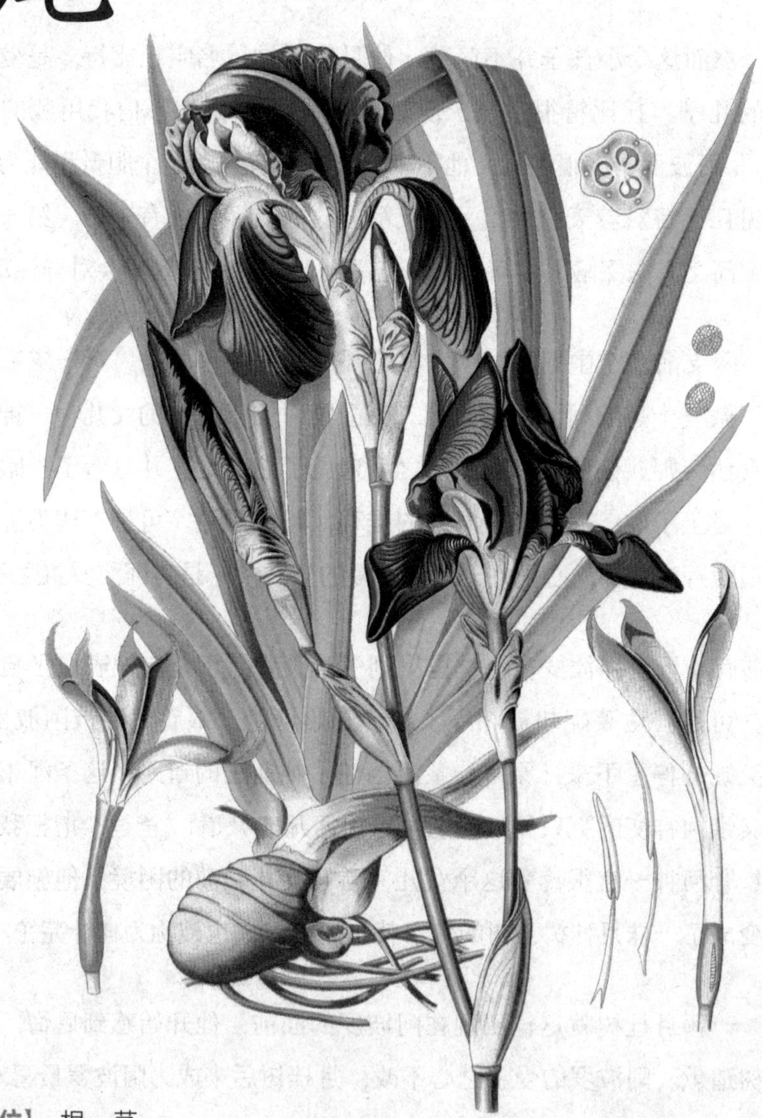

【药用部位】 根、茎。

【气味、性质、毒性】 苦，平，有毒。

【用途】 活血祛瘀，祛风利湿，解毒，消积。

鸢尾有“蓝色妖姬”的美誉，是法国的国花，其名称来自它那像鸢鸟尾巴的花瓣。

关于鸢尾花，民间有不少关于它的传说。

古时候，有一位想寻找幸福的仙人，他在溪水旁发现了一朵长得很像喇叭花的花，便将其采下来放在手里，这朵花就是鸢尾花。

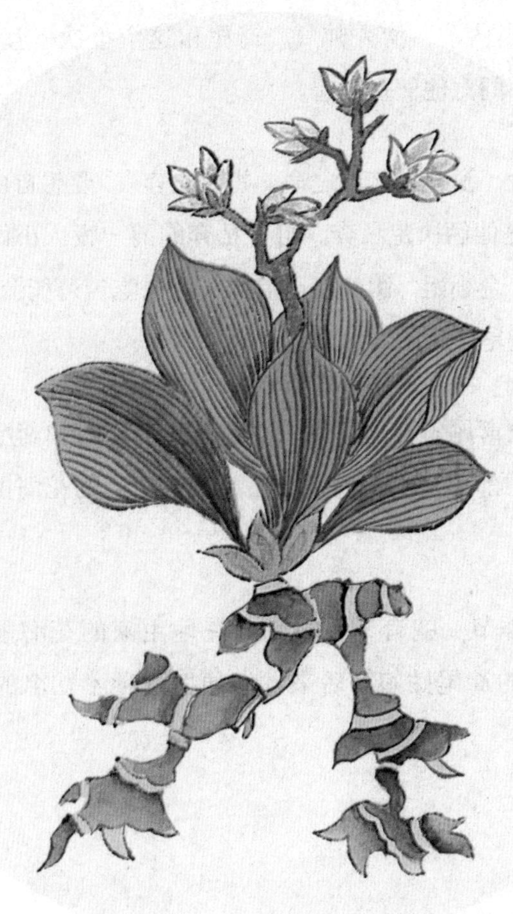

仙人采下鸢尾花后，轻轻一吹，天地间立刻回旋起清脆悠扬的声音。这悠扬的声音引来动物们的一致观望——鱼儿跳出了水面，飞禽走兽都暂时停下了脚步……这声音传到了深山，择居于此的仙女循（xún）音找到了仙人，两人后来结为良缘，在山间辛勤地劳动，悠闲地生活。

还有一个关于鸢尾的传说。

地主家有一个千金小姐名叫鸢尾，聪明美丽，喜欢跳舞。她家有一个干长工的小伙子，清秀帅气。鸢尾和这个小伙子互相喜爱，但是鸢尾的父亲不同意他们在一起。

在以前的社会，没有“父母之命、媒妁之言”，要想自由结婚的可能性很低，于是他俩决定私奔。可是私奔的前一夜，小伙子迟疑了，他想鸢尾是千金小姐，跟着自己浪迹天涯去吃苦可能会不习惯，而且这种爱有可能是一时冲动之下发生的。

第二天，无论鸢尾怎样催促恳求，小伙子都不肯和鸢尾一起私奔。回到家的鸢尾郁郁寡欢，最终她在一片不知名的花海里结束了自己的生命。

每到花开的季节，就有千万只蝴蝶在地主家的花海里飞，像极了在翩翩起舞的鸢尾姑娘，后来人们便把这种不知名的花称作“鸢尾”。

石龙芮

shí lóng ruì

【时珍说】到处都有生长，多数长在靠近水下潮湿的地方。高的有一尺左右。二月份生苗，丛生，茎圆有分枝。一枝三叶，青色而且光滑，有三尖，叶有很多小缺口。

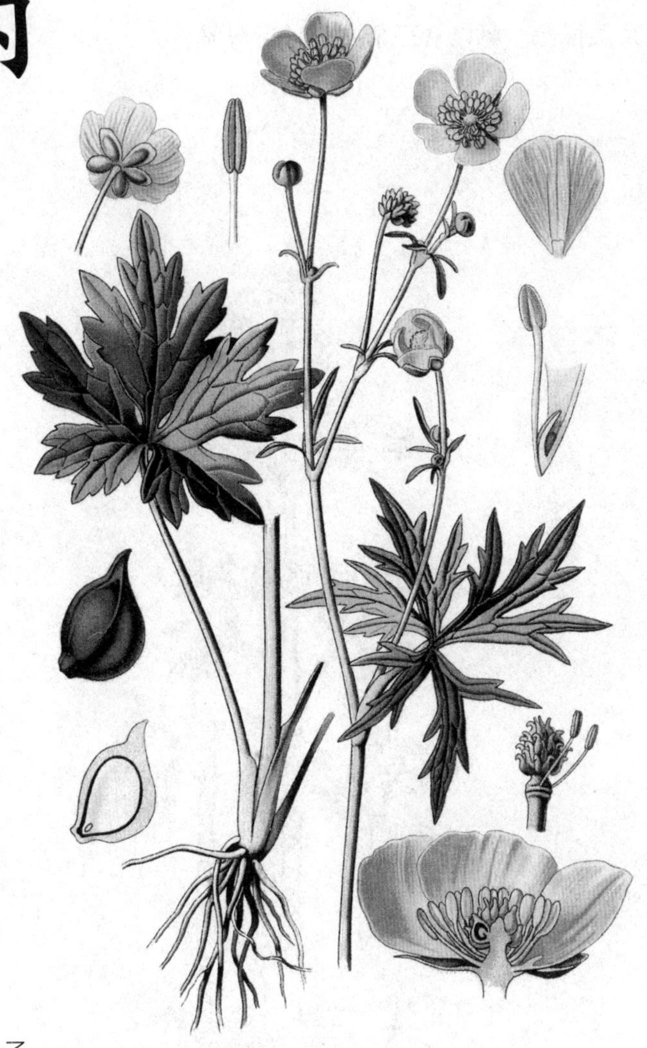

【药用部位】 子。

【气味、性质、毒性】 苦，平，无毒。

【用途】 治风寒湿痹，心腹邪气，利关节，止烦满。

石龙芮，一年生草本植物，茎干直立，根成须状，叶片浓密，喜欢潮湿的地方，主要生长在平原地区的湿地和河流边上。

石龙芮含有白头翁素，有毒，一定不能误用。它的新鲜叶子含有强烈的挥发性刺激成分，与皮肤接触后可能引起炎症。由于它的外形和水芹菜很像，可以从三个方面进行分辨。

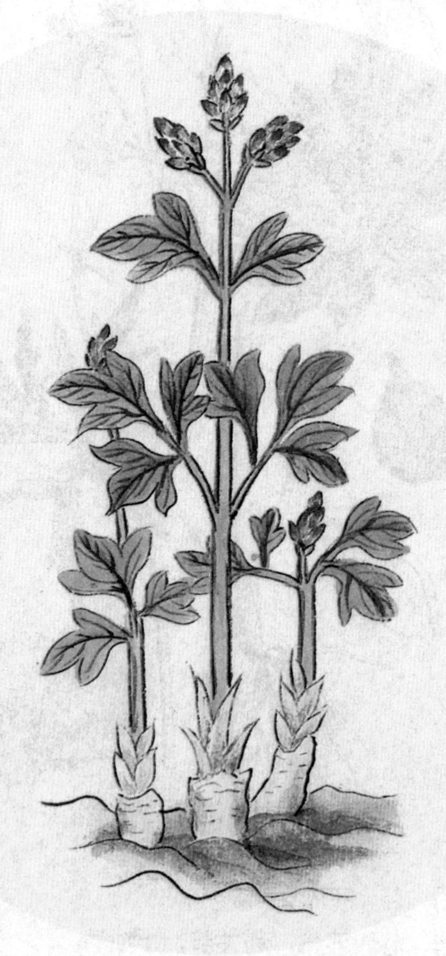

（1）石龙芮的茎尖有绒毛，水芹全身无毛；

（2）石龙芮的叶下表皮腺毛长而稀，水芹的叶下表皮无腺毛；

（3）石龙芮的花为黄色小花，水芹则为白色小花。

虽然石龙芮是有毒的，但是如果运用得好，它可以用来治疗一系列的病症。例如：

（1）在出现跌打损伤或者扭伤后，用石龙芮外敷就能消除肿痛感；

（2）老年人容易患风湿关节肿痛，石龙芮有祛风除湿的功效；

（3）石龙芮的成分被人体吸收后，能够将体内的毒素排出，有利于身体健康；

（4）《上海常用中草药》一书里提到："石龙芮鲜全草捣烂，于疟发前六小时敷大椎穴。"也就是说，石龙芮能够治疗因中暑引起的疟疾。

máo 毛 gèn 茛

【时珍说】低洼潮湿的地方有很多毛茛。春天生苗，高的有尺余。一枝三叶，叶有三尖及细小的缺口。四五月份开小黄花，非常鲜艳。

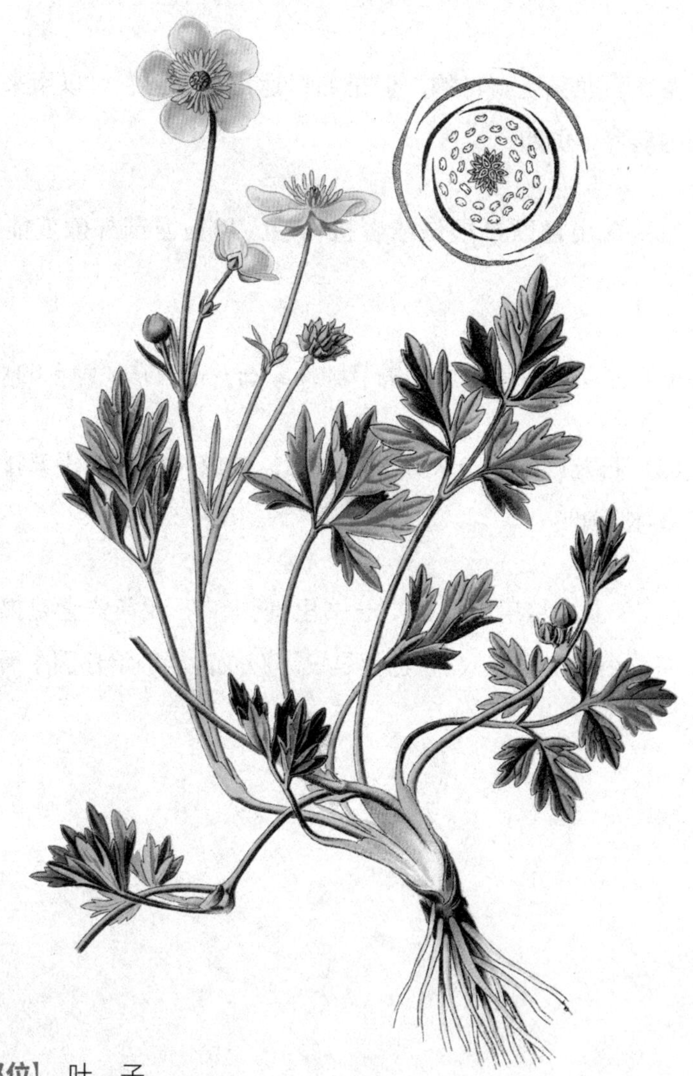

【药用部位】 叶、子。

【气味、性质、毒性】 辛，温，有毒。

【用途】 治恶疮痈肿、疼痛未溃，捣汁敷。

毛茛有很多别称，这些别称都相当有意思，比如，鸭脚板、野芹菜、山辣椒。毛茛属中最出名的要算能开出各色花朵的花毛茛，其颜色丰富，株姿玲珑秀美。

关于毛茛的别名“野芹菜”，还和李世民有一段故事呢！

据传说，当年秦王李世民计划在放马滩屯兵以养精蓄锐，便让王伯当率先领兵前往，而自己的部队随后就到。李世民的小部队沿途缓慢行进着，有人汇报说王伯当的大部队人马感到不适，士兵身体出现红肿甚至生疮的情况。李世民寻思，部队所携带的医用物资不足，只能靠沿路的野花、野草来缓解这一症状，不然情况会越来越糟。不过，这种想法他只是在心里嘀咕（dí gu）着，并没有大范围宣扬。

可是，等李世民到了主力部队所在地时，发现大家都健健康康的。经过询问才知道，恰如自己所想，士兵们依靠着一种野草渡过了这次难关。后来王伯当告诉李世民，之所以能够准确运用这种野草，要感谢偶然遇见的一位村姑。当时，村姑告诉王伯当，只要把这种草捣碎敷在士兵身上，就可以药到病除。王伯当试验后，果然立竿见影。由于这种野草颜色翠绿，而且开有漂亮的小花，李世民便给它取了个“芹”的名字，又因为它在野外四处可见，所以人们都称呼它为“野芹菜”，也就是“毛茛”。

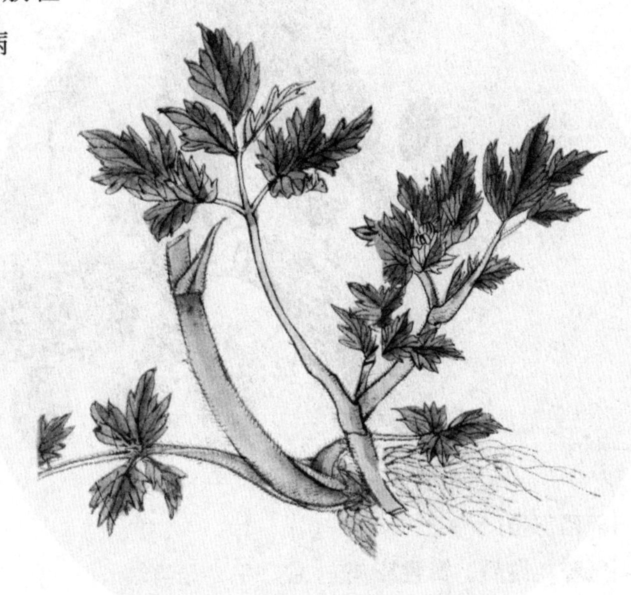

菟(tù)丝(sī)子(zǐ)

【时珍说】宁献王《庚辛玉册》载，火焰草即菟（tù）丝子，为阳草。多生荒园古道。其子入地，初生有根，攀附到草木时，其根自断。

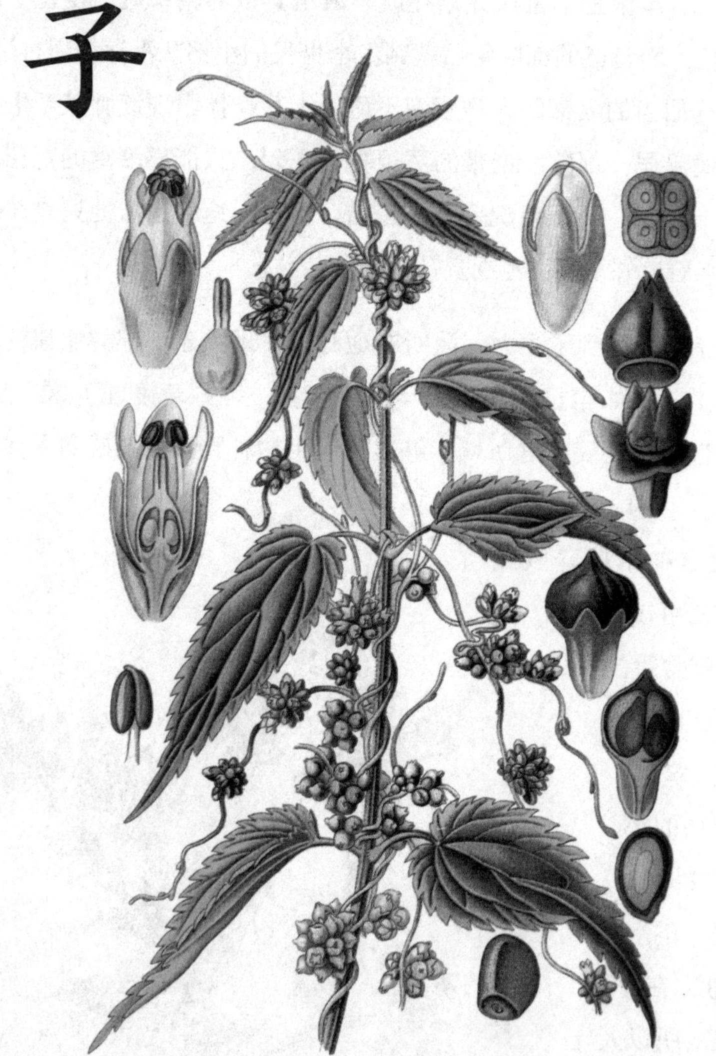

【药用部位】 子。

【气味、性质、毒性】 辛、甘，平，无毒。

【用途】 滋补肝肾，固精缩尿，安胎，明目，止泻。

菟丝子，别名豆寄生、黄丝，一年生寄生草本植物。我们常说的菟丝子实际上是这种植物干燥、成熟的种子，具有滋补肝肾、明目的作用。

菟丝子这个名字的由来还与兔子有关。

很久以前，有一个财主，非常喜欢养兔子，简直到了养兔成癖

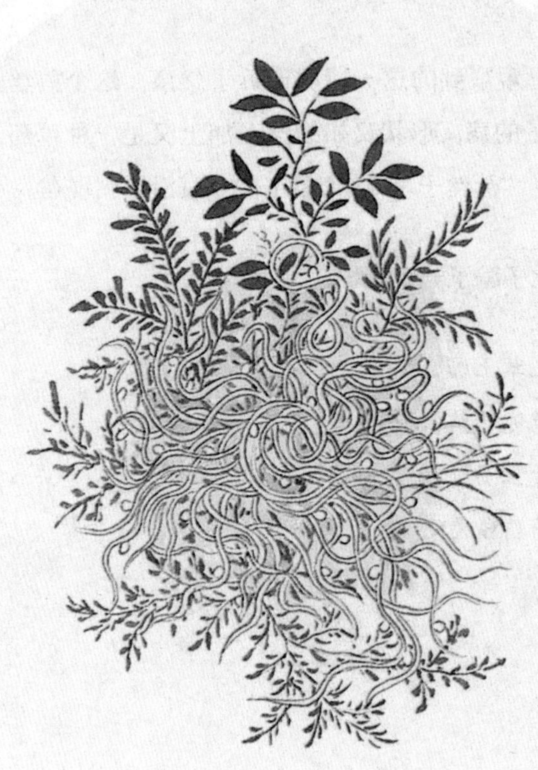

（pǐ）的地步。他专门雇了一个长工给他养兔子，而且严格规定：长工不能将兔子养死，养死一只兔子，就得扣掉他四分之一的工钱。

一次，长工不小心将一只兔子的腰部伤着了，伤得还不轻，他怕财主看到，便把这只兔子悄悄地藏在黄豆地里，他自己则时不时地去看望这只兔子。几天之后，长工发现兔子不但没有死，而且还恢复了健康。他把这件怪事告诉了父亲，父亲吩咐他一定要好好观察一下。于是，长工又找来一只同样腰部受伤的兔子，并将其放进黄豆地，接着开始仔细观察起来。他发现受伤的兔子在黄豆地里吃一种缠在豆秸上的野生黄丝藤，几天后伤口竟然痊愈了。

长工便把自己观察到的这一情况告诉了父亲，这个黄丝藤一样的植物治好了兔子的病，形状又如细丝，加上又是一种草药，于是父子俩便给它取名“菟丝子”，这个名字便一直沿用到现在。

人们还为菟丝子编了一个谜语：

澄黄丝儿草上缠，
亦非金属亦非棉，
能补肝肾强筋骨，
此是何药猜猜看。

覆盆子

fù pén zǐ

【时珍说】南方覆盆子极多。悬钩是树生，覆盆是藤生，子状虽同，而覆盆色乌赤，悬钩色红赤，功亦不同。

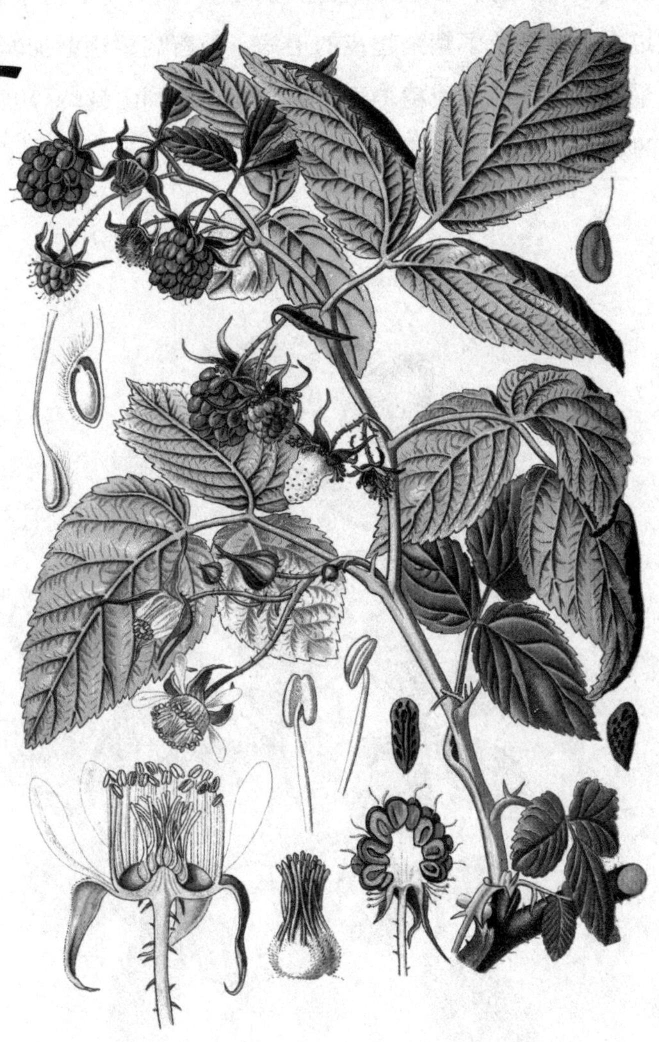

【药用部位】 叶、根。

【气味、性质、毒性】 根：甘，平，无毒；叶：微酸、咸，平，无毒。

【用途】 叶：去肿赤，明目止泪，收湿气；

根：治痘后白内障或伤后疤痕。

覆盆子是一种水果，果实味道酸甜，有“黄金水果”的美誉。它与历史上众多名人都有难解之缘，比如，葛洪、苏东坡、鲁迅。

道教理论家、医学家葛洪一生云游四方，修养身心，采药炼丹，由于太过操劳，患上了频繁起夜的毛病。随着病情逐渐加剧，他的睡眠质量不断下降，以致精神不济。为此，他翻山越岭寻找补益肝肾亏虚的良药，苦苦找寻却没有收获。

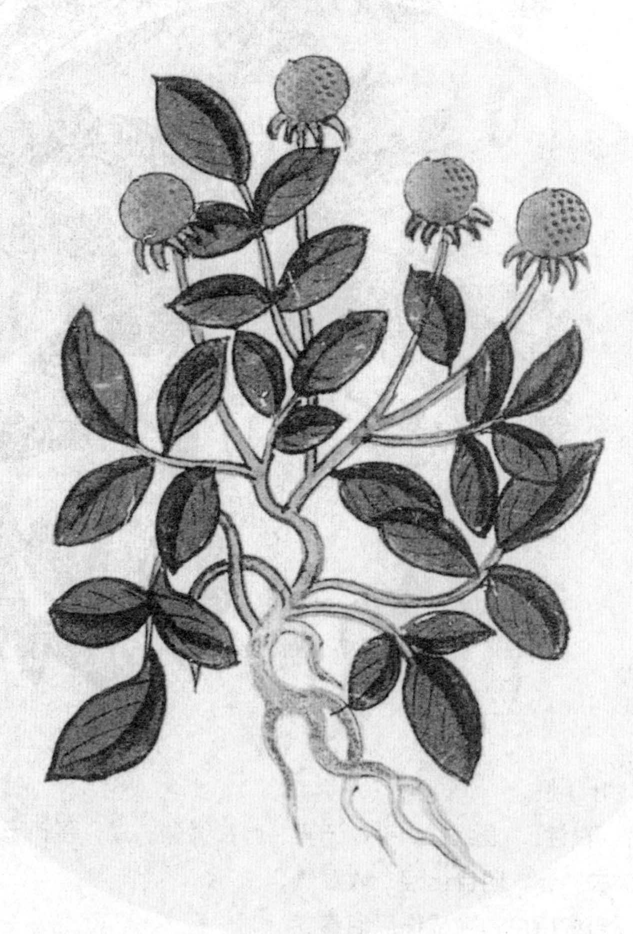

有一年 4 月，百草茂盛，葛洪忽然看见路旁有很多荆条，荆条上结了很多鲜红晶莹的小果子，很是可爱。又累又渴的他赶紧摘了一捧悉数吞下，味道很是酸甜可口。随后，他又多采了一些回去。令人意外的是，吃了这种果子后，当晚葛洪起夜的次数明显减少，吃了十几天后，他的夜尿症竟然好了。葛洪很高兴，没想到它的药用价值竟然这么高，便把这种果子推广传播给当地的老百姓。

这种小果子就是覆盆子。

一代大文豪苏东坡先生在被贬黄州期间，给好友章质夫写信也提到了覆盆子：

> （覆盆子）三四月花，五六月熟，其子酸甜可食，当阴干其子用之。今市人卖者，乃是花鸦莓，九月熟，与《本草》所说不同，不可妄用。

这里是将覆盆子与九月成熟的花鸦莓进行了辨别，东坡先生果真是行走的美食家。

鲁迅先生则在《从百草园到三味书屋》中这样描写过覆盆子：

> 如果不怕刺，还可以摘到覆盆子，像小珊瑚珠攒成的小球，又酸又甜，色味都比桑葚要好得远。

悬钩子
xuán gōu zǐ

【时珍说】悬钩子属树生，高四五尺，其茎白色有倒刺。其叶有细齿，青色无毛，背后淡青，很像樱桃叶但要狭长些。又像地棠花叶，四月开小白花。结红色果实，味道酸美。

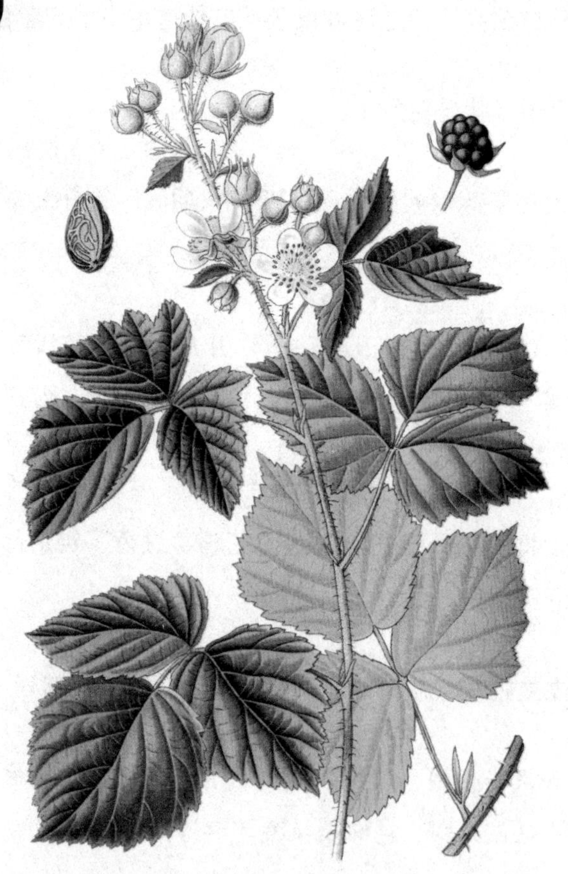

【药用部位】 叶、根、皮。

【气味、性质、毒性】 叶：酸，平，无毒；根、皮：苦，平，无毒。

【用途】 全株：醒酒，止渴，除痰，去酒毒；

叶：主治喉塞不适；

根、皮：治久患腹泻、脓血腹痛，杀虫毒。

悬钩子，又名三月泡，广泛分布在山谷阳坡、溪边、灌木丛中，其花期为3—4月，果期是5—6月。

悬钩子耐贫瘠，对土壤的要求不高，适应性强，其叶、根、皮均可入药，而且药效广泛，具有祛风除湿、活血化瘀、解毒等功能，是苗族常用的民间药。

除了三月泡这个名字，《尔雅》中称悬钩子为山莓，而郭璞（pú）为《尔雅》作注时称其为木莓；《日华子本草》中称其为树莓。另外，它还有三月藨（pāo）、木暗桐等名字。

悬钩子的种类很多，在我国有100多种，覆盆子和它比较像。那么它们的不同之处究竟在哪里呢？

（1）悬钩子的苗较矮，覆盆子的苗较高；

（2）悬钩子的果实是实心的，果实紧紧挨着果蒂，覆盆子的果实是空心的；

（3）悬钩子的一株苗很少长果实，覆盆子的一株苗密密麻麻结很多果实；

（4）覆盆子的果实较悬钩子大些；

（5）覆盆子更常见，悬钩子比较难遇见。

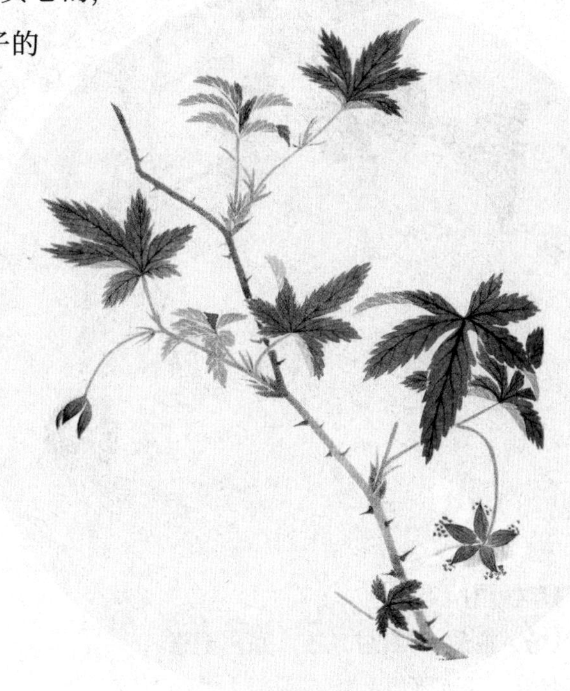

mǎ dōu líng
马兜铃

【时珍说】马兜铃体轻而虚，熟则悬而四开，有肺之象，故能入肺。气寒味苦微辛，寒能清肺热，苦辛能降肺气。

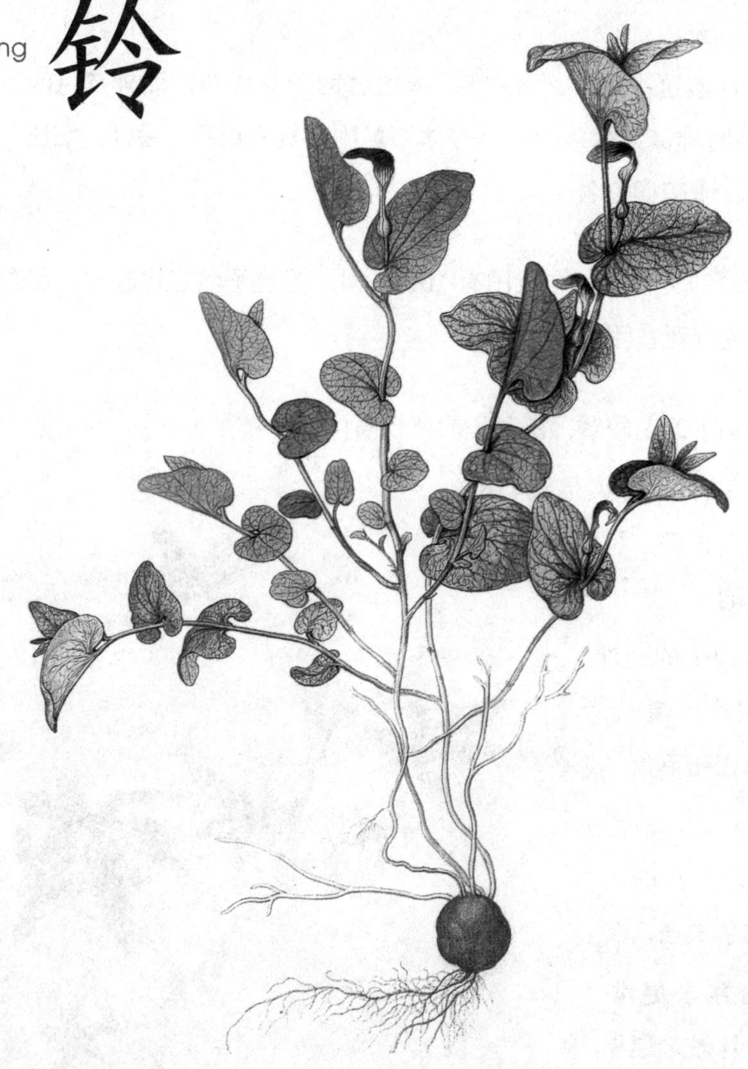

【药用部位】 实。

【气味、性质、毒性】 苦，寒，无毒。

【用途】 清肺降气，止咳平喘，清肠消痔。

马兜铃，因其成熟的果实就像挂在马颈下的响铃而得名。

关于马兜铃，有两个有趣的传奇小故事！

第一个故事的主人公是庞涓。庞涓与孙膑一起拜师鬼谷子学习兵法。鬼谷子被后世誉为“千古奇人”，他通晓纵横捭阖（bǎi hé）之术，独具通天的智慧。

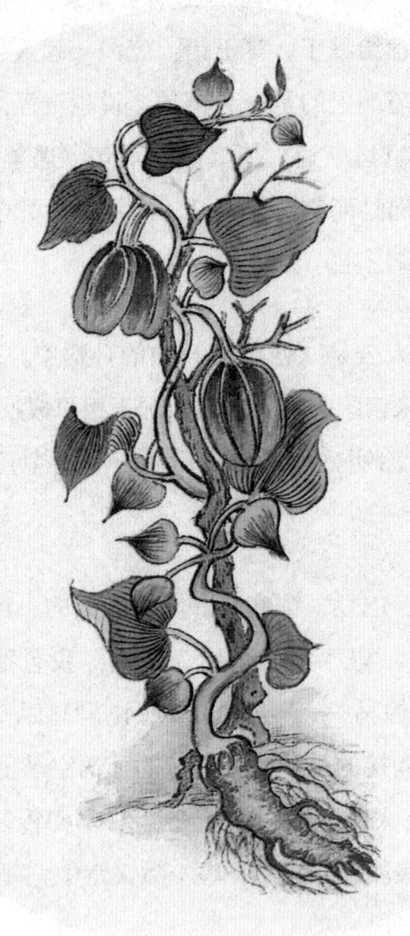

当时庞涓听说魏国正在招揽人才，便向老师鬼谷子说明了自己的想法。鬼谷子对庞涓说："你去摘一朵花来，我给你算一卦。"庞涓便去摘了一朵花，鬼谷子发现摘来的这朵花正是"马兜铃"，随即对庞涓说："这种花一开十二朵，暗示你将会享受十二年的富贵，而这朵花你是从鬼谷采来的，现在枯萎了，'鬼'字加一个'委'正好是一个'魏'字，说明你与魏国有缘。"他还送给庞涓八个字，即"遇羊而荣，遇马而卒"。

庞涓来到魏国后，先来到当时的相国王错家，两人相谈甚欢，王错便准备把庞涓推荐给魏王。等王错、庞涓一起入朝时，魏王正在用膳，当时厨子恰巧端上的是一头蒸羊。说也奇怪，庞涓从此在魏国真的平步青云，官运亨通，还真应了那句"遇羊则荣"的话。当然他的结局也和"遇马而卒"分不开，庞涓最后死于孙膑设计的马陵道之中，万剑穿身而死。

第二个故事的主人公是《西游记》中的孙悟空。在《西游记》书中第六十九回里，朱紫国的皇后被掳，国王相思成疾，一病不起。孙悟空为朱紫国国王治病。孙悟空最后用三颗乌金丹治好了国王的病。

乌金丹是用大黄、巴豆、锅底灰、马尿制成的。可猪八戒当时为了邀功，嘴快说道："陛下，为了给您配药，我老猪可是没少跑腿，是我拿着碗去接的马……"。猪八戒想说是马尿，孙悟空则赶紧打断了他。国王追问接的是什么，机智的孙悟空马上回答道："是马兜铃。"正好这时有太医院的医官补充道："马兜铃苦寒无毒，定喘消痰大有功，通气最能除血蛊，补虚宁嗽又宽中。"国王听后很高兴，便邀请大家举杯庆祝。

yíng 营 shí 实

【时珍说】营实春抽嫩芽，小孩经常掐去皮吃。稍长，则成丛似蔓，茎硬多刺。小叶尖薄有细齿。四五月开花，有白色、粉红二者。结子成簇，生时青，熟则红。

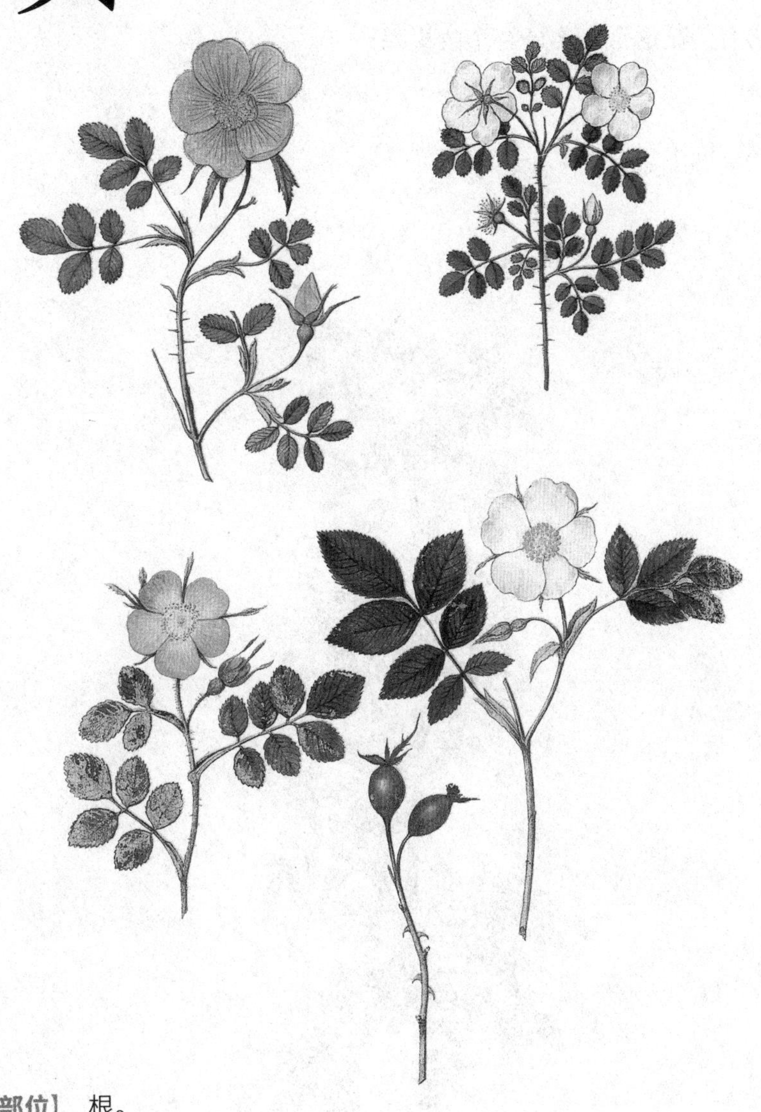

【药用部位】 根。

【气味、性质、毒性】 苦、涩，性冷，无毒。

【用途】 止泻痢腹痛，除邪逆气，止消渴。

营实有很多别称，比如，墙蘼（mí）、蔷薇、山棘。被唤作墙蘼是因为其蔓柔靡，需要依靠墙才能生存，所以有了这个形象传神的说法。

而它有蔷薇这个名字还有个故事呢！

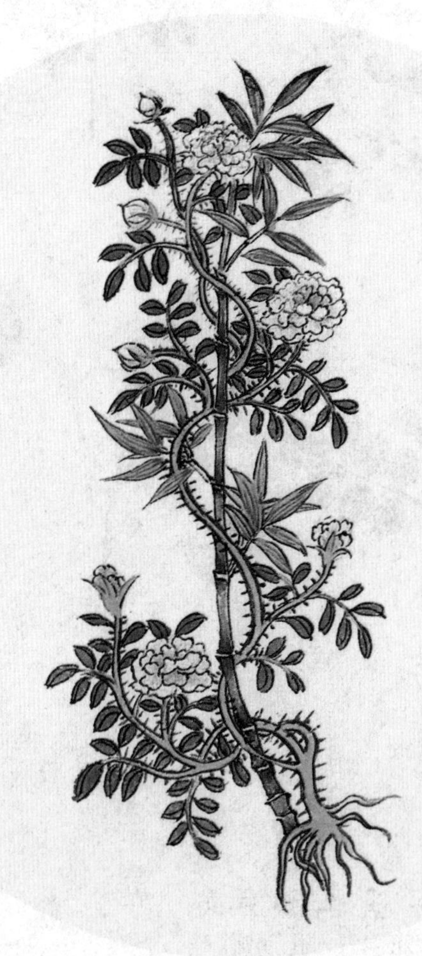

很久以前，在浙江天目山下有一户人家，这户人家的女儿名叫蔷薇。因父亲早逝，蔷薇和母亲相依为命，生活一直比较艰苦。她们有个名叫阿康的邻居，为人善良，乐于助人，经常帮助蔷薇一家砍柴、挑水，以及做一些其他零活。日子长了，蔷薇与阿康互生爱慕，便私下订了终身。

过了一年，皇帝下旨选民间貌美的女子入宫。不巧，蔷薇被选中了。当她听到这个消息，当场便昏了过去。可是，办事的官差并不会因为这样就放过她，依然要带蔷薇入宫。在蔷薇母亲的苦苦哀求下，进宫的日期总算推迟了两天。这时，有好心的乡亲告诉蔷薇，可以暂时躲进深山。如果官府寻人，就说是患急病死了。可是，这个计谋被贪财之人向官府告了密，层层上报给了皇帝。皇帝知道后大怒，下令追捕蔷薇，并且扬言“活要见人，死要见尸”。

蔷薇和阿康一起逃往深山，不过他们步行的速度比不过追兵骑马的速度。两人听见马蹄声渐近，便决定一起跳下山崖。追兵只好进入山崖寻找尸体，并将找回的尸体运回京城交由皇帝发落。不过此时朝廷上下怨声载道，皇帝遂下令将两人合葬于天目山下。

不久，合葬的坟上长出了一种美丽的花，花茎上长着许多刺，人们都说这个刺是青年阿康所变，目的在于保护蔷薇。人们把这种美丽的花称为“蔷薇”。

qiān 牵 niú 牛 zǐ 子

【时珍说】牵牛有黑白两种，黑的处处都有，多为野生。其藤蔓有白毛，折断后有白汁。叶子有三尖，如枫叶。花不作瓣，像旋花但大。其果实有蒂包裹着，生时呈青色。

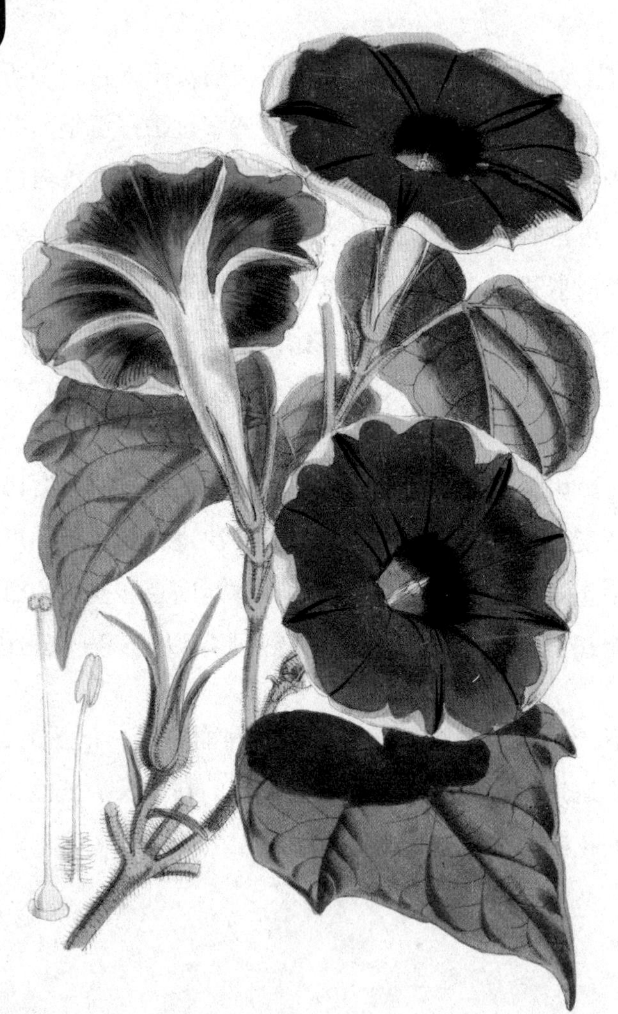

【药用部位】 子。

【气味、性质、毒性】 苦，寒，有毒。

【用途】 泄水通便，消痰涤（dí）饮，杀虫攻积。

牵牛子是较常见的花，又称喇叭花、姜姜籽、牵牛、朝颜花。其中，朝颜是说它的花早上开放中午凋谢。

牵牛子这个名字源于陶弘景讲的故事。陶弘景曾经说：“此药始出田野，人牵牛谢药，故以名之。”他还讲了这样一个故事。

从前有一个小孩，因家里贫穷没有吃的，被卖到地主家去放牛。他是春天去的地主家，可是到了这年秋天，小孩的腹部大如鼓，皮肤也开始出现蜡黄的现象，小便也越来越困难。地主看到他这样的身体状况，就把他赶走了。

由于行走没有力气，小孩后来在蔓草丛中昏睡了过去。过了好一段时间，等他醒来的时候，感到肚子很饥饿，便想办法去摘自己能够找到的果子吃。吃完果子，他排泄出了肚子里积存的食物，不但腹胀的毛病缓解了，病情也逐渐好转。为了生计，他又返回地主家去放牛。后来，为了感激当时救自己命的草药，他牵着牛回到当时的草丛旁，向草药跪拜。

之后，人们将这种植物的种子用来入药，起名为“牵牛子”。

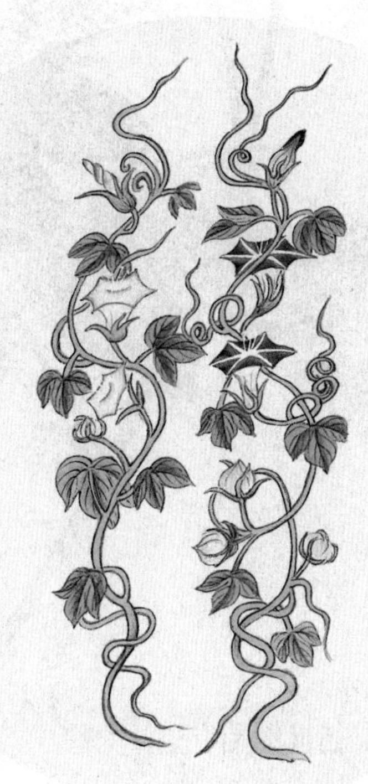

月季花

yuè jì huā

【时珍说】月季多有栽插，属蔷薇类。青茎长蔓硬刺，叶小于蔷薇，花深红，千叶厚瓣，逐月开放，不结子。

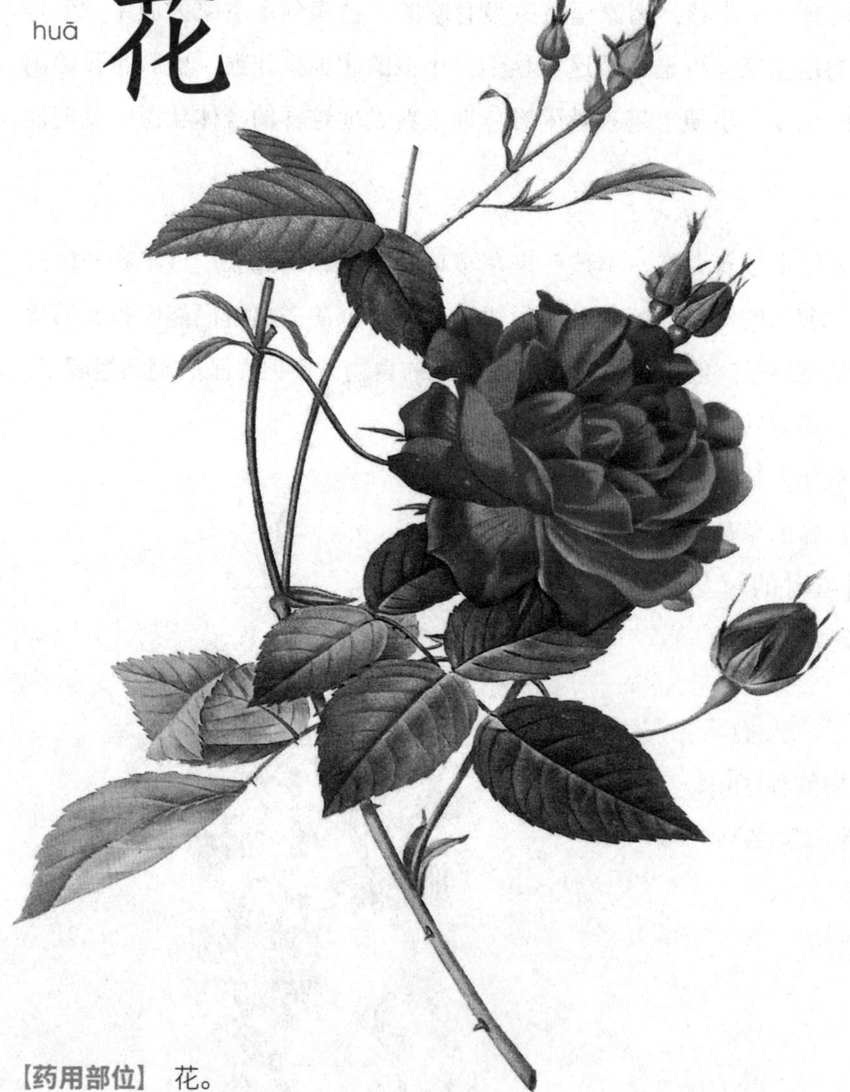

【药用部位】 花。

【气味、性质、毒性】 甘，温，无毒。

【用途】 活血调经，散毒消肿。

月季花是“花中皇后”，又被称为月月红。中国是月季的原产地之一，人们非常喜爱月季，而历代文人也都赞美过月季，比如，唐代著名诗人白居易就曾写下“晚开春去后，独秀院中央”的诗句。

月季花还与包公有一段故事呢！

包公，即北宋清官包拯。包拯一生为官廉洁公正，铁面无私，很受人民的爱戴。

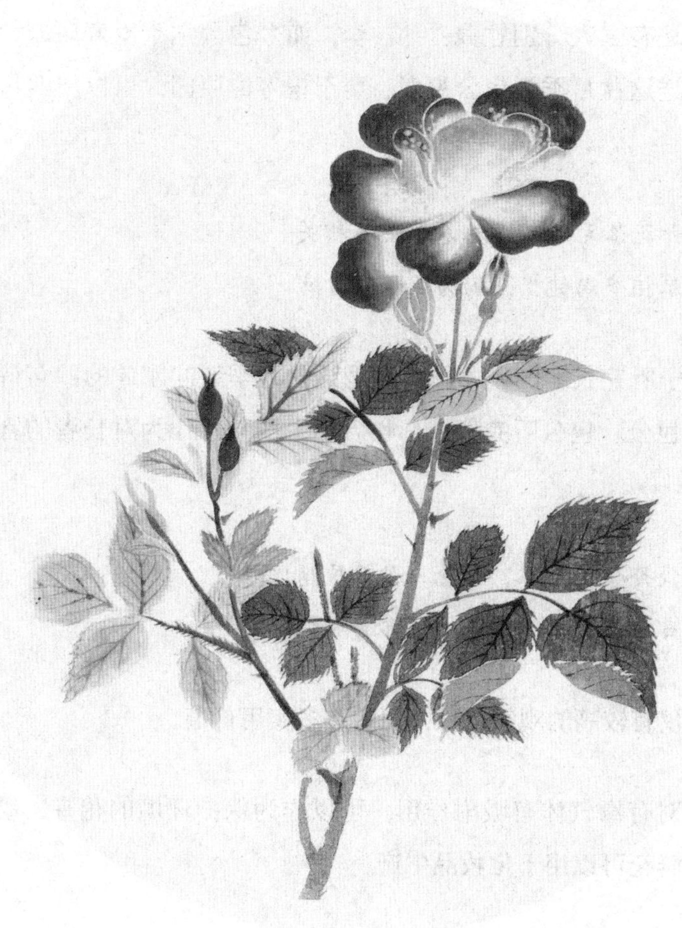

包公六十岁时，皇上要为他做寿，他不好违抗旨意，只能私下叮嘱儿子：“凡是送礼的一概不收。”到了包公寿辰这天，府上人山人海，大家也都知道包公的性格，故都未送礼。寿辰是包公的儿子一手操办的，里里外外都是他张罗，忙得不亦乐乎。这时，家丁告诉包公的儿子，门外来了一位送礼的客人，正不知如何处置。包公的儿子急忙赶到门外，只见一位长者手里捧着一盆月季花，于是便问这位长者姓甚名谁，为何要送这月季花。

只见长者从容地回答：“我叫‘赵钱孙李’。因为我自己姓赵，而左邻右舍还有三人分别姓钱、孙、李，如今包公六十岁寿辰，大家推荐我来送这盆月季为包公祝寿。至于祝寿的原因，可以用四句诗来表达：

花开花落无间断，春来春去不相关。
但愿相爷尚健生，勤为百姓除贪官。”

包公儿子听完长者的一番话，便把这盆月季连同刚才的四句诗一起转交给包公。包公听完叙述，也念出了四句诗作为对长者的答复语：

赵钱孙李张王陈，好花一盆黎民情。
一日三餐抚心问，丹心要学月月红。

月季不仅有较高的观赏价值，还有许多实用价值。

例如，对有毒气体有吸附作用，可以作为保护环境的花卉，墨红色的月季鲜花可以用于化妆品生产。

gé **葛**

【时珍说】葛有野生、家种两类。其根外呈紫色而里呈白色，长七八尺。其叶子有三尖，像枫叶而略长一点，正面青色背面淡青色。

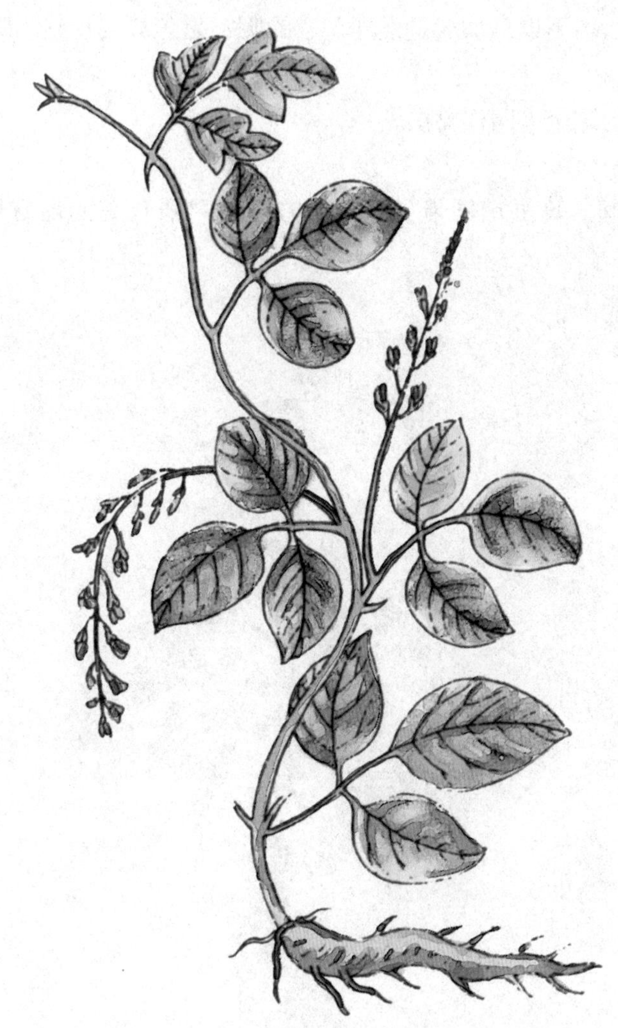

【药用部位】 根、谷、花、叶、蔓。

【气味、性质、毒性】 根：甘、辛，平，无毒；谷：甘，平，无毒。

【用途】 根：消渴，止呕吐，开胃下食，去烦热；谷：治小儿腹泻，下痢，解酒毒；花：消酒，治肠风下血；叶：金疮止血；蔓：治咽喉肿痛，消痈肿。

葛是传统的中药材之一。它的茎皮纤维可以织布或造纸；它的粉和花可以用来解酒。

葛有这么多用途，那么是谁发现它的呢？是怎样发现它的呢？

发现它的这个人叫作葛洪。

东晋年间，葛洪带领弟子云游四方寻找风景优美的地方炼丹。

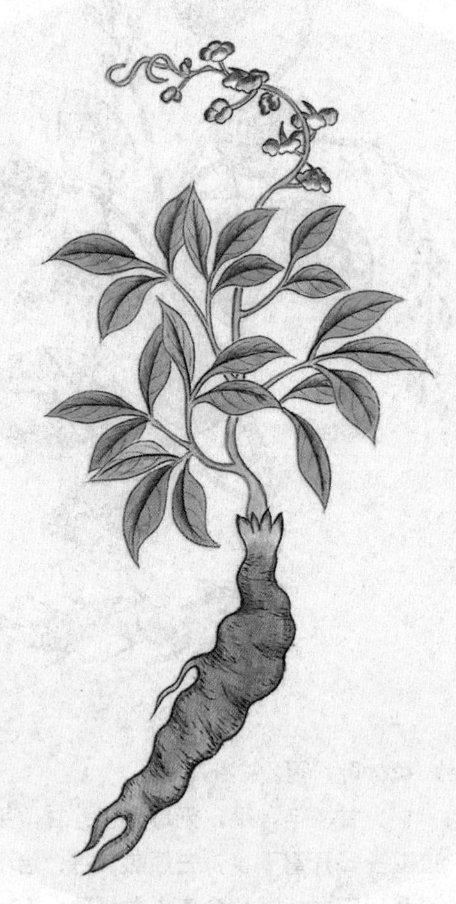

有一天，他们来到茅山。茅山上有很多奇怪的岩石林立，还有深幽不一的溶洞、星罗棋布的泉眼、纵横交织的溪流，真是古木参天，物华天宝。

葛洪一行人选中了茅山上的抱扑峰作为修道炼丹的地方，炼丹的原料有丹砂、雄黄、云母等。众弟子天天待在有毒气体烟熏火燎的环境下，时间长了，陆续有弟子出现身体不适，症状主要有：毒火攻心、口臭牙痛、身上出现红疹（zhěn）等。作为师傅的葛洪看在眼里，急在心上，他接连找了很多草药给弟子们服用，不过效果都不理想。

有天晚上，葛洪梦到三清教祖师来到他面前对他说，有方法可以治好弟子们的病。你们所在的山上，长着一种青藤，这种藤榨出的汁液清热解毒，并且还详细描绘了青藤的形状。第二天，葛洪就独自上山了，按照梦中祖师的指示寻找。可是山太大，他一时不知道从何处开始，正在这时，他遇见了一位樵夫。樵夫听完他的描述给他指了一下路，葛洪便顺着樵夫所指的道路去寻找，终于来到一处黄土坡，他选中一株粗壮的青藤，将藤的根挖了出来，清洗完藤根上的泥土后，他便带着藤根回到了抱扑峰。

回到山上的葛洪赶紧把藤根切成片状，煎煮成汤给生病的弟子喝。喝下藤根制成的药水后，生病的弟子逐渐感到身体不再燥热，没过几天，弟子们竟然痊愈了。人们知道后，纷纷去挖青藤根用来清凉解毒或者食用充饥，并且把采回来的藤大量种植，后来这种植物传遍中国大江南北。因为这种植物是葛洪发现的，所以人们将这些青藤称为“葛”，而把它的根块称为“葛根”。

tiān 天 mén 门 dōng 冬

【时珍说】天门冬清金降火，益水之上源，故能上通肾气。

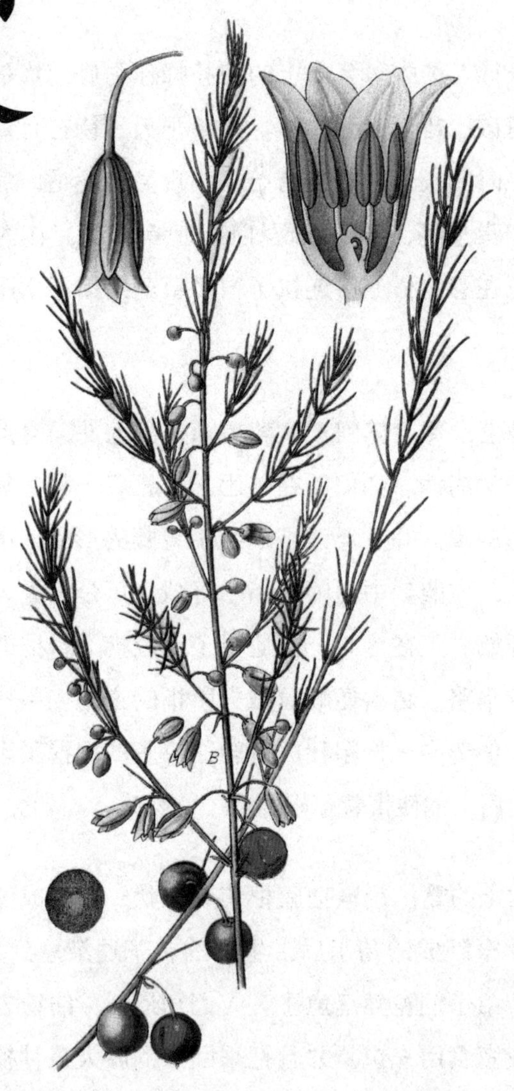

【药用部位】 根。

【气味、性质、毒性】 苦，平，无毒。

【用途】 祛寒热，主肺气咳逆，通肾气，润五脏，清热降火。

天门冬是一种多年生攀缘植物，形态优美。宋代理学家朱熹喜欢天门冬，他觉得这种植物别有一番风韵，于是在窗前种植了天门冬。有一天雨后，朱熹看见天门冬形态优美，就开始吟诵起来：

高萝引蔓长，插楥（xuàn）垂碧丝，
西窗夜来雨，无人领幽姿。

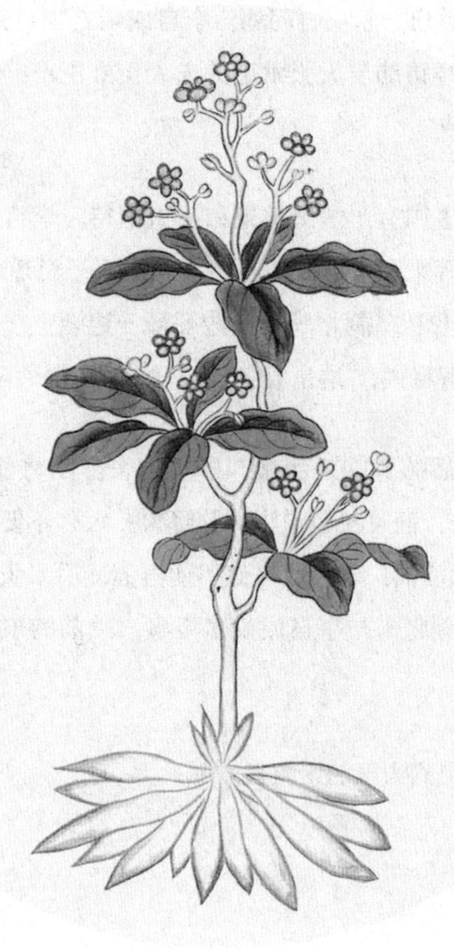

苏东坡也曾自酿天门冬酒，并且为此写了一首诗：

> 自拨床头一瓮（wèng）云，幽人先已醉浓芬。
> 天门冬熟新年喜，曲米春香并舍闻。

天冬是天门冬的干燥块根，关于天冬还有个和李自成相关的故事。

明朝末年爆发了大规模的农民起义，当时的起义领袖之一是李自成。为了联合张献忠一起攻打明朝，李自成亲自去拜会了张献忠。不巧的是，李自成拜访的当天张献忠的夫人正好生产，张献忠就安排副将去迎接李自成。

副将迎李自成进内室，拿出水果和茶点招待。李自成坐着等了半个时辰还是没有等来张献忠，他开始大怒拍桌子说道："张献忠竟然如此怠（dài）慢我！"副将马上一边解释一边端上一盘配茶的食品，并且向李自成解释说："这是天冬蜜饯（jiàn），请大帅品尝。"

李自成品尝完后感觉味道甜美，妙不可言。副将便介绍起来："这天冬不仅味道好，而且还能滋阴润肺降火，大帅不要着急，将军马上就来。"在美食面前，李自成自然不便再催，后来张献忠等妻子生下小孩后，便立刻赶来与李自成商量要事，之前的不愉快也就不消而散。

难怪天门冬能得到大家的一致喜爱呢！

何(hé)首(shǒu)乌(wū)

【时珍说】何首乌，足厥（jué）阴、少阴药也。白者入气分，赤者入血分。肾主闭藏，肝主疏泄。此物气温，味苦涩。苦补肾，温补肝，涩能收敛精气。

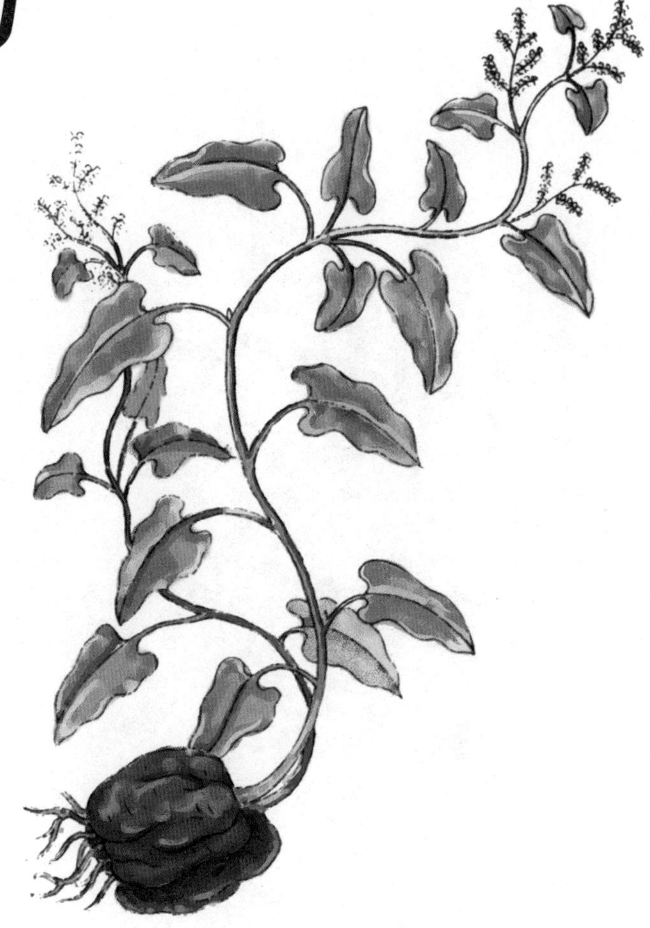

扫码听故事

【药用部位】 根。

【气味、性质、毒性】 苦、涩，性微温，无毒。

【用途】 止心痛，消肿块，长筋骨，益精髓（suǐ）。

何首乌是常见的贵重中药材，其根可入药，有安神、养血、解毒等功效。关于它的功效流传最多的还是延年不老的功能。

很早以前，有一个姓何名田儿的小伙子，因为体弱多病，他便外出寻找民间草药为自己治病。有一天，他刚走到一座道观前，因体力不支晕倒在地上，恰好一位道士救了他。醒来后，他拜道士为师，专心修炼道术以强体魄，身体状况有了很大的改善。

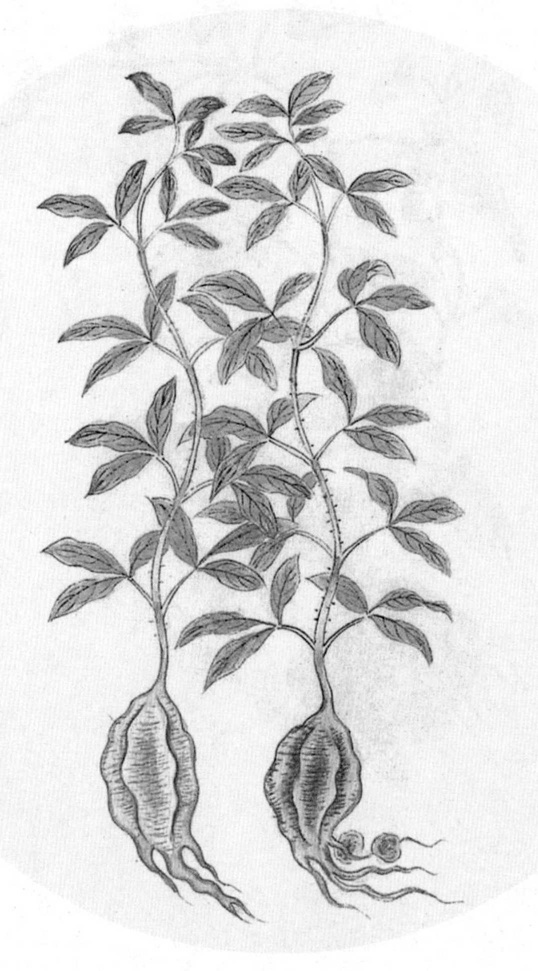

一晃过去了很多年，田儿也从小伙子变成了中年人，可他一直尚未娶妻。有一次，田儿和朋友相聚在一起多喝了几杯酒，在回道观的路上醉卧不醒。醉眼蒙胧中他看见两株藤蔓，而且这两株藤蔓相交在一起，久久不散，他感到很诧异，瞬间酒醒大半，他发现自己躺的地方也正好有藤蔓，好奇心驱使他挖出藤蔓下的根，不过根的形状大小、粗细、长短不一。清醒后的他回到道观请教师父自己所挖出的是何种植物。道士因久不出山门，也不认识这种植物是何物。

既然是这样，田儿打算将这些根送还到挖出的地方。在下山的途中，他遇见一位精神饱满的老者，于是向老者请教此植物为何物，并且还把自己的梦告诉了老者。老者听完，摸了摸胡须说道："这是祥瑞之兆，应该是上天赐给你的神药，你不妨带回去服用试试效果。"田儿觉得老者说得有道理，便把这种植物的根带回去磨成粉，并且坚持每日服用。服用了一段时间之后，田儿感觉身体越来越强壮，头发和胡子也变得乌黑发亮，并且红光满面，大有返老还童的迹象。从道观归来的他后来竟娶了一位妙龄女子为妻，并且有了自己的儿孙。

他的孙子叫作何首乌，服用此药后，何首乌活到七八十岁时仍体质强健，头发乌黑到了老年不变。邻里乡亲都来请教这其中的秘诀，首乌拿出块根介绍给乡亲，大家开始七嘴八舌讨论这个究竟为何物。还是一位头领说："既然没有名字，我看不如就和首乌一个名字，叫何首乌吧。这样好记也方便后世流传。"大家欣然同意。

自此，有延年功能的何首乌流传开来，后被医家作为药物收录。

qiàn 茜 cǎo 草

【时珍说】茜草十二月生苗，蔓延数尺。方茎中空有筋，外有细刺，数寸一节。每节五叶，叶如乌药叶而糙（cāo）涩，面青背绿。七八月开花，结实如小椒大，中有细子。

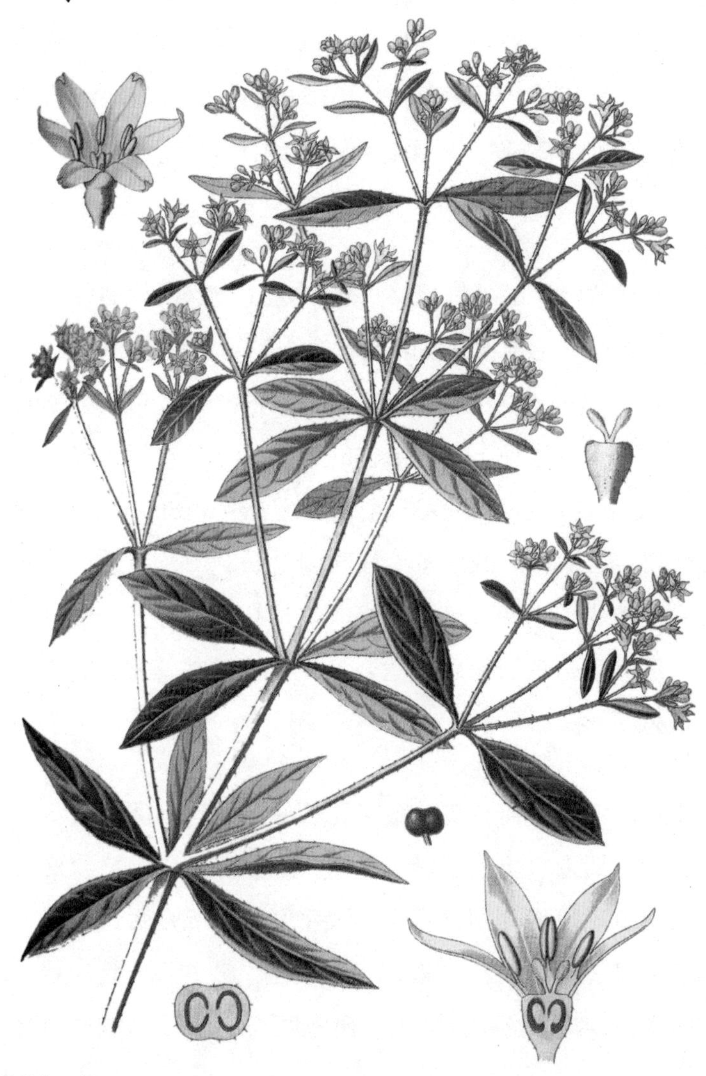

【药用部位】 根。

【气味、性质、毒性】 苦，寒，无毒。

【用途】 治寒湿风痹，止血，通经脉，治骨节风痛，活血行血。

茜草是一种多年生草质攀缘藤木，生长在疏林、灌丛或者草地上，分布于我国的东北、华北、西北及西藏等地。

茜草不仅可以作为染料，还能止血。关于这两种功能还有个有趣的故事呢！

相传，古长安城有一间药铺专卖一种中药汤剂，包治百病，不

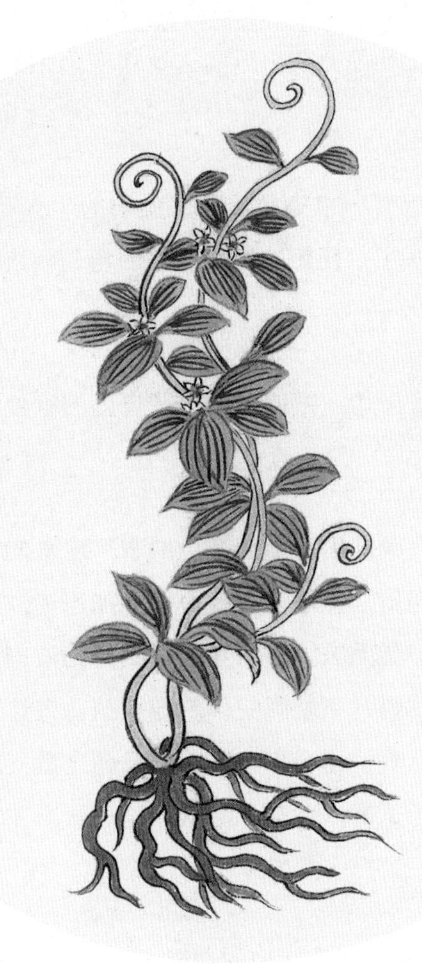

管什么人得了什么病，只要给钱，就可以买一碗来喝。有一天，官府的老爷忽然流鼻血了，想了很多办法都止不住，全家人急得团团转。这时，一个随从说自己知道有一家治百病的药铺，可以尝试买一些药回来。老爷同意了。

随从立即骑马来到这间药铺，交了钱之后便由掌柜带领来到院子里，只见院子里有一口大锅，锅里的汤药只剩最后一点点了。他取出自己携带的药罐，盛了锅里最后的一点点药之后就往回赶。一路上，他心急如焚（fén），不料在快要到官府时，不小心摔了一跤，药罐里的药全部洒光了。他心想，返回去重新买恐怕来不及，而且药铺里也没有药了。

忽然，他看见附近有一家染坊，这家染坊的主人是他的朋友，他想起朋友最近也生病了，便想如果有熬好的汤药，自己可以先舀一些回去交差。

就这样，他走进了染坊，跟朋友诉说了自己的难处。朋友说现在染坊里并没有药。

随从一眼看见一只染缸里有半缸红色的水，这水的颜色和刚才自己弄洒的汤药的颜色倒是差不多，他没有多加思考，跟朋友说了一声之后就赶紧舀了一罐回去。官府老爷看到汤药取回来了，赶紧接过来仰起脖子咕噜咕噜几下就喝完了。随从站在旁边紧张得直冒冷汗，可巧的是，老爷喝了这个来路不明的汤药之后，鼻血竟然止住了，还笑眯眯地表扬了他。后来，随从经过打听，才知道染料水是用茜草根熬出来的。

从此，人们便知道茜草根有止血的功能。

rěn dōng
忍冬

【时珍说】忍冬处处有。附树蔓延，茎微紫色，对节生叶。叶似薜（bì）荔而青，有涩毛。三四月开花，长寸许。

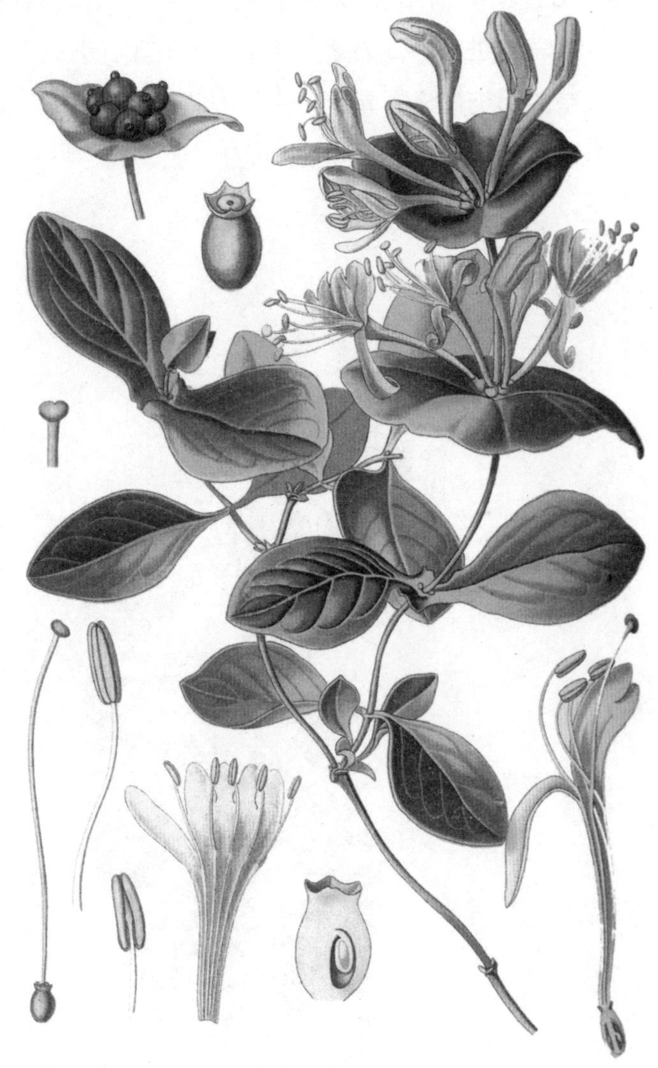

【药用部位】 花蕾、花枝。

【气味、性质、毒性】 甘，温，无毒。

【用途】 治寒热身肿；久服长年益寿；治一切风湿气，散热解毒。

忍冬是一味历史悠久的中药，别名金银花，说到金银花的药用价值，就必须提到它与孙思邈之间的故事。

有一次唐太宗患病，宫里的太医都束手无策，太宗只好传旨召孙思邈进宫。孙思邈进宫后，为太宗诊了脉，开了药方。可是这剂药服下去，太宗的病仍然没有起色，只好按照之前的方子又服了一剂，仍然毫无效果。太宗只好让孙思邈回去。

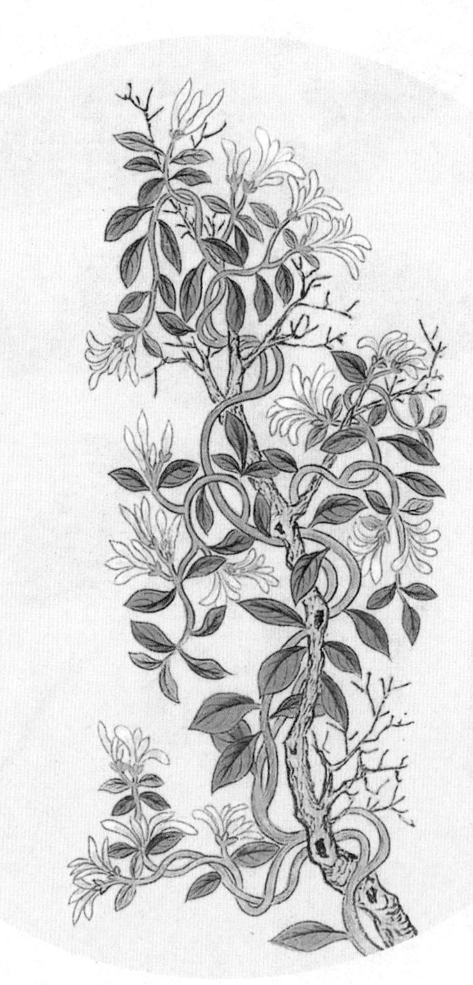

归途中的孙思邈心情很不好，他走了一阵子来到了一座山下，因为口渴准备向附近的一户山民讨水喝。这户山民只有姐妹俩，她们对这位客人很是热情，并且告诉孙思邈她们是以卖药材为生的。姐妹俩分别给孙思邈冲泡了一碗茶。姐姐用一种黄色的花为孙思邈冲了一碗金花茶，妹妹用白色的花为孙思邈冲了一碗银花茶。孙思邈喝了两碗茶之后，觉得这两种茶的味道甘甜清淡，不仅止渴，而且还有清热的功能，就微笑着对两姐妹说：“这两种花都可以入药。”

二人听罢笑了起来。后来姐姐解释说：“这两种药其实是一种，花刚开的时候是白色，盛开时是黄色，您不认识是正常的，我们姐妹也是花了很多时间才认识的，这种花名为金银花，能治风湿、散热、解毒。除了此种花，我们姐妹二人对大山中的其他花草也很熟悉。”

孙思邈这才恍然大悟，当下就表明了自己的身份，并且说自己愿意拜两位为师，跟她们学习药物的采摘、制作等，但前提是需要先回宫里治好太宗的病。于是，在姐妹俩的帮助下，他采摘了一些新鲜药材回宫了，这次总算把太宗的病治好了。

之后，孙思邈回来向姐妹俩学习药物知识，他的医术水平也有了很大提高。后来孙思邈也就有了“药王”的美称。

cháng 常 chūn 春 téng 藤

【藏器说】常春藤生于林间，作蔓绕草木上。叶头尖。结子正圆。

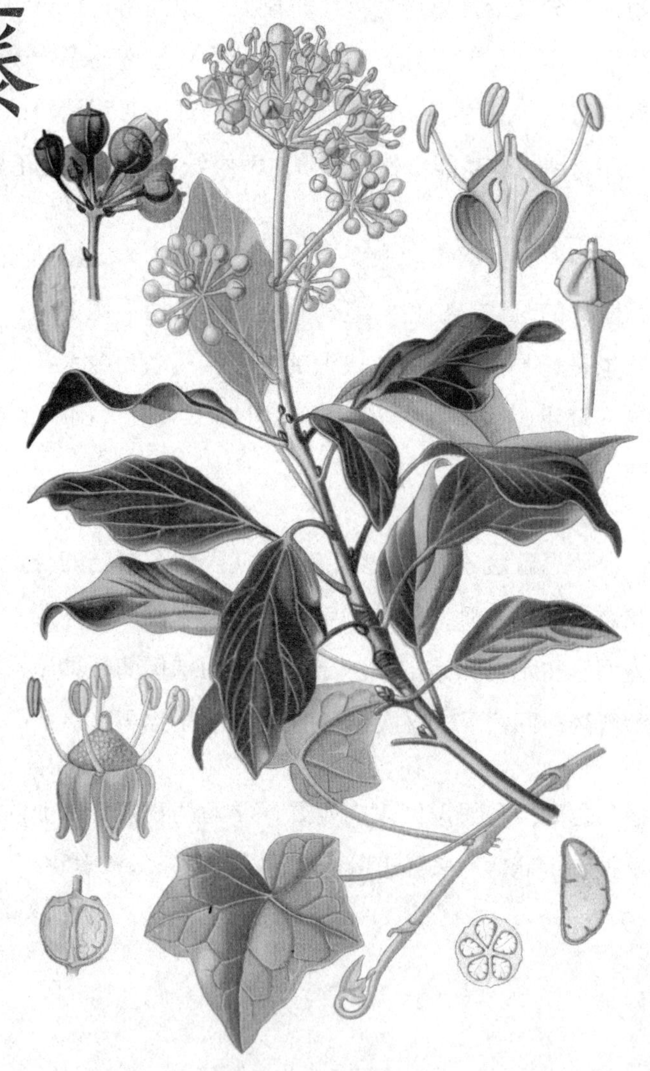

【药用部位】 茎、叶、子。

【气味、性质、毒性】 茎、叶：苦；子：甘，温，无毒。

【用途】 祛风利湿，活血消肿。

常春藤，四季常青。

现在的婚礼中，经常会看见新娘的头上插着用来辟邪的绿色常春藤，这和它的花语“永不分离”有关。关于这个花语的由来，还有个小小的故事呢！

从前有一对幸福的恋人，少女美丽大方，名叫伊薇，少年俊朗

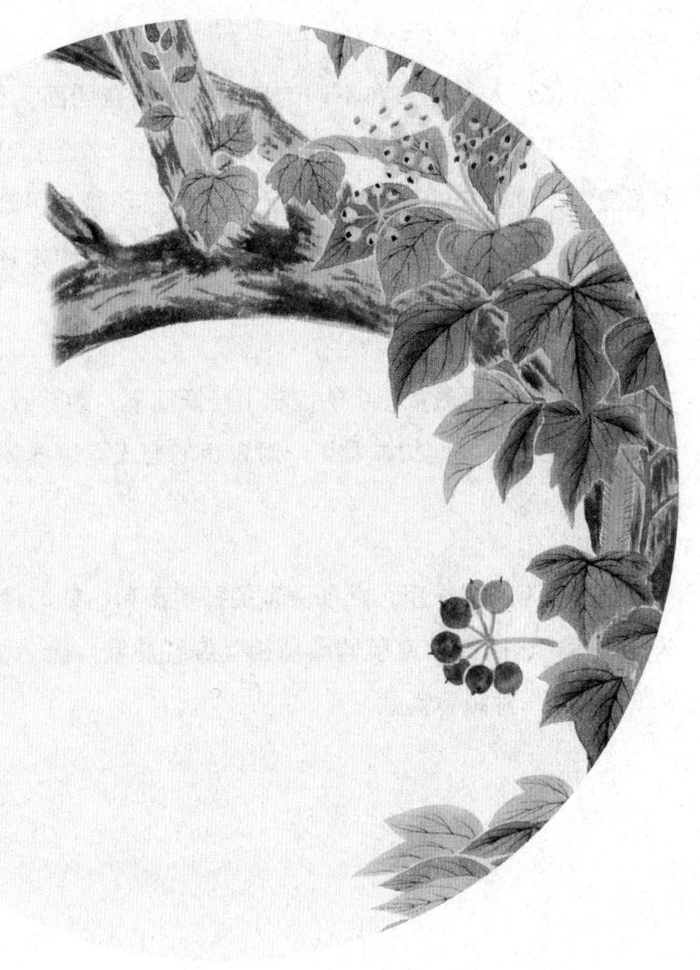

强壮，名叫约翰。约翰计划秋天葡萄采收之后就迎娶自己心爱的姑娘，所以他每天都在葡萄园里辛勤工作。而伊薇陪伴在约翰身边，他渴了，她就为他递上水；他乏了，就为他唱歌解闷。伊薇的歌声真好听，甜美动人，连葡萄园里的鸟都会聚精会神地听。

有一天，国王外出打猎，经过葡萄园时，被伊薇的歌声吸引了，开始循着歌声寻找歌者。待国王见到伊薇后，惊觉其漂亮，当下就决定要迎娶她，可伊薇不同意，于是国王命令侍卫分别带走了伊薇和约翰。

国王将两人分别关在不同的塔里，伊薇在西面，约翰在东面。同时，还宣布马上要与伊薇举行婚礼，而且在婚礼当天要吊死约翰。国王身边一位好心的侍女将这个消息告诉了伊薇，伊薇听后伤心欲绝。当晚，她哼起了自己经常唱的歌，歌声传到约翰耳朵里，他明白伊薇是在诉说自己誓死不从的决心。

天明时分，伊薇从阳台的窗户上一跃而下，约翰听不见歌声了，他也一跃而下。大地女神看见一对忠贞的恋人就这样先后殉情，决定将两人合葬在一起。

而在国王的城堡里，之前分别关押伊薇和约翰的地方长出了两株常春藤，这两株常春藤的藤蔓相互缠绕交错，最后交叉在一起，一眼望去，一片绿意盎然。

zǐ téng
紫藤

【藏器说】四月生紫花可爱，长安人种植它装饰庭池，江东称为招豆藤。

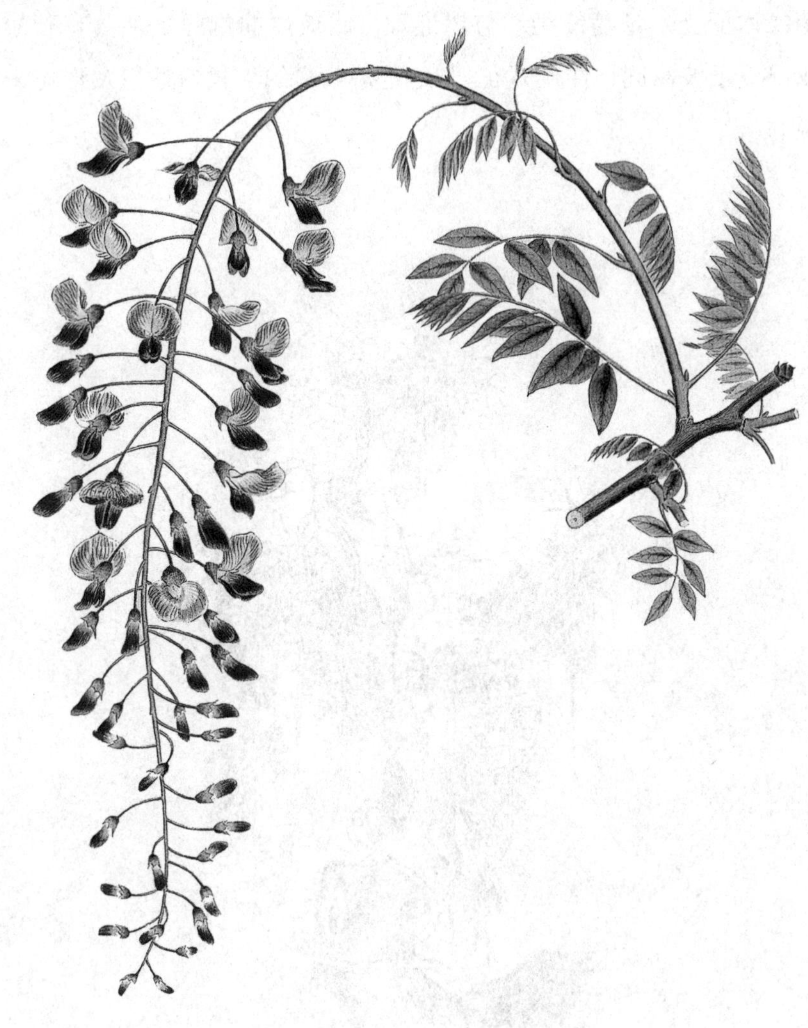

【药用部位】 实、子。

【气味、性质、毒性】 甘，性微温，有小毒。

【用途】 止痛，杀虫 [用于腹痛，蛲（náo）虫病]。

紫藤是一种攀缘花木。李白的诗里和《花经》上都对它有记载。

李白诗曰:“紫藤挂云木，花蔓宜阳春。密叶隐歌鸟，香风留美人。”这几句诗形象地表现了紫藤的美态。而《花经》中记载:“紫藤缘木而上，条蔓纤结，与树连理，瞻彼屈曲蜿蜒之伏，有若蛟龙出没于波涛间。仲春开花。”这是从紫藤的生长习性以及形态来说的。

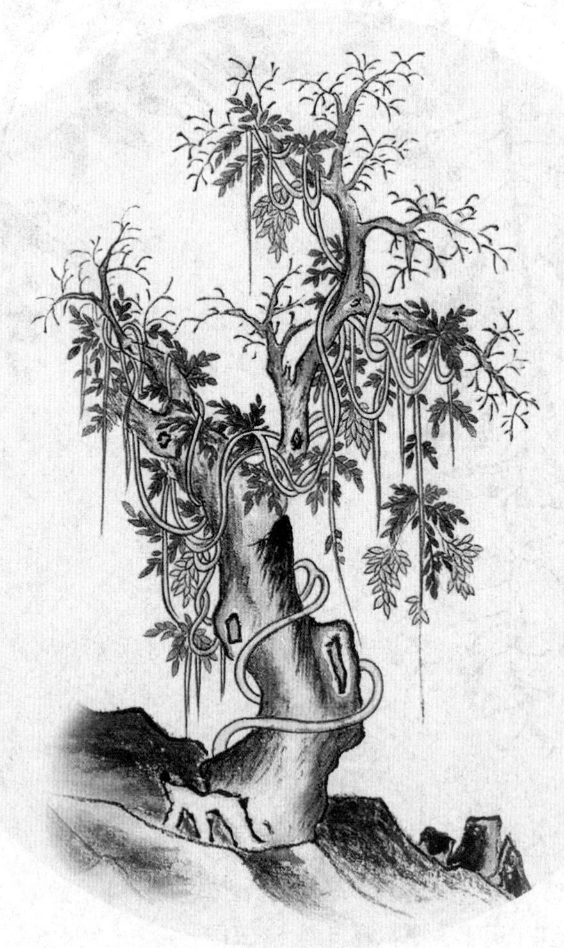

关于紫藤还有一个传说故事呢！

从前，有个美丽的姑娘，她想要得到真正的爱情，于是每天祈求天上的月老能够成全。月老被女孩的虔（qián）诚感动了，就托梦给她说："春天到来的时候，在后山的树林里，你会遇到一个白衣男子，这或许会让你得到爱情。"

春暖花开的日子到了，姑娘独自来到后山，她要等自己命中注定的情缘。可是，等到天快黑了，一个人影都没有。在紧张与失望的状态下，她还被蛇咬伤了脚。这下可不妙了，她不能走路了，心里便开始担心害怕起来。在这紧要关头，面前竟然真的出现了白衣男子。这名男子为姑娘吸出毒血，搀扶她慢慢走路并护送她回家。

就像事前预料的那样，两人相恋了。不过姑娘的父母反对他俩在一起，因为男子家境贫困。意志坚定的两人决定殉情，双双跳崖。在他们殉情的悬崖边上长出了一棵树，这棵树上缠着一根藤，这根藤开出的花紫中带蓝，颜色非常好看。

人们把藤上开出的花称为紫藤花。

zé 泽 xiè 泻

【时珍说】泽泻气平，味甘而淡。淡能渗泄，气味俱薄，所以利水而泄下。

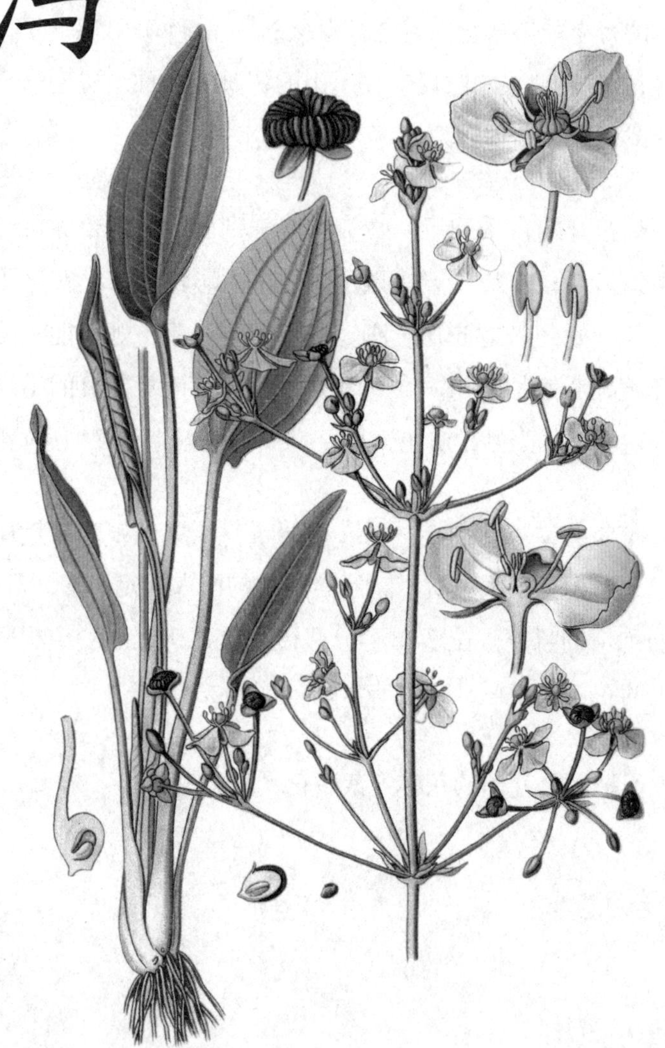

【药用部位】 根、叶。

【气味、性质、毒性】 根：甘，寒，无毒；叶：咸，平，无毒。

【用途】 根：养五脏，益气力，耳目聪明，消肿胀，止呕吐泻痢；叶：主治乳汁不出，产难。

泽泻是一种多年生水生或沼生草本植物，主要产自黑龙江、吉林等省区，有观赏价值，也有药用价值。它名字的由来与它的功效有关！

从前，一位拜师学医的徒弟跟着师父学习了多年，理论知识已是相当丰富。有一天，师父把徒弟叫来，告诉他说：“你现在知识已经相当丰富了，不过你要想更上一层楼，就必须到外面去游历，积累更多的实际经验，这样才能成为一名真正的医生。”

就这样，徒弟开始了他的游学生涯。一天，徒弟来到一个沿海地区，他发现当地的居民多患有水湿之疾，当地的大夫都用茯苓（fú líng）、白术（zhú）来治疗，可是效果并不理想。患者服用药物后效果缓慢，而且一旦停药，病就开始复发。如果一直坚持用药的话，治疗疗程很长，患者会因为经济原因负担不起。徒弟看到此种情况，就想寻找一种廉价的药材来治疗大家的疾病。于是，他开始研究当地盛产的药材。

皇天不负有心人，经过一段时间的研究，徒弟发现该地盛产一种水生植物，这种植物利水渗湿。他便单独采摘了一些给患者煎服。病情较轻的患者服用这味药后效果很好，水湿症比较严重的患者治疗效果却不怎么理想。徒弟便想到一个法子，他让重症患者先服用茯苓、白术，等到症状减轻后，再采摘这种水生植物来煎服。这种方法不仅能节省钱，而且水肿也去得快。

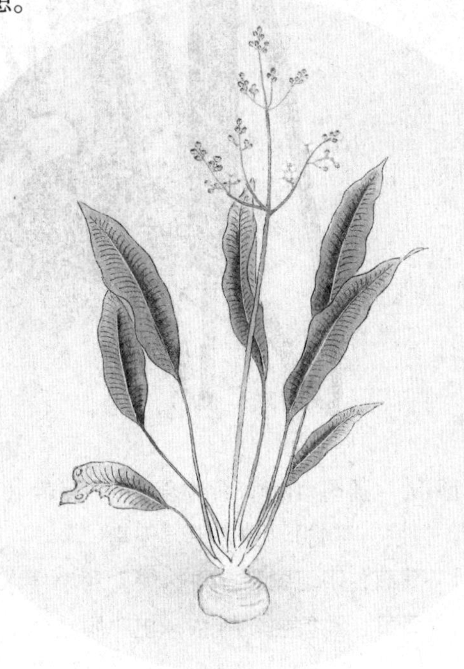

后来，当地居民便请徒弟为这种草药取名，徒弟说：“去水曰泻，如泽水之泻也，就依它的功效取名为‘泽泻’吧！”

xiāng pú
香蒲

【时珍说】蒲丛生在水边，似莞但狭小，有脊但柔软，二三月生苗，采其嫩根，煮后再腌制，过一夜可吃。也可以炊吃、蒸吃及晒干磨粉做成饼吃。

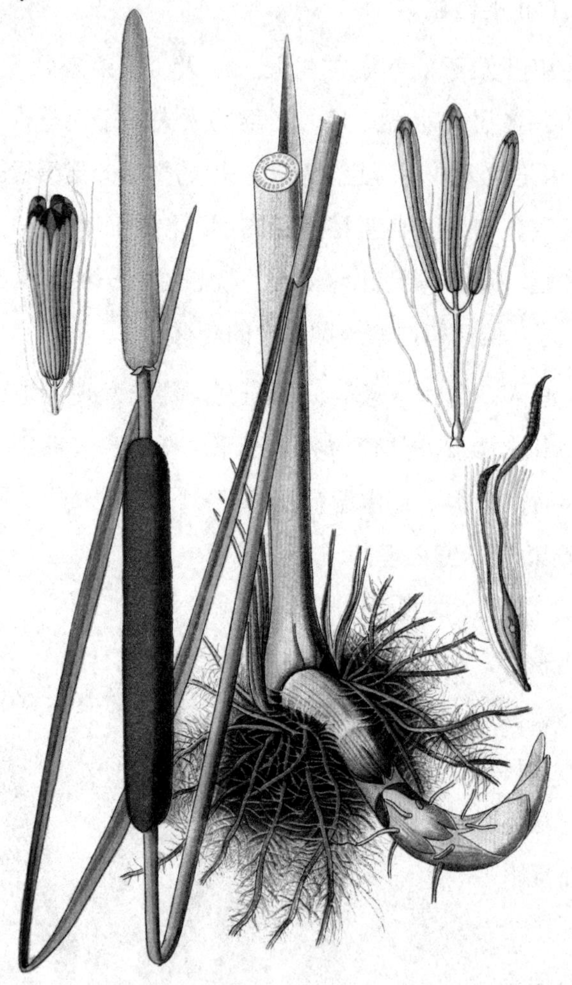

【药用部位】 蒲蒻（ruò，食物部分）、蒲黄（花上黄粉）。

【气味、性质、毒性】 甘，平，无毒。

【用途】 蒲蒻：明目聪耳，去热燥，利小便，补中益气；
蒲黄：消瘀血，排脓，止心腹诸痛。

香蒲是一种多年生水生或沼生草本植物，主要生长于湖泊、池塘、沟渠等有水的环境，在我国的多个省区均有栽培。它的经济价值很高，花粉可入药；雌花序可作枕芯或者坐垫的填充物；叶片可用于编织、造纸等。

关于香蒲叶的编织、造纸功能，历史上有两个故事。

西汉时期，朝廷中有一个著名的司法官，名字叫作路温舒。年少时，他家的经济状况不是很好，所以上不了学。父亲只好让他去给有钱人放羊。路温舒并没忘记学习，放羊时随身携带着自己借的书。可是随身携带书不是很方便，而且他担心弄脏弄坏了书，下次再借就不好借了。心细聪明的他有一次在放羊的时候发现河边有一种叶子很宽的蒲草，它便用这些蒲草编成一张席子，然后把借来的书誊抄在这些席子上，从此，放羊的时候只需要带着这个席子就行了。这个故事就是著名的“编蒲抄书”。后来路温舒学有所成，成为一代功臣。

李白曾有诗“蒲鞭挂檐枝，示耻无扑抶（chì）”，苏轼也有诗“顾我迂愚分竹使，与君谈笑用蒲鞭”，两位大文豪都说的是同一个故事——蒲鞭之典。

蒲鞭之典的故事主人公是东汉名臣刘宽。汉恒帝时，刘宽被征召为尚书令。他为人既有涵养，又有雅量。当时其他官员都是用生牛皮或熟牛皮制成皮鞭，对待有过失的下属，下属犯错时就用这样的皮鞭鞭打。可是刘宽不这样，他的下属犯了错，他仅仅取香蒲叶制成的蒲鞭来惩罚，起一个告诫的作用。

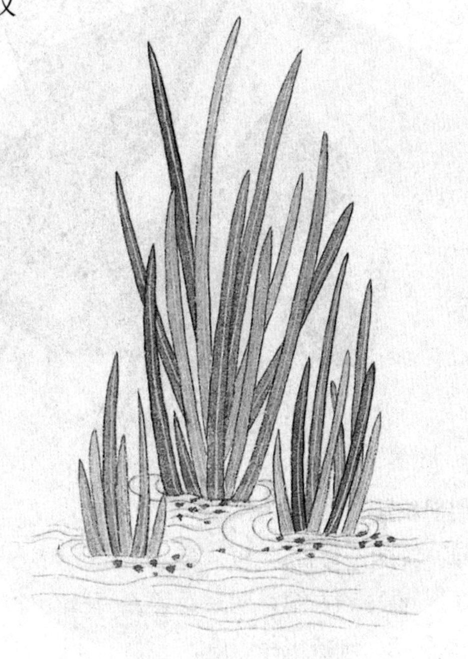

chāng 菖 pú 蒲

【时珍说】菖蒲，乃蒲类之昌盛者，故曰菖蒲。

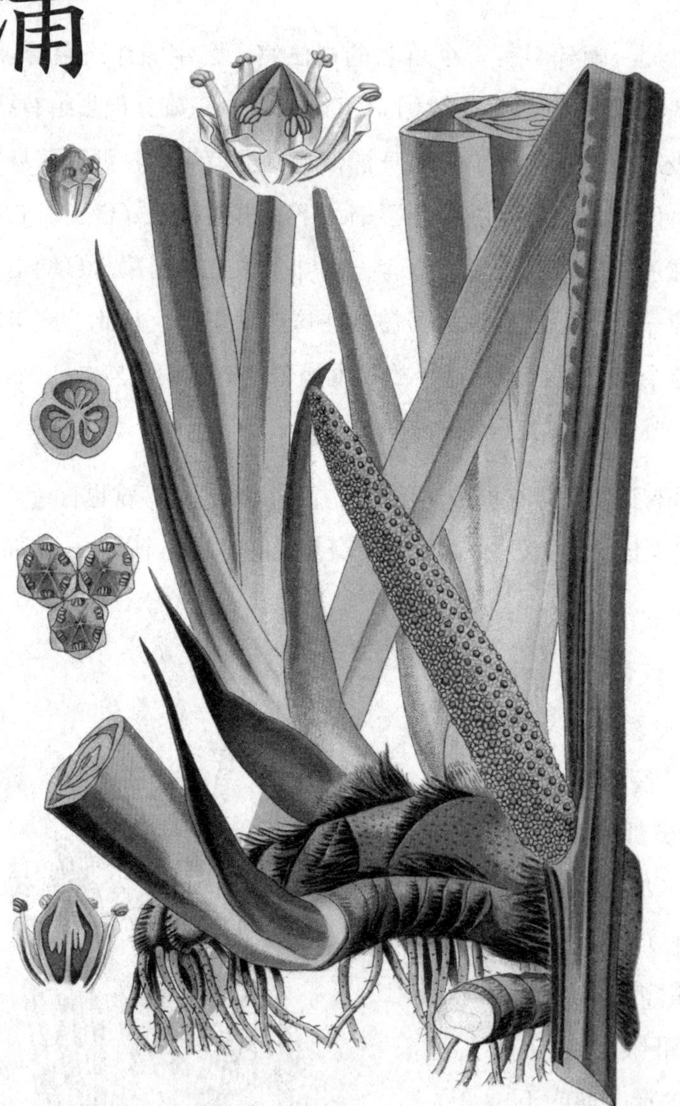

【药用部位】 根、叶。

【气味、性质、毒性】 根：辛，温，无毒。

【用途】 根：通九窍，明耳目，治耳聋，除风，下气；
叶：洗疥（jiē）疮。

菖蒲生于沼泽、溪流或水田边，是中国传统文化中防疫驱邪的一种灵草。在端午节的时候，我国有把菖蒲和艾叶捆在一起插在屋檐下的习俗。

菖蒲在古人的心中一直占有很重要的地位，每年的农历四月十四是菖蒲的生日。不仅如此，菖蒲还有自己的月份，农历五月被称为蒲月。菖蒲不像一般的草，它可以历冬不死，与兰、菊、水仙并称为“花草四雅”。

菖蒲不仅可以历冬不死，更有传说吃了它可以长生不老。《神仙传》里就有这样一个颇具传奇色彩的故事。

汉武帝在位时期，有一次他带着手下登嵩（sōng）山，他们在嵩山上斋戒等候着神仙。到了半夜，没想到神仙还真来了。这位神仙自是长得相貌不凡，只见神仙身材魁梧，双耳过肩。汉武帝连忙行礼并且询问。只听神仙说:“我是九嶷（yí）山上的神，听说嵩山的石头上有菖蒲，菖蒲一寸有九节，服用了之后可以长生不老，所以我便来到此地采集菖蒲。”说完这番话，神仙便不见了。

汉武帝也心动了，于是他开始采摘菖蒲，随同的官员也都跟着采摘。但是菖蒲根的味道实在太难吃了，汉武帝吃了一段时间后，经常觉得胸闷恶心，而且也看不到任何实际性的效果，便停止服用了，手下的大臣也都一一停止服用了，除了一位呆头呆脑的平民。

这位平民名叫王兴，他听说有神仙告诉汉武帝服用菖蒲可以长生不老，他信以为真，便日复一日地服用。没想到，最终王兴还真长生不老了。

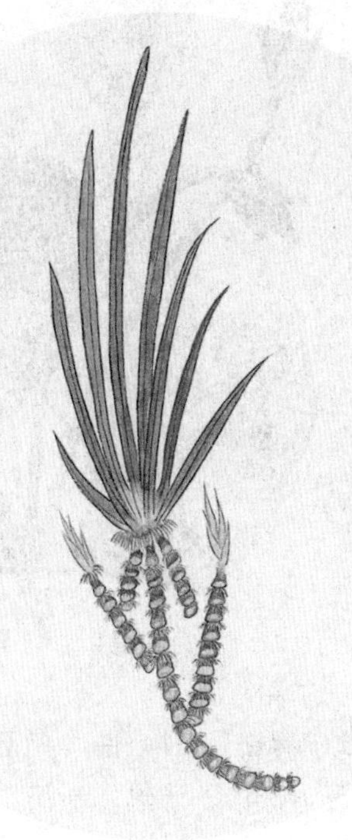

xìng 莕 cài 菜

【时珍说】莕与莼，是一个种类两个品种。根连在水底，叶浮于水上，叶子像马蹄且是圆形的，是莼；叶子如莼但微尖长的，是莕。

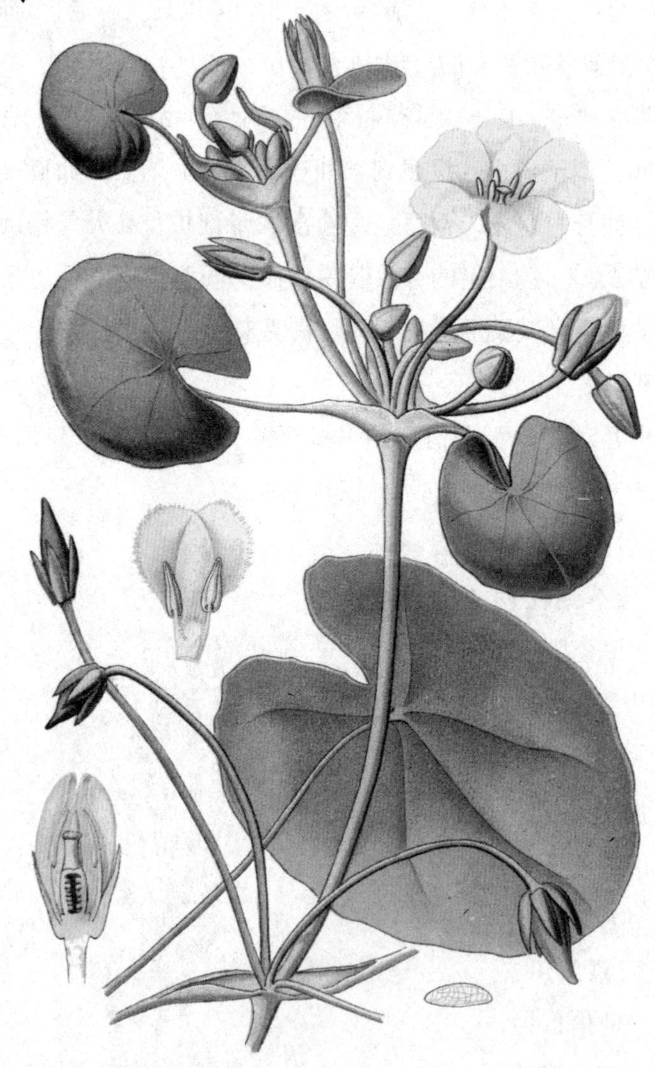

【药用部位】 全草。

【气味、性质、毒性】 甘，性冷，无毒。

【用途】 发汗，透疹，清热，利尿。

莕菜是一种多年生水生草本植物，在我国的多个省区都有分布。

莕菜又名荇（xìng）菜，《诗经》第一篇《关雎（jū）》中有相关记载：“参差荇菜，左右流之。”“参差荇菜，左右采之。”“参差荇菜，左右芼（mào）之。”苏轼的《记承天寺夜游》中也有“水中藻荇交横，盖竹柏影也”的句子。可见，荇菜在古代已经是一种很常见的水生植物了。

那么莕菜究竟长什么样，有何价值呢？

莕菜的叶片小巧精致，和睡莲有些类似，鲜黄色的花朵挺出水面，花朵较多，花期长，所以它有很高的观赏价值。如果想用作室内观赏，也可以种植于水盆中。

除了观赏价值，它还有药用价值和食用价值。莕菜有清热解毒消肿的作用，对于荨麻疹和毒蛇咬伤都有很好的疗效。因为莕菜生长在水中，柔嫩多汁，且无毒无味，营养丰富，生长较快，所以它也是猪、鸭、鹅的食用饲料。

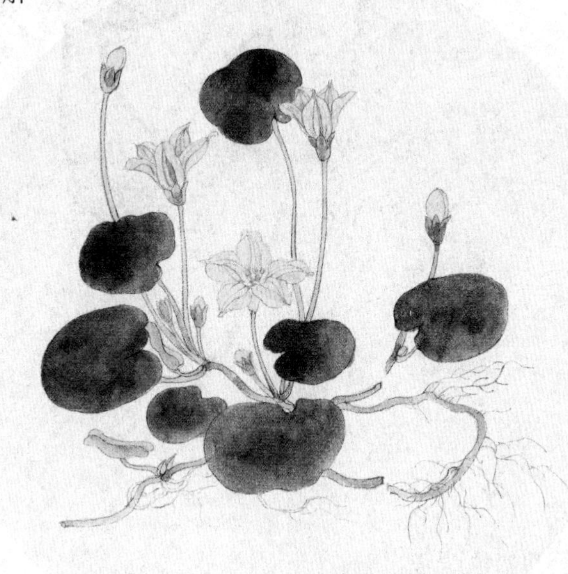

chún 莼

【时珍说】莼生长在南方河泽中，只有江南人喜欢吃它。叶如荇菜但不太圆，形似马蹄。其茎紫色，柔软光滑可做羹（gēng）。夏月开黄花，结果实呈青紫色，大小如棠梨，中有细子。

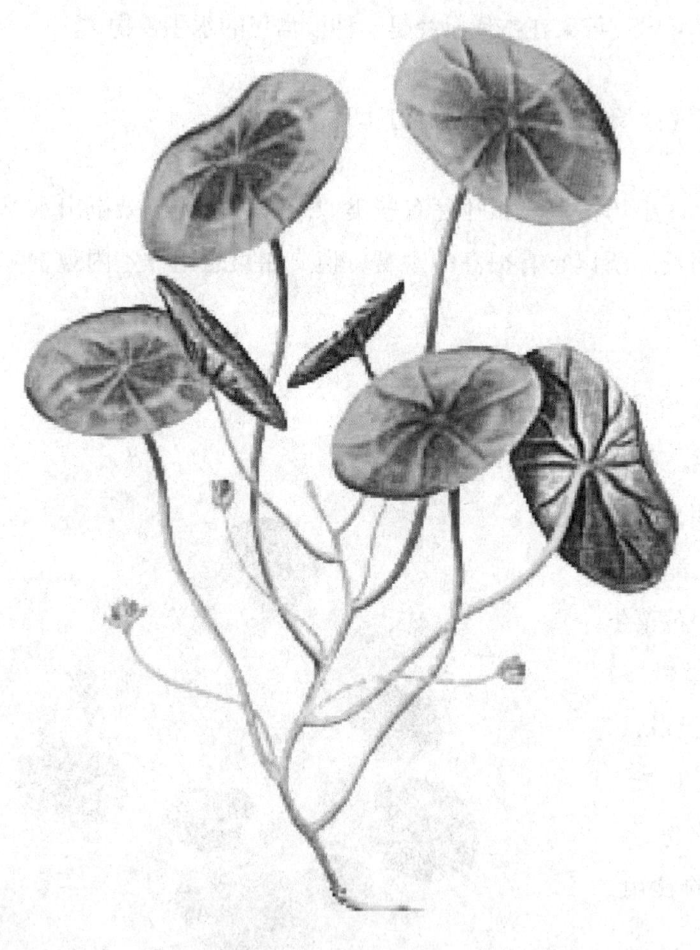

【药用部位】 茎、叶。

【气味、性质、毒性】 甘，寒，无毒。

【用途】 清热，利水，消肿，解毒。

莼即莼菜。莼菜是一种多年生水生草本植物，可药食两用，具有清热、利水、消肿、解毒的功效。莼菜的嫩叶可食用，鲜美滑嫩，口感极佳。历史上最著名的“莼鲈之思”这个故事就和莼菜相关。

这个故事的主人公是张翰。张翰，苏州人，在洛阳做官。他当时任大司马东曹掾（yuàn）。有一年秋天，张翰在家里和朋友小聚。当时宾主尽欢，热闹纷纷，这时，忽然刮来一阵秋风。张翰看着秋风不觉想起了自己老家苏州的莼菜羹和鲈鱼脍，他心有所思，然后对在座的朋友们说：“人一辈子，最快乐的事情就是做自己喜欢的事情，哪能为了高官厚禄，

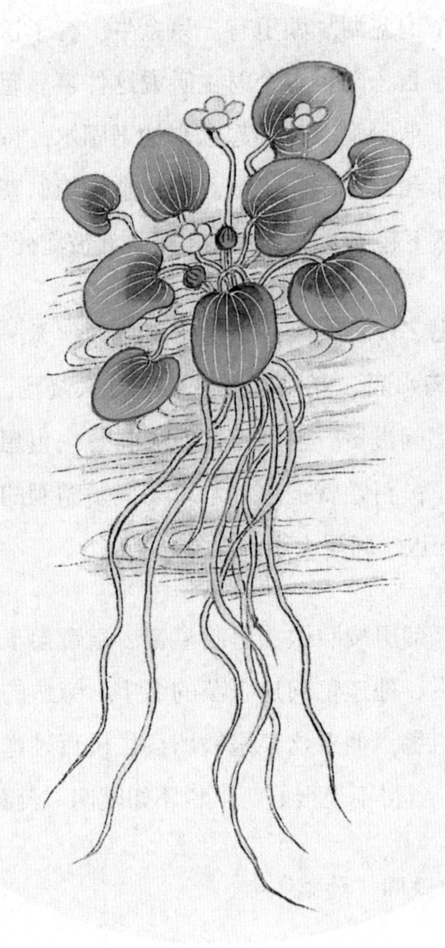

为了一个好名声，而在离家千里的地方做官呢？这些年，我一直不明白这一点，刚才我突然明白了。”第二天，张翰就上书辞官回乡，去过自己想过的生活了。

莼菜除了主产于江苏之外，浙江也是它的主产区之一。莼菜这个名字的由来就和浙江的西湖息息相关。

杭州西湖种植莼菜有悠久的历史，相传乾隆皇帝下江南，到了杭州就一定得吃莼菜调的羹，这是因为当时杭州进贡的贡品就是莼菜。关于莼菜名字的来源以及进贡的缘由还有一段有趣的故事。

在西湖附近有个铜鉴湖，湖里有一只金牛，有了这只金牛，年年风调雨顺，百姓丰衣足食。邻村有个财主听说这件事后起了贪心，他想把这只金牛占为己有。他吩咐家丁架起水车抽干湖水，待抽到湖底时，果然有一只金牛，家丁和财主一起去抬，可是金牛稳如泰山。这时金牛打了一个喷嚏，天突然下起了大雨，财主和家丁都被淹死了。

自此，湖里长出了一种水草，这种水草一到秋天，就开出金黄色的小花，密密麻麻铺满水面。老百姓用它的茎叶来烧汤，味道很是鲜美。那年，皇帝下旨要民间进贡，当地百姓左思右想，也想不出贡品。眼看进贡的日子就要来了，百姓就把这种水草采摘了满满的两桶，然后给皇帝送去，连它的吃法也一同写上了。

水草送到皇宫，御厨按照做法呈给皇帝，皇帝尝了一口，发现味道相当鲜美，很是赞赏。他连忙问这个菜的名字。旁边的大臣都愣了，还是手握奏折的大臣机警，他看这菜是钱塘县仁桥百姓送的，赶忙说这是“仁菜”。皇帝听后，觉得不是很好听，说不如就叫“莼菜”吧。

从此，这种水草就叫“莼菜”。

shí hú 石斛

【时珍说】石斛丛生石上。根纠结甚繁，干则白软。茎叶生皆青色，干则黄色。开红花。节上自生根须。

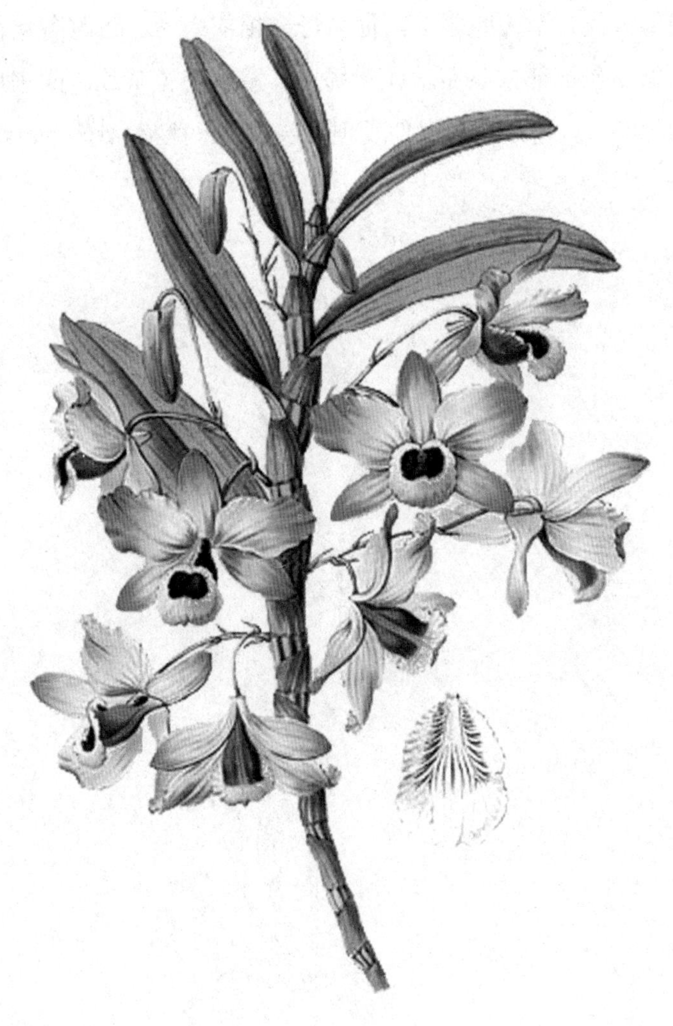

【药用部位】 茎。

【气味、性质、毒性】 甘，平，无毒。

【用途】 益胃生津，滋阴清热。

石斛，花姿优雅，玲珑可爱，被誉为“四大观赏洋花”之一。

石斛在刚被发现的时候被称作“救命草”“神仙草”。关于这个名称还有个传奇的故事呢！

相传古代有个人叫霍斗，他与母亲相依为命。当时各诸侯之间互相征战，霍斗也被征去参军。在战场上，霍斗英勇杀敌，回来后成为赫赫有名的大将军。可是，这时他发现母亲病了，瘫痪（tān huàn）在床，而

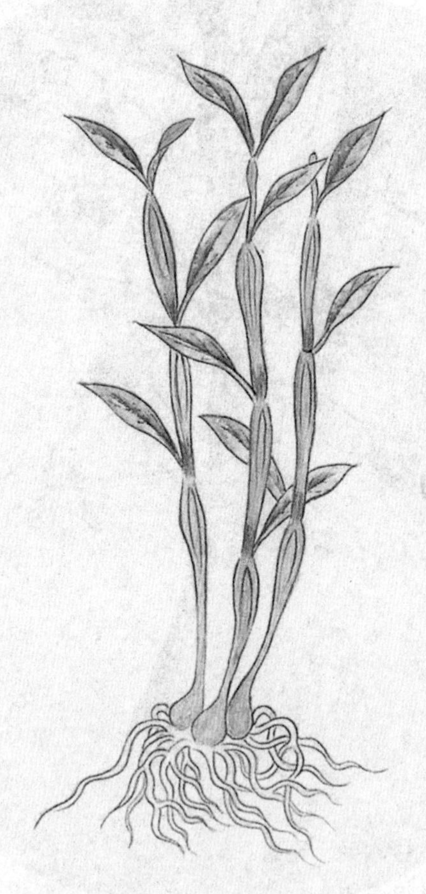

且眼睛已经看不见了。霍斗当下便四处张榜，说谁要是治好自己的母亲，便重金赏赐。

这之后陆续来了很多郎中，可是这些郎中都没能治好霍斗母亲的病。有一天，霍斗到了山里，见一对老夫妻正在耕地，奇怪的是，犁地的不是牛，而是女的拖着犁，男的在后扶着犁。霍斗急忙上去呵斥男人，责问他为何要这样虐待自己的妻子。一问之下才知道：连年战事，自己家的牛被拉去战场了，只能妻子拖着犁，自己在后面扶才行。霍斗听完解释后，便让女的放下犁，由自己拖起犁头来耕地。

犁完地后，霍斗才注意到这老两口的年龄，他们看上去应该有七十多岁了，却有这般好力气，而且眼不花耳不聋。霍斗便说出了自己的好奇，以及自己母亲的状况。老两口感谢霍斗热心帮忙犁地，现在又感动于他的一片孝心，便带着他来到悬崖，然后老头自己用绳索荡到半山腰采了些黄草药，让霍斗拿回家给母亲喝，而且还保证之后会定期送这种草药。

没想到的是，霍斗的母亲服用完这种草药后，眼睛竟然能够稍微看得见了，霍斗要重金感谢老两口。老两口拒绝了，他们说如果一定要感谢的话，现在家里缺粮食种子，可以送些种子给他们。霍斗听后立即买了耕牛和十斛粮食种子一并送了去。

人们知道这种荒草具有神奇功效，便把它叫“救命草”“神仙草”，后来有达官贵人想要这种草药，听说只需用十斛粮食就可以换得一把。久而久之，这种草就被称为“石斛”。

石斛的功效很多，可以治疗目暗不明，口干烦渴，食少干呕等。其中，铁皮石斛由于其药理功效在石斛种类中首屈一指而最为出名。

hǎi dài
海带

【禹锡说】海带产于东海水中的石头上。像海藻但粗些，柔韧而且长，人们常吃它。

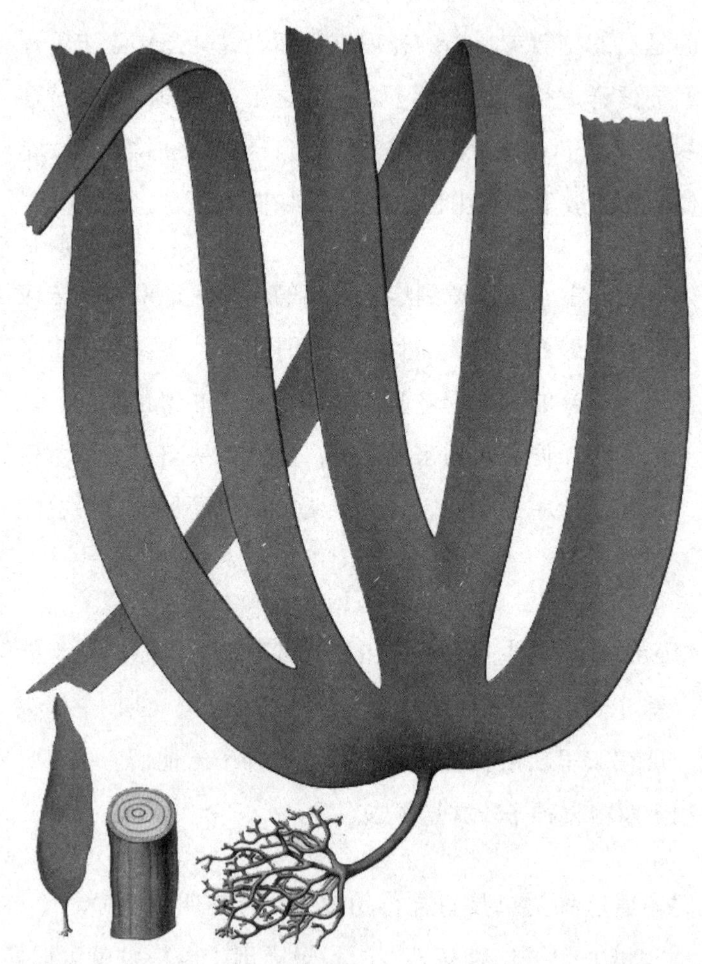

【药用部位】 燥叶状体。

【气味、性质、毒性】 咸，寒，无毒。

【用途】 软坚化痰，利水泄热。

海带是一种重要的海生资源，主要生长在低温海水中，因为形状像带子，故名海带。

海带的营养价值很高，食用范围广泛，可以用来制作多种菜肴，如海带炖排骨、凉拌海带丝等，也可以用来制作海带酱油、海带脆片等。海带脆片现在已经成为新的海洋类休闲食品。我国山东荣成市的一家大型海产品加工养殖企业，已经研发生产出这类新产品。在日本，人们把海带磨成粉，作为红肠的添加剂，也会把海带茶作为表示喜庆的高级食品。

海带除了用于饮食行业，还能用于工业领域。海带含有大量的碘质，可以用来提制碘、钾、褐藻胶等。

海带能降低血压，还能预防甲状腺肿等。

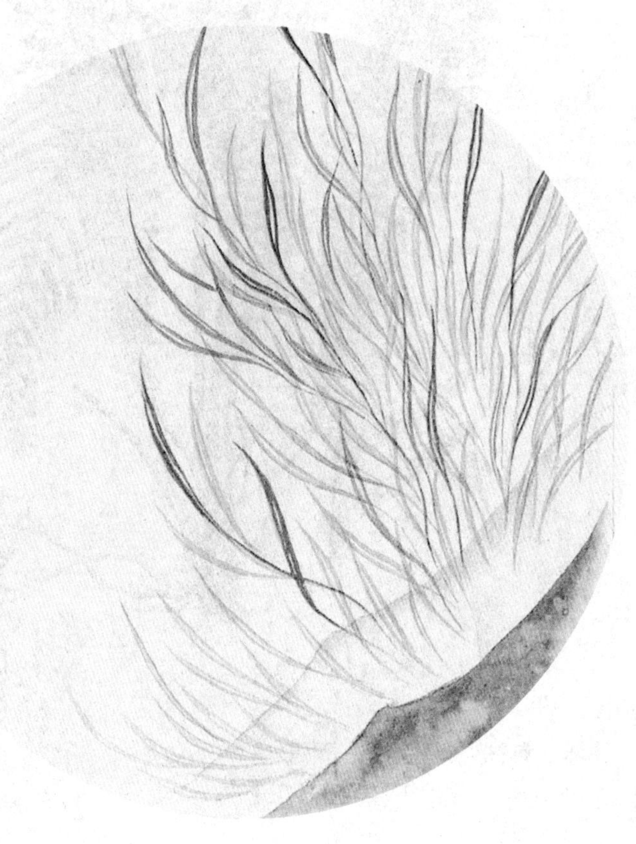

gǔ suì bǔ
骨碎补

【时珍说】根扁长，略似姜形。叶有桠（yā）缺，颇似贯众叶。

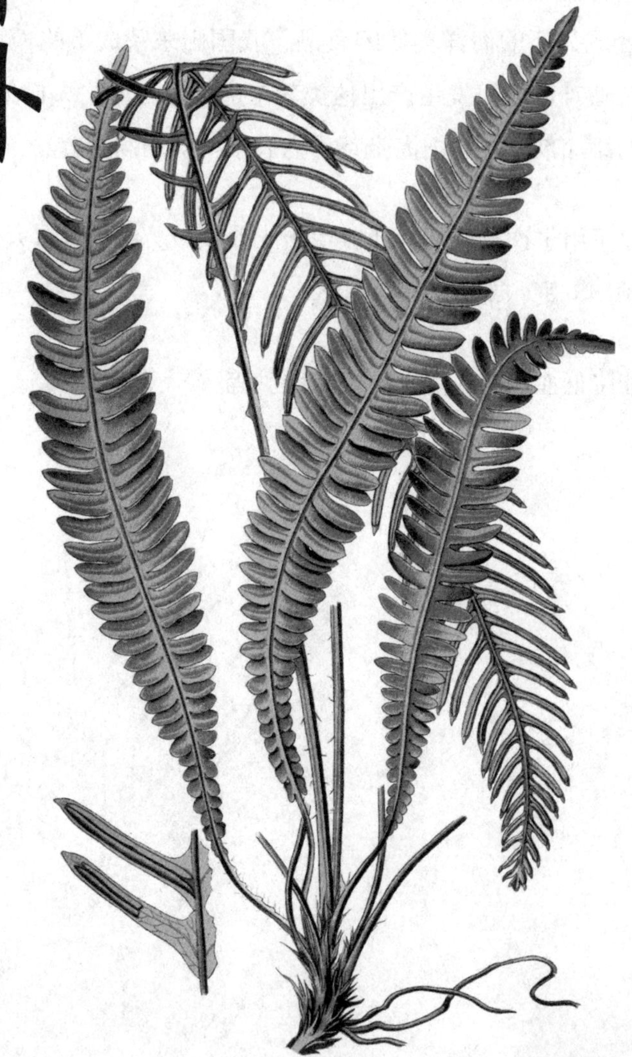

【药用部位】 根。

【气味、性质、毒性】 苦，温，无毒。

【用途】 补肾强骨，续伤止痛。

扫码听故事

骨碎补，主要分布于我国辽宁、山东、江苏等地，生长于山地林中的树干或岩石上，其根状茎有药用价值。它与神农氏还有一段传奇故事呢！

有一天，神农氏在一座悬崖上采药，当时只顾着收集药材，一不小心脚下没踩稳，就从悬崖上掉了下来。掉下来后，神农氏骨折了，疼痛难忍。虽然他尝遍百草，自己会采药治病，但此时此刻，却无能为力。他很担心，怕自己会死在这深山峡谷。

神农氏正暗自神伤。突然，只见一群猴子来到身边，它们面部的表情动作很是奇怪：它们带着怜悯的神情看着神农氏，眨着大眼并且舔着嘴唇。而且每只猴子手里都拿着一块药根，这种药根上长着金黄色的绒毛。其中一只顽皮的猴子将药根送给神农氏，他接过来尝了一下，觉得味道不错，便吞咽了一些药汁，又将嚼烂的药渣敷在伤口处。不一会儿，伤腿的疼痛感慢慢减轻，好像也不怎么肿了，骨骼也在慢慢恢复。既然这种草药能够将骨骼还原，神农氏便将它命名为“骨碎补”，又因为是猴子献的像姜一样的灵药，所以别名“猴姜”。

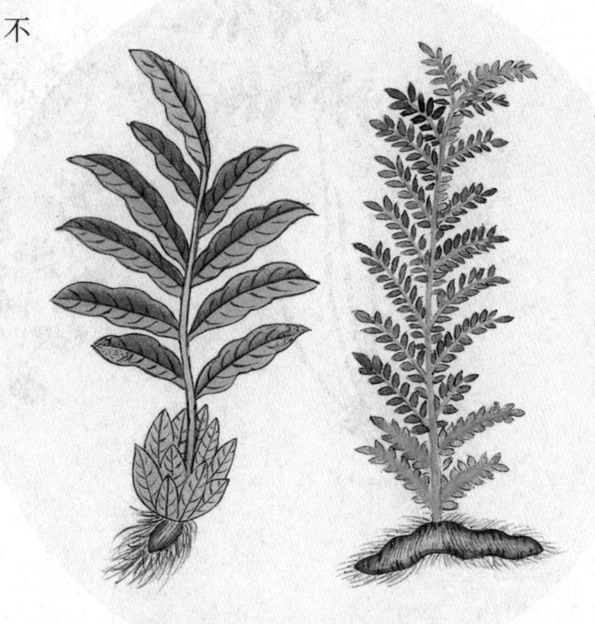

金星草

jīn xīng cǎo

【时珍说】金星草，西南州郡多生长这种草，以戎州生长的最好。这种草喜欢长在干净的背阴的石头上，因为它的颜色是金的，所以有了金星草这个名字。

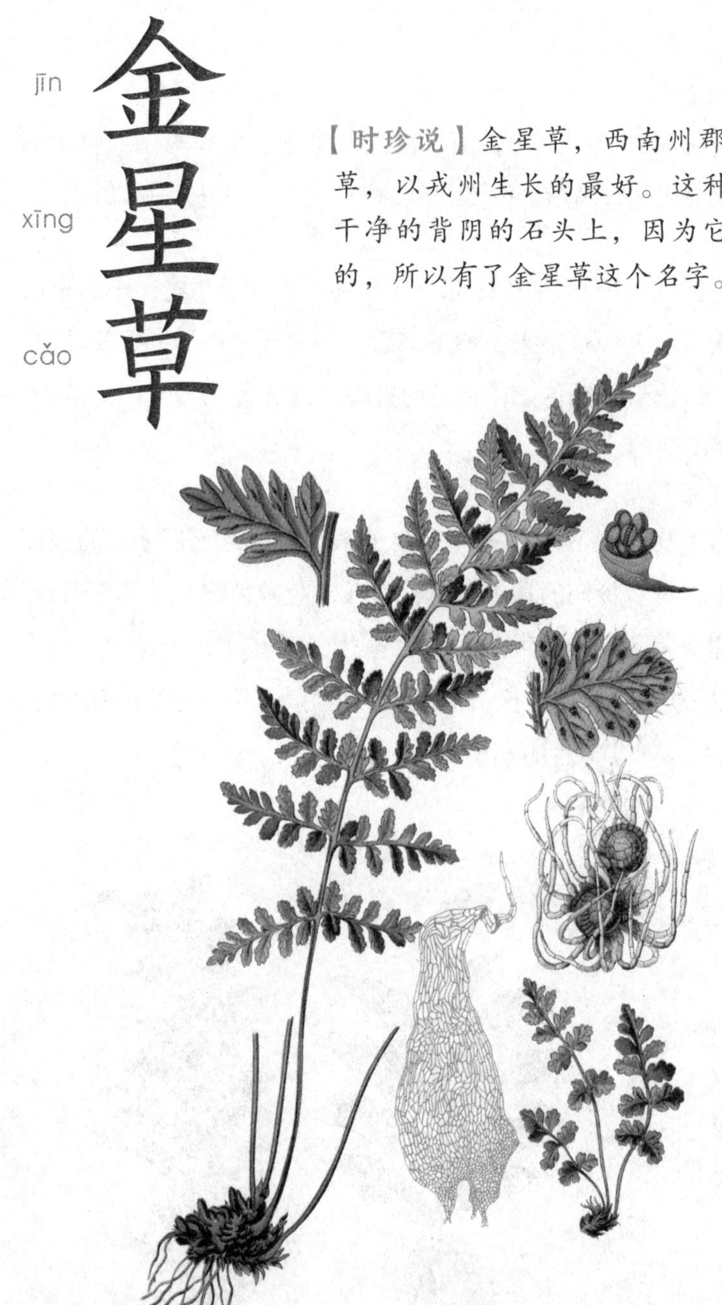

【药用部位】 全草。

【气味、性质、毒性】 苦，寒，无毒。

【用途】 清热，凉血，解毒。

自古以来，一座山要成为名山，或者是有传奇的故事，或者有名花异草生长。明朝万历年间，学者冯时可所著的《雨航杂录》中将雁茗茶、观音竹、金星草、山乐官、香鱼列为“雁荡五珍”。从此，金星草作为一种珍贵的物种一直流传到今天。

历史上关于雁荡山的金星草也有不少记载。明朝朱谏的《雁山志》中记载：“金星草，叶上有金星点，根中有黑茎如发，故又谓之出发草，俗用以浸油涂秃处，则发复生。”这里主要介绍了金星草的形状及用途。民国初年蒋叔南曾说：“亦名飞剑草，以其形似剑，叶上有茸毛，刮取可止金创。”同样也是从形状和用途两方面来介绍金星草的。

金星草是草本植物，喜阴，生长于不见太阳处，或者大木下，或者古屋上，或者石头上干净的地方。这种草单独生一叶，颜色是青的，长大概一二尺，叶背上生黄星点，两行相对如金色，所以有了金星草这个名字。它的根盘曲着，而且又细，整个冬天都不会凋谢，也不会开花结果。

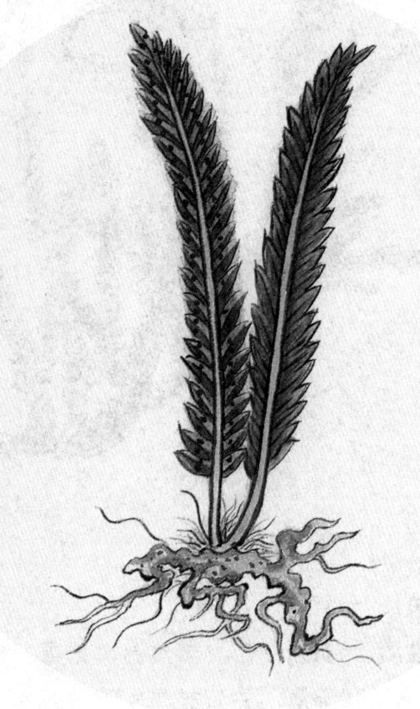

金星草虽然不会开花结果，但是可以清热、凉血、解毒。

shí 石 sōng 松

【时珍说】玉柏之中较长的为石松。一般的名山都可以看见它的身影。

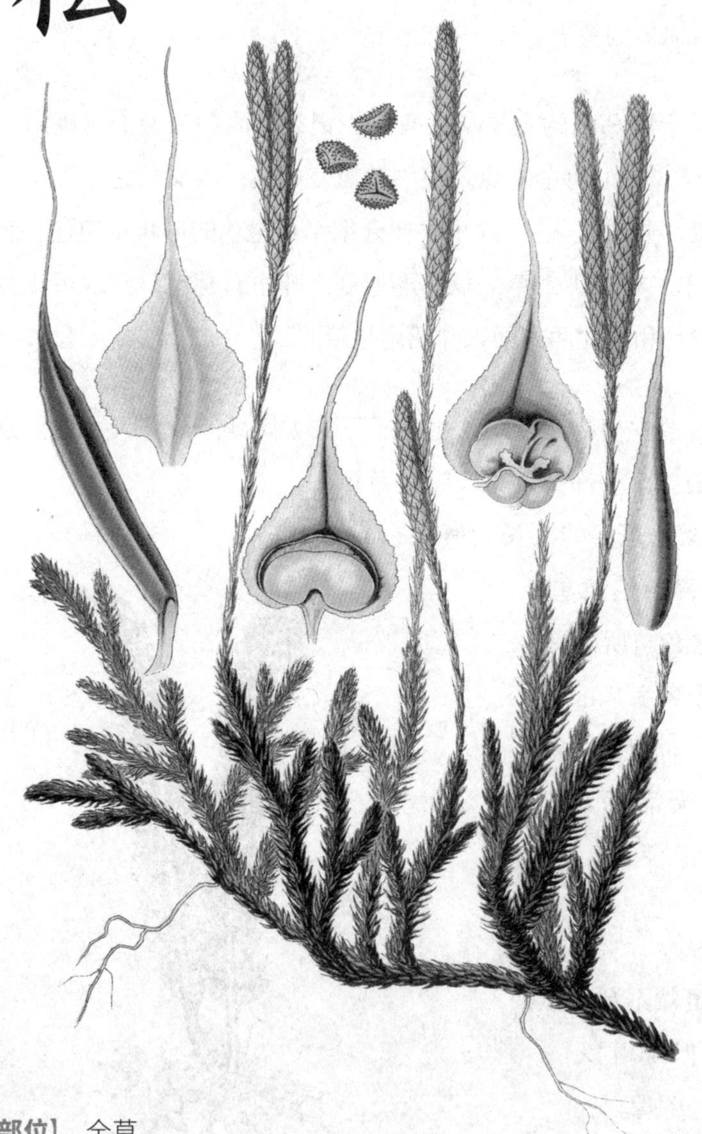

【药用部位】 全草。

【气味、性质、毒性】 苦、辛，温，无毒。

【用途】 治风寒湿痹，关节酸痛，皮肤麻木，四肢软弱。

石松是一种多年生土生植物，生于海拔 100—3300 米的林下、草坡、路边或者岩石上，在我国除东北、华北以外的省区基本都有分布。

石松四季常青，枝叶奇特美观，是重要的观赏植物之一，可以用来插花。如果想要种植石松，有哪些必不可少的步骤呢?

其实主要有三步就足够了。

第一步是种植。先将种子浸泡，这样有利于发芽。种植石松的土壤最好用腐叶土和河沙的混合配置，将土壤拌匀之后，可以用蒸汽杀菌，这样更有利于石松的生长。

第二步是播种。播种之后要注意掌握湿度和温度，并且保证每天有充足的日照时间。

第三步就是移栽了。当长出一些叶子时，我们需要将石松移栽到花盆里面，最好等石松长到 15 厘米左右时移栽，而且要注意经常给它浇水，保证它的湿度。

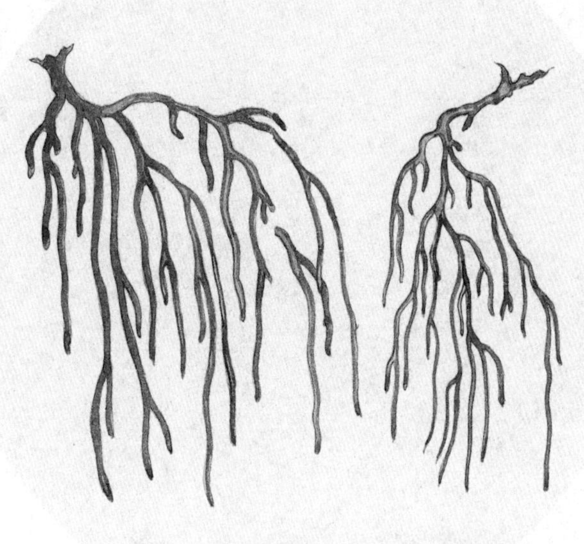

除了观赏价值，石松还有一系列的药用价值，比如，舒筋活血、祛风散寒、利尿等，而且它还有抗炎镇痛的作用。

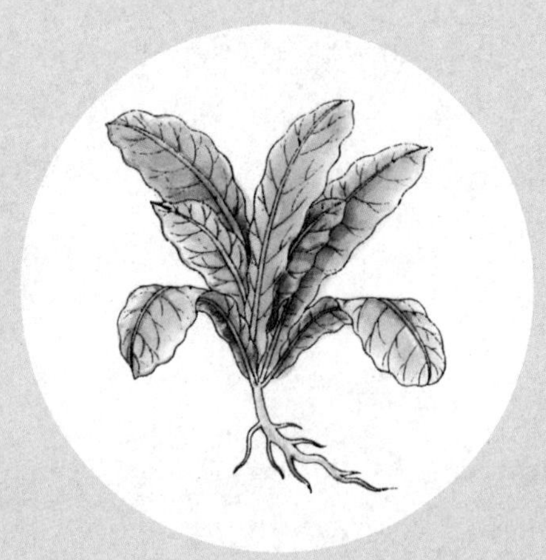

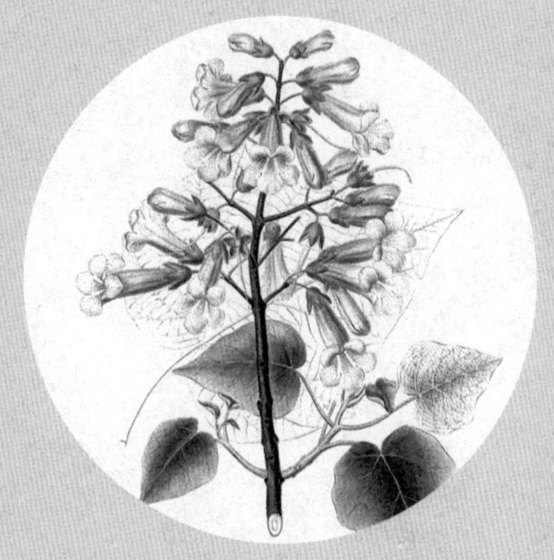

谷菜果木部

陪孩子读《本草纲目》

王羽嘉／编著

科学技术文献出版社
SCIENTIFIC AND TECHNICAL DOCUMENTATION PRESS
·北京·

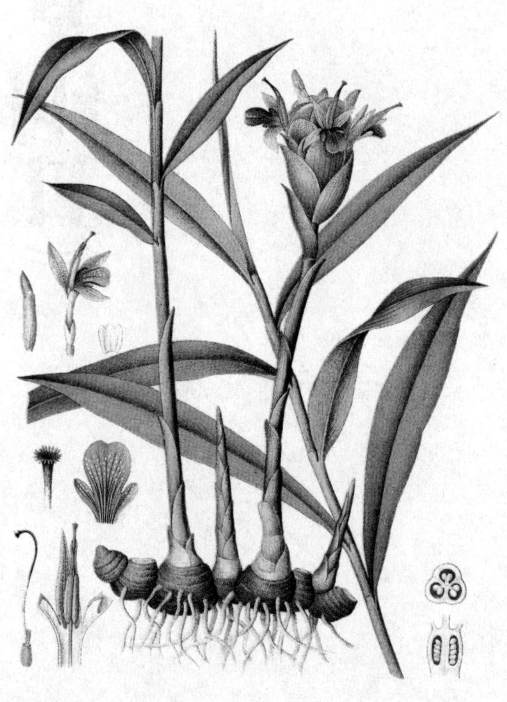

目录

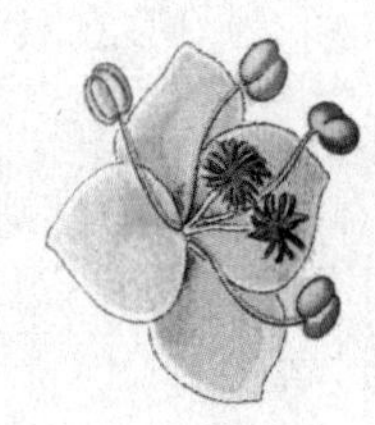
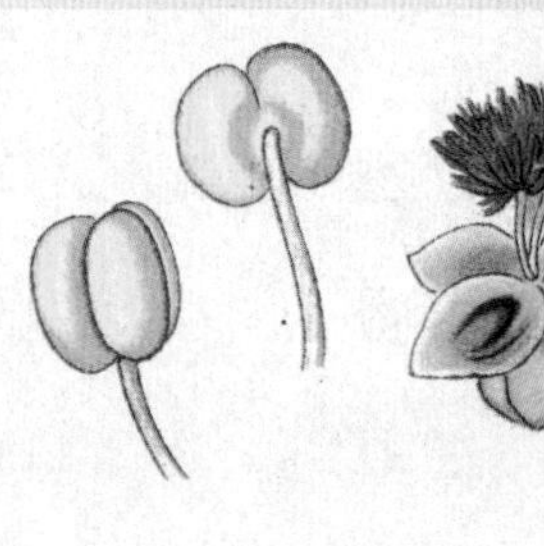
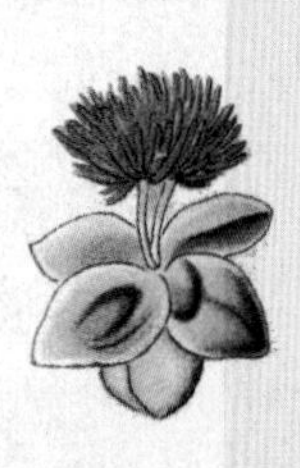

草部

甘草 002
黄耆 004
人参 006
沙参 009
荠苨 012
黄精 014
葳蕤 017
肉苁蓉 020
列当 022
仙茅 025
苍术 028
淫羊藿 030
玄参 032
地榆 035
丹参 038
紫草 040
白头翁 042
黄芩 045
秦艽 048
柴胡 051
前胡 054
防风 056
独活 058
白鲜 061
贝母 064
水仙 067
石蒜 070
龙胆 072
白薇 075
细辛 078
杜衡 080
铁线草 082
当归 084
蛇床 086
白芷 088
芍药 090
牡丹 093
甘松香 096
豆蔻 099
高良姜 102
肉豆蔻 104
荜茇 107
姜黄 110
郁金 112
郁金香 114
蓬莪茂 117
香附子 120
瑞香 122
茉莉 125

茅香 128
藿香 130
兰草 132
爵床 134
薄荷 136
苏 138
荏 141
水苏 144
菊 146
艾 149
蓍 152
茺蔚 155
黄花蒿 158
角蒿 160
夏枯草 162
丽春草 165
红蓝花 168
番红花 170
葫芦巴 173
大蓟 176
小蓟 178
恶实 181
芦 184
灯心草 186
麻黄 189
甘蕉 192
地黄 194
萱草 197
紫菀 200
鸭跖草 202
蜀葵 205
酸浆 208
蜀羊泉 210
鹿蹄草 212
王不留行 215
款冬花 218
瞿麦 220
金盏草 222
车前 224
马鞭草 226
蛇含 229
鼠尾草 232
连翘 234
蓝 236
青黛 238
蓼 240
荭草 242
狗尾草 244
萹蓄 246
大黄 249
商陆 252
泽漆 255
莨菪 258
蓖麻 260
藜芦 262
附子 264
蚤休 267
射干 270
曼陀罗 272
玉簪 274
芫花 277
鸢尾 280
石龙芮 283
毛茛 286
菟丝子 288
覆盆子 291

悬钩子 294
马兜铃 296
营实 299
牵牛子 302
月季花 304
葛 307
天门冬 310
何首乌 313
茜草 316
忍冬 319
常春藤 322
紫藤 325
泽泻 328
香蒲 330
菖蒲 332
莕菜 334
莼 336
石斛 339
海带 342
骨碎补 344
金星草 346
石松 348

谷部

芝麻 352
亚麻 355
大麻 358
小麦 361
大麦 364
雀麦 366
荞麦 368
稻 371
稷 374
黍 376
玉米 379
稗 382
大豆 385
薏苡 388
赤小豆 390
豌豆 393
蚕豆 396
刀豆 398

菜部

韭 402
油菜 405
葱 408
大蒜 410
萝卜 412
生姜 414
胡荽 417
茴香 420
芹菜 423
罗勒 426
菠菜 428
荠菜 430
菥蓂 432
苜蓿 434
苋 437
马齿苋 440
苦菜 442
蒲公英 445
黄花菜 448
蕨 450
芋 452
丝瓜 455
薇 458

甘薯 460
黄瓜 462
山药 464

果部

李 468
梅 471
桃 474
枣 477
栗 480
梨 482
棠梨 484
木瓜 486
山楂 488
柰 491
安石榴 494
柚 496
橡 499
杨梅 502
樱桃 504
橄榄 506
海松子 508
槟榔 510
椰子 512
胡椒 515
无花果 518
茶 520
甜瓜 522
葡萄 524
莲藕 527
甘蔗 530
芰实 532
芡实 534
慈姑 536

木部

柏 540
松 542
杉 544
桂 546
桐 549
木兰 552
丁香 554
没药 556
苏合香 558
樟脑 560
芦荟 562
杜仲 564
合欢 566
芜荑 569
柳 572
桦木 574
相思子 576
酸枣 579
桑 582
金樱子 584
山茱萸 587
郁李 589
竹 592
女贞 595
冬青 597
枸杞 599
木槿 601
接骨木 603

谷部

太古民无粒食，茹毛饮血。神农氏出，始尝草别谷，以教民耕；又尝草别药，以救民疾夭。轩辕氏出，教以烹饪，制为方剂，而后民始得遂养生之道。周官有五谷、六谷、九谷之名，诗人有八谷、百谷之咏，谷之类可谓繁矣。

——李时珍《本草纲目》

zhī ma

芝麻

【时珍说】又名胡麻、脂麻，分迟、早两种，有黑、白、红三种颜色，茎秆都呈方形，每节都长角，长达一寸多，秋季开白花或紫色艳丽的花。

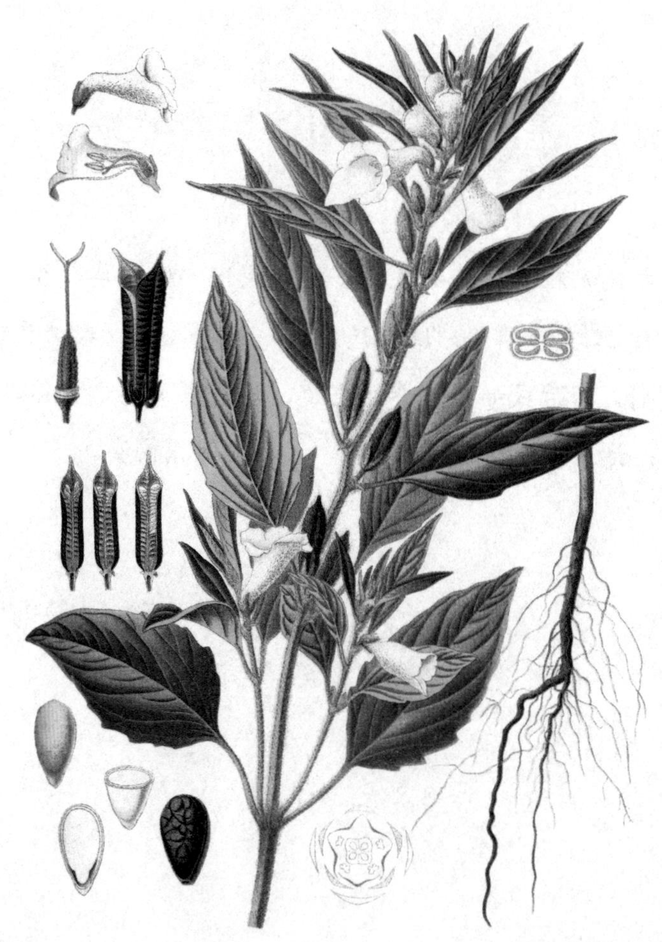

【药用部位】 叶。

【气味、性质、毒性】 甘，平，无毒。

【用途】 能吐风痰食毒，涂痈（yōng）肿热毒，又治犬咬伤。

扫码听故事

芝麻主要生长于热带及温带地区，它的种子含油量很高。我国自古就有用芝麻油制作美味的传统。

在民间，芝麻能延缓衰老是人们津津乐道的传说。

相传，汉明帝时，有俩人去天台山采药，正好遇着一位仙女。仙女衣袂飘飘，绝色容颜，这俩人惊呆了。

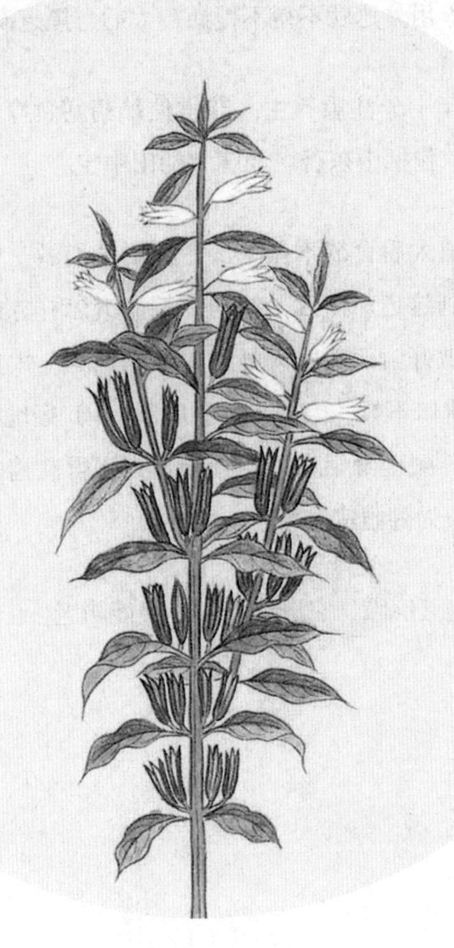

仙女见二人大惊小怪，便邀请他们到自己暂时居住的山洞里参观。参观完后，仙女便云游四方去了，这俩人发现山洞可以遮风挡雨，是个不错的容身之所，便决定住在这里。半年后，他们回到家，村子里的人都用诧异的眼光看着他俩，原来这二人看着比半年前年轻不少。村里的人便问他们去了哪儿，吃了什么不一样的食物。俩人回想了一下，在洞中唯一不同的就是每天吃的是芝麻。俩人同时想到芝麻有延缓衰老的作用，于是就让人们采摘芝麻来服用。

芝麻的种类不少，以黑芝麻最出名。黑芝麻除了能延缓衰老，还有养生保健的作用。这就不得不提慈禧太后与黑芝麻的故事了。

慈禧太后晚年十分注重养生，非常信赖药膳食疗，她身边聚集了很多药膳大师，包括山东著名药膳大师田中宝。

有一天，慈禧太后食欲不振，下令让厨子们做一些新鲜好吃的食物，厨子们听到这道命令后，纷纷开始研究怎样才能将人参、燕窝这些珍贵食材做好。而药膳大师田中宝则认为，太后平常山珍海味吃得多，以致胃口不好，因此，他独辟蹊（xī）径地制作了由黑芝麻和黄豆组成的养颜瘦身粥。没想到这道粥深得慈禧的喜爱，田中宝借此机会被提拔为御膳房的管事。

别小看小小的芝麻哦！它既能养生，又能防老。

亚麻
yà má

【时珍说】今陕西人也有种亚麻的，亚麻的果实榨油后可点灯，它的茎穗很像茺蔚。

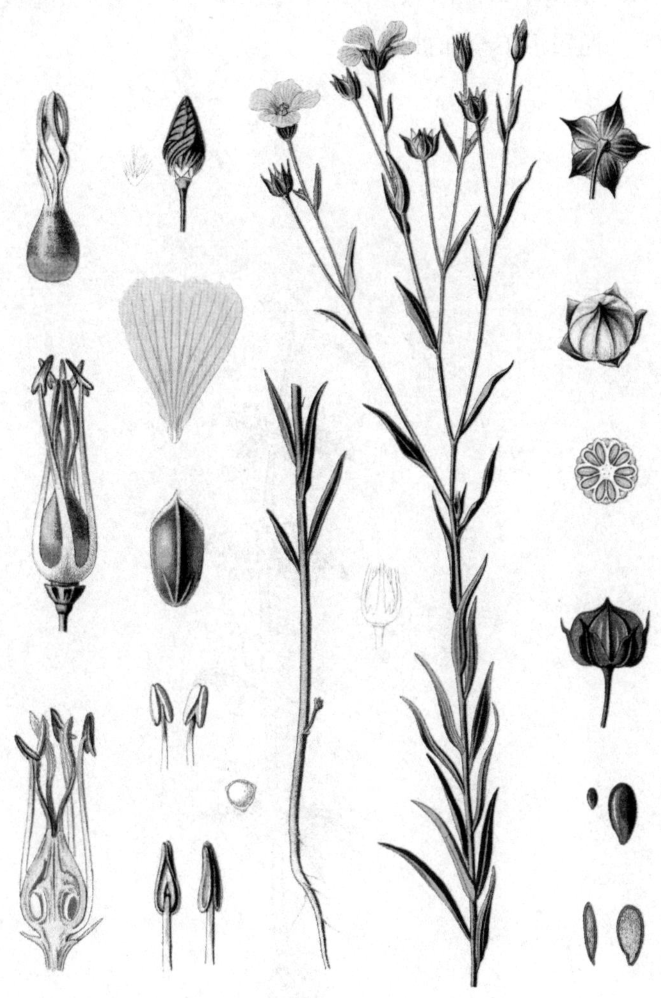

【药用部位】 子。

【气味、性质、毒性】 甘，微温，无毒。

【用途】 大风疮癣（chuāng xuǎn）。

亚麻，草本植物。它的茎部是纺织业的主要原材料之一，茎部的植物纤维柔韧度强、手感光滑、透气性好。

亚麻是张骞（qiān）出使西域时带回来的。汉武帝为了联合大月氏夹击匈奴，派张骞出使西域。到了河西走廊一带时，张骞被匈奴骑兵发现了，他和手下全部被俘。

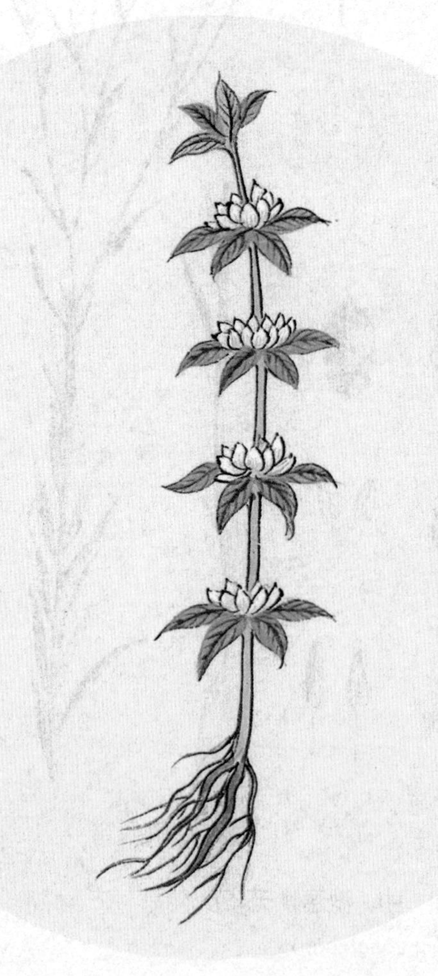

匈奴单于并没有杀张骞，而是将其软禁，并且逼迫他娶了匈奴女子。就这样，张骞在匈奴生活了 10 多年。后来，张骞趁着看管不注意之机逃了出来。逃出来的张骞来到了大宛国，此时的他正苦恼着回去怎么向汉武帝汇报。

苦恼的间隙，张骞看见一支浩浩荡荡的出嫁队伍，新娘的嫁妆看起来很丰厚。待他细看，发现新娘子的嫁妆中有一斗亚麻子，他有点迷惑。经过打听才知道，亚麻子有促进生育、保胎的功效，这也是娘家人祝愿女儿一家多子多孙、人丁兴旺的意思。

不仅如此，当地的人还告诉张骞，亚麻子对皮肤瘙痒、头痛等症状均有良好的效果。张骞心动了，他决定把亚麻子带回汉朝。

回朝后的张骞向汉武帝及妃嫔详细介绍了亚麻子的功能。碰巧的是，没过几天，汉武帝患了风团疹子，身上奇痒无比，宫里太医都束手无策。这时大家想起了张骞带回的亚麻子，便决定让汉武帝试着吃吃。汉武帝坚持吃了两个月亚麻子后，风团疹竟然好了，而且头风的症状也明显减轻了。汉武帝大喜，便下旨种植亚麻。

就这样，亚麻在我国大地上慢慢扩散开来。

dà 大 má 麻

【时珍说】大麻有雌雄之分。雄株叫作枲（xǐ），雌株叫苴（jū）。大麻的叶子狭窄细长，形状像益母草叶。五六月间开小黄花、抽穗，随即结果，果实大小像胡荽（suī）子，可以榨油。

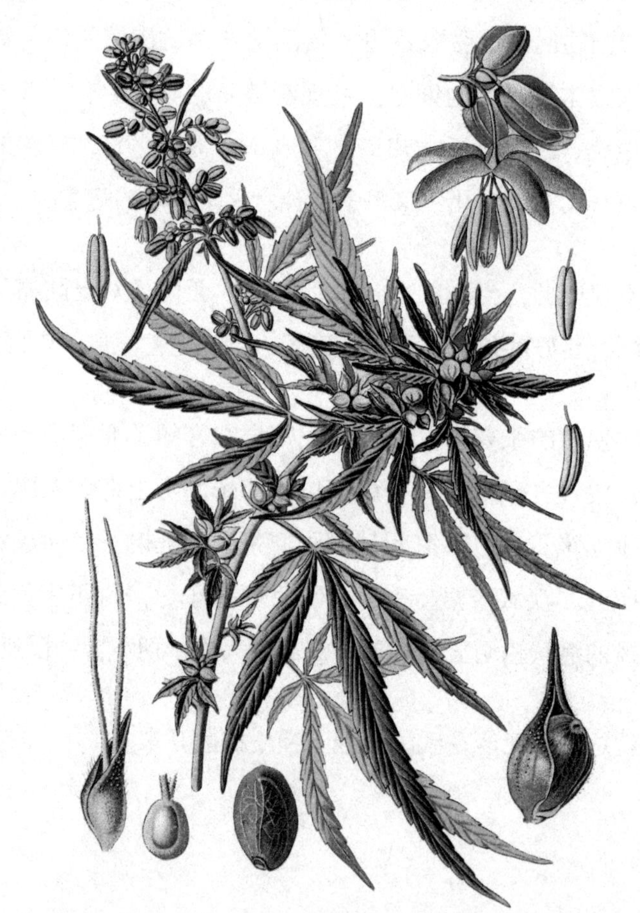

【药用部位】 花、麻蕡（fén，连壳的大麻果实）、麻仁（去壳的果实）、叶。

【气味、性质、毒性】 花：辛，温，无毒；麻蕡：辛，平，有毒；麻仁：甘，平，无毒；叶：辛，有毒。

【用途】 花：驱各种风恶血；麻蕡：能破积下血，止痹散脓；麻仁：治中风出汗，疏通血脉，滋润五脏；叶：下蛔虫。

意大利旅行家马可·波罗在其著作《东方见闻录》里讲述了这样一个故事：一位老者是一个团伙的头目，他说他能进入天堂，这个天堂之中有好看的、好吃的，谁要去天堂游玩，必须先喝他给的一种饮料。等喝完这种饮料，老者就指使他人将其抬进“天堂”。

老者所谓的“天堂”，实际上就是一个花园。被麻醉的人醒来后，看见果然有美景，有美食，于是就口口相传说真的有天堂，人

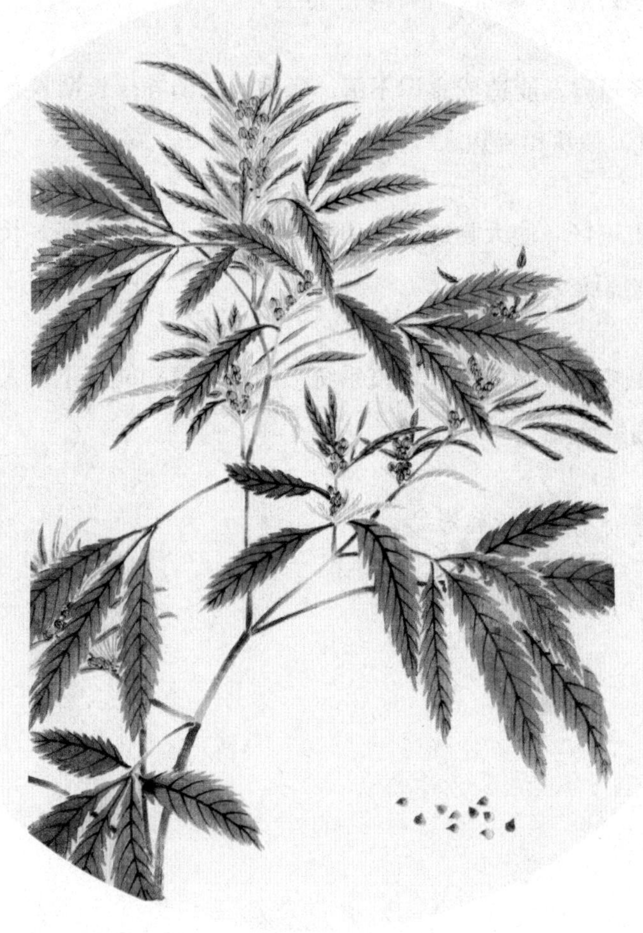

们便争相来喝老者的饮料。实际上，老者所谓的饮料就是添加了大麻成分而制成的，有麻醉功能。

在我国，大麻被收录在人类第一本药典《神农本草经》中。书中说“麻”是长生不老药之一，服用它身体会变得轻盈，但摄入过量的话，能“让人看到恶魔”。

书里还记载“麻”可以治疗多种疾病，包括痛风、风湿等。

大麻在我国属于毒品，它有以下危害:

1. 神经障碍。能造成意识不清、焦虑、忧郁等，长期吸食可诱发精神错乱、偏执和妄想。

2. 损害记忆。使大脑的记忆功能减退，使人思维迟钝，长期使用会引起脑部病变。

3. 降低免疫。破坏人体免疫系统，造成免疫功能低下，人体易受病毒、细菌感染。

我们每个人都要远离毒品。

xiǎo 小 mài 麦

【时珍说】北方人播种麦，乱撒；南方人播种麦，一窝窝地撒。所以北方的麦子皮薄面多，南方的麦子则皮厚面少。

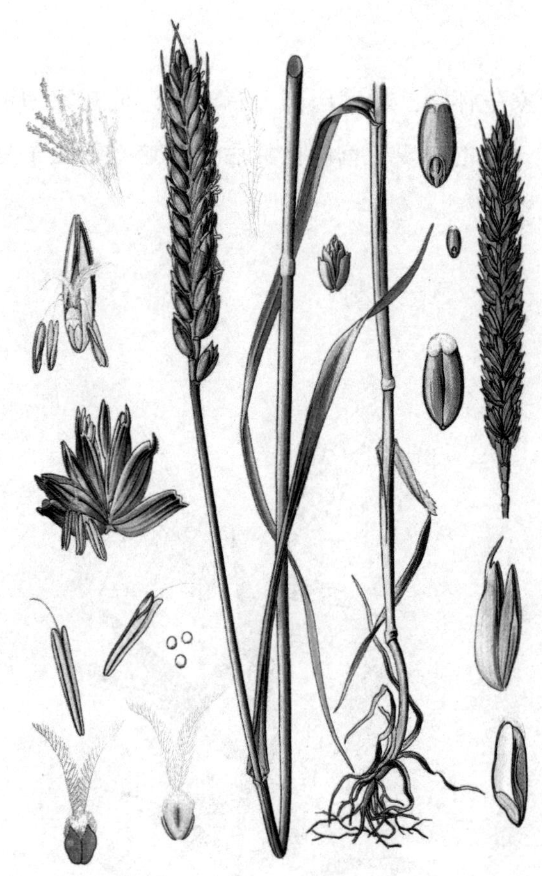

【药用部位】 小麦、浮麦、面、面筋、麦苗。

【气味、性质、毒性】 小麦：甘，微温，无毒；浮麦：甘，咸，寒，无毒；面：甘，温，微毒；面筋：甘，性凉，无毒；麦苗：辛，寒，无毒。

【用途】 小麦：止烦渴，利小便，补养肝气；浮麦：益气除热，止自汗盗汗；面：治疗中暑，散血止痛；面筋：宽中益气；麦苗：解虫毒，除烦闷。

小麦是我国主要的粮食作物之一，它还是一种药，有养心益肾、除热止渴的功效。

干瘪的小麦被称为“浮小麦”，是一种中药。关于浮小麦，有这样一个故事。

北宋医学家王怀隐，精通医药。有一天，他在家闲逛时，发现家里多了一堆干瘪的小麦，询问伙计后得知这些瘪麦子是城南张大

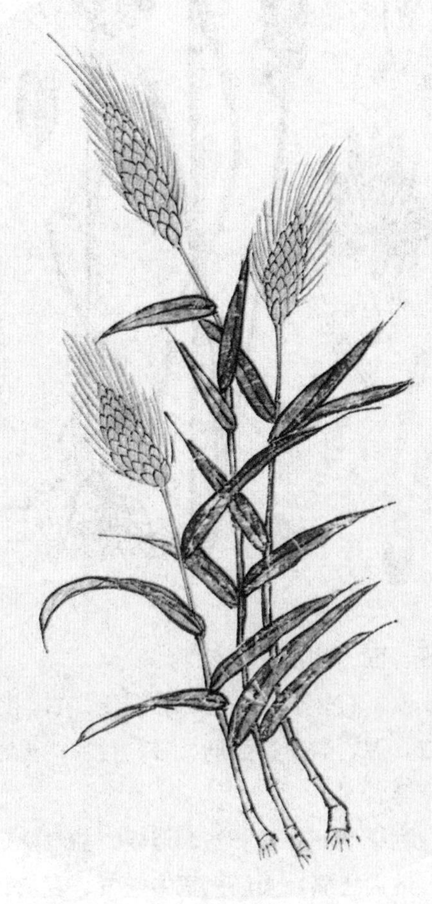

户送来的。正在这时，突然来了一位急症妇女，妇女的丈夫也在场。只听得丈夫在一旁说：“她最近怪得很，整天喜怒无常，心神不宁，心情糟糕的时候还摔东西呢，请大夫帮忙看看。”王怀隐上前观察了一会儿，并询问了一些问题，然后对病人的丈夫说：“不用担心，这是脏躁症，我给你一个药方，给她按照这个吃，保管药到病除。”说完，王怀隐开了医圣张仲景《伤寒杂病论》中的“甘麦大枣汤”药方给病人。

这个药方只有甘草、小麦、大枣三味药。

过了几天，妇人的病好了，前来感谢王怀隐，并且还说自己的盗汗症在吃完药后也好了。王怀隐心里暗暗思考：难道我开的药方还有止盗汗的功用？此后，他便试着用这个药方来治疗一位患有盗汗病的病人，可是这个病人却没有被治好。

王怀隐询问了伙计这两次的药材有何不一致，伙计回忆了一下说不同之处是上次给妇人治病的小麦是张大户送的瘪麦子。王怀隐恍然大悟，于是吩咐伙计以后凡是张大户送来的瘪麦子都标注上“浮小麦”三个字，以示区分。

后来，王怀隐用浮小麦来治虚汗、盗汗的病症，效果奇佳。从此，“浮小麦”这种药物被历代医生沿用。

dà 大 mài 麦

【时珍说】大麦和小麦的功效大致相同。有黏性的大麦，叫糯麦，可以用来酿酒。

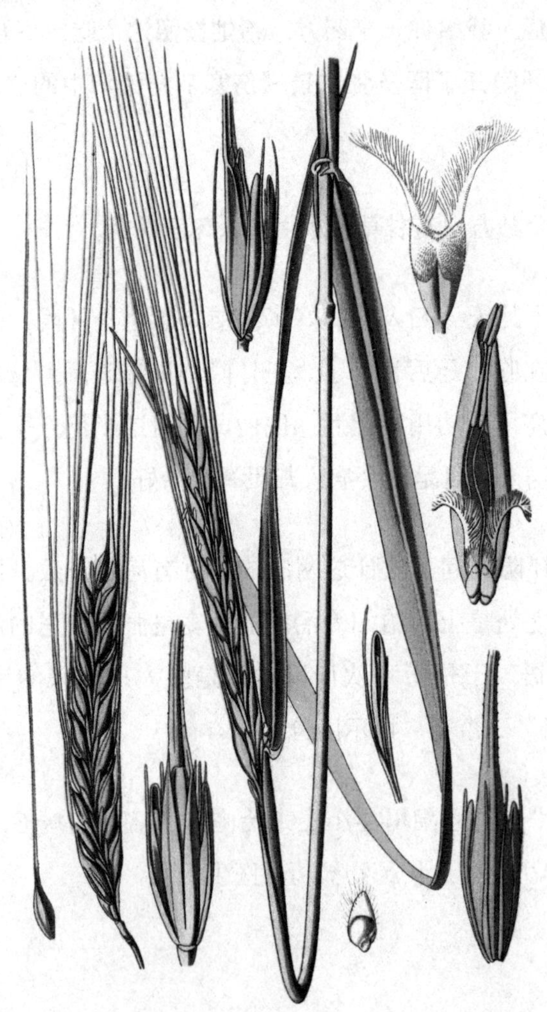

【药用部位】 果实。

【气味、性质、毒性】 咸，温，微寒，无毒。

【用途】 健脾和胃；宽肠；利水。

大麦，我国南北各地均有栽培，生长范围很广。它是世界上最古老的种植作物之一，具有食用、饲用、药用等多种用途。

大麦的食用价值，与周文王密不可分。

周文王，姬姓，名昌，是中国历史上的一代明君。

相传，周文王在遍访贤才时来到一座村庄，此时是吃饭的时候，他肚子饿得咕咕叫，并且口渴难耐，他只好走到一棵树下休息。正在此时，一位农妇从远处走来，只见她手里提着一个瓦罐。等到她走近，文王问道：“大嫂，这是去哪里啊？”农妇告诉文王：“我丈夫在田间耕作，现在是正午时分，我给他送饭呢。”

文王听见瓦罐里装的是饭，肚子饿得更加厉害了，口水跟着流了出来。他只好不顾面子对农妇说自己又饥又饿，能不能分给自己一些。农妇迟疑一下后还是将瓦罐递了过去，文王饥不择食，大口大口吃起来。他觉得这简直太好吃了，比自己平常在宫里吃的山珍海味好吃多了。他便问农妇，自己吃的稀面糊是什么。农妇回答道：“现在正是青黄不接的时候，我们村子里也没什么可吃的，只有芒麦成熟得早，所以用它来做饭，这面糊就用芒麦做成的。”文王听完点点头，说芒麦的功劳很大，在所有麦子中应该占首位，以后不叫芒麦了，就直接称大麦吧。

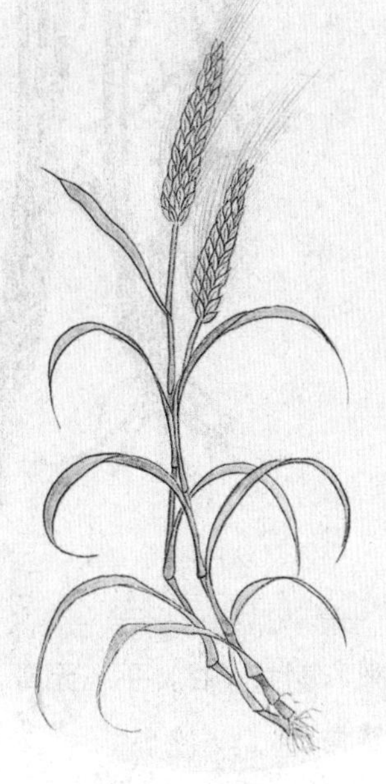

què 雀 mài 麦

【时珍说】雀麦是野麦，因为燕雀爱食用这种麦子，所以称为雀麦。

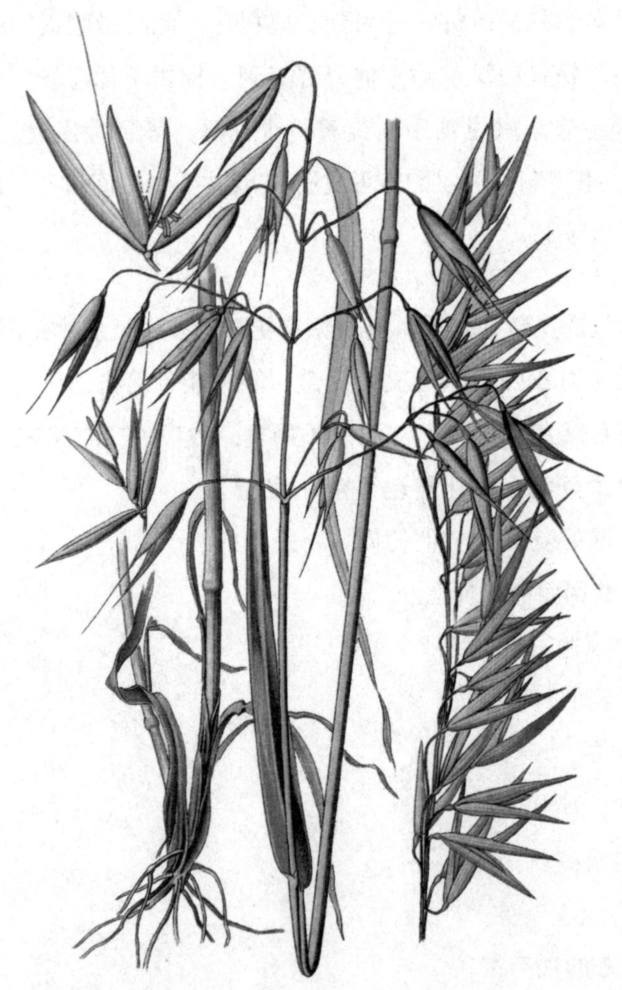

【药用部位】 米。

【气味、性质、毒性】 甘，平，无毒。

【用途】 充饥滑肠。

雀麦，草本植物，分布于我国的多个省份，具有一定的药用价值和食用价值。

当雀麦草到了江南水乡的河岸、沟渠边时，它的上色能力得到极大的发挥，经常被用来做江浙沪一带的清明节令食品——青团。

青团的江南一带有吃青团的风俗，雀麦草在其中就扮演着相当重要的角色。雀麦草有清心败火的功效，用它做出的青团味道清香，香中带甜。

青团的具体做法是把雀麦草先捣烂，挤压出汁，然后用这种汁同晾干后的水磨纯糯米粉拌匀搅和，就可以制作青团了。用雀麦草汁制作出来的团子油绿如玉，糯韧绵软，清香扑鼻。

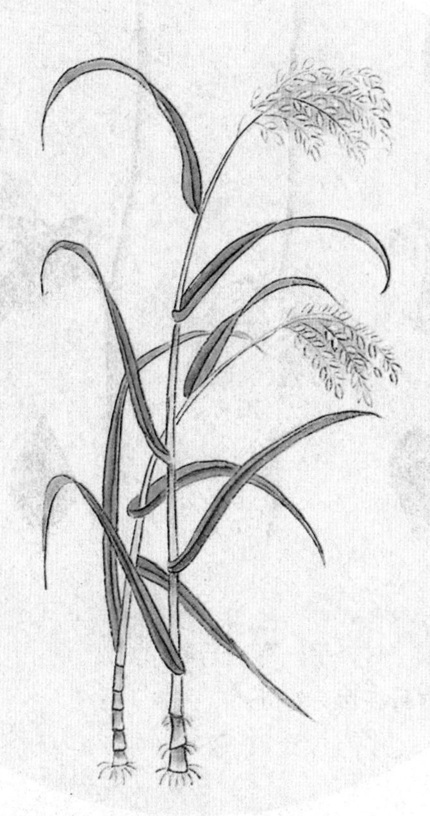

荞麦

qiáo mài

【时珍说】南北方都种植荞麦，在立秋前后播种，八九月份收割。它生性怕霜，苗高达一二尺，红茎绿叶，开白色的小花，繁密点点，果实累累。

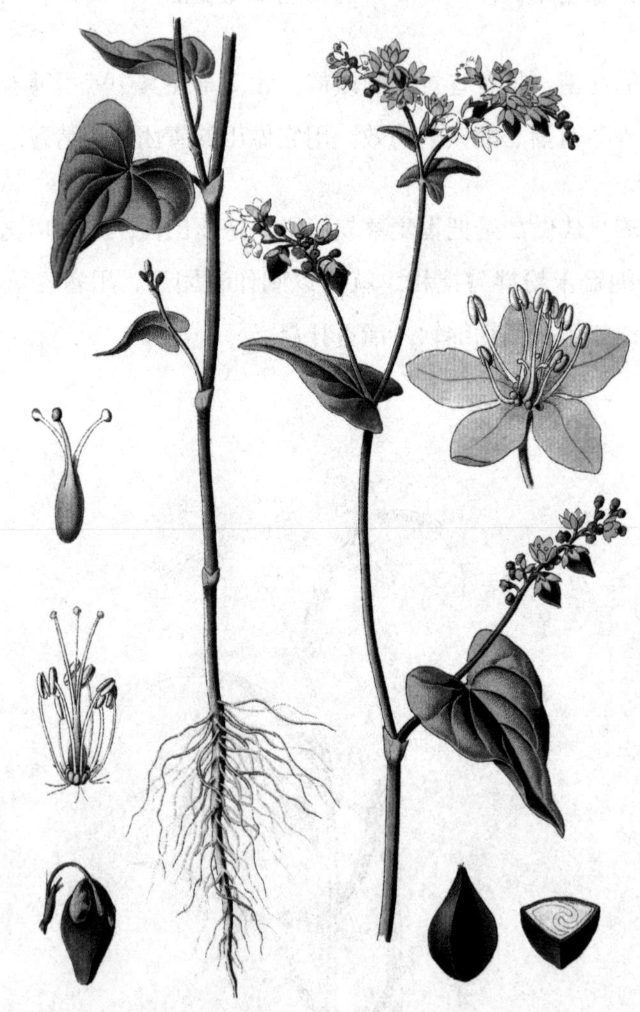

【药用部位】 叶。

【气味、性质、毒性】 甘，平，寒，无毒。

【用途】 能下气，对耳、目有好处。

荞麦，一年生草本植物，喜欢凉爽湿润的气候。

关于荞麦，有一个有趣的故事。

有一天，五谷神来到凡间视察，他想看看世间的四种麦子谁吃苦耐劳。

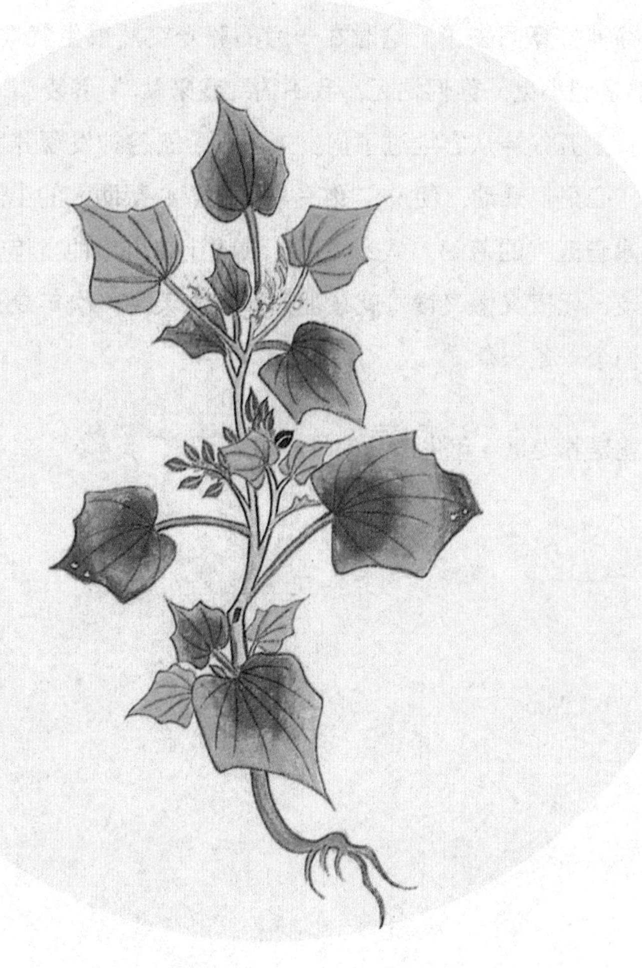

五谷神摇身变成了一个老头，他来到一条河边站定，然后开始喊起来："哪位好心人快来帮帮我，驮我过了这条河？"他喊了一会儿，发现没有人理睬他，于是只好去求助。他首先走到大麦面前说："大麦，大麦，请您帮帮我，这条河上没有桥也没有船，我年纪又大，您能不能驮我过河啊？"大麦翻了一下白眼，轻蔑地对五谷神说："这么冷的天，我才不去呢，要是去了会把人冻死的，你再找找其他人吧。"五谷神只好去找元麦和小麦。元麦怕冷也不肯帮忙，而小麦更是以自己个子小、皮肤嫩拒绝了五谷神的请求。

五谷神打算回去了，这时在一旁的荞麦突然很生气地大声说："你们都是胆小鬼，你们怕死，我不怕，我来驮。"荞麦当下就脱了衣服，背上五谷神从容地过了河。上岸后，五谷神发现荞麦全身都冻红了，心里很感动，便说："你受累了，热心帮助人的小荞麦，其实我是掌管五谷的菩萨，从今往后，我就让你当年种当年收，而大麦、小麦、元麦又懒又馋，就让他们今年秋天种，次年夏天收，正好冻它们个一冬一春。"

这就是荞麦是一年生植物的故事由来。

dào **稻**

【时珍说】糯稻，多种植于南方水田中。有黏性，可以酿酒，可以用来祭祀，可用来蒸糕，可用来煮粥，也可用来炒着吃。

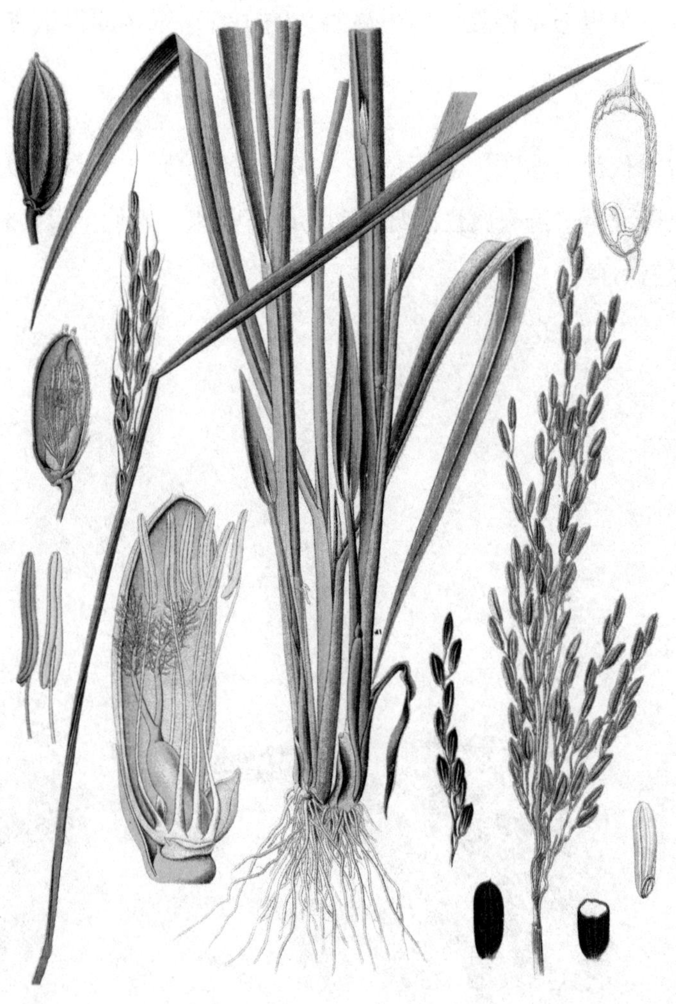

【药用部位】 稻米、米泔（gān）、稻秆。

【气味、性质、毒性】 稻米：甘，温，无毒；
米泔：甘，凉，无毒；
稻秆：辛，甘，热，无毒。

【用途】 稻米：益气止泻，止虚寒泻痢；米泔：止烦渴霍乱；稻秆：祛寒湿气。

扫码听故事

水稻是人类重要的粮食作物之一，全世界有一半的人食用水稻。

我国是世界上水稻栽培历史最悠久的国家，水稻的得来有个与之相关的故事。

远古时代没有水稻，人们依靠采摘野果和食野生动物果腹。有一年，天降大雨，野果腐烂，野生动物躲了起来，人们不仅要躲雨，食物也没有着落。

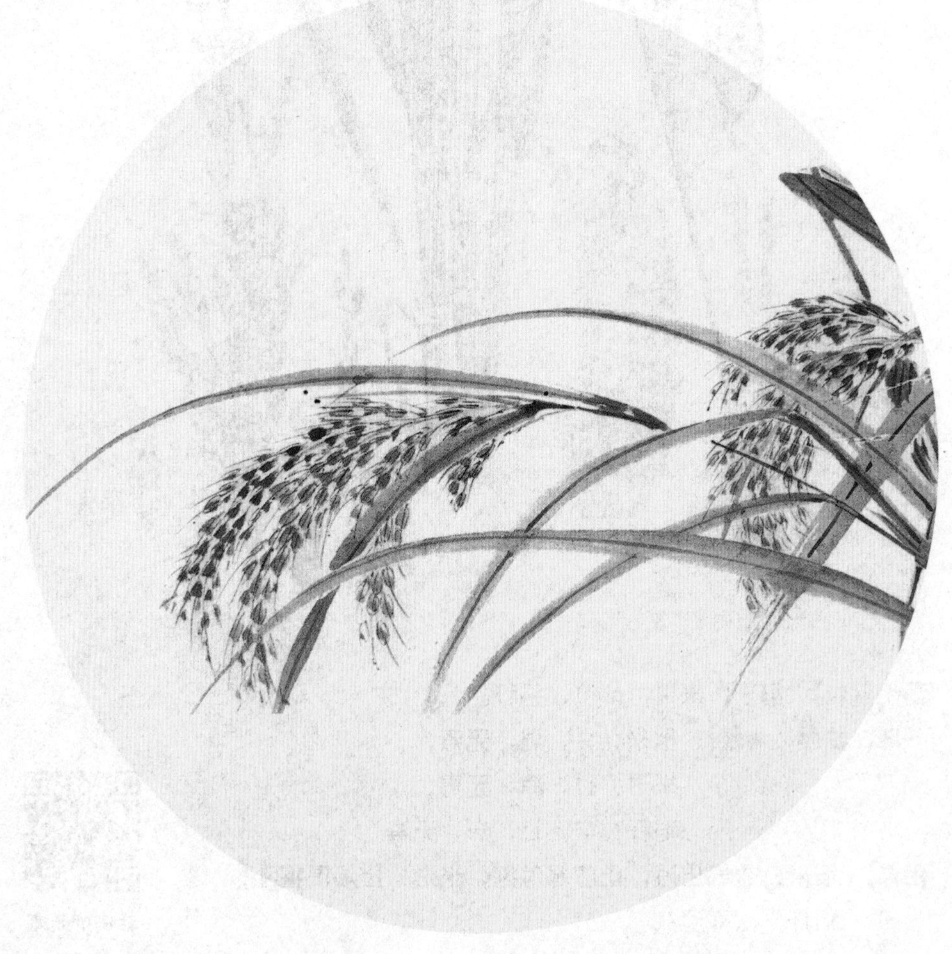

住在东方岛上的天神看见人类面临的困境后决定帮助人类，他提出由伏羲教导人们畜牧，神农氏教导人们耕作。其他动物也被一一分工：牛和马帮助人类耕田拉车，鸡每天早晨高声叫醒人类起床工作，猪的肉给人类当食物，狗则被分配来看家。

眼下还有一个亟需解决的问题：需要把长在神界的稻子送到人间。稻子是密密麻麻长在稻秆上的，很容易脱落，送往人间的途中还要经过汪洋大海，困难重重，这一艰巨任务交给谁比较合适呢？

天神决定询问牛、马、鸡、狗、羊、猪六种动物。牛说自己个子很高，稻子会脱落，将任务推给马；马说自己身上滑溜溜的，挂不住稻子，推给了鸡；鸡说自己个头太小带不了稻子；羊和猪也相继拒绝了；最后只剩下了狗，狗说：“人类现在正等着这个救命呢，那么就让我来运送稻子吧！”

狗把全身弄湿，将稻谷粘满一身，路过汪洋大海时，海上的巨浪把狗身上的稻子冲散。为了保护这些稻子，狗奋力拱起身体，把尾巴高高束起，历经艰辛，稻子总算到了人间。

从此，稻米在人间开始广泛种植，人类总算有米饭可食，再也不用挨饿了。

jì 稷

【时珍说】稷与黍，是黍类的两种植物。可用来做饭黏的是黍，可酿酒不黏的是稷。

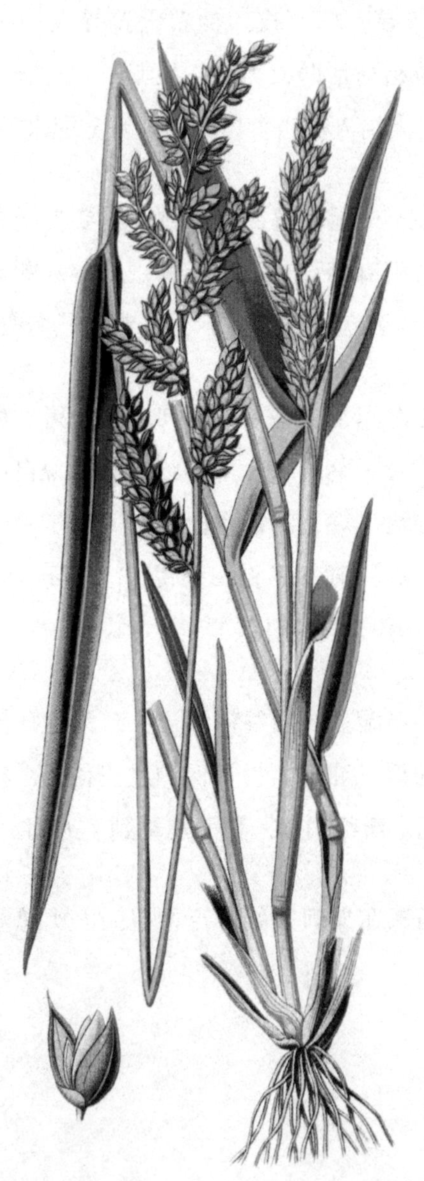

【药用部位】 稷米、根。

【气味、性质、毒性】 甘，寒，无毒。

【用途】 稷米：治热毒，利胃宜脾，凉血解暑；根：治心气痛。

古代的君王都祭社稷，稷是人类最早栽培的谷物之一，被称为百谷之长，“社”指代的是土神，后来用“社稷”代表国家。

《诗经》中有“彼黍离离，彼稷之苗”的句子，意思是说糜子一行行地排列，高粱生出苗儿来。这里的稷指的是高粱。

关于稷为何是高粱有个相关的故事。

远古的时候食物很少，人们经常饥一顿饱一顿，身体很虚弱。有一个名叫稷的青年人决心尝尽天下草木果实，为大家找到可以做主粮的粮食。他把这个决定告诉了女娲，女娲很支持他，还允许稷的五个儿子稻、黍、麦、菽、麻拿着五只颜色不同的袋子做稷的侍从，跟着稷一起去找。

有一天，父子六人看见一座山上有一种高秆红穗的植物，就爬上山去，到了山顶一看，发现下面有五条山谷。稷这时候想到一个主意，让自己的五个儿子分别选一个山谷播撒粮种，他自己则在山顶开辟了一块荒地，来种植那高秆红穗的植物。他们将这种植物的种子分别播撒。

这种高秆红穗的植物就是我们说的高粱。

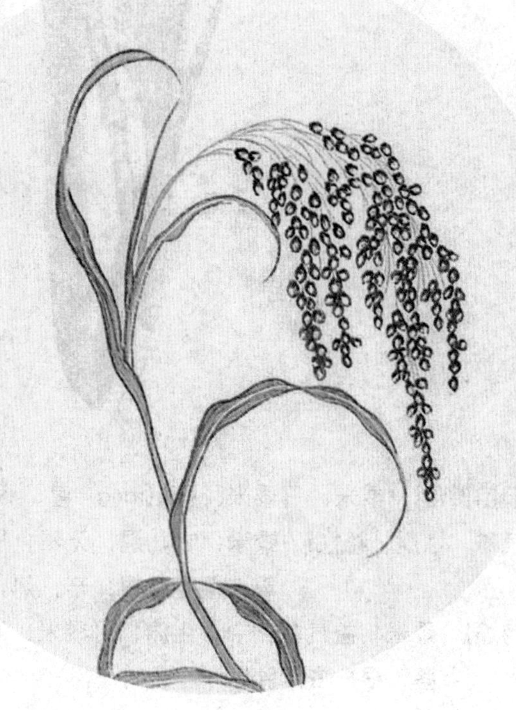

shǔ

黍

【时珍说】黍有红、白、黄、黑几个品种。白黍米黏性次于糯米，红黍米黏性最强，可以蒸着吃，也可煮粥。将黍米用菰（gū）叶裹成粽子吃，古代人们称为角黍。

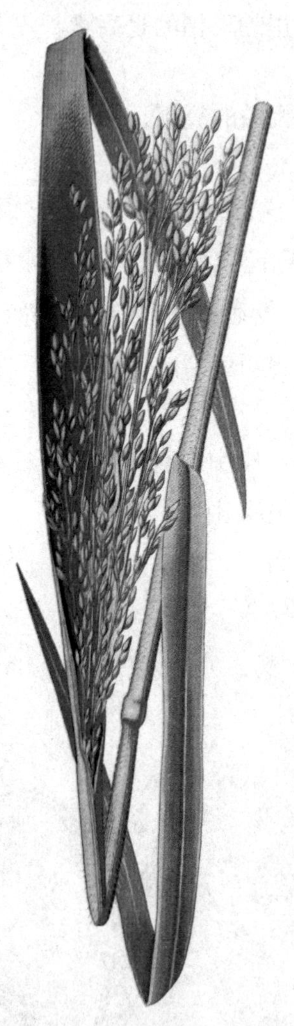

【药用部位】 黍米、丹黍米、穰（ráng）茎、根。

【气味、性质、毒性】 黍米：甘，温，无毒；丹黍米：甘，微寒，无毒；穰茎并根：辛，热，有小毒。

【用途】 黍米：益气、补中、止痛；丹黍米：治咳嗽哮喘、止泻痢；穰茎、根：去浮肿。

黍是一种粮食作物，与稻类似，俗称黄米。在古代，黄米被认为是上等的粮食。

孟浩然有一首名垂千古的诗——《过故人庄》，其中就提到了黍：

> 故人具鸡黍，邀我至田家。
>
> 绿树村边合，青山郭外斜。

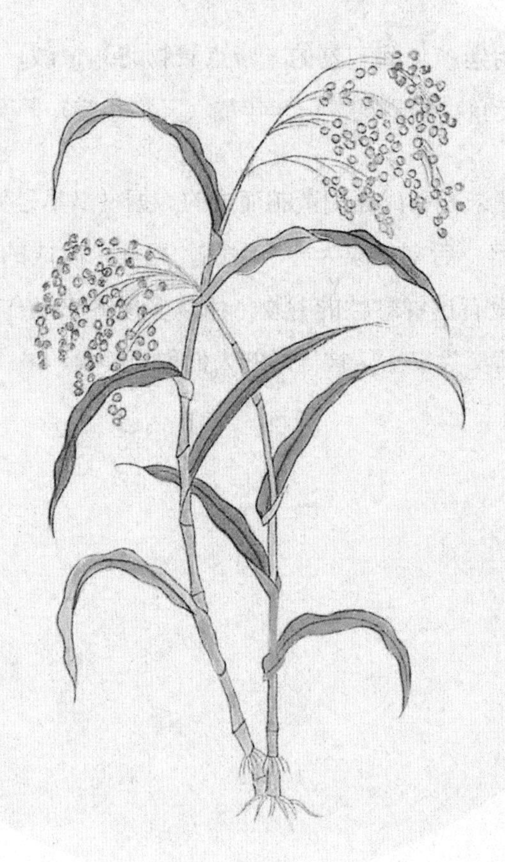

开轩面场圃，把酒话桑麻。

待到重阳日，还来就菊花。

“故人具鸡黍”这一句的意思是说老朋友预备了丰盛的饭菜。其中，“鸡黍”指的是鸡肉和黄米饭。丰盛的饭菜中有黍代表的黄米饭，可见黍的历史地位之高。

不仅如此，黍在《诗经》中更是多次出现。有人统计，在《诗经》里农作物总共出现100次左右，黍出现竟高达21次。比如，著名《硕鼠》中的“无食我黍”;《黍离》中的“彼黍离离”等。

另外，据明崇祯年间刊刻的《帝京景物略》记载：当时的北京人每于“正月元旦，啖黍糕，曰年年糕（又称年糕）。”

年糕是用糯米粉和成面团蒸制而成的，据说最早是为年夜祭神、岁朝供祖先所用，后来才成为春节食品。用糯米制成的年糕是江南的特产，北方没有这样黏性的谷物，所以多用黍来制作。用黍制作蒸熟的年糕又黄又黏又甜，被当时的人们称为美食。

yù mǐ 玉米

【时珍说】玉米的苗和叶都像蜀黍。玉米的苗有三四尺高。六七月份开花成穗，与秕麦的样子相似。

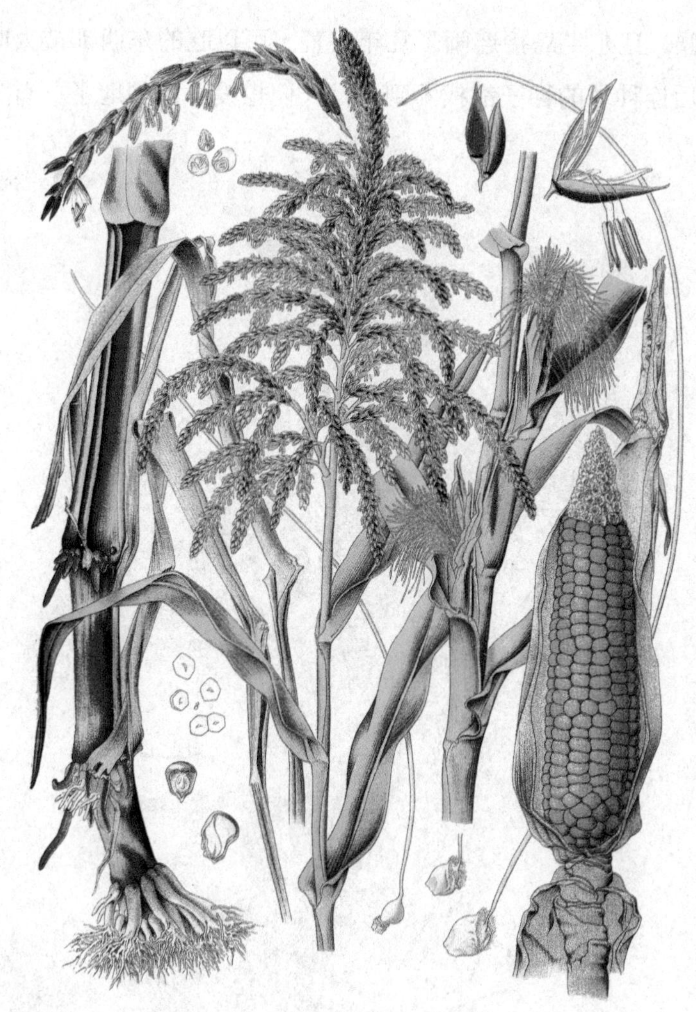

【药用部位】 米、根、叶。

【气味、性质、毒性】 甘，平，无毒。

【用途】 米：调中开胃；根、叶：可治小便淋沥。

玉米是世界上重要的粮食作物，广泛分布于中国、美国、巴西等国家，其别称包括苞谷、苞米棒子、玉蜀黍、珍珠米等。

玉米这个名字，还有个美丽的传说呢。

古时候，辽东半岛接连闹了几年灾荒，可以吃的东西都被人吃光了，最后连种地的种子都找不到了，人们也没办法种地了。有一

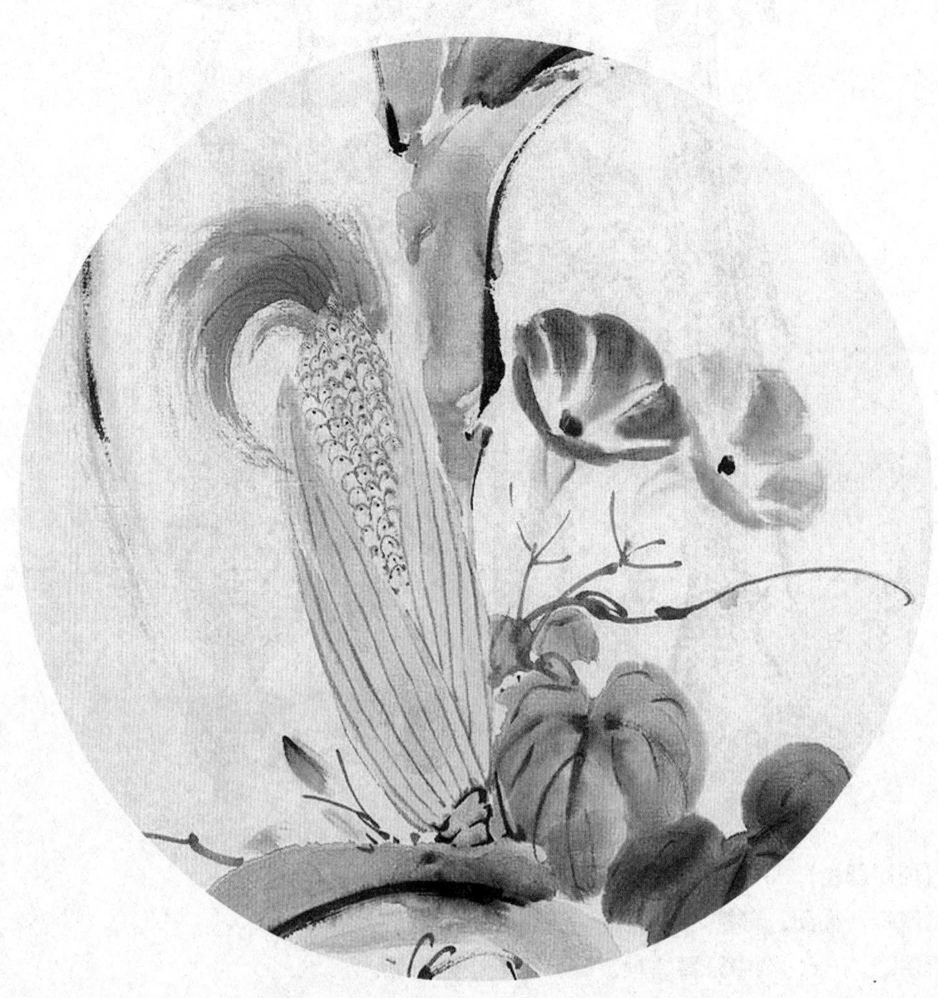

天，岛上的一个村子里来了一对夫妻，他们挨家挨户地发放粮食种子，并且说只要种下这种像人牙齿的种子，到了秋天就有粮食做饭了。有人询问这个种子叫什么名字，夫妻俩解释说叫苞米，待苞米成熟时，人吃它的果实可以果腹，牛吃它的秸秆可以有力气犁地，总之种它好处多多。

就这样，他们发了很多天种子，但是有眼尖的村民发现两人发放种子的袋子依然鼓鼓的，并不见减少的迹象。并将这一发现告诉了大家。

接下来，夫妻俩到一户秀才家发放种子，秀才也听说了之前关于玉米种子不曾减少的传闻，便礼貌地询问:“敢问二位是哪里人？怎么称呼啊？”

男的回答说:“我们是两口子，乃蓬莱山人。”

秀才略一思忖：两口是个“吕”字，山人就是个仙字。莫非他是蓬莱仙师吕洞宾？可等他抬起头再看时，二人已经不见了踪影。

村民将苞米种子种上，秋后果真得到了丰收，人们都能吃饱饭了。再遇到荒年，人们便依靠苞米度日。

有村民说，苞米比我们岛上产的玉石还珍贵，不如将其改名为玉米。

从此，玉米这种作物被广泛种植。

bài

稗

【时珍说】稗子到处野生，同秧苗极为相似。它的茎叶和穗的颗粒都像黍稷。一斗稗子能获得三升稗子米。

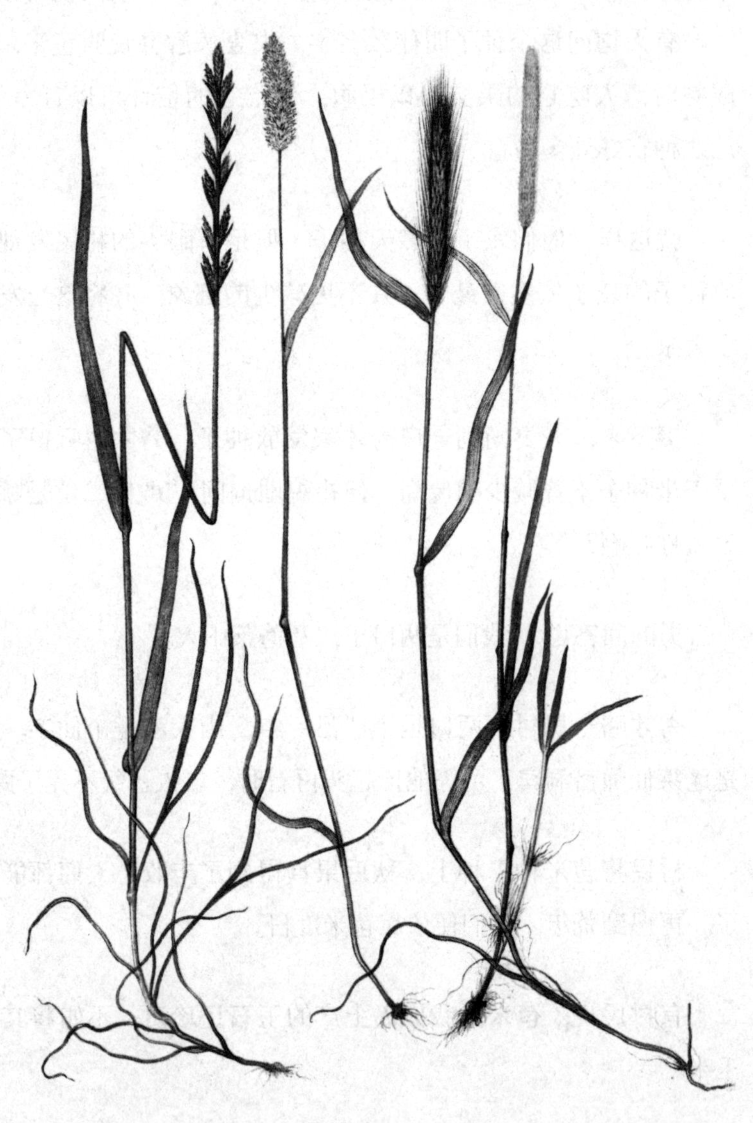

【药用部位】 稗米。

【气味、性质、毒性】 辛、甘，苦、微寒，无毒。

【用途】 益气宜脾。

从字形来看，“稗”字是禾苗中卑贱的部分，引申为小而琐碎的意思。比如“稗史”指的是记载琐事的文字，“稗官”指的是一种小官，就连“败家子”的“败”字都是由稗字演变而来的。

稗子和水稻极为相似，但它是杂草，与稻子一起吸收田里的养分，所以农民伯伯会仔细挑选稗子，并且拔除它。

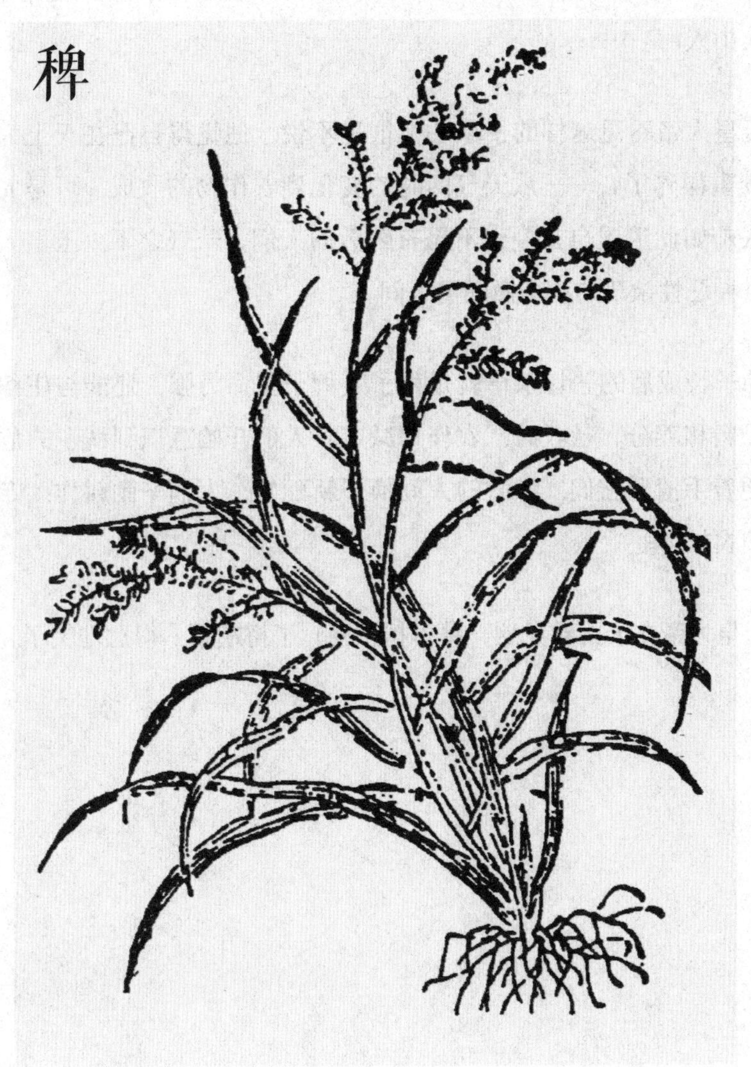

李时珍手绘图

那么稗子是怎样产生的呢?

传说稗子是玉皇大帝为了惩罚懒汉而故意撒向人间的。

有一年夏天，玉皇大帝到人间游玩，他在游玩期间，发现田地里基本没有干活的人，看到的都是人们贪玩享受的景象：年轻人聚众赌博，官员无所事事围猎山野，除此之外，客栈、茶馆、戏院等更是人山人海……

玉皇大帝看见这样的景象心情很是不悦，他觉得自己在天上为人间琐事操碎了心——从天气四时的变化到农作物的收成，可是人间的人却如此逍遥自在，也不见有勤劳的人们。一气之下，玉皇大帝将一种恶性杂草的种子撒向了人间。

种子长成后的恶性杂草就是稗子。稗子生命力强，还能与庄稼争夺肥料和养分。秋收时，农作物减产。人们开始意识到稗子的危害，便着手清理它们，懒散的人间换了新面貌：人们辛勤耕作，专心呵护农作物。

玉皇大帝在天上看见这一幕，捋（lǚ）了捋胡须，得意地笑了。

dà dòu
大豆

【时珍说】大豆有黑、白、褐、青等数种颜色。黑色的叫乌豆，可以制药及充当粮食，也可以做成豆豉；黄色的大豆可以用来做豆腐，用来榨油，做酱油。

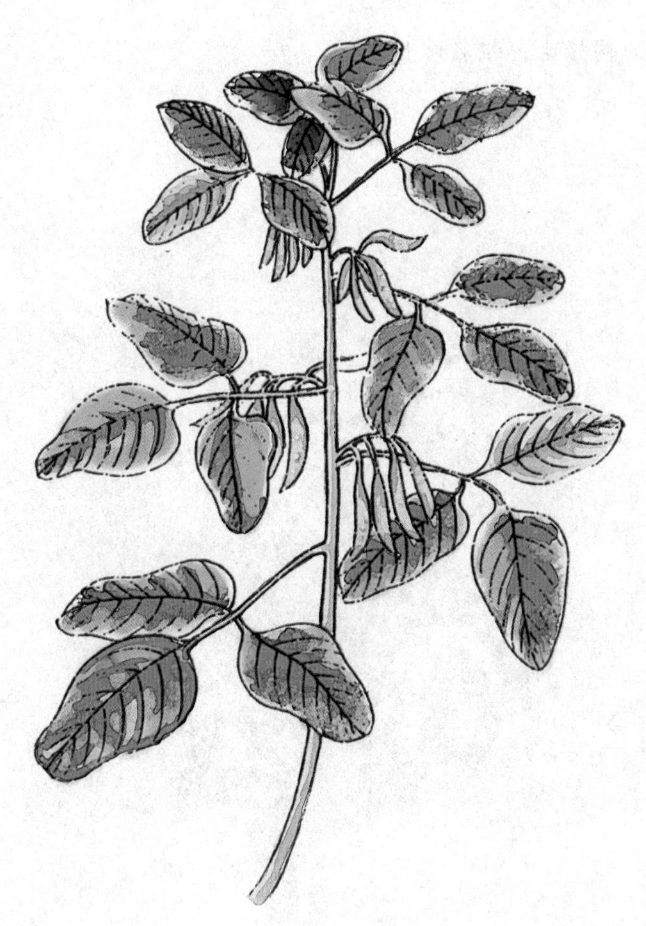

【药用部位】 黑大豆。

【气味、性质、毒性】 甘、平、无毒。

【用途】 去瘀血，止消渴，活血。

大豆，中国重要的粮食作物之一，栽培历史悠久。

关于大豆，曹植有一首名扬天下的《七步诗》提到了它：

> 煮豆持作羹（gēng），漉菽（lù shū）以为汁。
> 萁（qí）在釜（fǔ）下燃，豆在釜中泣。
> 本自同根生，相煎何太急？

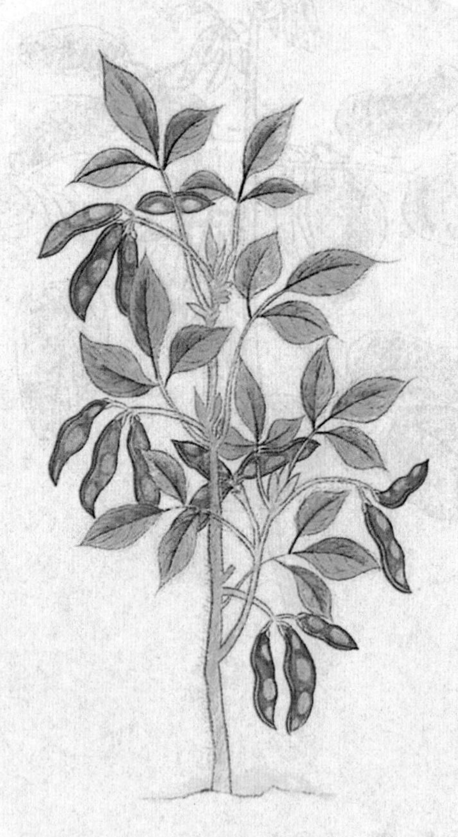

除了出现在文学作品中，大豆被用来做豆腐还有个有趣的故事。

相传，汉高祖刘邦的孙子刘安平生追求长生不老之术，他花费了很多钱财邀请江湖术士为他炼丹。世人皆知刘安大方且热爱此道，所以他家客人常年不断。有一天，门口来了八位老者，不过门口的管家见是老者便没有理睬，八位老人摇身变成了神采俊朗的少年。管家露出惊讶之色，赶忙去禀告。刘安听了，顾不上穿鞋，光脚跑去迎接，待他到达门口时，只见八位少年又变回老者了。这八位老者分别介绍了自己的名字以及技能。刘安当下拜八位老人为师，并与他们共同在山中修炼不老仙丹。

刘安在山中的日子入乡随俗，跟着山民饮用豆浆。有一天，刘安端着一碗豆浆看炼丹看得正出神，竟然忘了自己手里还有豆浆。一不小心，豆浆被洒到了供炼丹的一小块石膏上。不一会儿，石膏不见了，豆浆变成了一堆白嫩的东西，有人尝了一口，觉得味道很美味。刘安紧接着让人把石膏碾碎搅拌到剩下的豆浆里，一会儿，一锅美味白嫩的东西就形成了，这锅美味白嫩的食物就是我们今天说的豆腐。

yì 薏 yǐ 苡

【时珍说】薏苡到处都有种植，二三月间薏苡的老根长出，叶子像初生的芭茅。

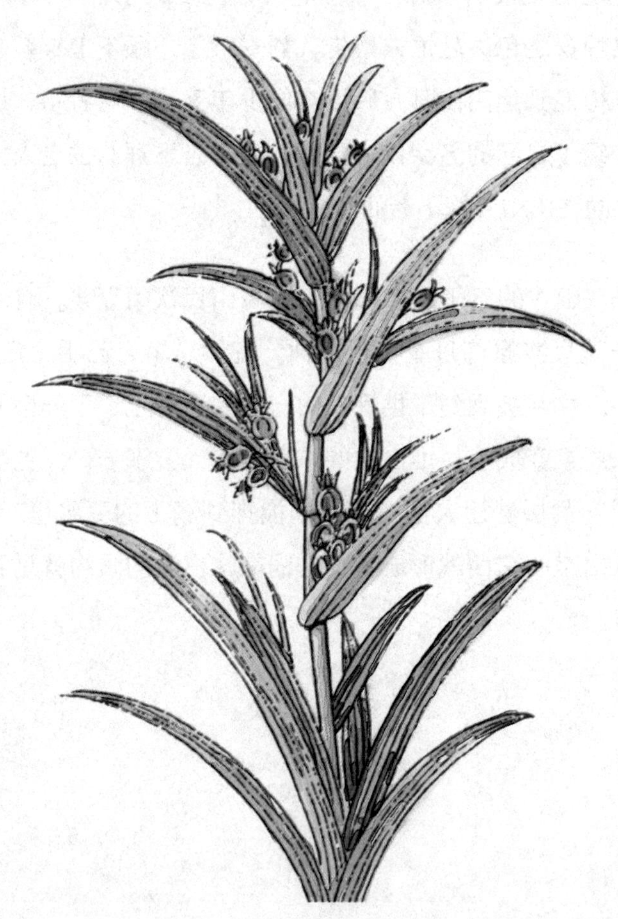

【药用部位】 薏苡仁、根。

【气味、性质、毒性】 甘，微寒，无毒。

【用途】 薏苡仁：利于肠胃，消水肿，开胃；根：除肠虫。

东汉初期，南方一带瘴气横行，得病之人手足麻木、下肢浮肿，由于病多从下肢起，所以中医又把这种病称为“脚气病”。

当时，“伏波将军”马援奉光武帝之命远征广西，以平息南疆之乱。军中的士兵都是北方人，到了广西后感染脚气病的士兵很多，所以不得不延缓作战计划。马援只好下令安营扎寨，接着请随军郎中来为患病的士兵诊治，可是随军郎中从来没有听过这种病，试了很多方法都没有效果。最后马援只能张贴告示寻找医生，告示上写着只要有人能治好这种病，可以赏白银五百两。一天，两天……六天过去了，迟迟不见有人来揭告示。直到第七天，来了一个手里拿着打狗棍的乞丐，他揭下了告示。

士兵带乞丐到了大营，马援将军便问：“你有能治病的办法？”只见乞丐微微一笑，从自己讨饭的罐子里拿出一把长得像珠子一样的东西说：“这叫‘慧珠子’，也叫‘薏苡仁’，用它来煎汤，喝完士兵的病就会好。它也不难寻，这边田里刚好有成熟的薏苡，薏苡的种子就是薏苡仁。”

马援将信将疑，让士兵采集一些薏苡仁煎汤，没想到真的治好了大家的脚气病。马援非常高兴，准备拿五百两重谢乞丐，可是乞丐早已不知去向了。

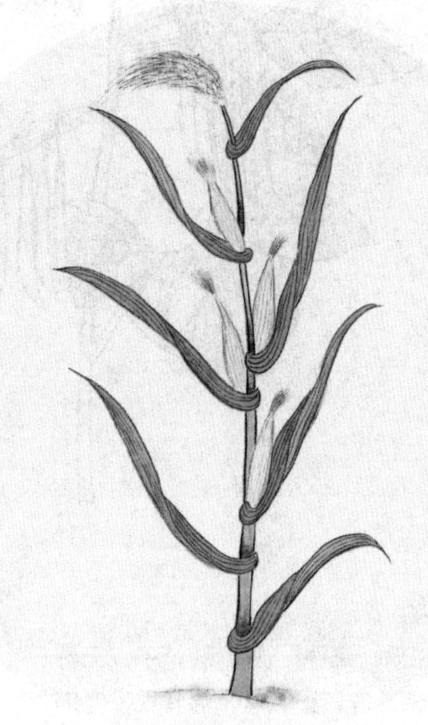

赤小豆

chì xiǎo dòu

【时珍说】赤小豆到处都有。在夏至后播种，豆茎苗高一尺左右，其枝叶像豇豆的枝叶，叶微圆但比豇豆叶小。

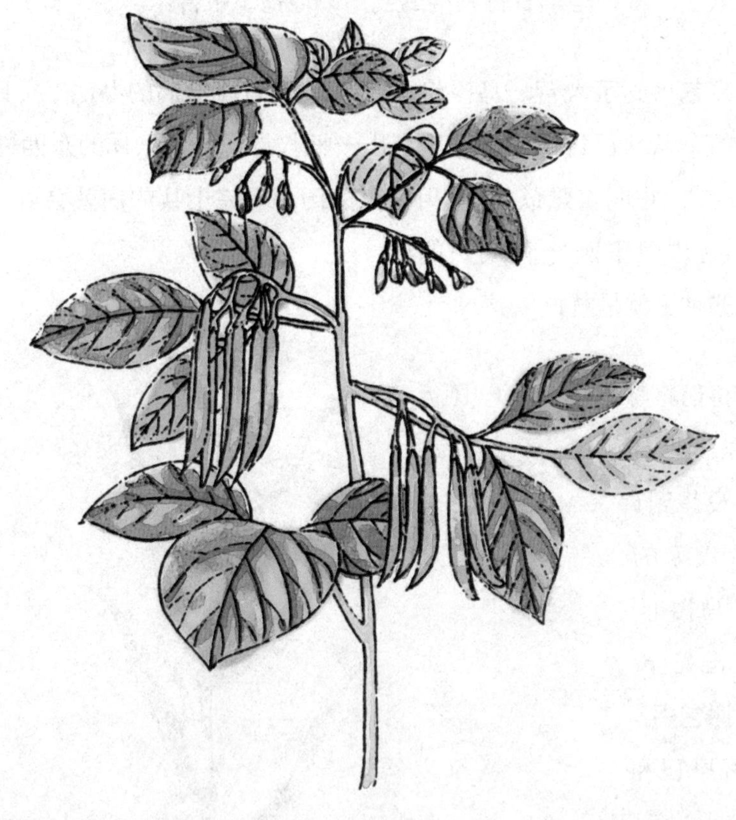

【药用部位】 叶、芽。

【气味、性质、毒性】 甘、酸，平，无毒。

【用途】 消热毒，止腹泻，健脾胃，坚筋骨。

北宋仁宗年间，有一日，仁宗起床的时候突然觉得腮部两边发酸，并且隐隐作痛，用手一摸，发现腮部竟然有些肿胀，便赶紧传来御医。御医急忙给仁宗把脉，又仔细观察了他的腮部，最后确诊仁宗得了痄腮。痄腮，也就是腮腺炎，是由风湿病毒的邪气引起的，应该内服普济消毒饮，外敷如意金黄散。

可谁知，三天以后，仁宗的病情恶化，两腮肿得更加厉害，而且还伴随有发热、呕吐等病症，张嘴也越来越困难，御医们一时间手忙脚乱。

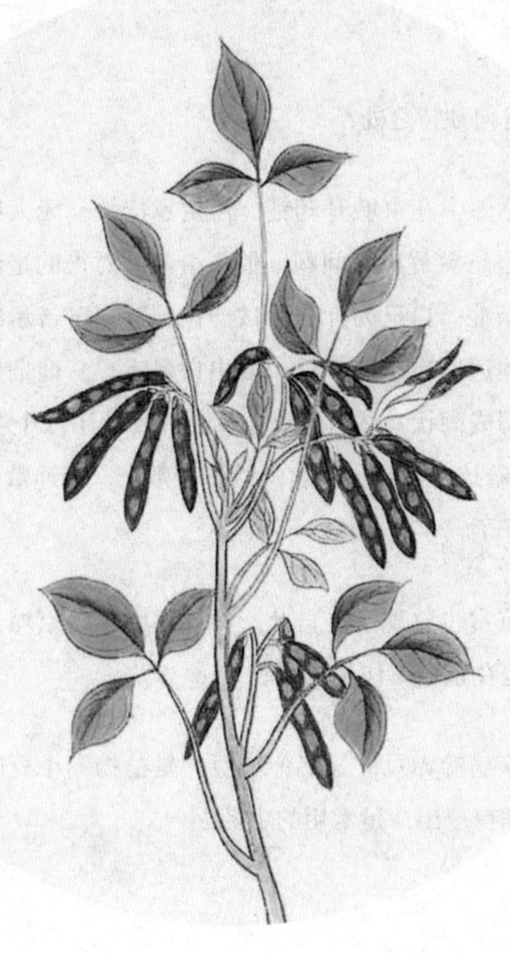

仁宗大怒道:“养兵千日，用兵一时，这么小的事情居然想不出解决之道，养你们有什么用？”

天子之怒，御医惶恐，纷纷跪在地上，求饶声不绝于耳。

宫内找不出解决方法，只能求助于宫外。不久，民间出现了一张告示，告示上写着如果有谁能治愈皇帝的疾病，必有重赏。

京城之中，名医自是不计其数，然而大家都深知“伴君如伴虎”，不然贸然去揭告示，担心自己的脑袋不保。这张告示最终被一位姓傅的郎中揭下了。

傅姓郎中有何独特之处?

原来，傅姓郎中在京城开药铺，可生意清淡，无人问津，自己的衣食住行都是急需解决的问题。他想皇帝既然得的是腮腺炎，又不是什么疑难杂症，自己为什么不试一试呢？揭下告示的他开始准备应对之策，他返回自己的住处，取出许多赤豆，他把这些赤豆研成细末，用水调成糊状，然后给这个糊状的膏起了一个名字:“万应鲜凝膏”。他带着这个膏进入皇宫，给皇帝敷上，接连敷了几天，皇帝的病居然治好了。

皇帝说的重赏也兑现了。自此，傅姓郎中名动京城，看病的人络绎不绝，他也在京城站住了脚跟。

治好皇帝疾病的赤豆，又名赤小豆，是植物赤小豆的种子，全国大部分地区都有产出，是常用的中药之一。

wān dòu 豌豆

【时珍说】豌豆苗柔弱，弯弯曲曲，因此得名豌豆。豌豆嫩时呈青绿色，老时则是麻斑花色，因此豌豆又有胡豆、戎豆、青豆、斑豆、麻豆等许多名称。

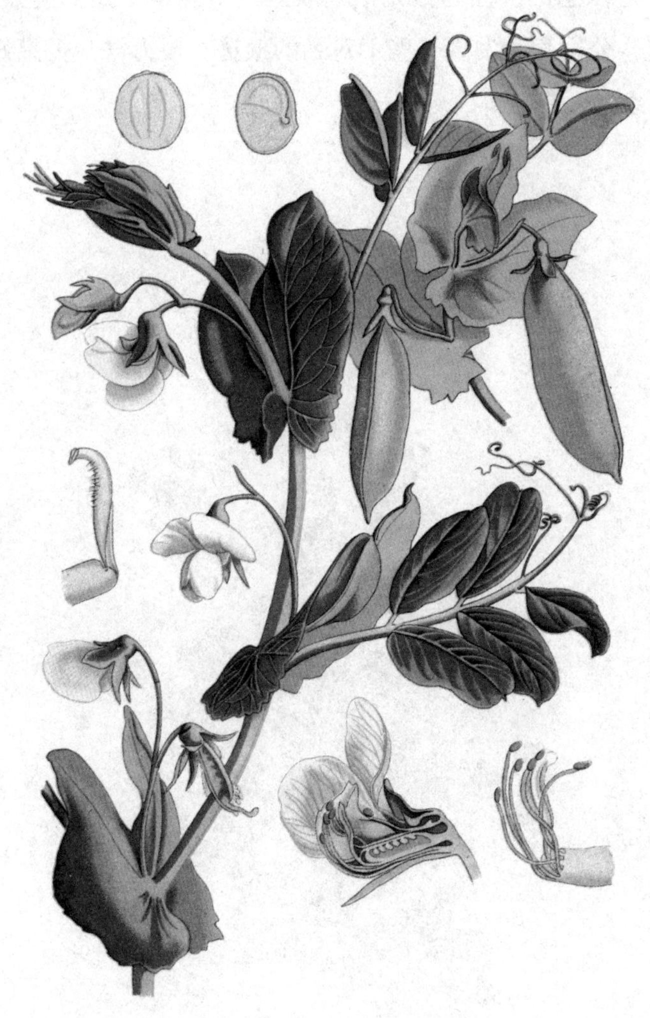

扫码听故事

【药用部位】 种子。

【气味、性质、毒性】 甘，平，无毒。

【用途】 和中下气，利小便，解疮毒。

说起豌豆，最著名的要属安徒生笔下豌豆公主的故事。

从前有一位王子，他想找一位公主结婚，王子的要求是这位公主必须是真正的公主。王子走了很多地方，找寻了很多天，可还是没能找到自己满意的，因为他无法判断这些公主是不是真的公主，他总能从这些公主身上发现一些不对劲的痕迹。没办法，他只好快快不乐地回家了。

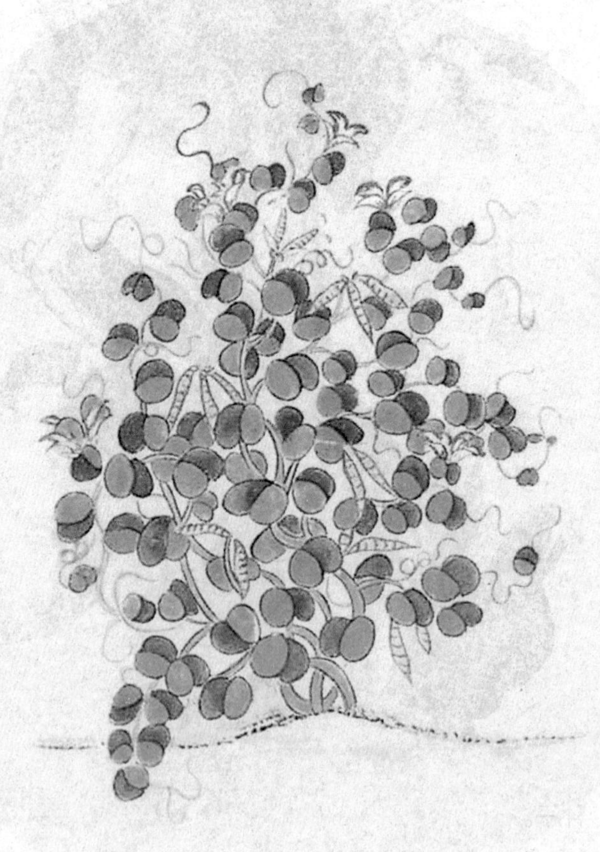

有一天晚上，突然下起了一阵暴风雨，雷电交加。这时候，王子家的门被敲响。

敲门的是一位被雨水淋透的姑娘，雨水沿着她的头发和衣服向下流，姑娘的鞋子也湿了，她说自己是真正的公主。

王子的母亲老王后心想有的是办法检验姑娘说的话是否为真，但是她并没有多说什么，她帮着去布置这位姑娘今晚要歇息睡觉的地方。

老王后走进卧室，把之前的被褥全搬开，她首先在床上放了一粒豌豆，然后取出 20 张床垫子，把床垫压在豌豆上，紧接着又在床垫上放了 20 床鸭绒被。布置好后，老王后请姑娘歇息。

第二天一早，老王后问姑娘睡得怎么样。

姑娘长叹一口气说："一点儿都不舒服，我差不多整晚都没有睡着，也不知道床下有什么东西，有一粒很硬的东西一直硌着我，我全身都不舒服。天呐，你们究竟是怎么收拾布置的？"

老王后满意地点了点头，她知道这位姑娘一定是真正的公主。因为压在 20 床垫子和 20 床鸭绒被下面的一粒豌豆她都能感觉出来，说明她的皮肤是多么细嫩。这也正是真正的公主所具备的。

王子如愿以偿娶了这位真正的公主为妻。

这就是著名的"豌豆公主"故事。

cán dòu 蚕豆

【时珍说】现在南方栽种蚕豆很普遍，四川特别多，八月份下种，冬天生长的嫩苗可以吃，其茎呈四方形，中间是空的。

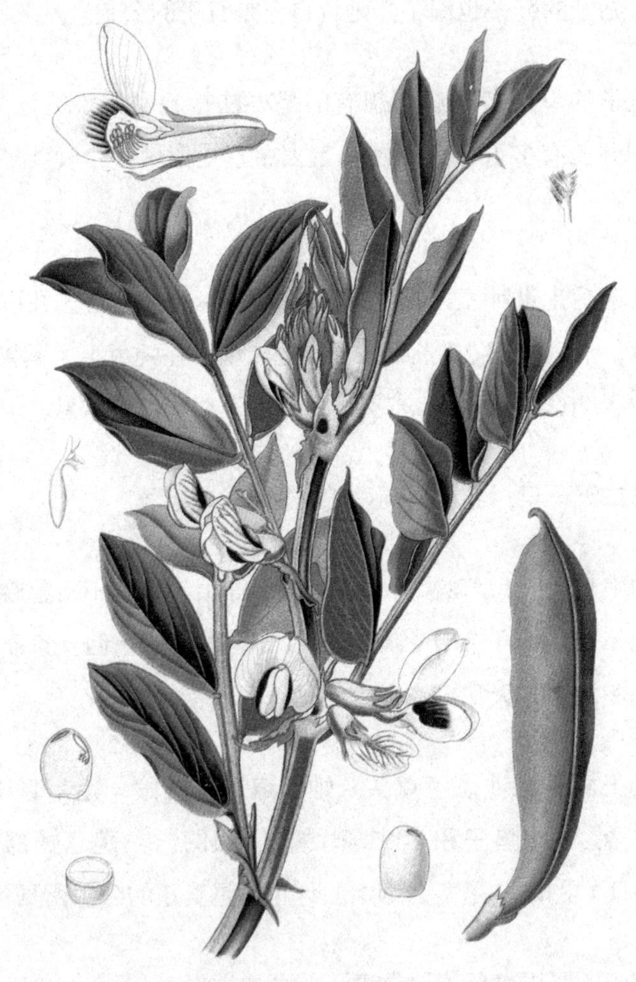

【药用部位】 花、豆、豆荚、梗、叶。

【气味、性质、毒性】 甘、微辛，平，无毒。

【用途】 花：凉血止血，止带降压；豆：健脾利湿，主治脚气水肿；豆荚：敛疮；梗：止血止泄；叶：解毒，主治蛇咬伤。

蚕豆，别名胡豆，是世界上第三大重要的冬季食用豆类作物，营养价值较高。

蚕豆，在我国的西南、长江、西北地区广泛种植，产量居全球之首，如今已成为重要的出口资源。在小说《社戏》中，鲁迅先生描绘了一段他和小伙伴夜间偷罗汉豆的故事，那特别的滋味鲁迅久久不能忘记。书里所说的罗汉豆就是蚕豆。

闲暇时，蚕豆还能被当作玩具。丰子恺在他的散文里就回忆了儿时用蚕豆荚做豆梗笛和水龙。水龙，就是将蚕豆荚接近梗端切去一小节，挤去豆粒，将豆荚烫软，用针在头部刺一个小孔，装进水挤一挤，便会有水柱喷出。

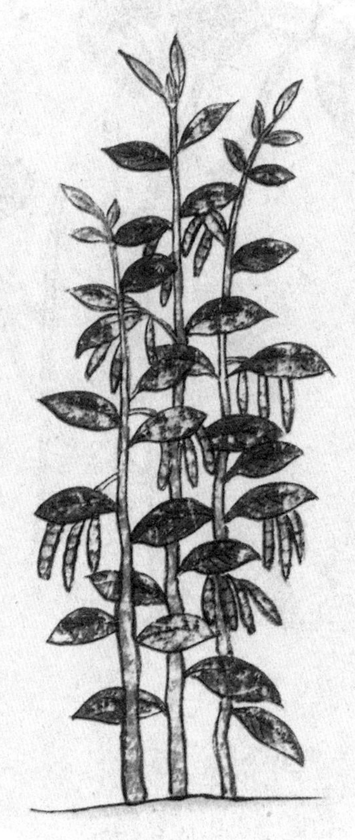

dāo dòu 刀豆

【时珍说】现在种植刀豆的人很多，刀豆三月下种，藤蔓可长到一二丈长，叶子像豇豆的叶子。

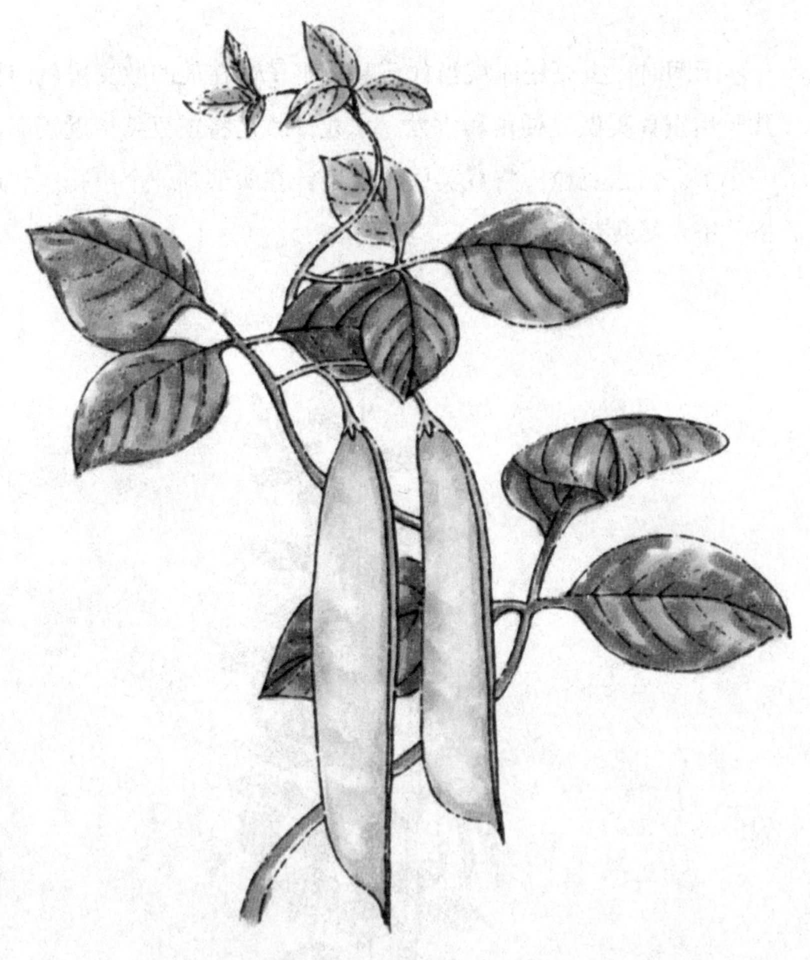

【药用部位】 种子。

【气味、性质、毒性】 甘，平，无毒。

【用途】 温中通气，调养肠胃，益肾补元气。

易祓（fú）是南宋学者，三朝重臣，与词人姜夔（kuí）关系很好。

年少时，易祓认真读书，学问极高，到了宋孝宗淳熙二十年，他获得了殿试的机会。欣喜之余，却发现自己竟呃声连连。家人愣住了，全都不知所措。

这时，邻居大娘来串门，看见了这一情景，于是便从家中的菜园里摘来一种外形像刀的豆荚煮汤给易祓喝。没想到，不多会儿，易祓的呃声被止住了。

这种豆荚里的豆子便是刀豆。

到了殿试时，易祓神态自若，对答如流，最终取得第一名的成绩。孝宗单独召见易祓，询问他当地风物，易祓对刀豆的形、色、味都做了一番称赞，并且告诉孝宗，刀豆会被采集来制作成蜜饯，称为“刀豆花”。

易祓后来高升到礼部之后，亲自将“刀豆花”献给孝宗。

孝宗品尝完后，觉得满口留香，便将“刀豆花”列为贡品，从此这一食物名扬京师。

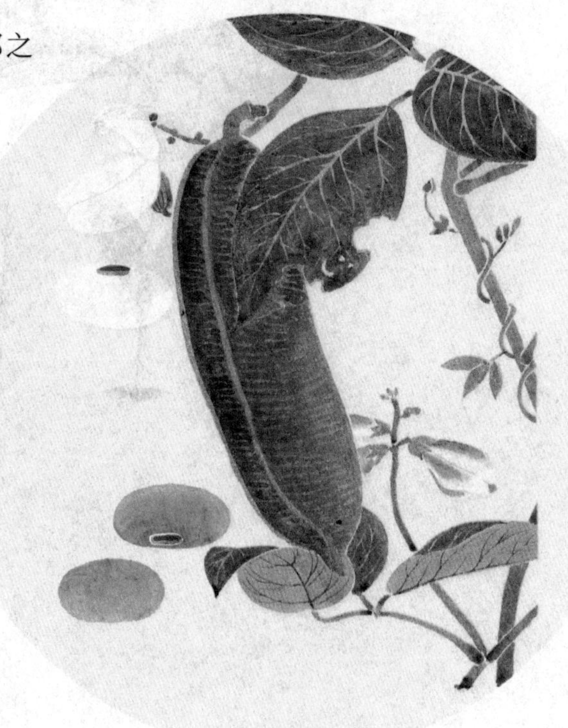

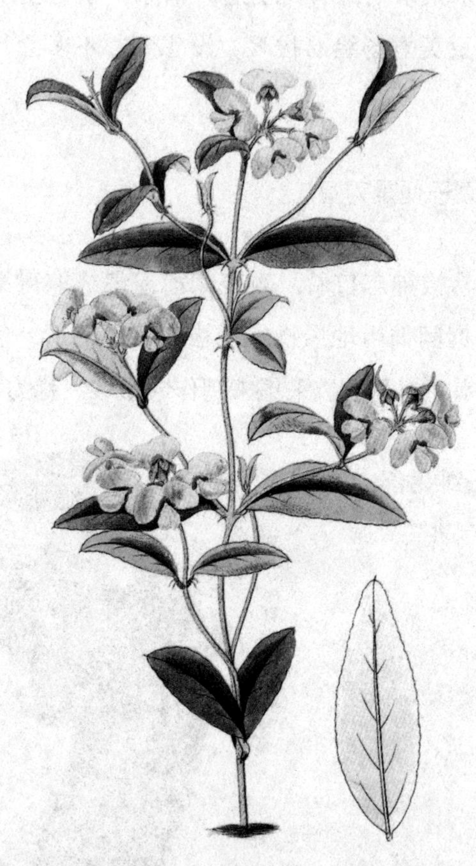

菜部

凡草木之可茹者谓之菜。韭、薤、葵、葱、藿，五菜也。

——李时珍《本草纲目》

jiǔ 韭

【时珍说】韭菜，丛生，叶颜色青翠茂盛。韭菜可以分根栽种，也可以撒种子种植。叶子长到三寸长时就可以收割，如果要收种子就只割一次。

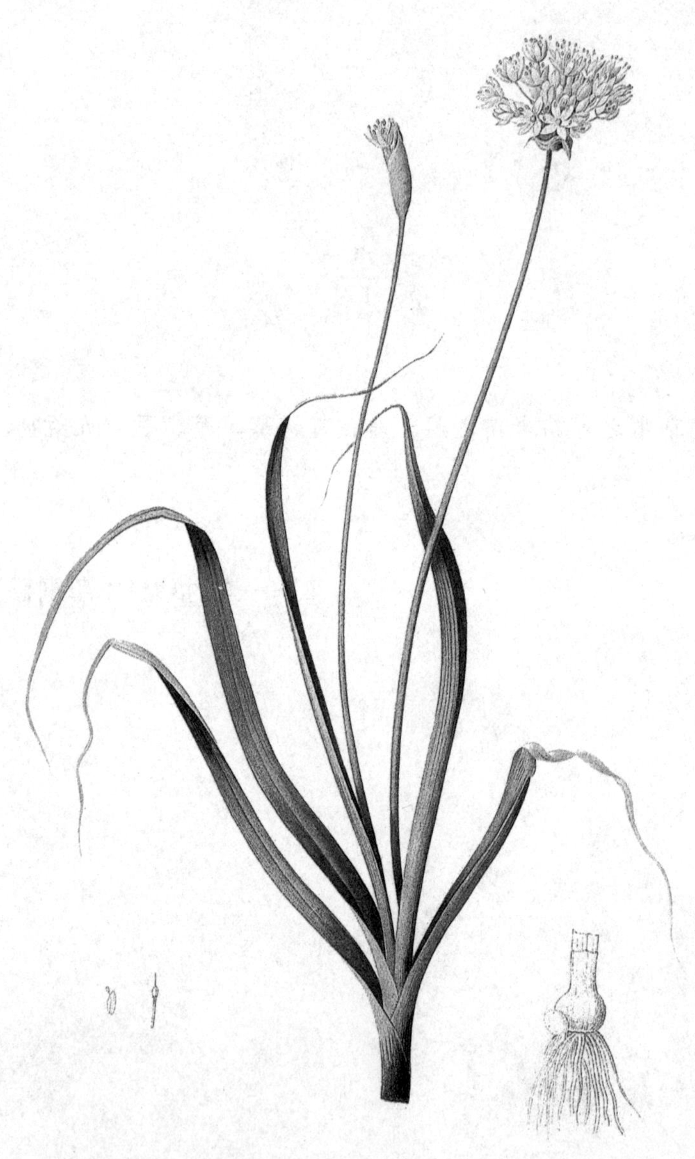

【药用部位】 全草。

【气味、性质、毒性】 辛、酸涩，温，无毒。

【用途】 除胃中烦热，归心，补虚益阳。

刘秀在一次战斗中兵败，他手下的士兵四处溃散逃亡。无奈之下，刘秀只得骑着马寻找可以落脚歇息和吃饭的地方。他跑了一天一夜，来到了一处村子，此时他又渴又饿，只好敲门寻找食物。敲门声刚停，主人便探出头来。

现在已经过了吃饭的时候，这户人家也没有剩余的饭菜。主人只好去割一些野菜回来炒了。菜好后，刘秀急急忙忙地吃了起来，吃到最后碗里一点菜都没有剩余。他缓缓抬起头，问主人这么好吃的菜是什么，主人说这是无名野菜。刘秀说：今天它救了我的命，我看不如就叫“救菜”吧，后来，这一种菜的名字就变成了“韭菜”。

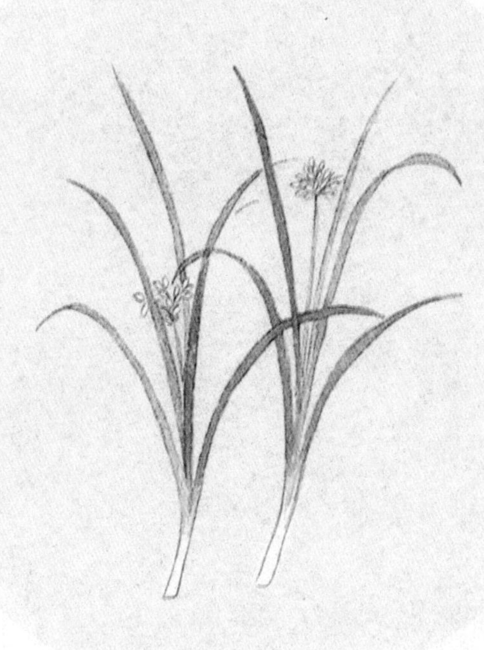

而名扬天下的《韭花帖》，竟是因为作者吃了韭菜花得了灵感写出来的。

《韭花帖》的作者是五代的杨凝式，他是五朝元老，一生豪放不羁，世人爱他的潇洒。有一年的秋天，他一觉醒来，发现已是午后，肚子饿得咕咕叫，便到处寻找可以吃的东西。恰好此时宫中为他送来一盘味道鲜美的韭花，饥饿的杨凝式很快就吃完了。韭花的味道令他久久回味，他随即写了一封谢折，派人送往宫中。

这封不经意的手札，就是《韭花帖》，后来竟然成为传世之宝。

yóu cài 油菜

【时珍说】油菜九十月间播种，长出来的叶子形状、颜色有点像白菜。冬、春两季可以采它的薹心当菜吃，但到三月就不能再吃。油菜开黄色的小花，花有四瓣，像芥花。

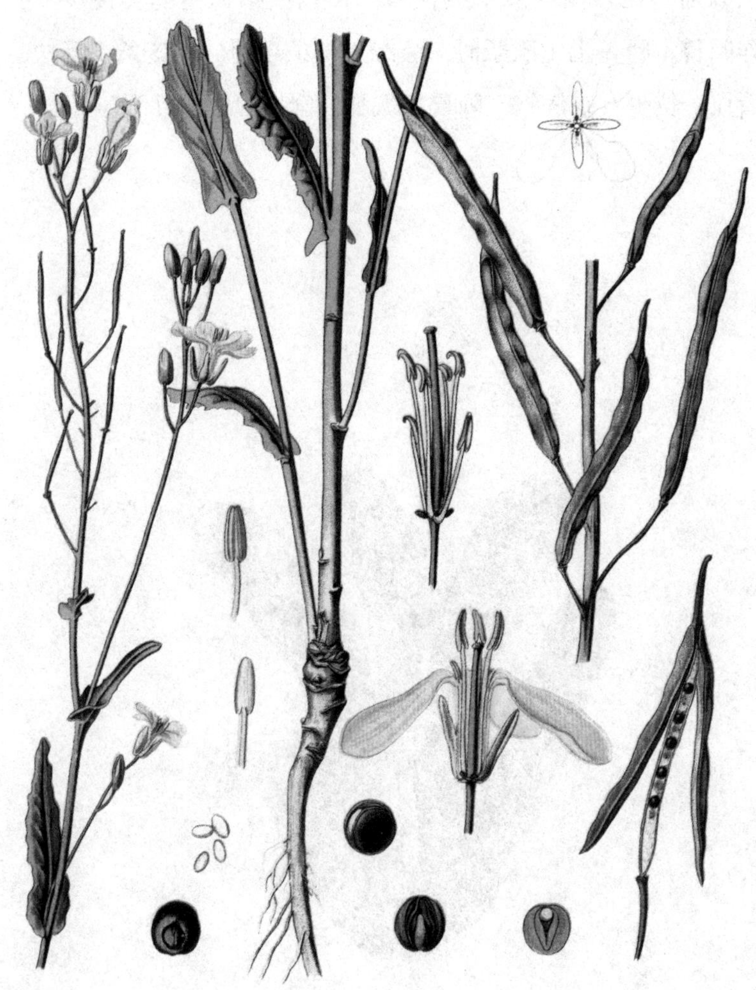

【药用部位】 茎叶、子。

【气味、性质、毒性】 辛，温，无毒。

【用途】 茎叶：散血消肿；

子：通滞血，破冷气，消肿散结。

油菜别名芸薹，可食用，也有药用价值。

关于它还有一段传说。

很久以前，在云南省罗平县住着一位以砍柴为生的英俊少年，名字叫作阿鲁。阿鲁上山砍柴时，会经过一条小河，在这条小河边，他经常看见一位少女在浣纱。阿鲁每次都会偷偷看少女几眼。

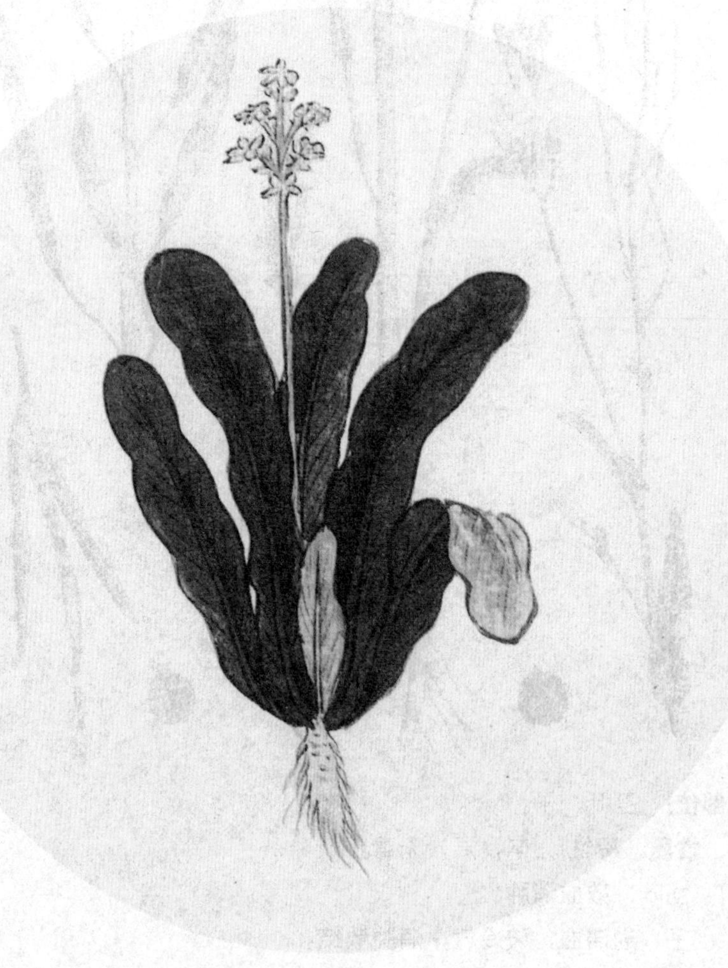

有一天，阿鲁砍柴归来，忽然看见少女跌落河中，阿鲁没有迟疑，马上跳进河中救起了少女。少女感动于阿鲁的热心肠，愿意以身相许。但是阿鲁考虑到自己窘困的家境，忍痛谢绝了少女的好意。

少女这时对阿鲁说出了自己的身世，她本来是天上的仙女，因为喜欢人间的美景，便偷偷下凡来了。下凡后的她正好遇见去砍柴的阿鲁，少女见阿鲁勤劳、善良，便每天蹲在河边浣纱，以期相识。

得知对方是仙女后，阿鲁更加不同意以身相许的好意了，挨饿受穷的日子可不能让仙女陪着。

仙女一气之下离开了，接下来的几天阿鲁都没有看见仙女。他垂头丧气地路过河边，忽然听得背后有人在喊他，他回头一看，是仙女！

原来当天离开的仙女回到天宫后是去取一样可以帮助阿鲁脱离贫困的东西。这样东西就是天上的小星星。仙女说将小星星种在土里，等到来年春天的时候地里就会开满小黄花，这些小黄花能让阿鲁的日子不再贫困，富足的日子指日可待。到了第二年春天，当阿鲁上山砍柴的时候，他看见漫山遍野果然都是小黄花。这些美丽的小黄花就是油菜花。

因为油菜花，阿鲁有了好收成，日子也富裕起来。最后他娶了仙女，两人和和美美地过起了日子。

cōng 葱

【时珍说】冬葱又叫太官葱，因为它的茎柔软细弱有香味，可以过冬，适宜太官拿去上供。故得名。

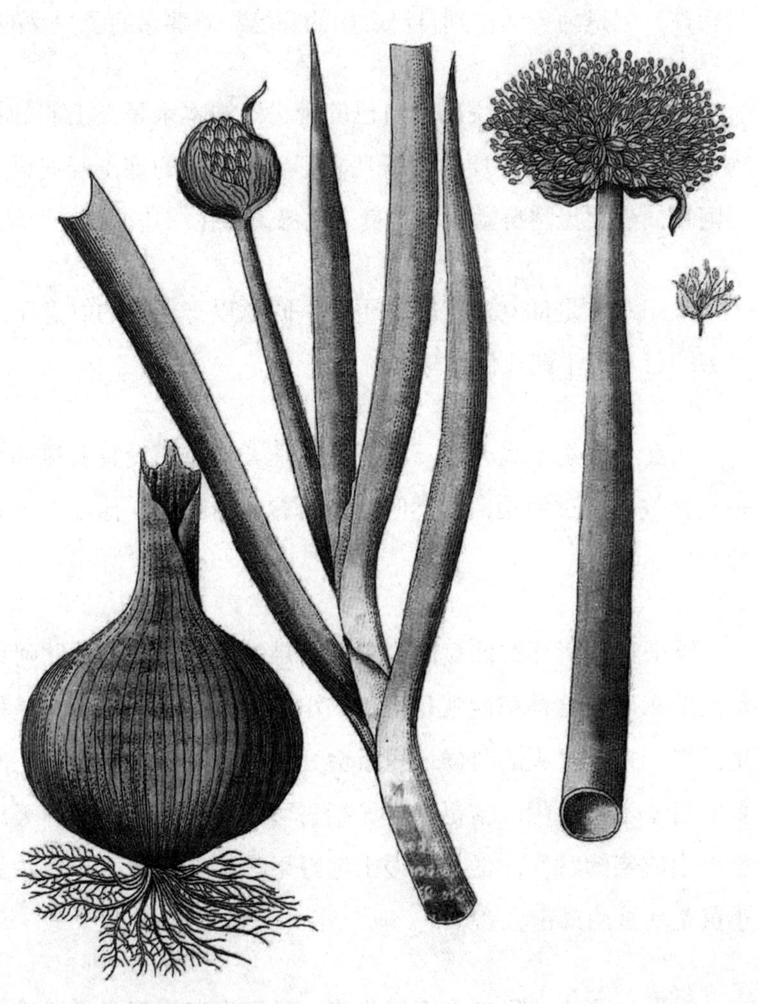

【药用部位】 葱茎白、汁、实。

【气味、性质、毒性】 葱茎白：辛，平，无毒；汁：辛，温，滑，无毒；实：辛，大温，无毒。

【用途】 葱茎白：清睛明目，调五脏，除祛风湿；汁：止流血及头痛耳聋；实：明目，补中气不足，养肺，养发。

在日常生活中，葱是使用率很高的一种植物，不仅可作蔬菜食用，其鳞茎和种子还可以入药。

相传，神农尝百草时找出了葱，便把它作为日常膳食的调味品，各种菜肴加了香葱后味道更加鲜美了，所以葱又有“和事草”的雅号。

广西的一些地方有食葱的饮食风俗，说的是每年农历的六月十六，当地人从菜园中拔出葱给小孩子吃，小孩子吃了之后会变聪明。

除食用功能外，葱还有药用价值。感冒风寒刚开始发作时，可以用葱白和豆豉一起煮汤服用，出了汗病就能好；头痛发热也可以用葱白煮粥来医治。

在医学上，有一个和葱相关的脉——芤（kōu）脉。这个脉指的就是用手指测病人的脉搏，感觉像按在葱管上一样。

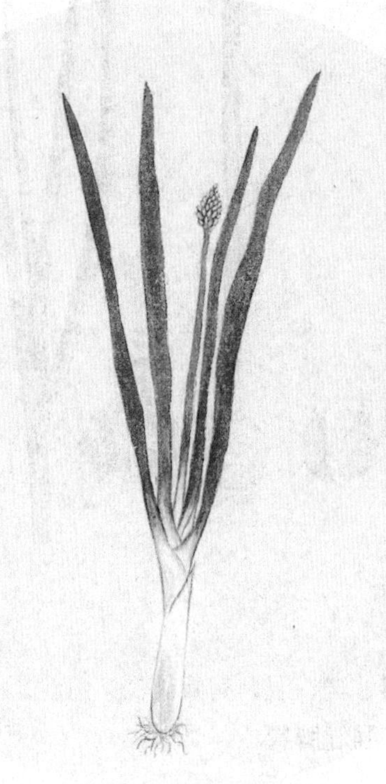

dà 大 suàn 蒜

【时珍说】大蒜在八月下种，春天吃蒜苗，夏初则吃蒜薹（tái），五月份则吃其根，秋季收种。

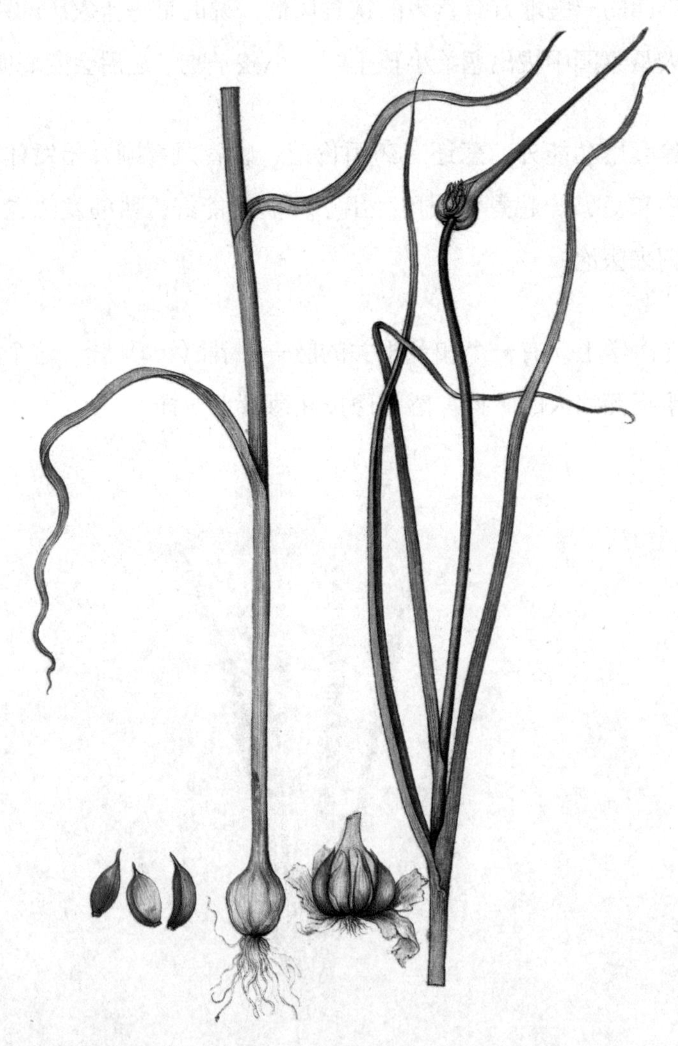

【药用部位】 鳞茎。

【气味、性质、毒性】 辛，温，有毒。

【用途】 祛除风湿，强健脾胃。

大蒜是我们日常生活中常见的一种植物，常被用作调味料。大蒜除了食用价值外，还有着不可小瞧的药用价值。

上古时期，华夏部落首领黄帝有一次独自登嵩山，到了山上却突然头晕、腹痛、口渴、四肢无力。他仔细回想，认为自己可能是食物中毒了，但当时在山上，身边又没有其他人，症状一时半会儿也无法缓解，黄帝心想只有这样等死了。迷迷糊糊中，黄帝突然发现路边的草丛中长着几棵形状特殊的植物，他慢慢挪着身子过去拽了一棵，闻了一下，发现这种植物有浓烈的气味，用舌头舔了一下发现它的味道辛辣，不过多汁，他接连吃了几棵这样的植物。

说也奇怪，吃完这种植物的黄帝躺着睡了一小会儿，等到他醒来的时候，发现自己的中毒症状已经缓解。他便知道自己今天吃的这种植物可以作为一种新的药材了，于是又找了几棵带回家。黄帝把这种带回家的植物进行精心种植，经过多次试验发现这种植物不仅有解毒功能，而且食用价值也很高。于是，黄帝便教臣民们广泛种植这种植物。

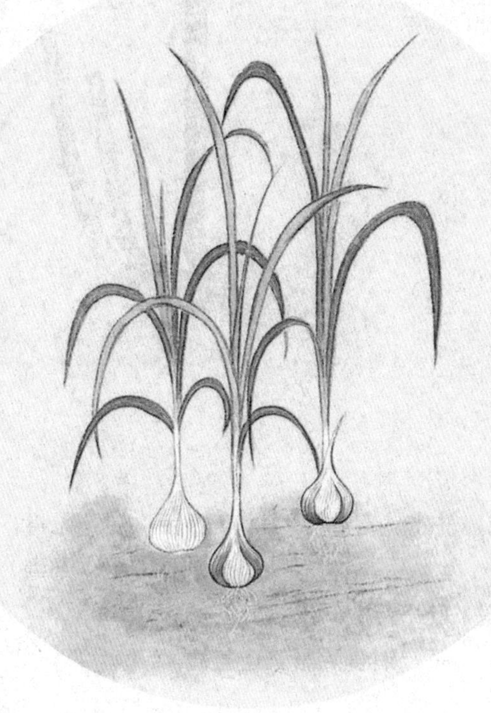

这种植物便是今天我们所说的“大蒜”。

luó bo 萝卜

【时珍说】萝卜到处都有。六月下种，秋季采苗，冬季挖根。次年春末抽薹，开紫绿色的小花。

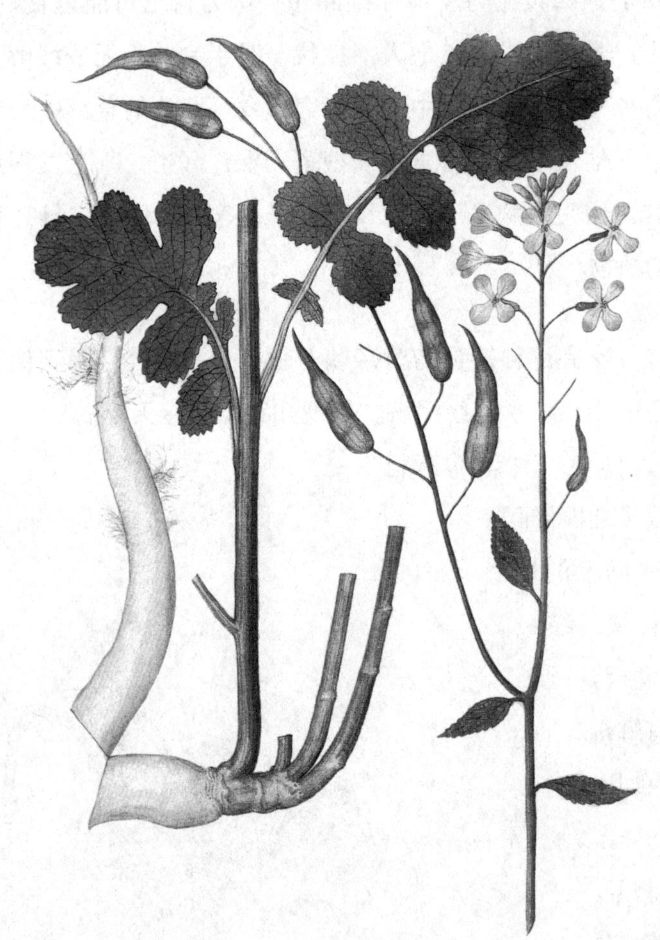

【药用部位】 叶、子。

【气味、性质、毒性】 叶：辛、苦，温，无毒；
子：辛、甘，平，无毒。

【用途】 叶：清凉解渴，养容颜；
子：消食除胀，止气痛。

扫码听故事

萝卜是生活中常见的食品，味甜、汁多，功效不亚于人参，有“十月萝卜赛人参”的说法。关于萝卜，还有不少名人故事呢。

相传，在武则天称帝时期，国泰民安，经济富庶，民间常能长出一些个头较大的食物。有一年秋天，洛阳某地长出了一棵特大的萝卜，这棵萝卜不仅个头大，颜色也很奇怪：上青下白。当地农民看见这棵萝卜之后，都认为是奇物，赶紧将它进贡给朝廷。

武则天见了这棵萝卜很高兴，于是传旨用这棵萝卜来做菜。厨师们经过一番思索，将萝卜切成均匀的细丝，然后配上一些珍贵的药材，最后，一道味道鲜美的羹汤完成了。

武则天吃了这道菜之后，对汤赞不绝口，说这个汤有燕窝的味道，于是给这道菜赐名“假燕窝”。以后，只要朝廷中的大臣设宴，以萝卜为原料的菜定是少不了。就这样，萝卜摇身一变，从田间地里登上了大雅之堂。

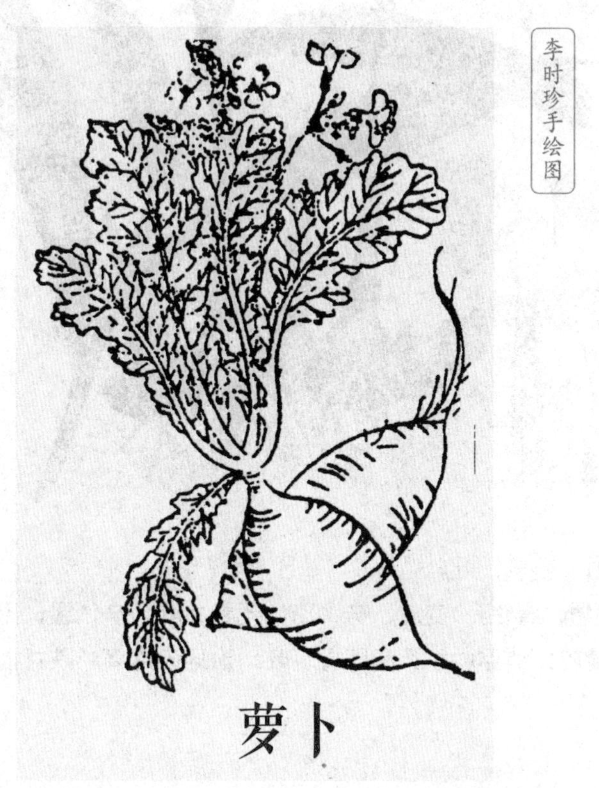

李时珍手绘图

shēng 生 jiāng 姜

【时珍说】 生姜宜种在低湿沙地。四月取母姜栽种，五月就长出苗，如嫩芦，而叶稍宽如竹叶，对生，叶辛香。

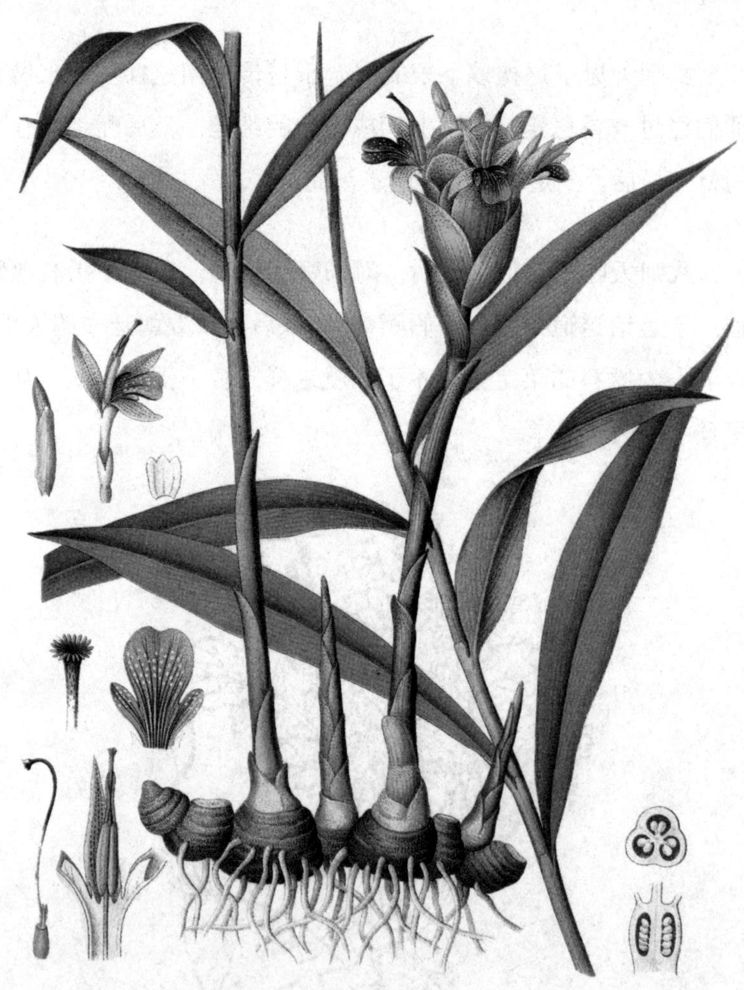

【药用部位】 姜皮、叶。

【气味、性质、毒性】 姜皮：辛，凉，无毒；叶：辛，温，无毒。

【用途】 姜皮：消浮肿、调和脾胃；叶：治牙齿疼痛、跌打损伤。

生姜是普通人家必备的调味食物。

在民间有很多和生姜相关的俗语，例如，“早吃三片姜，赛过人参汤”“冬吃萝卜夏吃姜，不用医生开药方”，这些俗语不仅明确了生姜的调味功能，也说明了它的药用价值。

说到它的药用价值，历史上与之相关的故事可真不少。

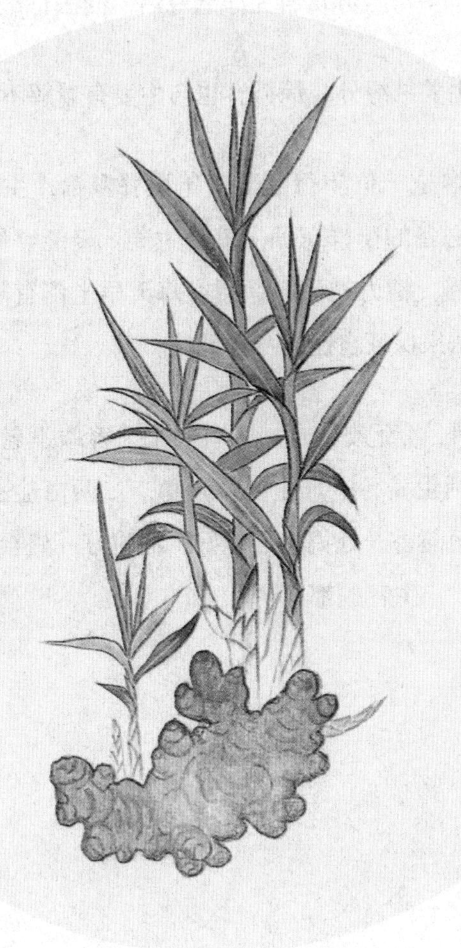

相传，楚汉战争时期，汉高祖刘邦征战河南音山，身染瘟疫，久治不愈。当地的百姓便献上一味汤，刘邦喝了这味汤以后症状逐步减轻，接连喝了几天后就痊愈了。他喝的汤正是“生姜萝卜汤”。

宋代，苏轼任职杭州太守。有一天，苏轼到净慈寺去游玩，先去拜见住持。苏轼见到住持后惊呆了，住持年龄已过了八十，可精神面貌依然很好，面色红润，双目炯炯有神。苏轼赶紧询问住持的保养之法。住持告诉苏轼，他每天将嫩姜切片，然后用温开水送服，就这样服用了四十多年。苏轼游完净慈寺后，回去记载了这件事。

除了苏轼与生姜结缘外，徐霞客也与生姜有着解不开的缘分。

明代的徐霞客是一位旅行家，常年风餐露宿，生病在所难免，他的行囊里常年必备的一样东西，就是生姜。姜能够促进阳气的生发，使人火力旺盛、精力充沛。徐霞客每天早上都有嚼食生姜的习惯，他用这种方法来保证自己的身体健康。

除这些故事外，《奇效良方》中有关于“容颜不老方”的描述，这个药方里也包括生姜：一斤生姜半斤枣，二两白盐三两草，丁香沉香各半两，四两茴香一处捣。煎也好，泡也好，修合此药胜如宝。每日清晨饮一杯，一生容颜都不老。

hú 胡 suī 荽

【时珍说】胡荽八月下种，初生时茎柔叶圆，叶有花歧，根软而白。冬春采来食用，香美可口，也可以把它做成酸菜。

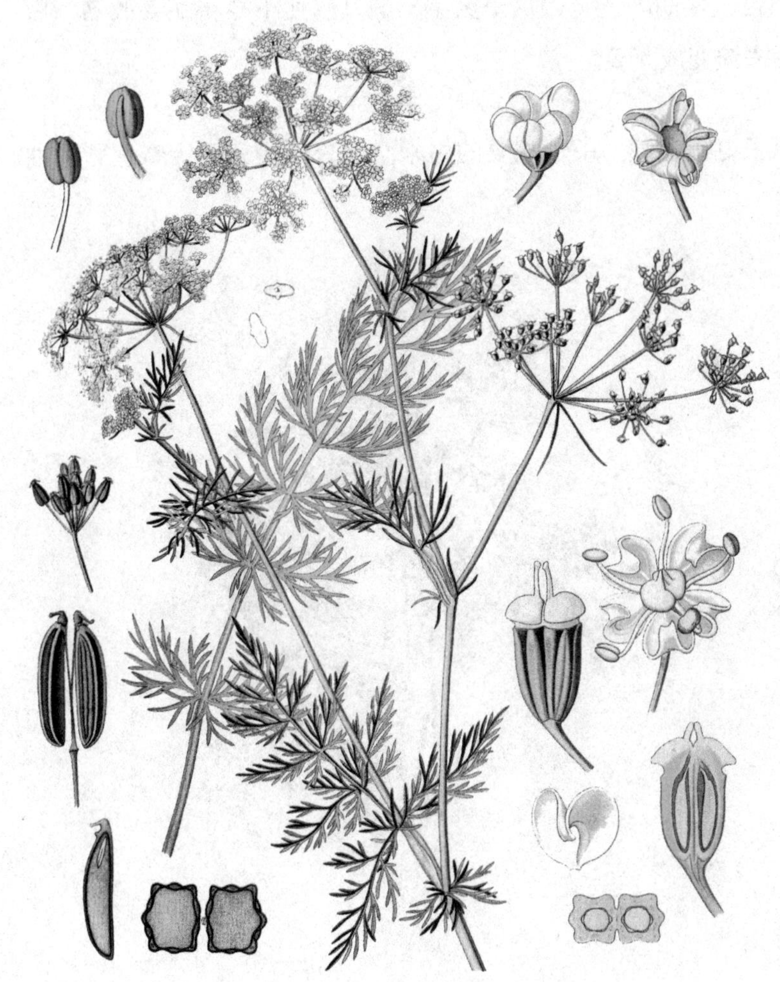

【药用部位】 根、叶、子。

【气味、性质、毒性】 根叶：辛，温，微毒；子：辛、酸，平，无毒。

【用途】 根、叶：消食，治五脏，通心窍，补筋脉；
子：消食开胃，解蛊毒。

胡荽，又被称为芫荽，也就是我们日常生活中说的香菜。

据史籍记载，胡荽是西汉时期张骞从西域带回的，胡荽是它最开始的名字。为什么改名呢？是因为后赵皇帝石勒听说这个名字后，联想到自己是胡人，觉得这个名字不顺耳，便下令将胡荽改名为原荽，后来演变成芫荽。

除了史籍记载，关于胡荽的由来，还有一段充满传奇色彩的神话传说。

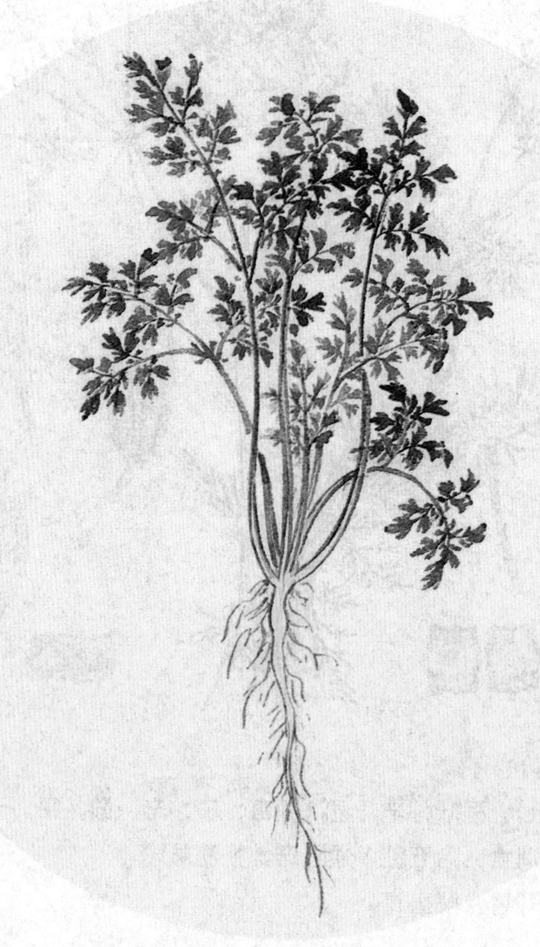

传说商纣王昏庸无道，他在位期间朝政荒芜，忠良被害，民不聊生。当时的周文王为了顺应天意，便集结诸侯讨伐攻打商纣王。

可当时的财神赵公明违逆天意，帮助纣王，最终命丧疆场。赵公明的三个妹妹打算为哥哥报仇，便来到战场，与周文王一方的姜子牙部队对战。

两方的对战很激烈，这时，姜子牙手下的杨戬突然解开了哮天犬的绳子，哮天犬灵活地窜到敌方的部队中，然后趁着敌人不注意，把赵公明其中一个妹妹的裤子撕咬了一个洞，其他两个妹妹见状，拼尽全力对付哮天犬。不一会儿，哮天犬被打死了。可是三个妹妹依然不解气，将哮天犬熬成了肉汤，把狗皮和爪子找了个地方埋起来。

说来哮天犬也是得道仙犬，后来在哮天犬被埋的地方长出了一种香草，这种香草就是香菜，即胡荽。

huí xiāng
茴香

【时珍说】茴香深冬在宿根上长出许多幼苗，茎肥叶细。五六月开花。结出的子像秕谷，很轻而且有细棱。

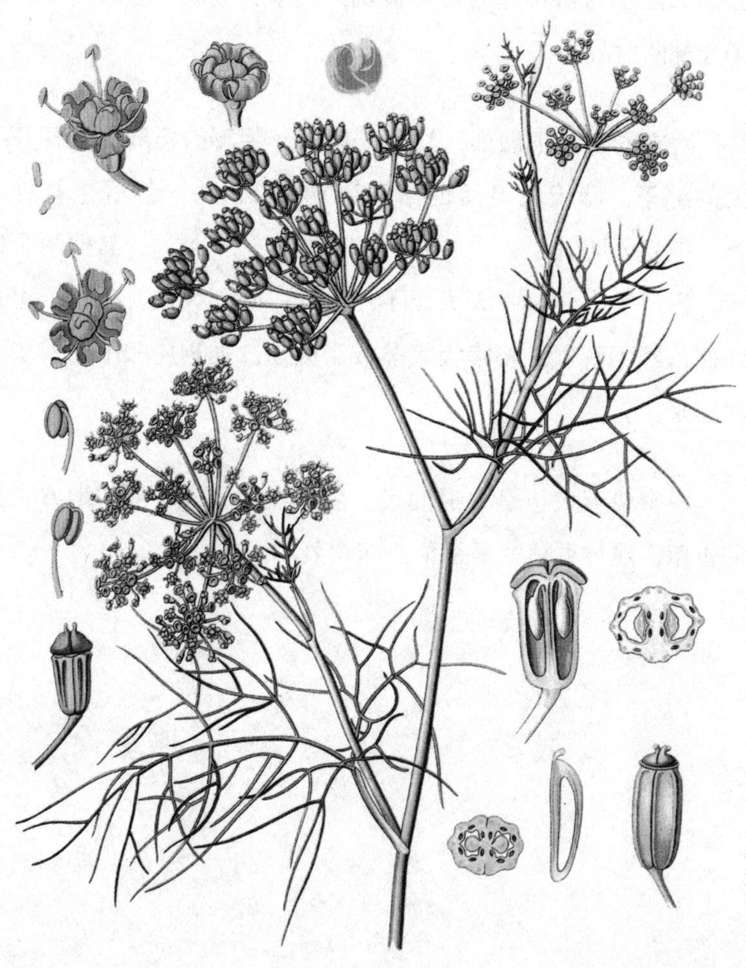

【药用部位】 子、茎、叶。

【气味、性质、毒性】 子：辛，平，无毒。

【用途】 子：顺肠气、调中、治呕吐、消食止痛；
茎、叶：治肾虚腰痛、腹部不适。

唐朝，长安是东方文明的中心，也是最繁华的都城。当时，各国之间交流频繁。很多外国人都在长安学习乃至生活。

当时，有一位波斯公主来到了唐朝。波斯公主长得花容月貌，嗓音也悦耳动听，皇帝很宠爱她。刚到长安的时候，波斯公主觉得长安的一切都很新鲜，可是时间一长，波斯公主的脸上慢慢有了愁容。

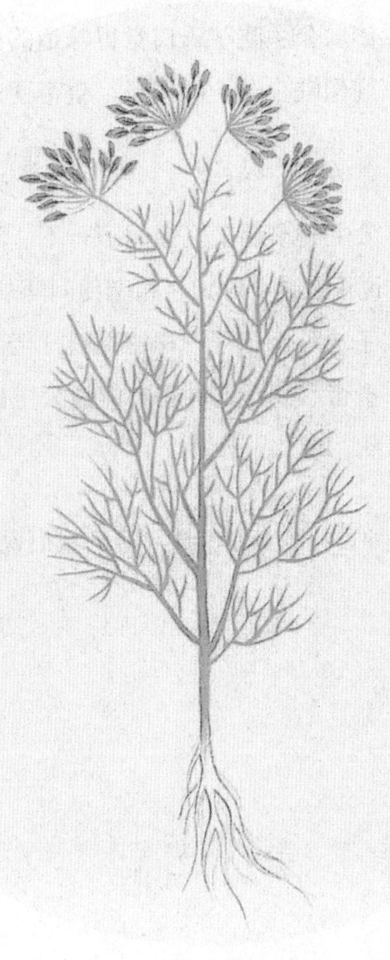

皇帝便询问公主忧愁的原因，公主说自己想家了，她想念家乡一望无际的草原，也想念那蓝蓝的天空，梦里都忘不了家乡的美景。皇帝略一思考，他发现自己有办法治疗公主的思乡病。皇帝带着公主到北方的草原去打猎了，北方的草原绿油油的，成群的牛羊在草原上欢快地奔跑，远处的雪山倒映在湖水中，公主骑在骏马上，轻轻地哼起了家乡的歌谣，她紧皱的双眉总算舒展开了，笑容再一次出现在她的脸上。皇帝见状，很是欣慰。

到了晚上，随从们请皇帝和公主享用烤全羊。烤全羊外表看着金黄油亮，让人馋涎欲滴。公主吃了一口觉得味道的确不错，不过比起自己家乡的味道，好像缺少了一味调料。皇帝便命令随从们再试着烤一份。

等第二份端上桌，公主先拿起来轻轻闻了一下，然后开始大口吃起来。这一次，公主说正是这个味道。皇帝便问随从其中的道理，随从说这一次自己添加了一种像草籽一样的香料，至于是什么名字的香料，还真不知道。皇帝心想：这种香料能让公主感觉好像回到了家乡，不如就叫“回乡”吧。

后来经过流传，这种香料的名字就成了今天我们说的茴香。

qín 芹 cài 菜

【时珍说】芹有水芹、旱芹。水芹生长在江湖陂泽之涯；旱芹生平地，有赤白二种。

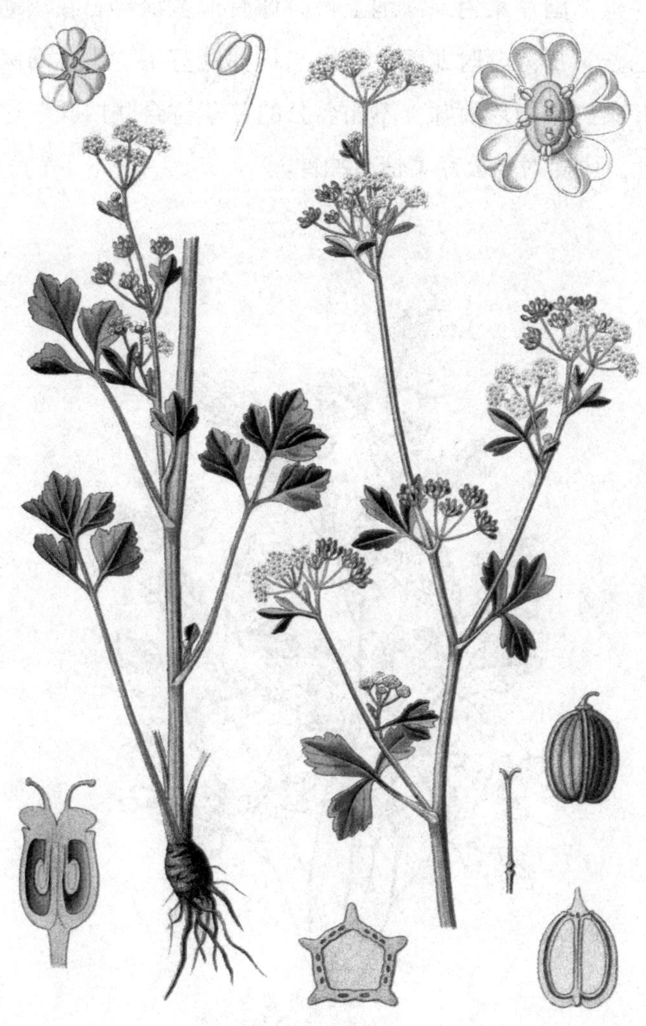

【药用部位】 茎。

【气味、性质、毒性】 甘，寒，无毒。

【用途】 除下瘀血，聚积精气，止霍乱腹泻。

芹菜，是很常见的一种蔬菜，在我国有悠久的历史。

有一次，康熙帝用膳时，因为在认真思考国家政事，不小心将一盘芹菜碰到了地上，溅得到处都是。这盘菜正好是山东省新泰市产的名公芹菜，因芹菜色绿，地上顿时像有很多绿宝石在滚动。康熙帝看到这一情形，顿时龙颜大悦，当场挥笔写下“生猛海鲜，不如名公的芹菜鲜；山珍海味，不如名公的芹菜符合朕口味”这样的句子。从此，康熙对名公芹菜情有独钟。

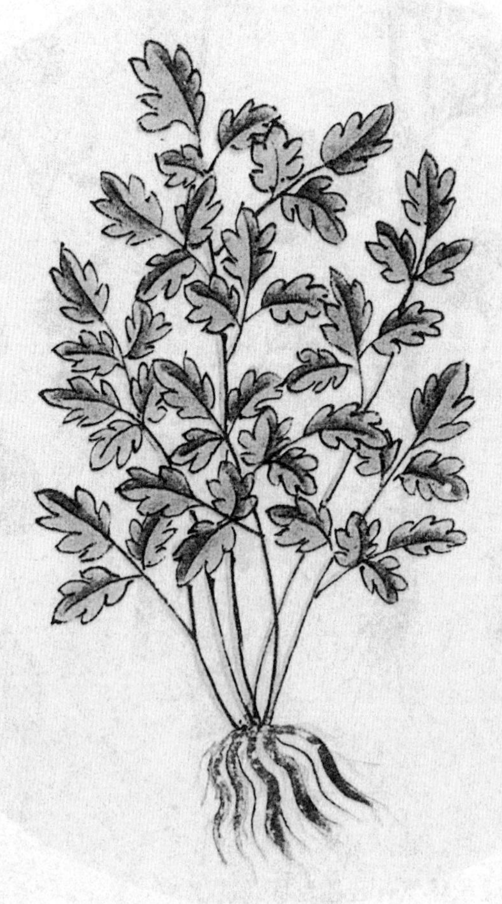

康熙帝宠爱的宜妃娘娘晚年的时候患上了高血压和脑血管疾病，御厨按照御医的吩咐将名公芹菜作为药膳来调理宜妃娘娘的身体，宜妃娘娘连续食用了一段时间后，高血压明显好转。宜妃娘娘对名公芹菜也是赞不绝口，更是留下了名句：烟台的苹果、莱芜的姜，谁也比不上名公村的芹菜香。

从此，名公芹菜这一民间的日常蔬菜成了朝廷贡品。

唐太宗李世民时期，魏征是最为正直忠诚的臣子，先后被委任为谏议大夫、秘书监等官职，他多次向太宗提出有利于国家的建议，但他提建议的时候总是板着一张严肃的脸，没有一点亲和的感觉。李世民私底下就向一位和魏征走得近的大臣打听，魏征有没有什么特殊的喜好，想以此打动魏征来缓和气氛，大臣回禀说魏征喜欢吃醋芹这道菜。

有一天，魏征接到李世民让他赴宴的通知便入宫了，待坐定之后，魏征看见宴席上摆着三大碗醋芹，顿时神采飞扬。等正式吃饭时，三大碗醋芹竟被魏征一人吃完了，在座的人都惊讶无比。魏征喜食醋芹的故事就这样流传下来了。

luó 罗 lè 勒

【时珍说】按照《邺中记》的记载：石虎忌讳“勒”这个字，所以把罗勒改为香菜。我们现在把罗勒称呼为翳（yì）子草，是因为罗勒的子可以治疗翳病。

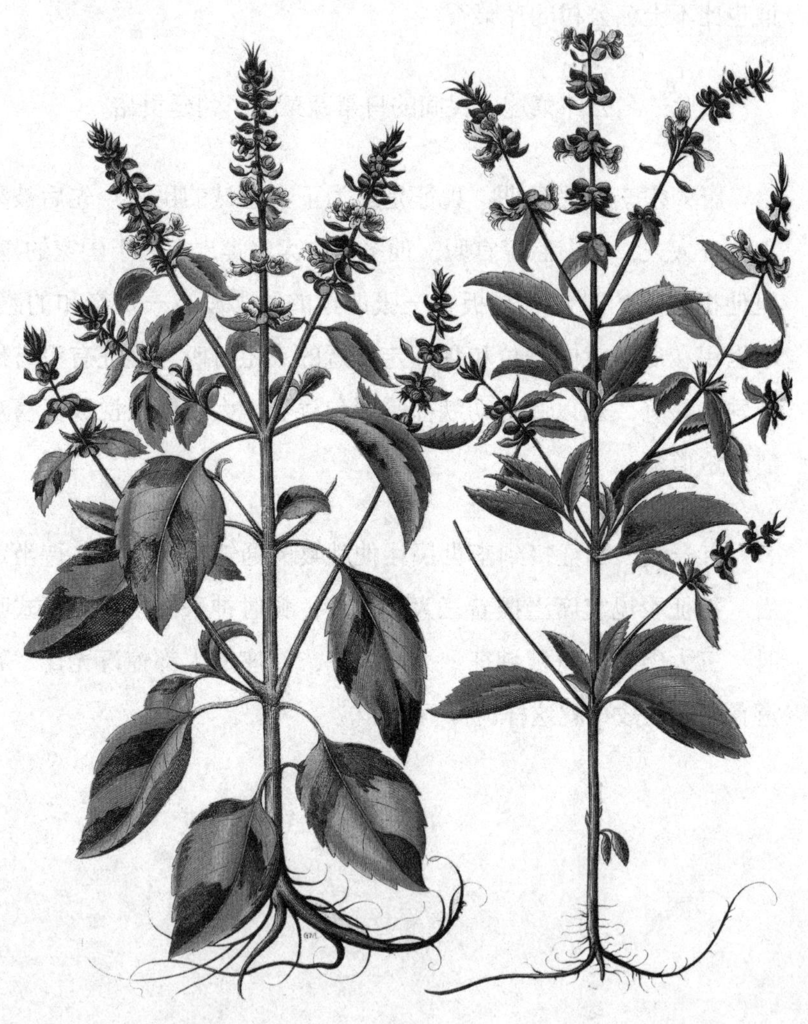

【药用部位】 全草。

【气味、性质、毒性】 辛，温，微毒。

【用途】 调理脾胃，消化食物，去除恶气，消除水气。

罗勒的英文“Basil”来自希腊语，意思是国王。为何罗勒与国王这一词有关？因为当时在宗教祭典上祝圣[①]希腊国王的香油是由罗勒精油制成，罗勒也被称作“国王的香药草”。

在《十日谈》中，有一个关于罗勒的故事：一名少女死去的情人托梦给她，说自己的尸体在何处，请求少女帮忙找到。少女找到情人的尸体后，将少年的头颅埋在种有罗勒的花盆里，每天以泪洗面。久而久之，花盆竟然散发出神奇的香味。

这是罗勒在外国的故事，在中国它也有相关的故事。罗勒花的形状呈多层塔状，所以又被称为“九层塔”。关于这个名称，还有个小小的故事呢。

据说，古代有一位皇帝出巡时，遇见了百年难遇的洪水。为了躲避洪水，皇帝只好爬到一座早已经荒废的九层塔上。当时这位皇帝身边没有食物可吃，饥饿难耐的他只好采摘塔屋檐上的一种野草来充饥。此种野草不仅味道绝佳，而且让皇帝保住了性命。等到洪水退去后，皇帝命令随从带了一些野草的种子回去种植，并给这种野草取名为“九层塔”。

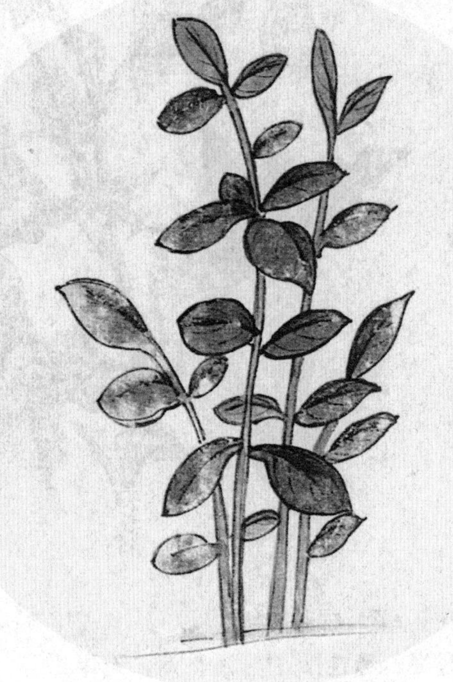

① 祝圣：佛教中的一种仪式。

bō 菠 cài 菜

【时珍说】菠菜在八九月下种，冬天可吃；在二月间种植的，可以在春天吃。菠菜的茎柔脆且中间空心，叶子呈绿色。

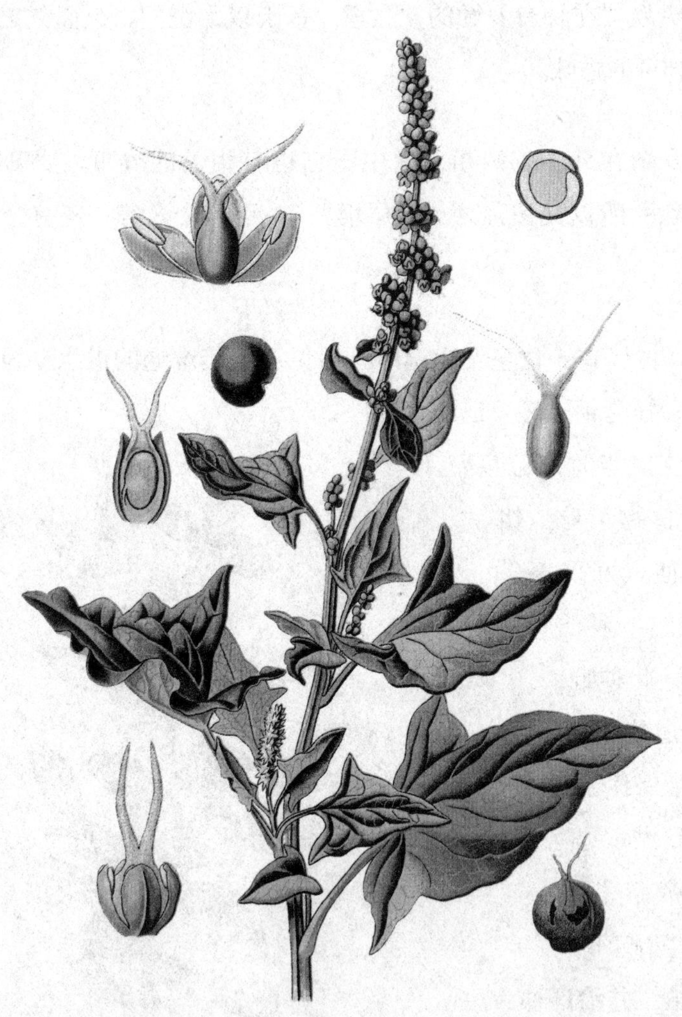

【药用部位】 菜、根。

【气味、性质、毒性】 甘、冷、滑，无毒。

【用途】 利五脏，止口渴。

菠菜，别名红根菜、鹦鹉菜，原产自波斯，于唐朝时传入我国。《新唐书 · 西域传》记载了贞观二十年进贡菠菜的事情。

关于菠为什么叫鹦鹉菜，有一个有趣的传说。

有一次，乾隆皇帝下江南微服私访，路上饥渴难耐，于是他和随从打算找一户农家借一顿饭。他们见一户人家的烟囱上正冒着烟，就走进了这户人家里。女主人倒也爽快大方，赶紧从自家的菜园里挖了些菠菜出来，做了一道菠菜炖豆腐。菜端上来的时候热气腾腾，早已饿了的乾隆皇帝开始大口大口地吃起来，他觉得这道菜味道很鲜美，便大加赞赏，紧接着便问这道菜是什么名字。农妇得意地扬起头，并且嘴里说出一句俏皮的话：“金镶白玉饭，红嘴绿鹦哥”。

乾隆听后，很有兴致，坦白了自己的身份后，便封这个农妇为皇姑，而菠菜也多了一个别名：鹦鹉菜。

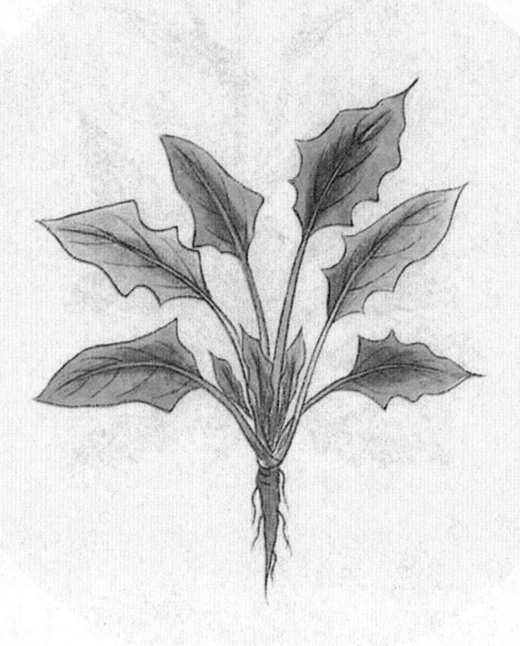

jì 荠 cài 菜

【时珍说】荠菜在冬至后才长出幼苗，下一年二三月长出茎，五六寸长。开白色小花，许多小花簇拥成一朵大花的样子。

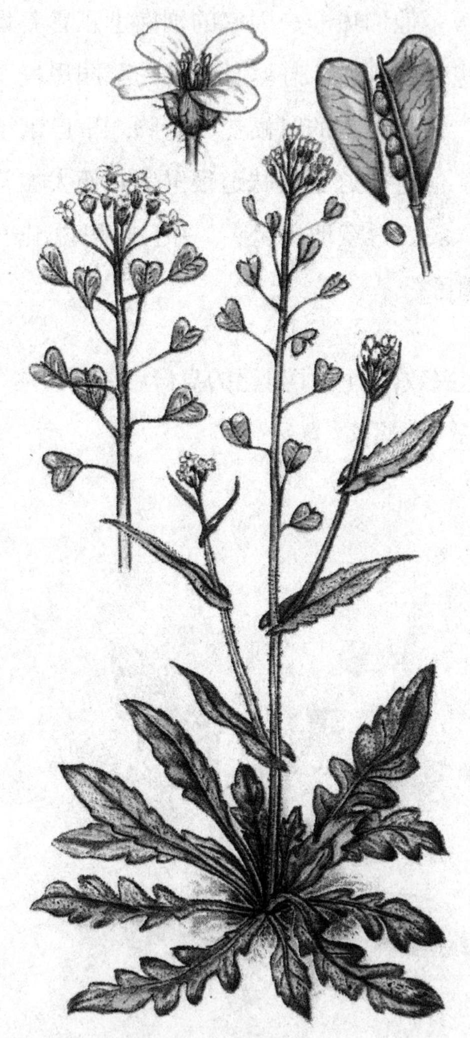

【药用部位】 根。

【气味、性质、毒性】 甘，温，无毒。

【用途】 利肝和中，益五脏。

荠菜翠绿、鲜嫩、味美，是色香味俱全的食物。历代文人墨客都对它吟咏不绝。北宋文学家苏轼曾写：时绕麦田求野荠，强为僧舍煮山羹。宋代爱国词人辛弃疾曾写：城中桃李愁风雨，春在溪头荠菜花。清代郑板桥也曾写过它：三冬荠菜偏饶味，九熬樱桃最有名。

荠菜可以用来制作春卷，关于荠菜春卷还有个有名的故事，这个故事的主人公是王宝钏（chuàn）和薛平贵。

王宝钏是唐朝丞相王允家的三姑娘，这年，她到了择偶的年龄，家里人准备为她抛绣球招亲。当时想做相府上门女婿的人可多了，到了招亲的这天，人山人海。

只见王宝钏缓缓走上楼，然后玉手一抬，绣球就跳向了人群，绣球转呀转，最终落在了一个小伙子手里，这个小伙子正是薛平贵。王宝钏见是一个俊朗的青年，自然十分中意。可是家里人了解到薛平贵出身贫寒，王宝钏的父亲便打算不承认这门婚事。王宝钏为了争取自己的婚姻自由，执意嫁给薛平贵。

薛平贵此时却被招从军，王宝钏也被逐出了家门，没有了家的庇佑，她只好迁往郊外的五典坡居住，靠吃荠菜和其他野菜度过了18年，终于等到从军的薛平贵归来。以后每一年的春天，王宝钏都会做荠菜春饼给薛平贵吃，两人一起回忆那段艰苦的岁月。

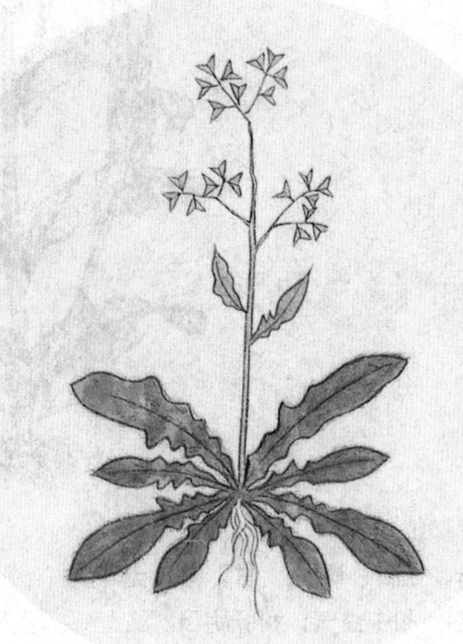

xī mì 菥蓂

【时珍说】荠与菥蓂是同一物，但分大小二种。小者为荠，大者为菥蓂，菥蓂有毛。

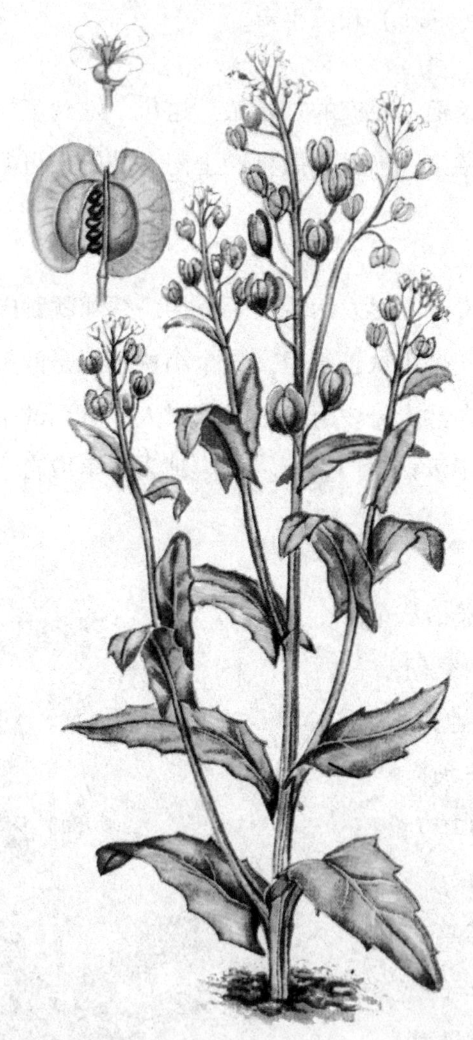

【药用部位】 苗。

【气味、性质、毒性】 甘，平，无毒。

【用途】 和中益气，利肝明目。

很早以前，浙江绍兴的一位孕妇在生产的时候大出血，以致四肢冰凉，不省人事。家里人赶忙去请郎中，郎中诊断之后对家属说孕妇已经去世，让家属准备后事。

家里人伤心不已，但葬礼照旧要办。当送葬的队伍走到路口时，有一位正准备外出的郎中看见了这一景象。郎中医术相当高明，在当地有“赛华佗”的美称，他发现棺材下面有鲜血往下滴，他打听后得知产妇是由于失血过多而死的。他立刻拦住了送葬的队伍，并且告诉产妇的家人说产妇还可以救治，有鲜血流出说明产妇只是昏厥，而不是真正的死亡。家属赶紧请这位郎中诊治。

只见“赛华佗”从路边采了一把野草煎起汤来，汤药煎好后，郎中将汤药慢慢地喂入产妇的口中。神奇的是，过了一小会儿，产妇的血止住了，而且更神奇的是，产妇慢慢睁开眼睛醒了过来。后来经过这位“赛华佗”郎中的调理，产妇的身体慢慢恢复。

这种救人性命的草药就是菥蓂。

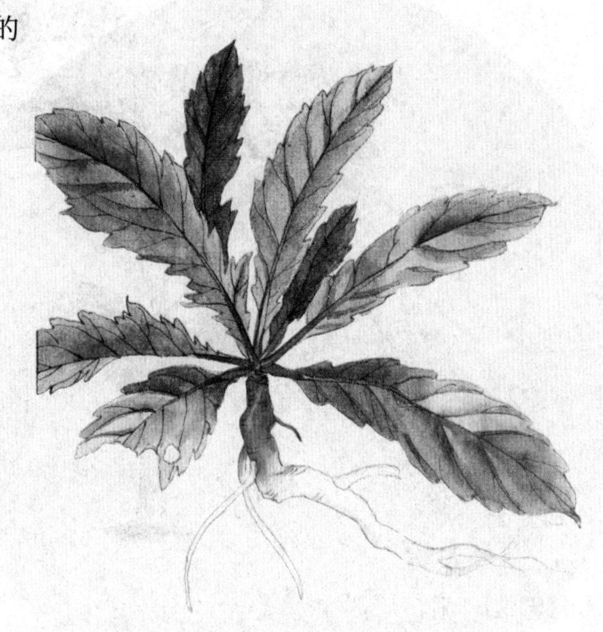

苜蓿

mù xu

【时珍说】苜蓿最初生长在大宛，后来由张骞出使西域才带回中原。如今田野到处都有，苗可当作蔬菜吃，一年可割三次。

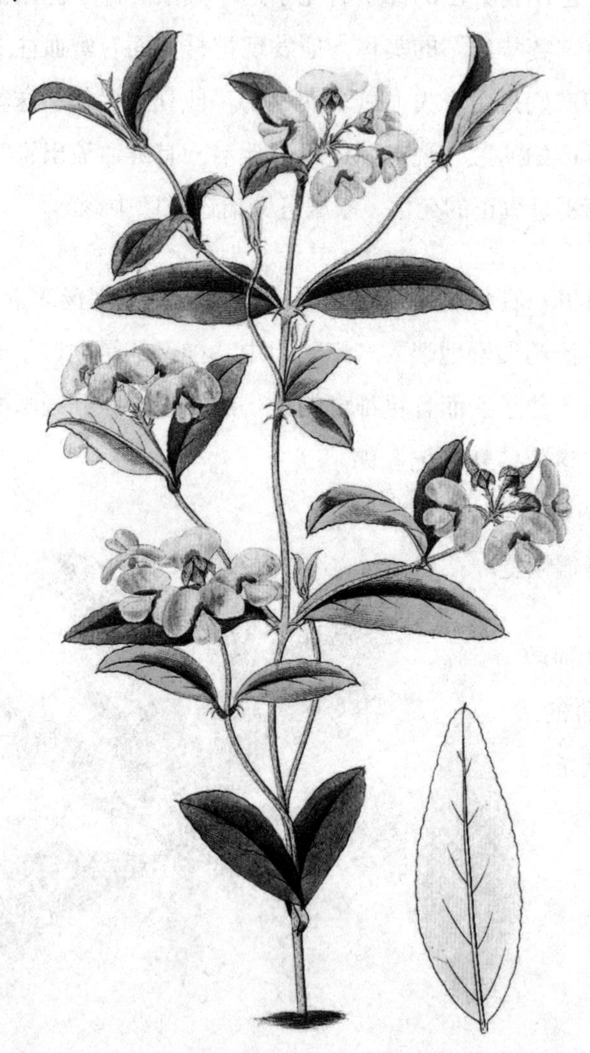

【药用部位】 根。

【气味、性质、毒性】 寒，无毒。

【用途】 治热病、烦闷、眼睛发黄。

苜蓿，俗称金花菜，是一种野生草本植物。相传苜蓿是张骞从西域引进的。

贾思勰在《齐民要术》中记载：“春初既中生啖，为羹甚香。长宜饲马，马尤嗜之。此物长生，种者一劳永逸。”陶弘景在《名医别录》中说：“长安中有苜蓿园，北人甚重之。江南不甚食之，以无味故也”。

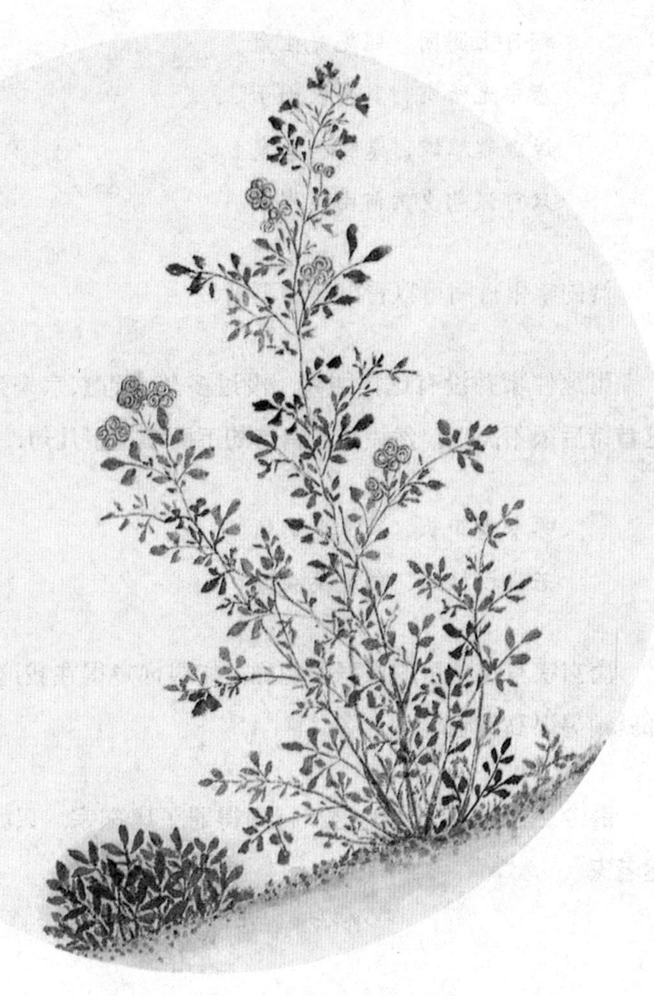

可见苜蓿不仅可以喂马，还可以用来做汤羹。

历史上，关于苜蓿还有个有趣的故事。

开元年间，太子有一位侍讲叫薛令之，为人公正清廉，当时他没有其他职务，所以俸禄很低。有一天，他见给自己端上来的菜竟然是用牲口吃的苜蓿烹制的，心中大为不悦，怀着满腔怒气在墙壁上写下：

朝日上团团，照见先生盘。
盘中无所有，苜蓿长阑干。
饭涩匙难绾，羹稀箸易宽。
只可谋朝夕，何由度岁寒。

诗的字里行间可以看出他的不满。

可这件事并没有这样结束，没过多久，唐玄宗来到东宫，看到这首诗后很不高兴，然后在这首诗的下面续上了几句：

啄木嘴距长，凤凰毛羽短。
若嫌松桂寒，任逐桑榆暖。

唐玄宗写在这里的意思很明确，如果你觉得在我这里太清贫了，那就请另谋高就吧。

薛令之没想到自己的这一行为得罪了唐玄宗，只好称病回了福建老家。

xiàn 苋

【时珍说】苋都是三月撒种，老了能抽出像人一样高的茎，开小花结成穗，穗中有细子。

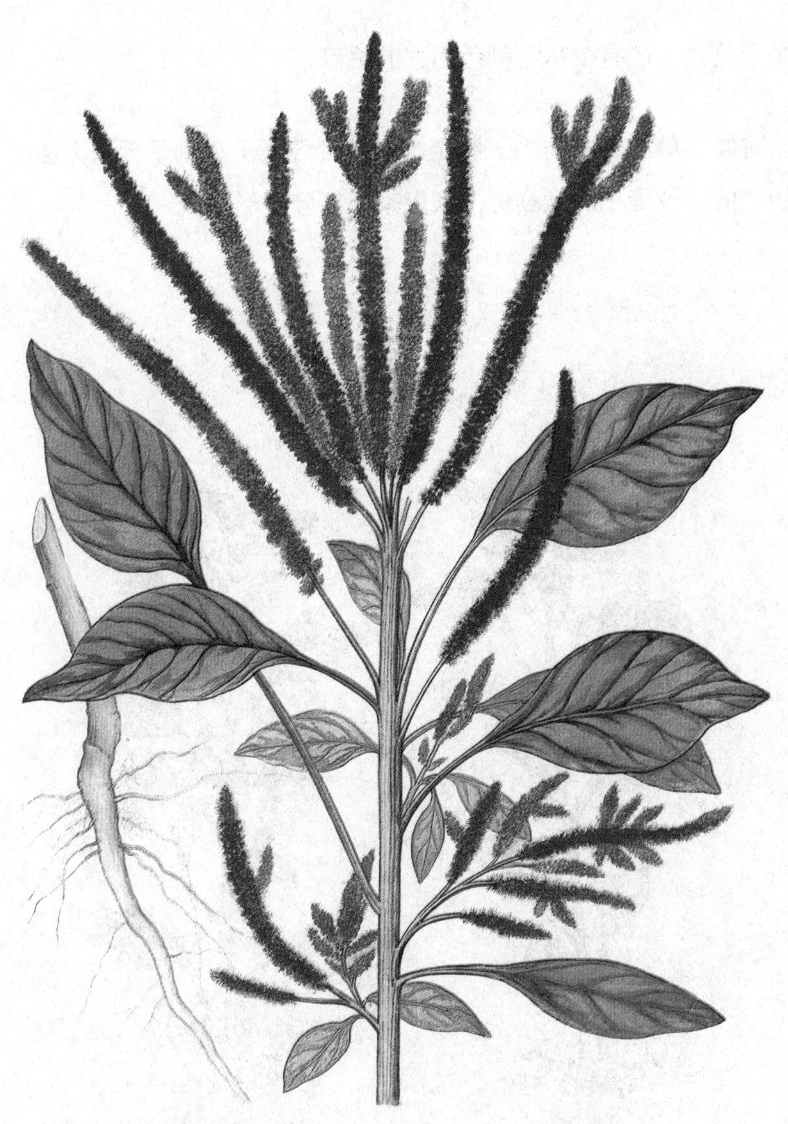

【药用部位】 菜、苋实。

【气味、性质、毒性】 菜：甘，冷利，无毒；苋实：甘，寒，无毒。

【用途】 清热，利窍。

苋菜，别名雁来红、三色苋等，苋菜在经过高温煮了之后，汤会变成红色。

关于苋菜，还有个和它颜色相关的故事。

古时候，彝族的祖先为了躲避洪水，带着妻子来到了云南高原。这位祖先的三位妻子聪慧勤劳，家里家外都分外能干。

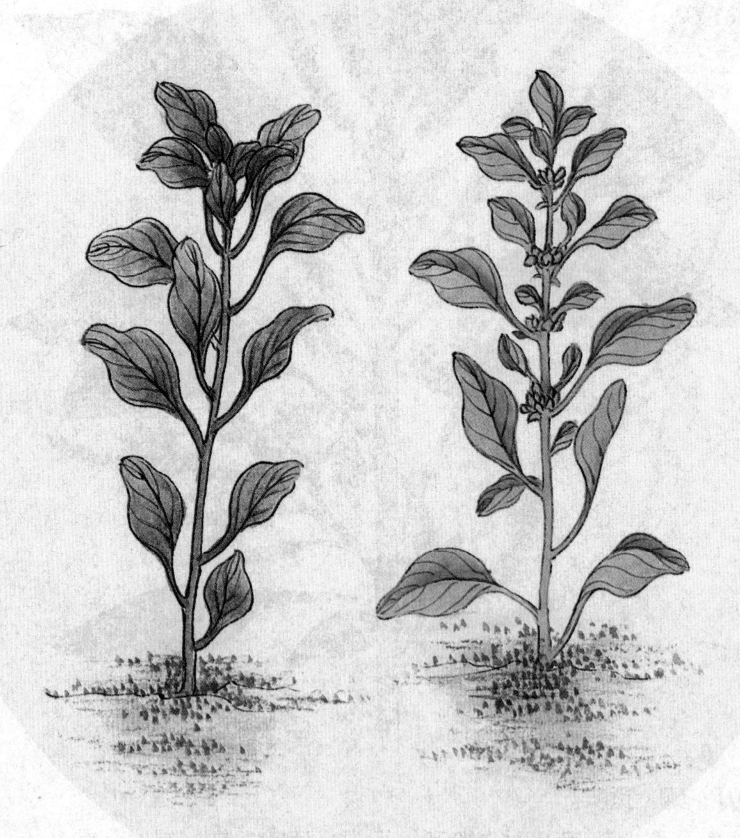

当时有个半人半仙的秀才叫作罗英，他惊叹于传说中彝族女子的聪慧，便决定亲自验证一番。

当年，临近端午节的时候，罗英来到彝族当地的这户人家里，他告诉这家人，说自己端午节的时候打算去他家吃饭，而且自己对饭菜有要求。这个要求就是：八十八样摆，千人千双眼，七十七双筷，百十百个碗，九十九样菜，还要一碗人血汤泡饭。

男主人听后，顿时傻眼了。前面的要求可能想想办法还比较好解决，可最后这个人血汤泡饭是什么意思，应该怎样准备呢。这时候，还是妻子拍了拍男主人的肩，她说自己知道应该怎样准备。

端午节到了，罗英按照约定来到这户人家里。只见这家人的屋子收拾得很干净，屋子的正中间摆了一张桌子，桌子上摆的是什么呢？罗英走近一看，发现原来是一个多孔的筛子，这个筛子里有一双漆过的筷子以及一个纯白的碗，碗里装的是一碗绿色的韭菜。罗英暗自思忖自己的要求，发现这家人竟然都办到了。后来他发现少了人血汤泡饭，再定睛看桌上时，发现有一碗用苋菜烧的汤。

苋菜煮过之后，颜色会变红，很像人血。罗英惊讶于彝族妇女的聪明才智。

自此，苋菜名声大作。它也就成了端午节不可少的一种食材。

mǎ chǐ xiàn
马齿苋

【时珍说】马齿苋在田园野外都有生长。茎柔软并且铺在地上，叶子小且对称生长。六七月开小花，结尖形的果实，果实中有葶苈状的马齿苋子。

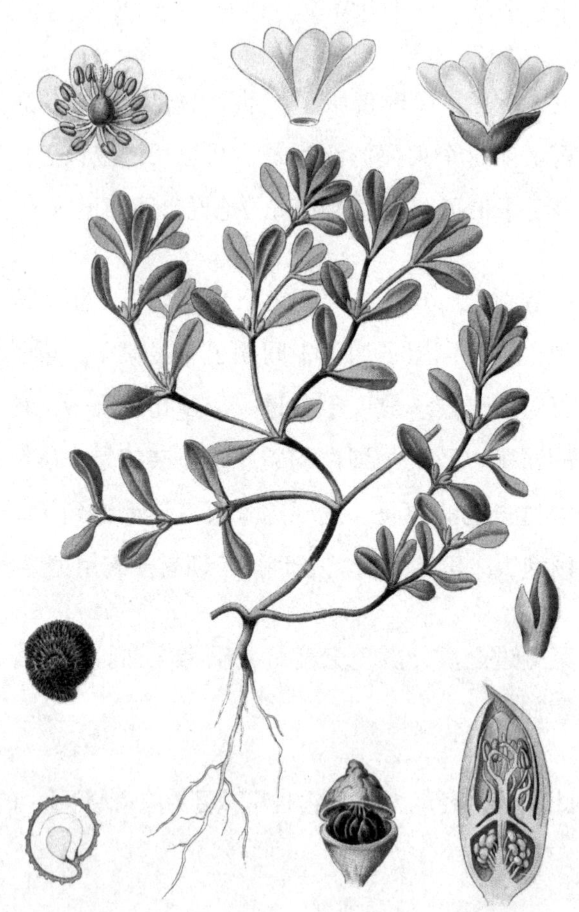

【药用部位】 菜。

【气味、性质、毒性】 酸，寒，无毒。

【用途】 治痈疮，散血消肿，解毒通淋。

从前，北方有个村子，因为长时间大旱，田间的禾苗都枯焦死去了。雪上加霜的是，旱灾又遇上了痢疾，村子里的老弱相继死去，可是当地的官吏对此不闻不问、漠不关心。

村子里没有吃的，存活下来的人只好外出寻找树皮、野草充饥。在寻找野草的过程中，这些人发现一种野草居然没有枯死，而且活得很健康。这种草外表光滑、肉质肥厚，村子里的人认为一定可以充饥，于是就采集了一些带回村里。

他们把带回的野草煮来充饥，连续吃了几天之后，拉肚子的毛病竟然好了。这个好消息就像长了翅膀一样被传播开来，村民们便一起寻找食用。这种草就是我们现在说的“马齿苋”。

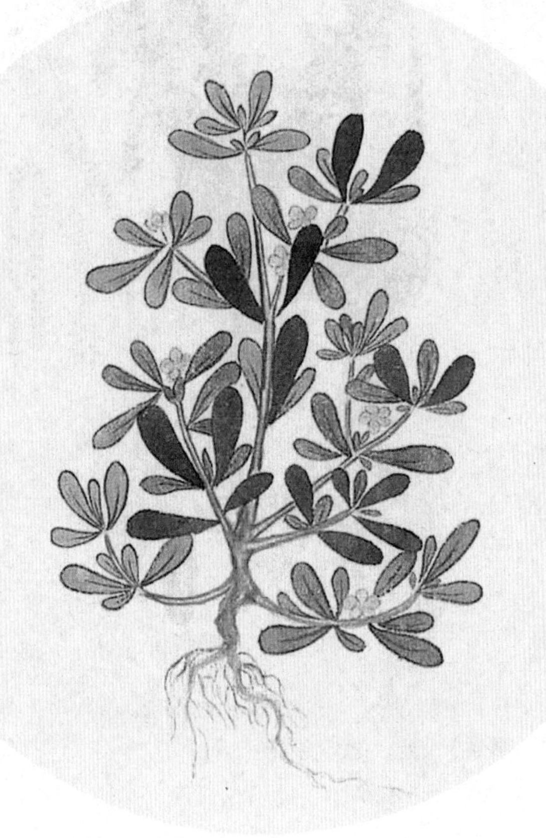

kǔ cài
苦菜

【时珍说】苦菜在早春时长幼苗，有红茎、白茎两种。苦菜茎中空而脆，折断后有白汁流出。苦菜的叶像萝卜菜叶一样，颜色绿中带碧。叶柄依附在茎上，叶梢像鹳鸟的嘴巴。

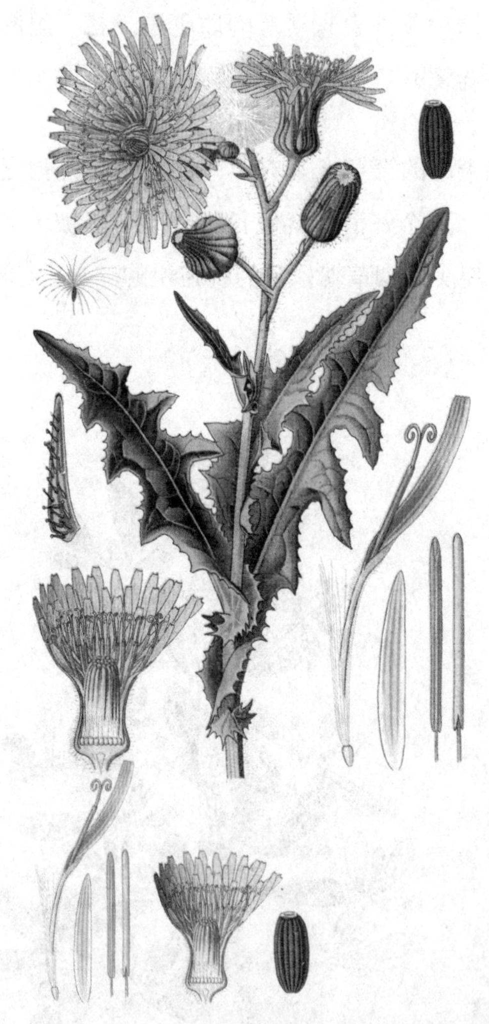

扫码听故事

【药用部位】 菜。

【气味、性质、毒性】 苦，寒，无毒。

【用途】 安心益气，清热解渴，治恶疮。

苦菜是民间的俗称，它的别名有天香菜、甘马菜等，它有抗菌、解热、消炎、明目等作用。

传说苦菜能治结石，关于这个作用还有个故事。

民国初年，青岛有位医术很高的医生长年在外行医漂泊，妻子在家主持家务，虽然两人不能经常见面，可是感情很稳定。

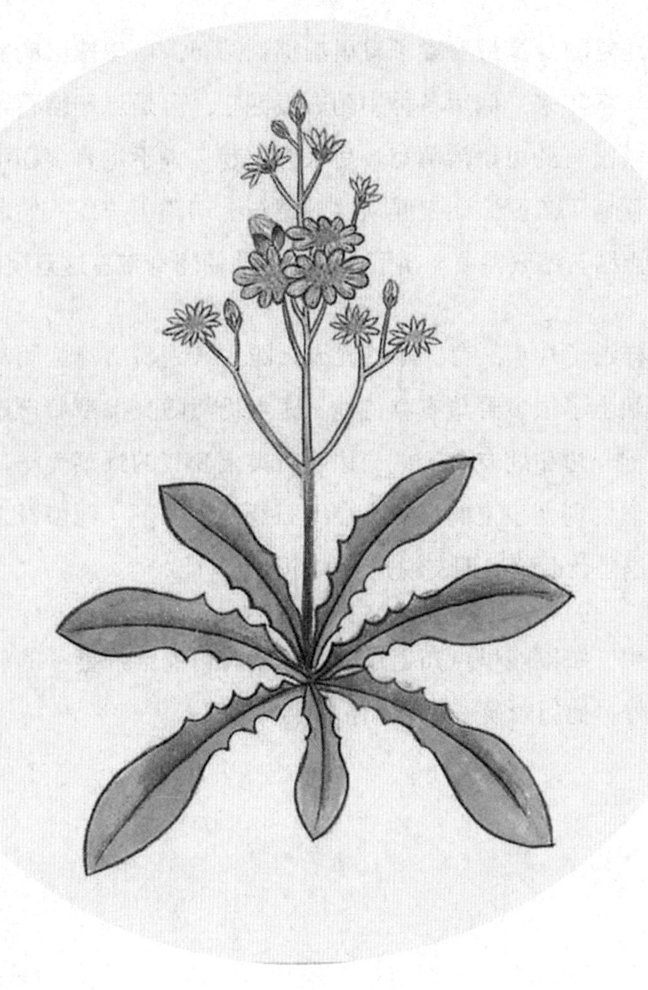

可惜天有不测风云，有一年，操劳过度的妻子突然病倒了，得病之后的妻子渐渐无心饮食，医生想尽各种办法、寻找各种药方进行治疗，可是均没有效果。毫无头绪的他只得转向西医求救，西医手术后，从妻子的胃里取出来一颗鸡蛋大小的结石。不幸的是，妻子因为身体虚弱最后还是去世了。

医生悲痛欲绝，整日醉生梦死，想着自己连妻子都救不活，自己到底有何用？他开始云游四海。

可他还是随身携带着妻子胃里的那颗结石，他想找出能够化解结石的药。多年来，他用各种中药去浸泡它，可是这颗结石太顽固了，根本就没有药可以溶解它。后来医生想，说不定有食物可以化解结石，便请了工匠，让工匠从这颗结石上切割下一点，然后把切割下的这点结石镶嵌在象牙筷子上，之后他便随身带着这双筷子。

就这样过了几年，有一年的春天，医生来到崂山一位朋友的家里，朋友端上了很多野菜来款待他。医生仍然随身携带着自己的那双筷子。他一边和朋友聊天，一边吃着桌上少有的野菜美味。谈话间，他突然发现筷子上的那一小点结石竟然溶掉了。他惊讶之余赶紧问朋友这是什么菜，朋友说是苦菜。

医生想，如果能早点知道这种菜，就有可能治好妻子的病，那样该有多好。他望着筷子，泪水不禁溢满眼眶。

pú 蒲 gōng 公 yīng 英

【时珍说】长江南北有很多蒲公英，其他地方也有，但在岭南一带没有。它的小根铺在地上，花絮到处飞散，其茎、叶、花絮，差别微小。蒲公英的嫩苗可食用。

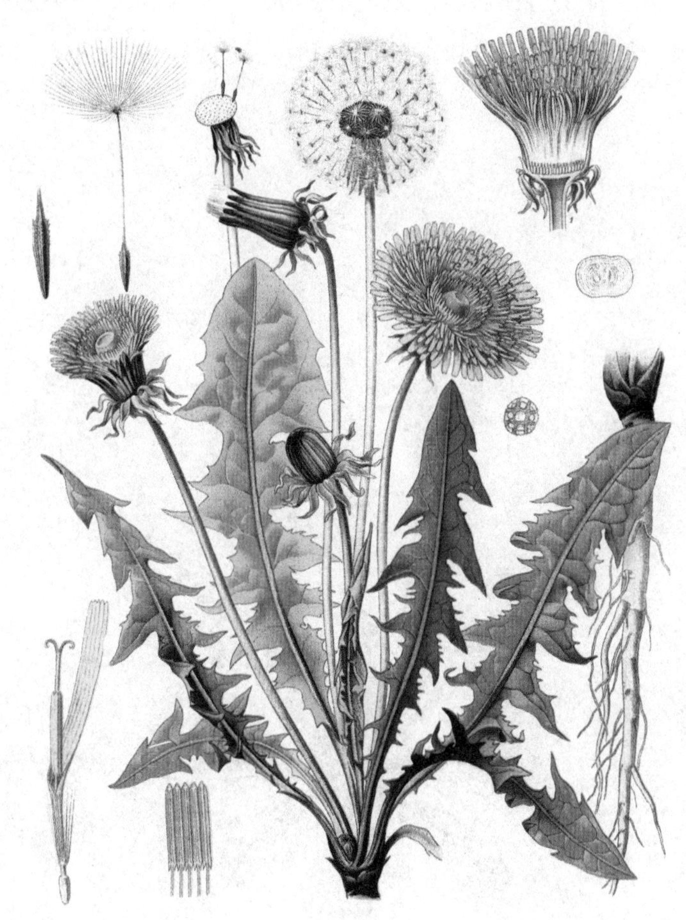

【药用部位】 苗。

【气味、性质、毒性】 甘，平，无毒。

【用途】 治食物中毒，驱散滞气，化解热毒，消除恶肿。

蒲公英对消痈散结、治疗乳疮等都有良好的效果，历代的医学专著都给了它极高的评价。

关于蒲公英能治乳疮还有一段故事呢。

古时候，有一户人家的姑娘得了乳疮，疼得姑娘坐立难安。但是在封建社会，得了这种病也不方便告诉别人，所以姑娘就一直拖延着，直到被母亲发现。母亲发现后，并没有对自己的女儿表示关

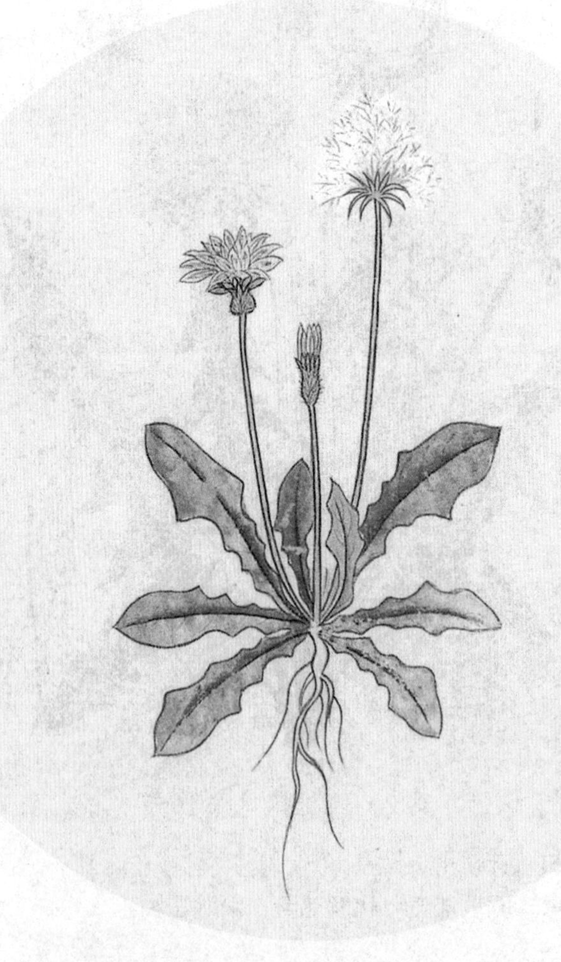

心，相反还骂她的女儿，说只有不要脸的人才会得这种病。母亲的话使她又羞又恼，可是她就算长了一百张嘴也说不清楚这件事情，于是她决定离家出走，然后投江自尽以证自己的清白。

姑娘来到江边的时候，江边正好有一条渔船，船上是老渔翁和他的女儿，父女俩正趁着月光撒网捕鱼。渔翁看到姑娘跳进了江中，赶忙跳入江中将姑娘救起，并且询问姑娘寻短见的原因。姑娘向救命恩人说出了自己患乳疮的事情。

老渔翁略一思忖，对姑娘说："不要害怕，我明天去挖点草药，这个草药可以治好你的病。"

渔翁及其女儿从山上挖回来一种长着锯齿长叶、白绒球似的野草，然后把这种野草熬成汤给患乳疮的姑娘喝，就这样接连喝了几天，姑娘的病真的好了。

得知姑娘投江自尽的消息，姑娘的父母赶紧派人到处寻找，总算找到了渔船上。父母俩对着渔翁又叩又谢，姑娘也在父母的眼泪和道歉声中答应回家，而且还带上了剩下没有用完的草药。

后来，姑娘命人把治好她病的药草栽种到自家的花园里。因为老渔翁姓蒲，被人尊称蒲公，他的女儿叫英子。为了感谢那对父女，她给这种药取名为"蒲公英"。

从此，蒲公英能治疗乳疮的药效就传开了。

黄花菜

huáng huā cài

【时珍说】黄花菜在二月长出幼苗，田野里遍地都有，根小得像荠菜的根。三至五月开黄花。

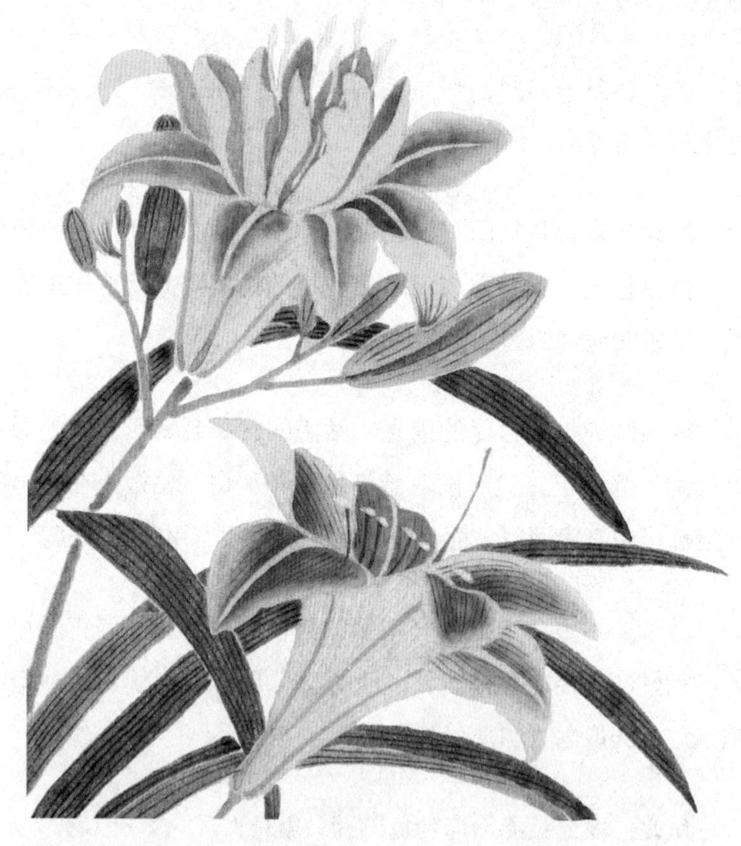

【药用部位】 根。

【气味、性质、毒性】 甘、微苦，微寒，无毒。

【用途】 养血平肝，利尿消肿。

黄花菜这个名字，真的是太家常了，要论餐桌上哪些食物有诗意，它也可拥有一席之地。清代文人王士雄的《随息居饮食谱》里就记载了黄花菜有“利膈，清热，养心，解忧释忿，醒酒”的功效，说的是当时人们在宴饮过后，用黄花菜来醒酒。

黄花菜还有其他的名字：萱草、忘忧草。

萱草这个名字最早出现在《诗经·卫风·伯兮》中：“焉得谖草，言树之背。愿言思伯，使我心痗。”这里的“谖”音同“萱”。

诗句中说萱草能忘忧是说它的功能。

白居易曾有诗：“杜康能散闷，萱草解忘忧。”这里说的萱草就是黄花菜。

黄花菜还有忘忧草这个名字，董必武同志出差时，写给夫人何莲芝四句诗，诗句中提到了忘忧草。这四句诗是：“贻我含笑花，报以忘忧草。莫忧儿女事，常笑偕吾老。”

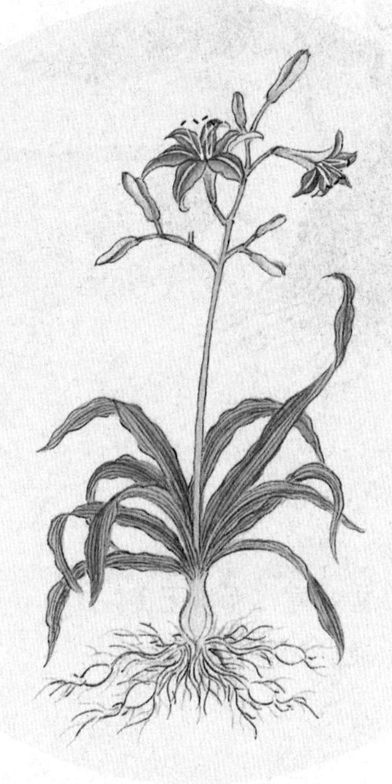

jué

蕨

【时珍说】蕨在各处山中都有。二三月生芽，卷曲的形状如小儿的拳头。长成后则像展开的凤尾，三四尺高。

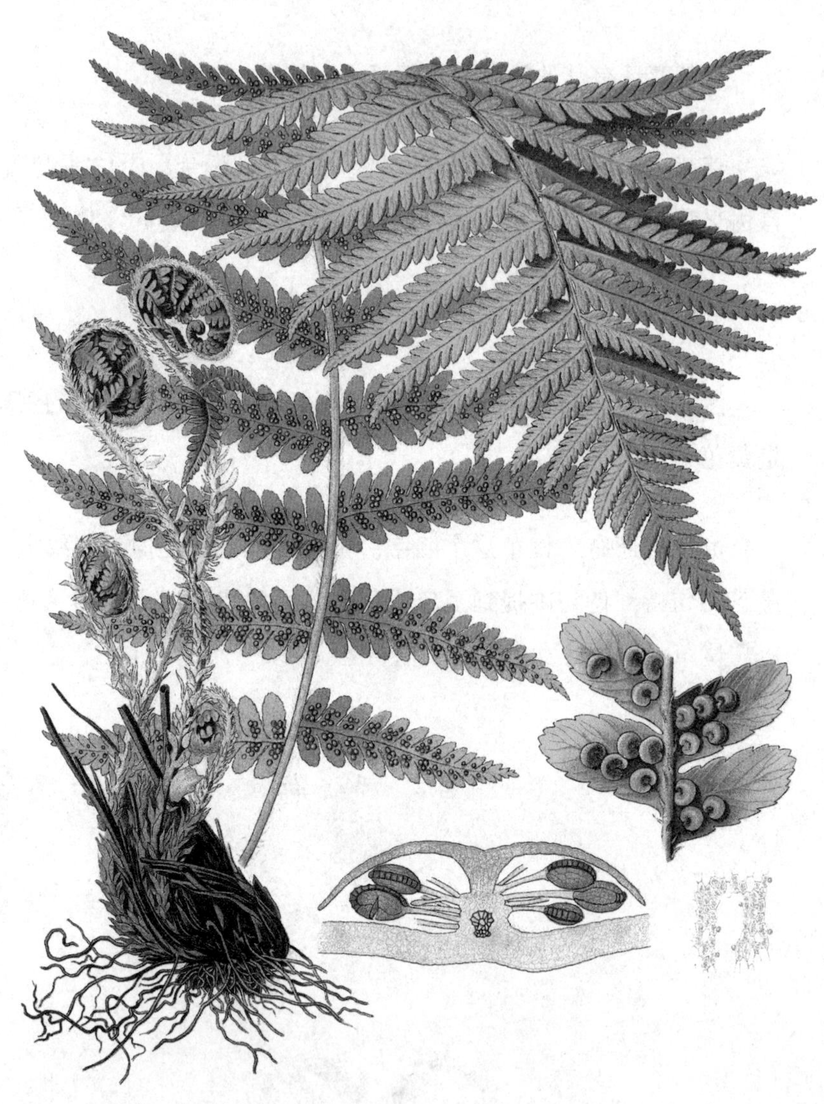

【药用部位】 根。

【气味、性质、毒性】 甘，寒、滑，无毒。

【用途】 去暴热，利水道，补五脏不足。

在生命的进化和发展史上，蕨类是一种古老的植物，它们是最早登上陆地的植物类群，而且也是恐龙的主要食物来源，现在，我们已经看不到恐龙了，却仍然可以看见蕨类。

现代生存的蕨类植物，除了幸存的桫椤是木本以外，其他都是草本。蕨类植物没有花，也没有果实和种子，是以孢子来繁殖的。

蕨可以取其根，然后按照手工模式制作成美味可口的蕨粑。传说蕨粑最开始是可以直接吃的，为什么后来必须经过工序才能吃到？这还有个传奇的故事呢。

很久以前，大地上经常发生灾荒，民不聊生。观音菩萨便降下蕨粑供人们渡过难关。蕨粑是长在蕨的叶茎上的，它是一块一块的，不需要费什么力气就可以直接摘下，然后带回家用锅蒸熟了吃。这种食物来得很容易，久而久之，人们便开始不再珍视它，不但随意将其丢弃，甚至家里的鸡鸭鹅狗也吃腻了。

这一情景被土地爷爷看见了，他对这种行为很生气，便把这件事告诉了观音菩萨。观音菩萨心想，当初降下蕨粑是因为想着帮大家渡过灾荒，没想到人们这么浪费，这成何体统？于是便指着山蕨念念有词，山蕨竟然钻到土里去了。

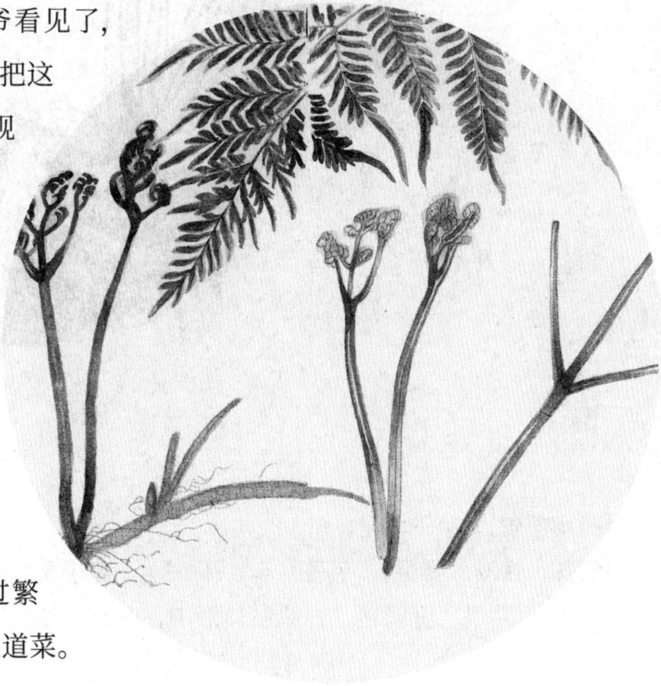

从此，人们必须经过繁杂的工序才能吃到蕨粑这道菜。

yù 芋

【时珍说】芋属虽多，有水、旱二种：旱芋山地可种，水芋水田莳之。叶皆相似，但水芋味胜。

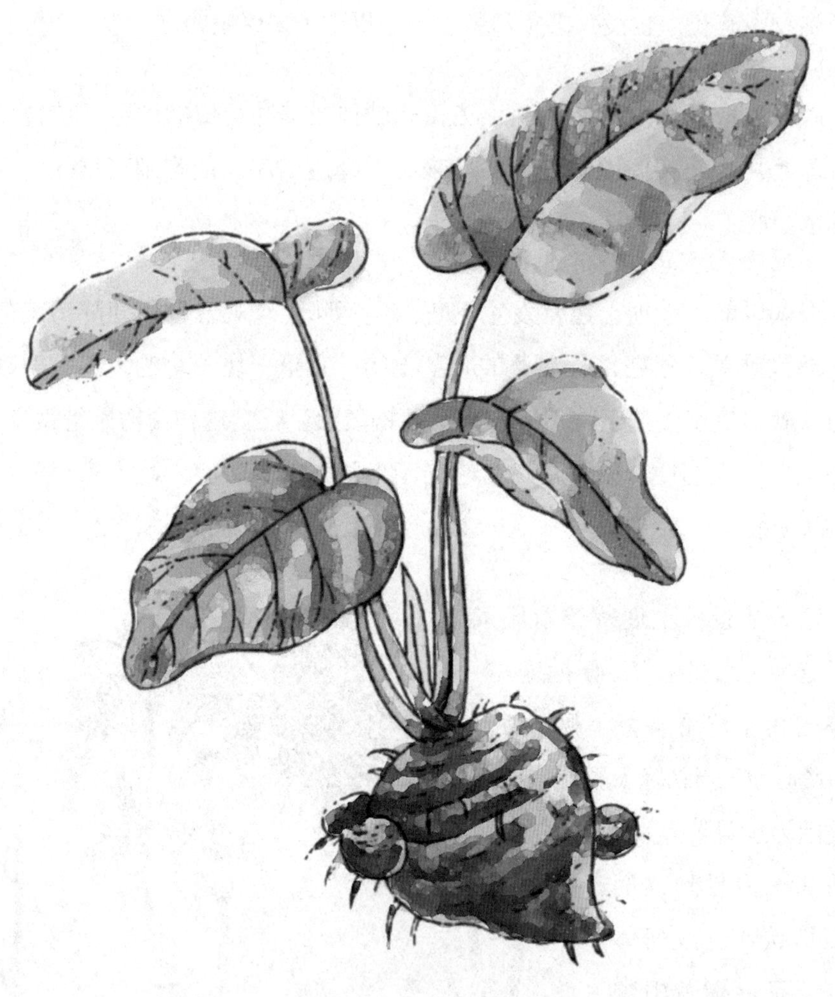

【药用部位】 芋子、茎、叶。

【气味、性质、毒性】 芋子：辛，平、滑，有小毒；茎、叶：辛，冷、滑，无毒。

【用途】 芋子：宽肠胃，养肌肤，滑中，开胃；茎、叶：除烦止泻。

芋是天南星科芋属植物，有关芋的记载最早见于文献《史记·项羽本纪》：今岁饥民贫，士卒食芋菽。

关于芋头名字的由来，有这样一个传说故事。

明朝年间，敌寇进犯我国东南沿海，百姓深受其害，朝廷派戚继光带兵抗击敌寇。这一年中秋节，士兵们围在一起庆祝节日。到了深夜，士兵们睡得正酣，不料却遭到了敌人的袭击，醒来后的士

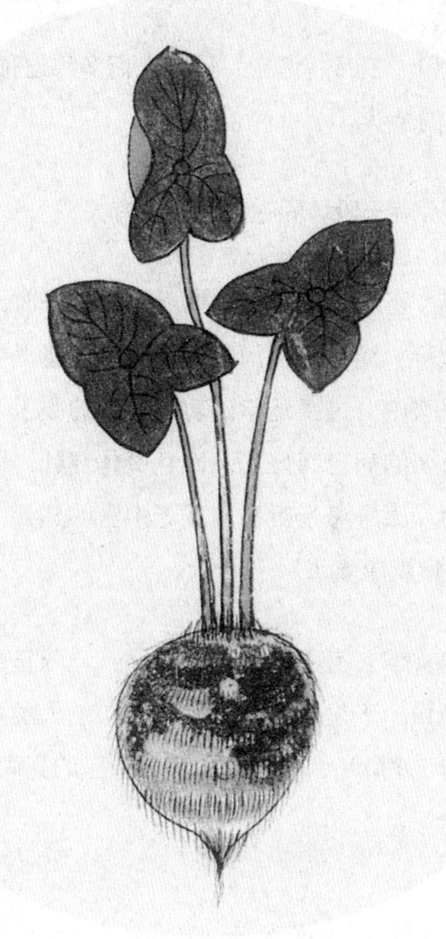

兵还算机警，立即穿衣逃出去，不过依然被围困在了山上。山上没有粮草，士兵为了填饱肚子只能挖野草充饥，当时士兵挖到了很多野芋，凭借着这些香甜的野芋，士兵们活了下来，但是当时没有人知道这种食物的名字。戚继光将它命名为“遇难”，以此来纪念遇难的士兵。

有一次，戚家军在吃了“遇难”之后，英勇杀敌，将敌寇全部歼灭，取得了胜利。后来，东南沿海一带的百姓每逢中秋佳节都会蘸着糖吃“遇难”这种食物，以表示对戚继光抗敌功绩的认可。

因为“遇难”和“芋艿”谐音，后来人们多称这种植物为芋艿，也就是我们现在说的芋头。

另外，乾隆皇帝有一段坊间趣谈与芋头有关。

清朝乾隆年间，礼部尚书张玉书携母进京上任时，他的母亲由于身患疾病不能随行，途经白沙沟时，张玉书便将母亲寄养在当地的一位白氏老中医家中。过了几年，功成名就的张玉书到沙沟接母亲，惊喜地发现母亲的病已经好了，而且身体健壮，面色红润，便询问母亲其中缘由。原来母亲听从白氏老中医的建议，经常用芋头蘸白糖吃，身体慢慢就康复了。

张玉书便将芋头带入宫中呈给皇帝品尝。乾隆皇帝品尝后，对芋头的味道赞不绝口，于是下旨将沙沟的芋头纳入贡品名录，并且给白氏家族修建了一座牌坊，来嘉奖白氏老中医的高尚品德。

sī 丝 guā 瓜

【时珍说】丝瓜，如今南北各地都有栽种，已经成为日常蔬菜。二月下种，生苗牵藤，蔓延在树上和竹枝上，有人还给它做棚架。

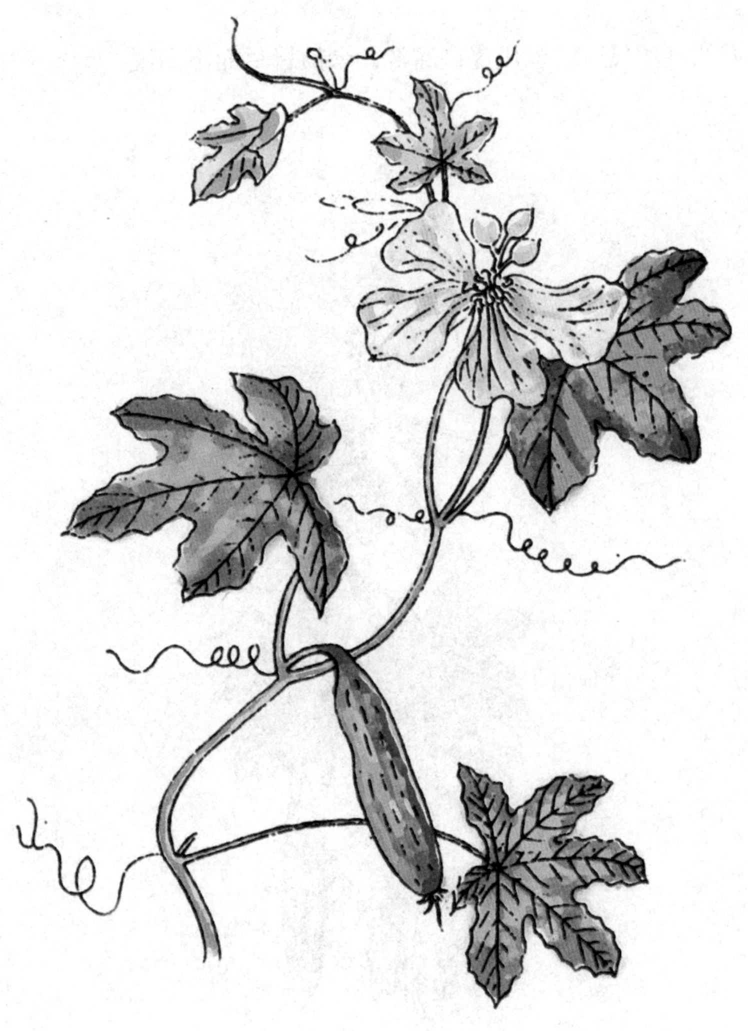

【药用部位】 子。

【气味、性质、毒性】 甘，平，无毒。

【用途】 清热，杀虫，化痰。

丝瓜，一年生攀缘藤本，我国南北各地均有栽培，为夏季蔬菜。丝瓜成熟时里面的网状纤维称为丝瓜络，可用来清洗灶具或者家具。

丝瓜为文人喜爱，特别是宋代的文人，有不少人写到它。

陆游的《丝瓜》:“丝瓜涤砚磨洗，余渍皆尽而不损砚。”

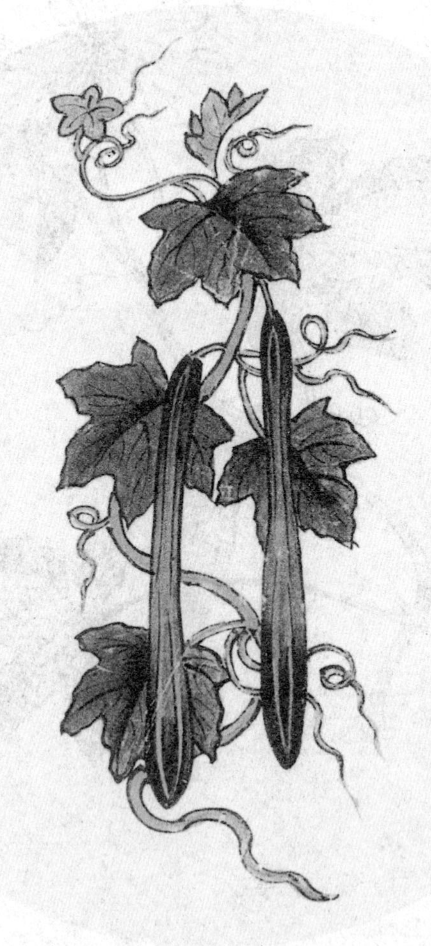

杜北山的《咏丝瓜》:“寂寥篱户入泉声，不见山容亦自清。数日雨晴秋草长，丝瓜沿上瓦墙生。”

赵梅隐的《咏丝瓜》:“黄花褪束绿身长，白结丝包困晓霜。虚瘦得来成一捻，刚偎人面染脂香。”

这几处不仅提到了丝瓜的形态、生长环境，还提到了它的用途。丝瓜的用途中以丝瓜水的用途最为出彩。

《本草纲目》中记载:“丝瓜液有通经络、行血脉之功，用以洗面大去垢腻。”这里说的丝瓜水是指把生长的丝瓜藤割断，流出的汁液用纱布蘸着搽脸，这样能滋润肌肤。

除此之外，丝瓜水还有一个妙用——治疗呼吸道疾病。《本草纲目拾遗》记载：浙江萧山有一位老太婆卖治疗肺痈的药水，宣称服用三次可以治愈，而这个药水正是丝瓜水。

到了近代，绘画大师、文化名人齐白石先生很喜爱丝瓜。他居住的四合院内种满了丝瓜，而且白石老人的画作中和丝瓜有关的《丝瓜室蜂图》《丝瓜萝卜图》《丝瓜蜻蜓图》都是博物馆争相收藏的艺术精品。

wēi **薇**

【时珍说】薇生长在麦田中，平原沼泽里也有。所以《诗》中说："山中有蕨薇。"

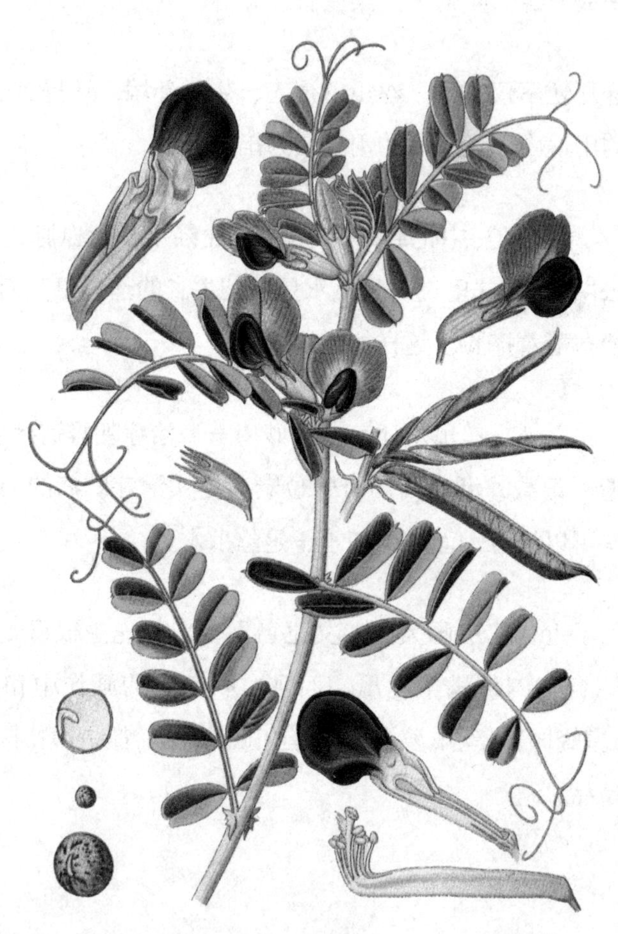

【药用部位】 全草。

【气味、性质、毒性】 甘，寒，无毒。

【用途】 调中，利尿，去水肿，润大肠。

伯夷、叔齐是商末孤竹国国君的两个儿子。孤竹国国王立叔齐为君，叔齐不愿意接受，表示愿意让位于伯夷，没想到伯夷也不接受。兄弟二人听说周文王治理的国家境内人民安居乐业，对待老人也很和善。两人便相约到周国去。

兄弟俩决定好就出发了，他们到周国的途中，正好碰见了周武王和他的手下。他们拉住一个士兵，细问之下才知道周武王的父亲周文王这时已经去世了，此时周武王正拉着周文王的灵位去讨伐纣王。伯夷、叔齐两人得知真相后，拦下了军队，并且大胆向周武王提出质疑：父亲死了不埋葬，反而动起武来，这能算是孝吗？以臣子的身份去讨伐君主，这能算是仁吗？周武王听后非常生气，准备派人杀了这多管闲事的哥俩，后来还是在姜子牙的劝说下，周武王才放走了兄弟俩。

后来，周武王和商纣王大战，周武王大胜，灭掉了商朝，建立了新的王朝——周朝。天下人都归顺于周朝，可是伯夷和叔齐仍然认为周武王的做法不对，他俩发誓不再吃周朝的粮食。可当时全国各地都归属于周朝。无奈之下，二人只好来到首阳山，在此地采薇菜来吃。

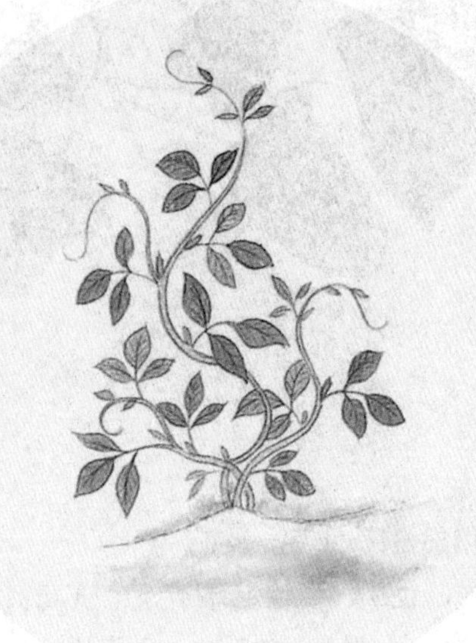

gān 甘 shǔ 薯

【时珍说】甘薯产于两广交界及南方其他地区。农家在二月栽种，十月采收。甘薯根似芋根，有巨大的头。

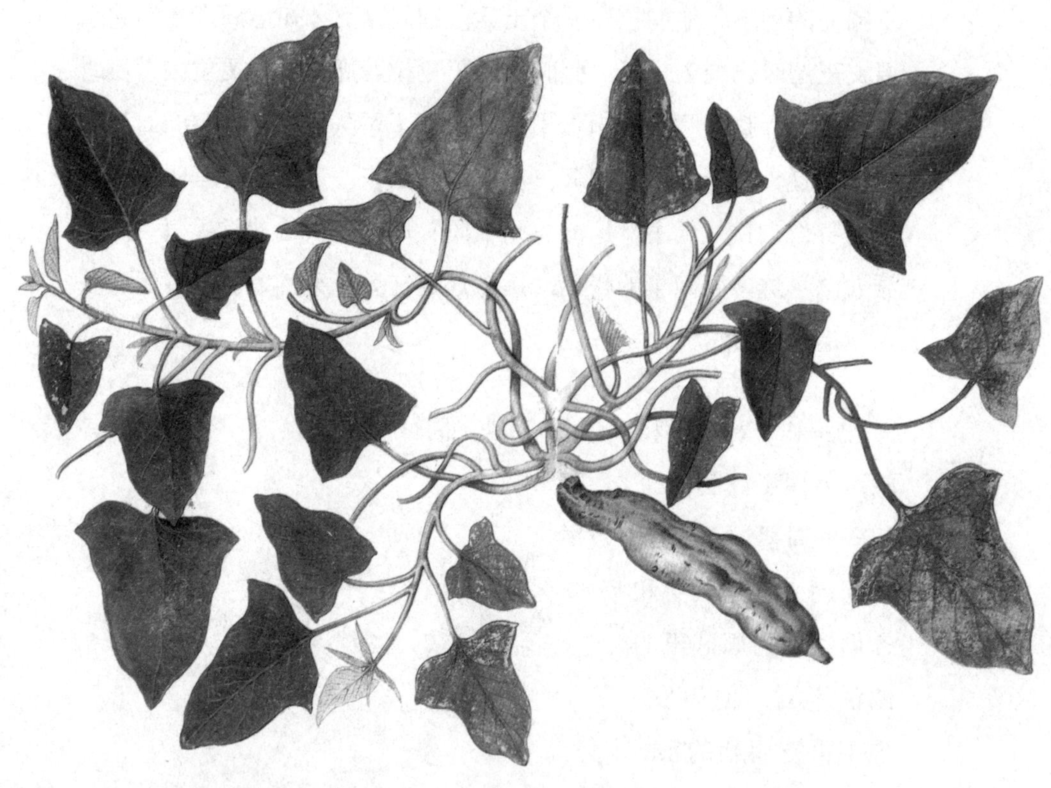

【药用部位】 块茎。

【气味、性质、毒性】 甘，平，无毒。

【用途】 补虚乏，益气力，健脾胃。

明朝万历年间，公元1593年，福建福州的商人陈振龙带着儿子及商队来到了菲律宾。

陈振龙，福建福州人，不到二十岁就中了秀才，之后一直努力学习，希望能够考中乡试，可连考几次都没有考中。他便决定改走经商的道路。

来到菲律宾，商队看见漫山遍野的甘薯，后来他们吃到了这种植物的块根，发现块根的味道甘甜软糯，而且有着独特的香气。陈振龙的家乡经常爆发旱灾，老百姓总是处于饥饿状态。通过四方打听，他得知这种农作物叫甘薯，耐旱、耐贫瘠，容易移栽和繁殖，不仅味道甘美、营养丰富，而且产量很高。

陈振龙听到“产量高”几个字，动心了，他决定把这种农作物引进国内。

可当时的西班牙殖民者在菲律宾制定了严苛的法令，禁止甘薯外带，为此各个口岸都有严格的盘查。面对这样的状况，陈振龙和儿子想出了一个妙招，他们将一根甘薯的藤巧妙地编在缆绳之中，最终躲过了关卡，商队经过七天七夜的航行，总算回到了福建。陈振龙立即向当时的巡抚上贴，请求推广种植甘薯，于是当地开始种植，后来慢慢推广到全国各地。

据古籍记载，荒年时，乡民依靠红薯活下来的人十个人里面有七八个。

由此，陈振龙被称为我国的“甘薯之父”。

huáng 黄 guā 瓜

【时珍说】黄瓜正二月下种，三月生苗牵藤。叶如冬瓜叶，有毛。四五月开黄花，结的瓜有二三寸长，长的可达一尺许。

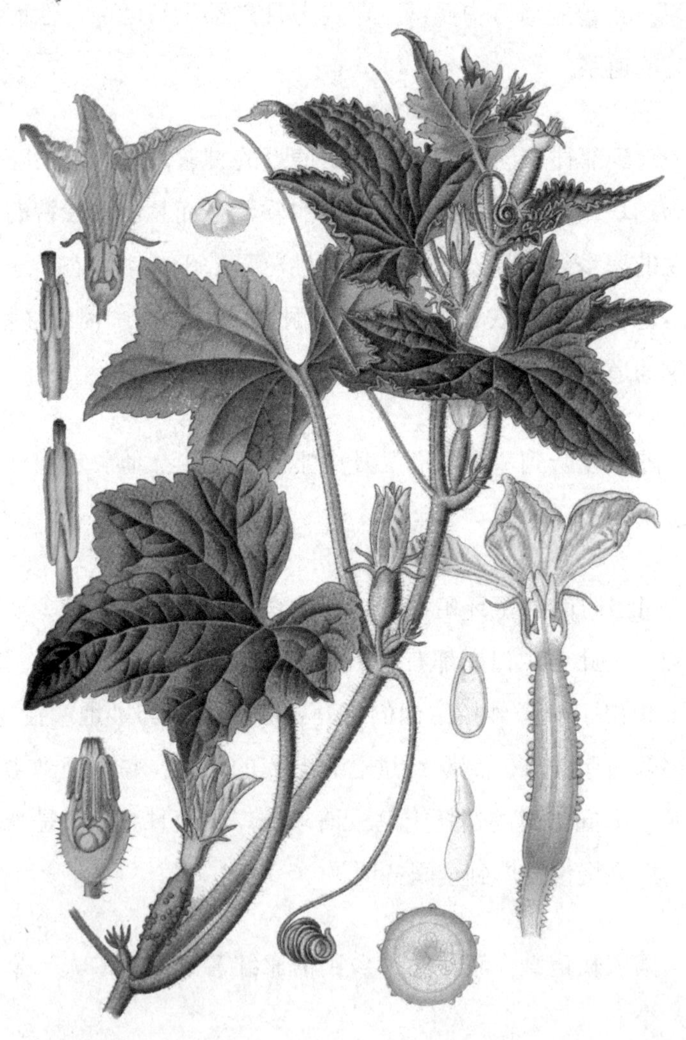

【药用部位】 果实。

【气味、性质、毒性】 甘，寒，小毒。

【用途】 清热解毒，利水道。

黄瓜是张骞出使西域带回来的植物。当时，中原人将北方及西域的游牧民族统称为“胡人”，所以这种瓜被称为“胡瓜”。

后赵开国皇帝石勒是北方羯族出身，他做了皇帝之后，非常反感汉人称呼“胡”字，认为这种叫法存在歧视，于是就下令日常生活中凡是说话及写文章，都不得出现“胡”字，如果违反了就得问斩。

有一次，石勒召见地方官员，看到襄国郡守樊坦穿着破破烂烂的衣服，便问樊坦：“樊参军怎么穷成这个样子，难道连一件像样的衣服都没有吗？”此时的樊坦刚被一群羯族强盗抢劫，便气呼呼地脱口而出：“都是那帮胡贼，他们把我的衣服都抢走了。”脱口而出之后，樊坦立即意识到自己犯了皇帝的忌讳，赶紧认罪，石勒看他年纪偏大而且主动认罪，便饶恕了他。

到吃午饭的时候了，地方官员也都在场。石勒皇帝指着一盘胡瓜问樊坦：“爱卿可知这是这么呀？”樊坦这次立即反应了过来，他灵机一动，赶紧答道：“紫案佳肴，银杯绿茶，金樽甘露，玉盘黄瓜。”石勒听完，很是满意地点头，然后哈哈大笑起来。

从此，“黄瓜”这个名字就取代了“胡瓜”。

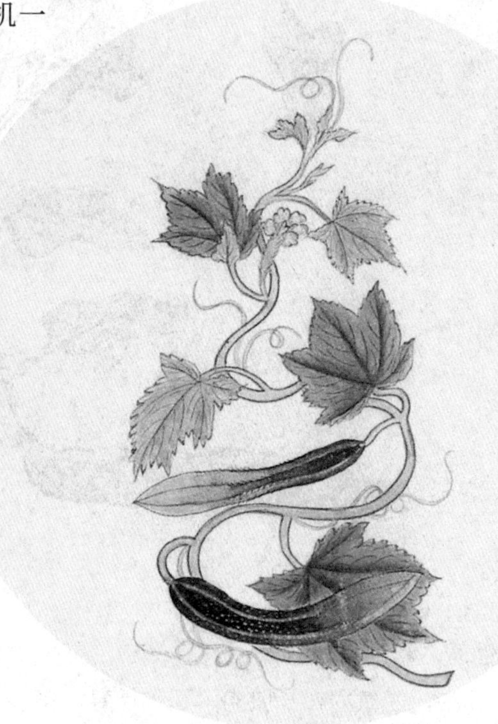

shān 山 yao 药

【时珍说】如果将山药做成药，野生的最好；如做食物，当然是家种的好。山药在四月蔓延生苗。茎紫叶绿，叶有三尖。

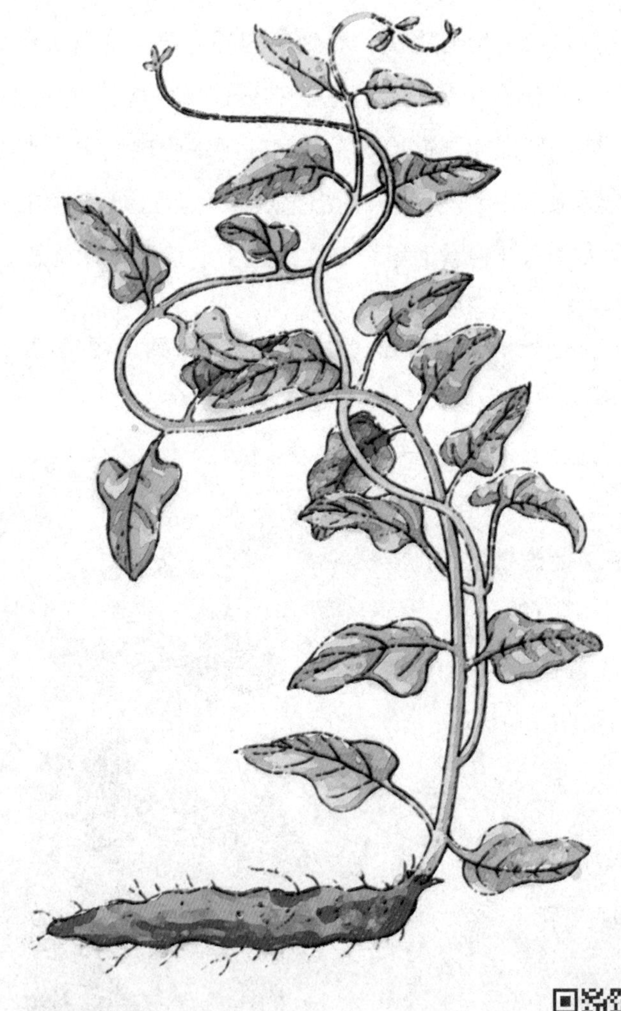

【药用部位】 根。

【气味、性质、毒性】 甘，温、平，无毒。

【用途】 补中，益气力，长肌肉，延年益寿，镇心神。

扫码听故事

古时候，焦作有个小国，此小国军事力量薄弱，常被别国欺负。一年冬天，一个大国派军队入侵这个小国，小国战败了。战败的小国将士被追赶着进了深山。

这时，天突然下起大雪。追赶的大国军队见面前的这座山海拔不低，而且有深深的沟，是易守难攻的地方，于是不再追赶，只是封锁出山道路，他们打算将小国的士兵困死在山中。

雪越来越大，逃进山的将士饥寒交迫，他们苦苦寻找着可以吃的食物。正在这时，有一名士兵不知从哪里抱来几根像树根样的东西，士兵说这种植物的根很甜，能吃。听到能吃，早已饥肠辘辘的将士们挣扎着，用尽自己最后的力气去挖这种植物的根茎食用。士兵们刀剑并用，很快便挖了一堆，大家赶紧吃起来。与此同时，他们还将这种植物的藤蔓和枝叶拿来喂马。

待士兵们吃完这种植物的根，稍作休息之后，领队的将军一声令下，士兵争先恐后地冲出山中，与包围在外的大国军队进行了殊死较量，后来小国竟然取胜。

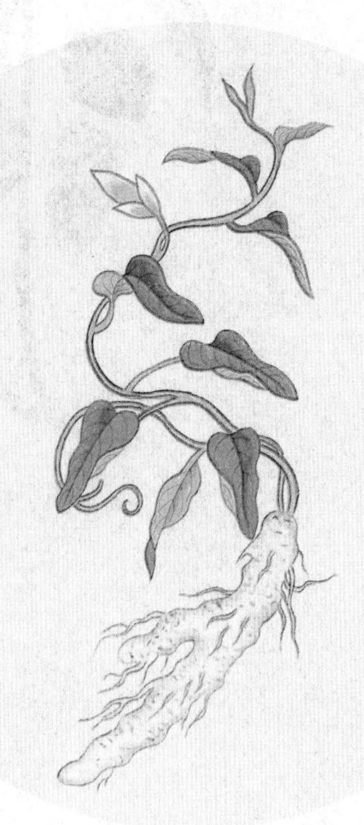

小国的将士们为了纪念这种植物，给它取名“山遇”，意思是绝望时在山中遇到的，也就是我们现在说的“山药”。

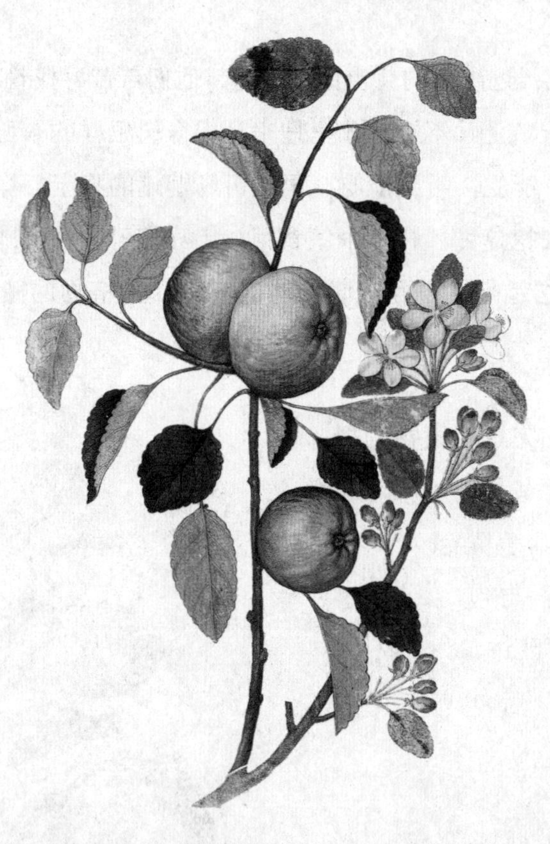

果部

木实曰果，草实曰蓏。熟则可食，干则可脯。丰俭可以济时，疾苦可以备药。辅助粒食，以养民生。故《素问》云：五果为助。五果者，以五味、五色应五脏，李、杏、桃、栗、枣是矣。《占书》欲知五谷之收否，但看五果之盛衰。李主小豆，杏主大麦，桃主小麦，栗主稻，枣主禾。《礼记·内则》列果品菱、椇、榛、瓜之类。《周官》职方氏辨五地之物，山林宜皂物，柞、栗之属。川泽宜膏物，菱、芡之属。丘陵宜核物，梅、李之属。甸师掌野果蓏。场人树果蓏珍异之物，以时藏之。观此，则果蓏之土产常异，性味良毒，岂可纵嗜欲而不知物理乎？于是集草木之实号为果蓏者为果部。

——李时珍《本草纲目》

李

【时珍说】李，绿叶白花，李树的存活期很长，有近百个品种。其颜色有青、绿、朱、紫、黄、赤不等；形状有牛心、马肝、杏李、水李、离核、合核、无核之别。

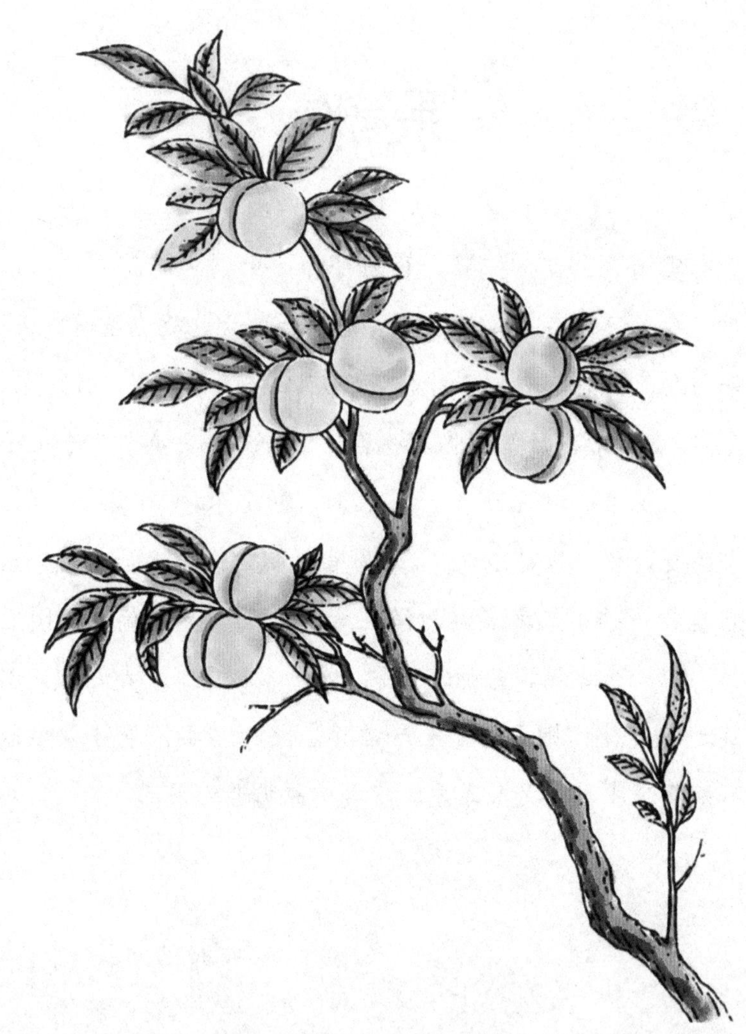

【药用部位】 实、核仁、根白皮。

【气味、性质、毒性】 实：苦、酸，微温，无毒；核仁：苦，平，无毒；根白皮：大寒，无毒。

【用途】 实：肝病者宜食。核仁：利小肠，下水气，消浮肿。根白皮：煮汁服，止消渴；煎水含漱，治齿痛。

古时候，有一个叫王戎的人，打小就聪明伶俐、才思过人。

有一次，他和小伙伴出去玩耍，打闹中不知不觉来到了村外。这时，一个眼尖的小孩忽然抬起手臂指着不远处高喊：“大家快看，那里好像有一棵李子树，上面好像还结有果实呢！”

大家不约而同地顺着他指的方向跑去，定睛一看，果真是一棵又高又大的李子树，而且树上面结满了诱人的紫红色李子，竟然连

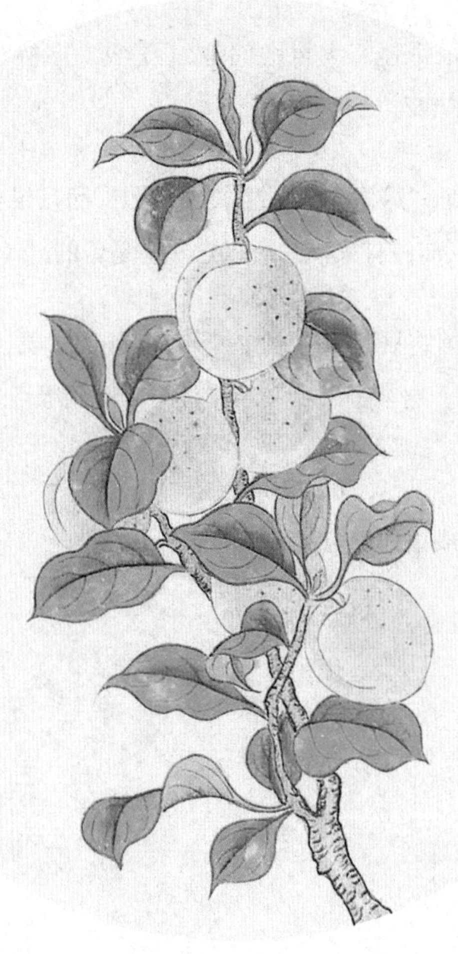

树枝都压弯了，十分诱人。

领头的孩子招呼了一声：“还等什么呀？快上树摘李子吃啊！”

于是，大家撸胳膊挽袖子，欢呼着争先恐后地向树上爬，摘了好多李子。

但是，面对眼前情景，王戎却站在原地丝毫没动，似乎在思考着什么。

伙伴们都觉得很奇怪，大声地问他：“王戎，你待在那里干什么，快点过来摘李子啊？”

王戎却开口说道：“这棵李子树生长在路边，而且果实已经熟透了，但是过往的行人却没有采摘，所以它一定是苦的。”

听完，大家将信将疑地拿起刚摘下的李子尝了尝，马上就都“呸呸”地吐了出来。这李子果真又苦又涩，难吃到极点。大家都对王戎十分佩服。

“道旁苦李”的成语便出自这个故事。

méi 梅

【时珍说】梅属于杏类，树和叶与杏略有相似。果实含有酸味，晒干成脯，加到汤羹中，含在嘴里香气四溢。

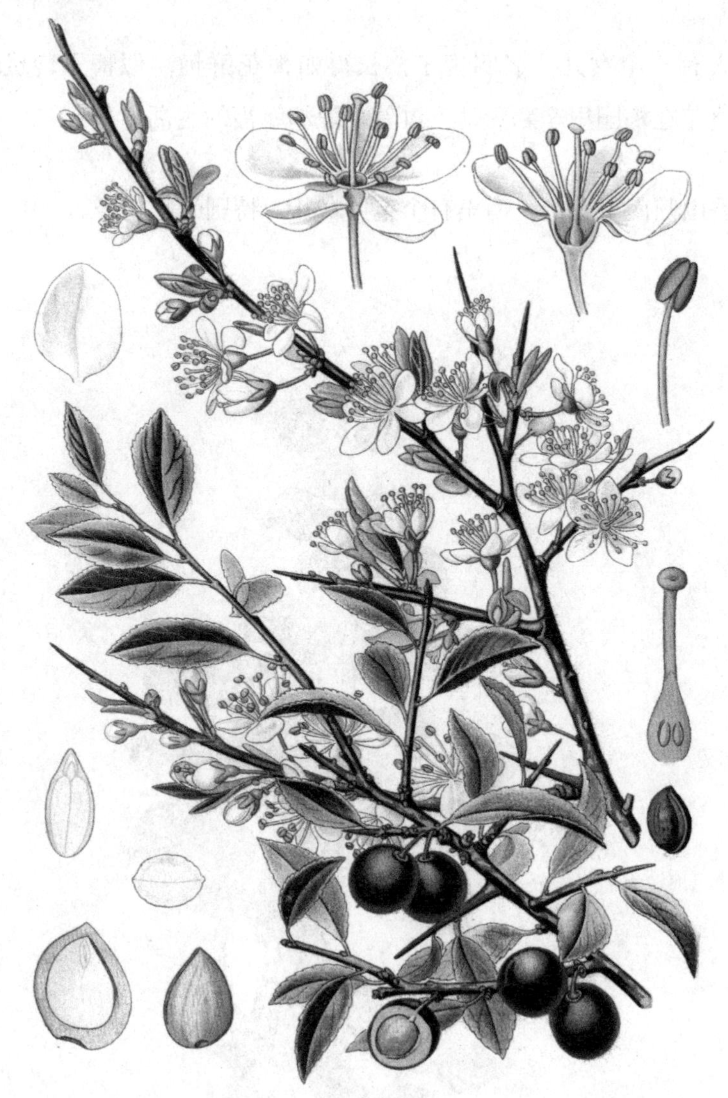

【药用部位】 实、乌梅。

【气味、性质、毒性】 实：酸，平，无毒；乌梅：酸、涩，温，无毒。

【用途】 实：生吃止渴，常吃则损齿伤筋、蚀脾胃；

乌梅：泡水喝可治伤寒烦热，止吐泻，消酒毒，安神助眠。

很久以前，在南香山下住着一位勤劳善良的种梅老人，他种出的梅子特别清甜，好比蜜桃。

老人有一个女儿，名叫梅子，长得如梅花鲜艳，似梅子玲珑。父女俩终年在梅园里辛勤劳动，过着平静却幸福的生活。

南香山归南王管治。南王有个宝贝女儿，特别爱吃梅子。

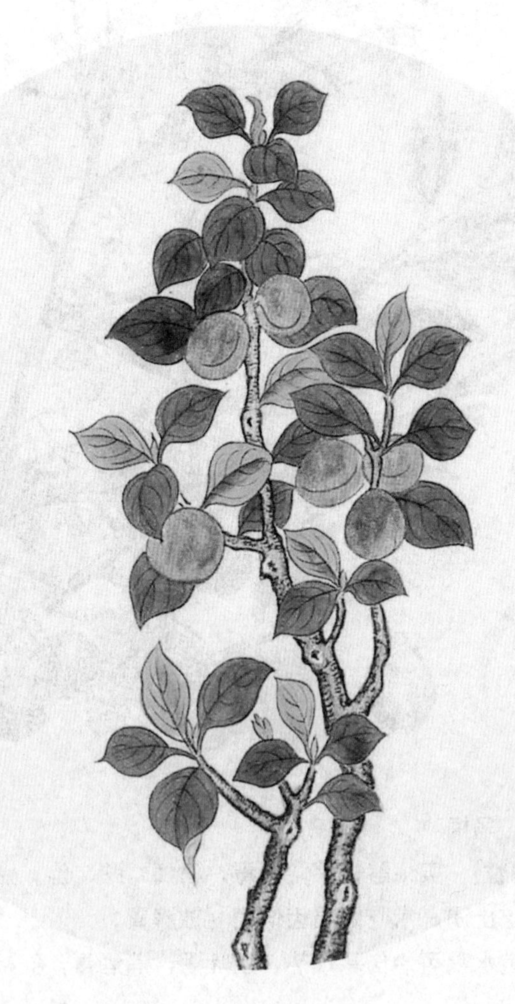

那年三月，梅子挂满枝头，青翠欲滴。南王听后十分欣喜，派人命种梅老人进贡一箩梅子。岂料，公主吃过进贡的梅子却生起病来，大祸随之降临到种梅老人的身上。

专横的南王不问情由，一口咬定公主因梅子致病，便把老人抓到牢狱关起来，并派兵把老人的梅树全部砍光。第二天，得知梅树被砍的老人活活气死在狱里。

父亲死了以后，孤苦伶仃的梅姑娘伤心极了。她坐在被砍掉的梅树桩上，从日出哭到日落，从月缺哭到月圆，辛酸的眼泪就这样滴滴渗到地上。

第二年，梅姑娘坐过的那棵梅树率先长出了嫩芽；接着，所有被砍的梅树都长出了新芽，而且越长越快，越长越茂盛，后来便开出一丛丛梅花，结出一串串果实。可是，新结出的梅子，形状虽然和过去完全一模一样，但味道却变酸了。

从此，人们吃到的梅子，味道都是酸的。

táo **桃**

【时珍说】桃的品种很多，易于栽种，而且较早结出果实。

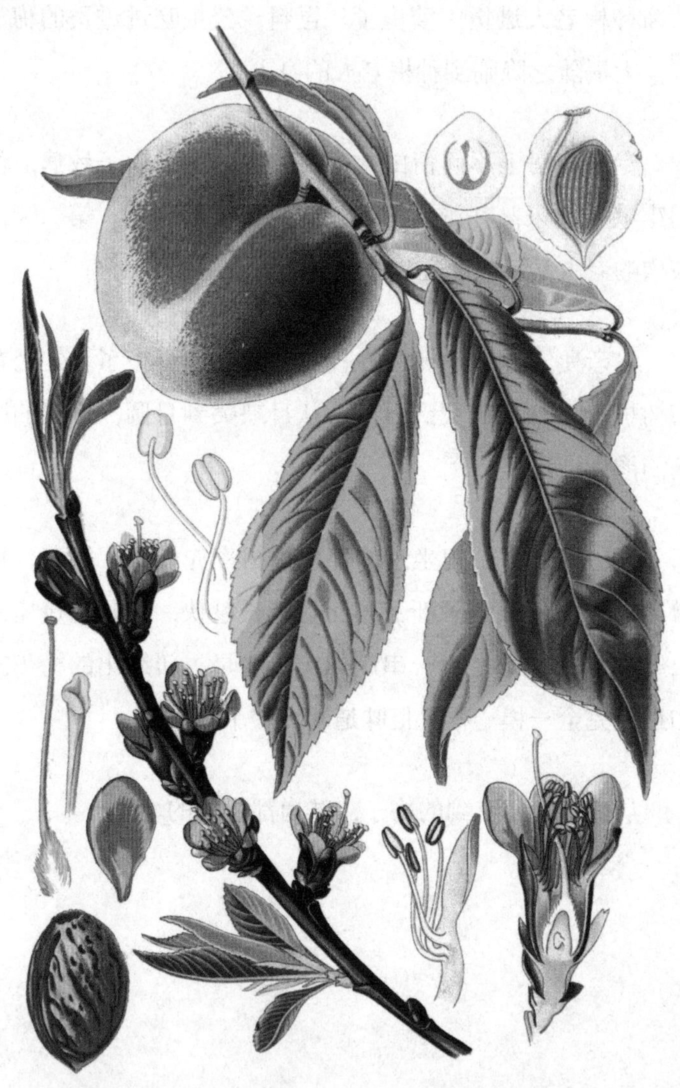

【药用部位】 实、核仁。

【气味、性质、毒性】 实：辛、酸，甘，热，微毒；

核仁：苦、甘，平，无毒。

【用途】 实：肝病者宜食。

核仁：治血滞，肢体游移性酸痛，肺痨病，产后血病。

古时候，在一个偏远的小山村住着一位叫桃子的小伙子，他勤劳、勇敢，深得村民喜爱。村里有一位叫小玉的姑娘，既聪慧善良又美丽大方。桃子时常与小玉在一起聊天、唱歌，两人在一起充满欢声笑语。渐渐地，他们的爱情悄然而至。

然而，小玉知道自己是花仙子临凡，不久就会飞回天庭。但她对桃子情真意切，担心自己离去会使桃子的生活陷入不堪。于是，

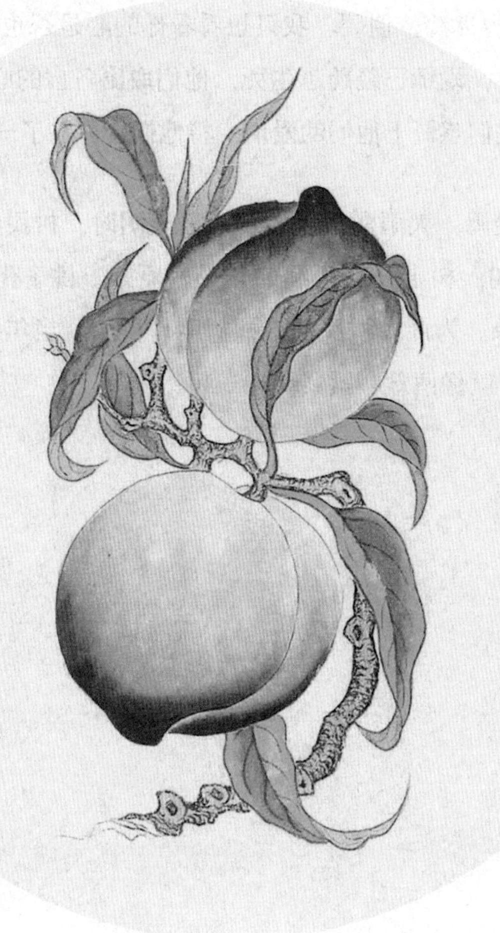

她借机用冰冷的态度对桃子说:“我爱的男人要有强大的意志力，而抑制情感就是强大意志力的表现。当你能将对我的情感掌控住，才会被我所爱。”说完这话，小玉决然地选择不再与桃子相见了。

小玉的话让桃子陷入了两难境地：爱小玉，小玉会不喜欢自己；忍住不爱，又会失去她。他的心，时而沸腾，时而冰冷。慢慢地，他的脸失去血色，他的心开始变得僵硬。

一次偶遇重逢，桃子向小玉诉说了自己的痛苦。他告诉小玉:“我的心已经变得冰冷、僵硬。我只想看看你的心是否也像我一样因爱而冷！”此时，爱情已经跨越生死，他们取出各自的心互相求证，相依而逝。村民们感慨于他们的爱情，将他们合葬在了一起。

当晚雷声轰鸣，大雨瓢泼下了一夜。天明时，村民看到墓地上长出了一棵小树，树上开着粉红的花朵。原来，桃子化作了树干，小玉化作了花朵。为此，村民把这棵树叫作桃树。当年夏天，桃树上结满了鲜果，就像两颗心紧紧拥在一起。

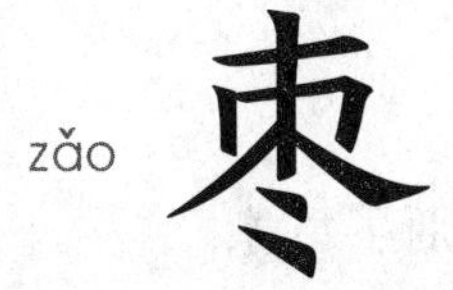

【时珍说】枣树红色带刺。每年四月份生叶，叶尖丰满有光泽；五月份开花，白色微青。南北地区皆有种植，而青州和晋地所产的枣肥大甘美，为入药的最佳选择。

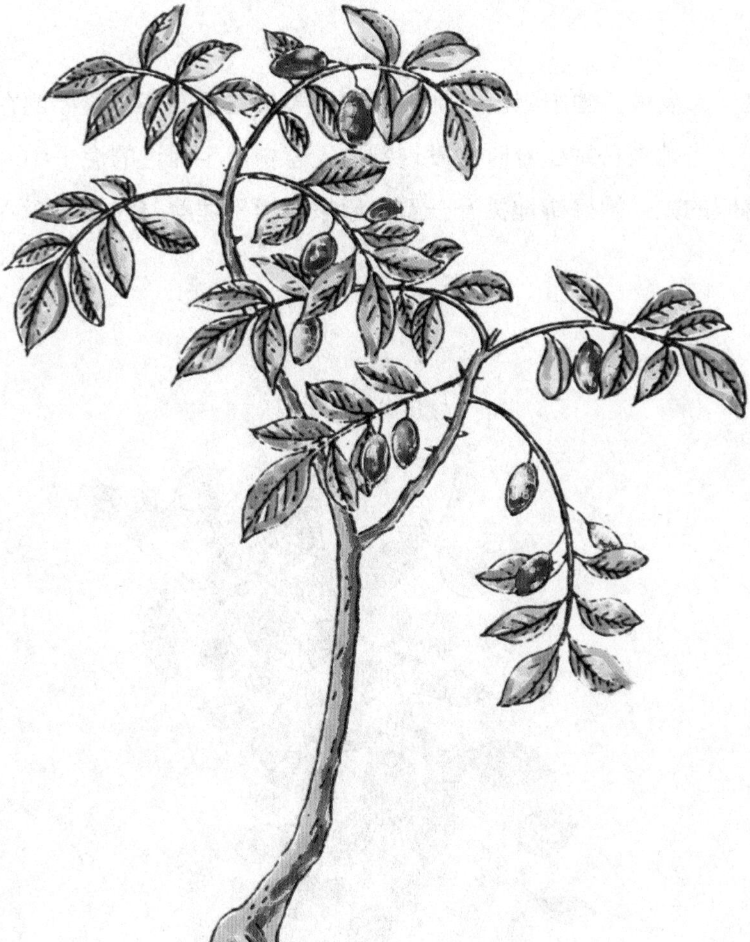

【药用部位】 木心、根、叶、大枣。

【气味、性质、毒性】 生枣：甘、辛，热，无毒；大枣：甘，平，无毒。

【用途】 木心：治因寄生虫引起的腹痛，面目青黄，淋露骨立；治呕吐；通经脉。

叶：覆盖麻黄，能令发汗；和葛粉，擦痱子疮，效果佳。

根：煎水洗浴，治小儿赤丹从脚背发起。

大枣：润心肺，止咳，补五脏，长期服食轻身延年。

相传，大禹的女儿叫璪（zǎo），璪在十三岁那年辞别了母亲，励志追随父亲治水。于是，她便沿着父亲疏通的河道踏上了寻父之路。

这一天夜里，她来到沧州地界，由于天黑路滑，不小心摔倒在河堤上。当她准备站起身时，发现刚才无意中用手抓过的泥土中闪烁着耀眼的光，她好奇地扒开一看，原来河堤里埋藏着许多五颜六

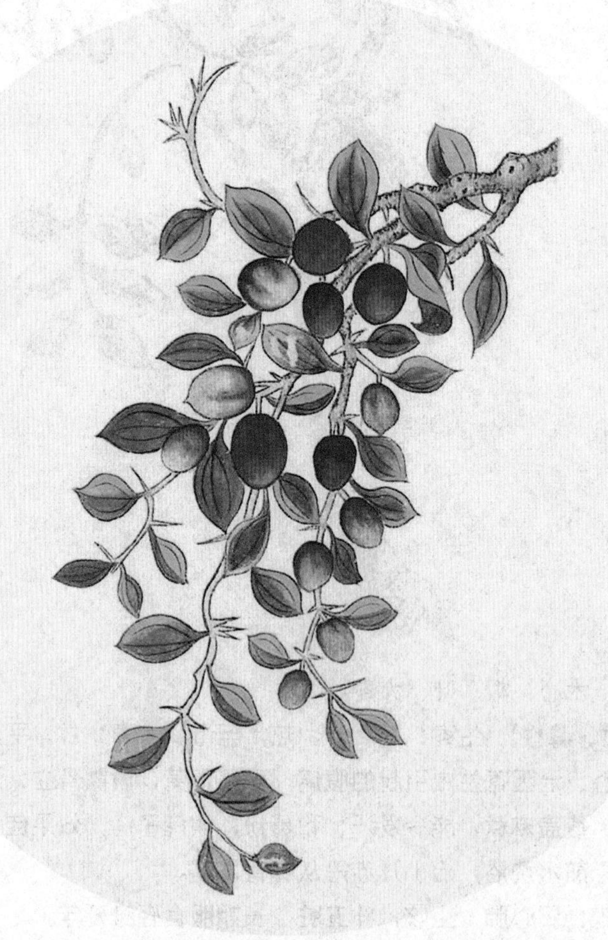

色的宝石。据说那是当年海龙王积攒的宝贝，这些宝贝后来被其他天神嫉妒，其他天神便动用黄沙掩埋了大海，也盖住了龙王的宝藏。

璪借着宝石散发的光亮爬上堤岸，躺在一块草地上恢复体力。此时的她又累又饿，情不自禁地拿起一块宝石含在嘴里。谁知这宝石竟然有一股沁人心脾的香气，而且流出的汁液清甜可口。璪吃了几口，饿意不觉间竟消失了。于是，她埋好宝石，做了记号，继续寻找父亲。

皇天不负苦心人，璪找到了父亲，而大禹也圆满完成了治水。在父女二人返程时，璪突然想起红宝石，于是与父亲一同去寻找。只见远远的河堤上长着一棵大树，树上挂满了如宝石般晶莹的果子，吃上一口，无比甜脆，解渴又抵饿。这棵大树就是璪当时埋下的宝石长成的。

于是，父女二人摘下果子分给当地生活艰苦的百姓。可是僧多粥少，一棵树上的果子根本不够吃，璪留了下来，帮助百姓们种植这种果树。

后来，人们为了纪念璪，就创造了一个“枣”字为这种树命名，并把璪尊为“枣祖”。

栗

【时珍说】栗只能播种而植，不能移栽。《事类合璧》中记载，栗树高二三丈，苞上多刺如猬毛，每枝有四五个。子生时壳黄，熟时壳变紫，壳内有膜裹住，到九月降霜时方熟。

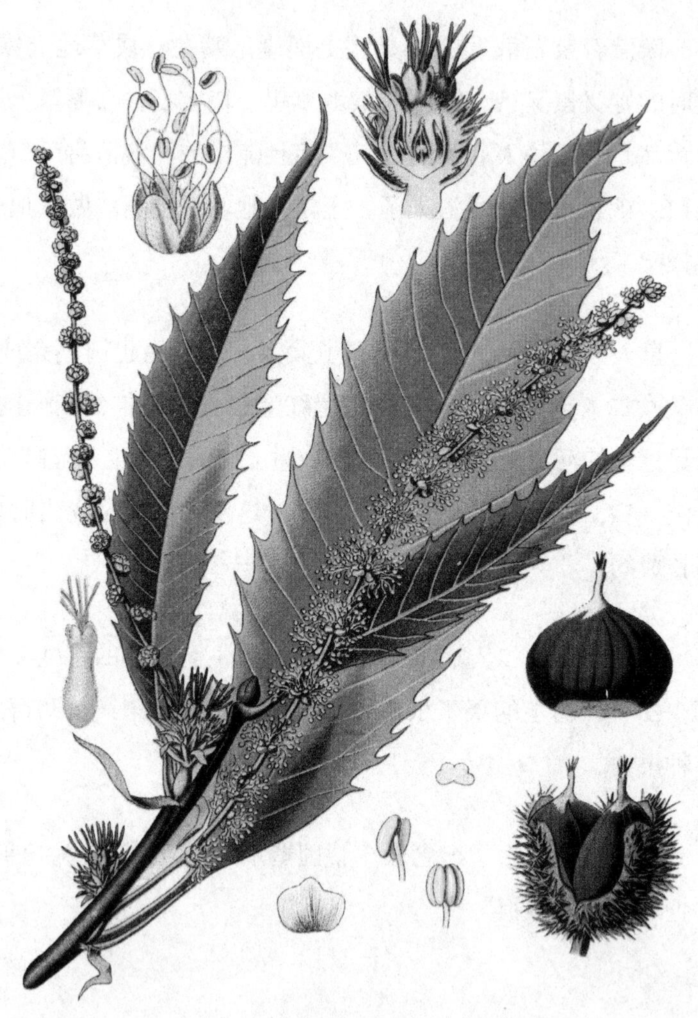

【药用部位】 实、栗荴（fū，栗壳与栗肉之间的薄皮）。

【气味、性质、毒性】 实：咸，温，无毒；栗荴：甘、涩，平，无毒。

【用途】 实：生吃可治腰脚不遂；治筋骨断碎，肿痛瘀血，生嚼后涂上，立即见效。栗荴：捣散和蜜涂脸，可去皱纹，使人皮肤光滑。

很久以前，山村里有一个年轻人，年轻人身强体壮、膀大腰圆，是村里砍柴、打猎的好手。

不知何故，这年春天，年轻人突发腰疾，腿脚开始不听使唤，看了很多大夫也不见好转，家里人急得团团转，却也无计可施。难道好好的一个人，说不行就不行了吗？眼看着自己的妻子因劳累脸上失去了往日的光彩，母亲整天更是以泪洗面，年轻人便萌生了自己了断的念头。

这天，妻子上山砍柴，母亲外出采蘑菇，他吃力地爬到自家的栗树下，挂好绳子，准备了此残生。这时，一个栗蓬正好砸到他的头上，他心想：与其做饿死鬼到阴间受罪，不如吃饱了再走也不迟。于是便晃了晃栗树，拾起掉下的栗子吃了起来。吃着吃着，他有点困意，就躺在地上睡着了。天慢慢黑了，妻子和母亲回到家见不到人，便发动村里人满村子找，最后大家在栗树下发现了睡得正香的年轻人。他醒后竟然不知不觉地站了起来，而且腰不疼了，腿脚也有了力气，这一幕把村里人都看傻了。

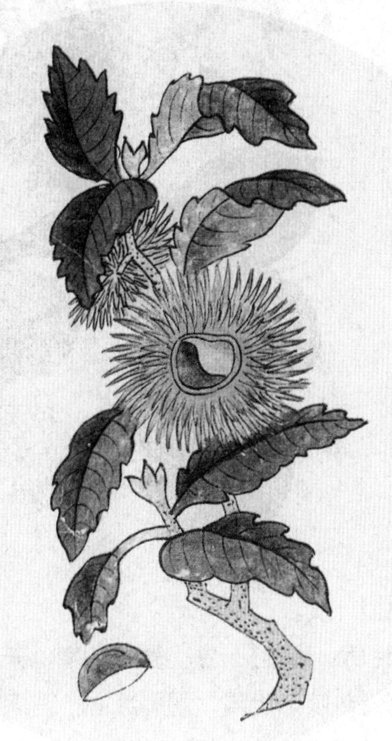

此后，年轻人逢人就说是栗树娘娘赐他吃了仙果，他才得以康复。

lí 梨

【时珍说】梨树高二三丈，叶尖而光腻有细齿，二月开六瓣白花。梨有青、黄、红、紫四种颜色。乳梨即雪梨，鹅梨即绵梨，消梨即香水梨，都是果中上品，可以治病。

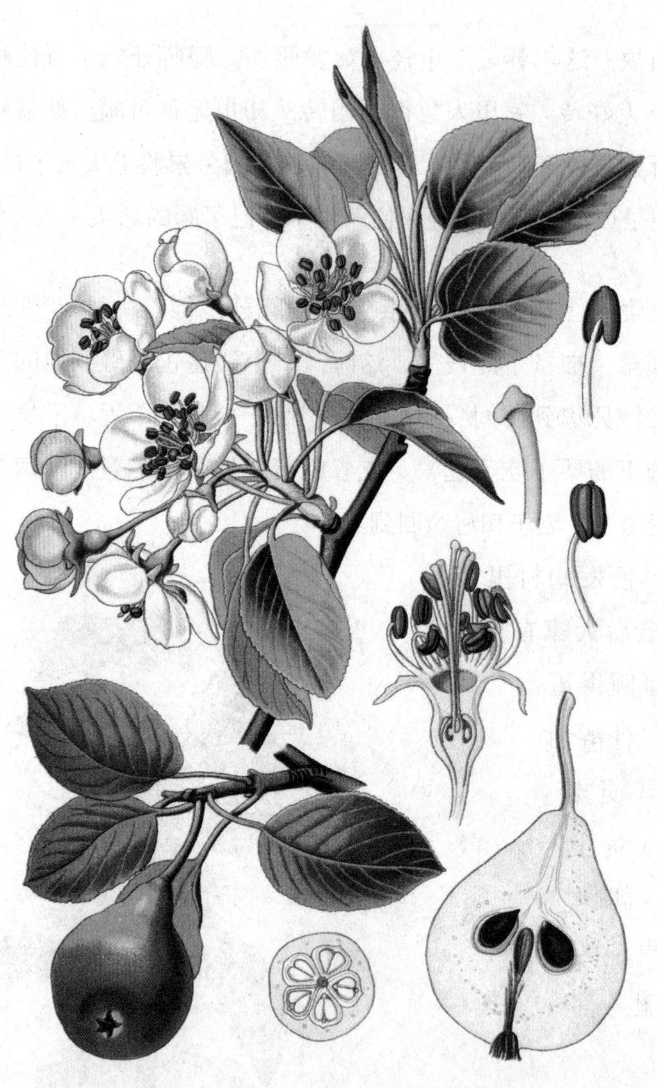

【药用部位】 实。

【气味、性质、毒性】 甘、微酸，寒，无毒。

【用途】 治热咳，止渴；润肺凉心，消痰降火，解疮毒、酒毒；切成片贴烫伤部位，可止痛不烂。

相传，古代库尔勒有一个叫艾丽曼的聪明又漂亮的姑娘，为了让瀚海边沿的父老乡亲们吃上梨子，她不畏艰险，骑着毛驴向东方寻找，她翻越多座大山，到过许多地方，骑死许多头毛驴，终于引进了多株梨树，在当地栽植。艾丽曼将这些梨树与本地野梨嫁接，却只有一株嫁接成功。那梨树上的梨子成熟时，香气扑鼻而来，随风荡漾。这些梨子就是现在说的库尔勒香梨。

这件事传到地主巴依耳里，他想用金银财宝买下这棵树，而且不允许艾丽曼把栽培技术传授给别人。艾丽曼拒绝了巴依的要求，巴依恼羞成怒，指使狗腿子砍倒了梨树，并杀死了姑娘。

第二年，被砍倒的梨树根长出新枝。乡亲们怕巴依再来抢夺，立即把梨树移走了。后来，库尔勒香梨得到了普遍栽种。

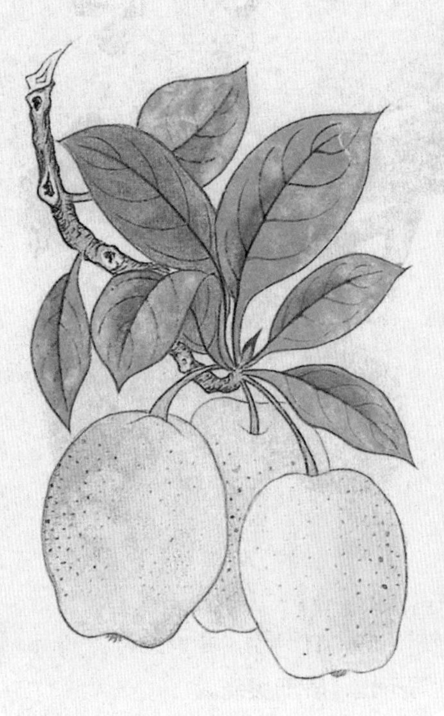

棠梨

táng lí

【时珍说】棠梨是一种野梨，山林处处皆有。树像梨树但略小，叶子像苍术叶，有圆的和三叉的，叶边都有锯齿，叶子颜色灰白。二月开白花，果实霜后可食。

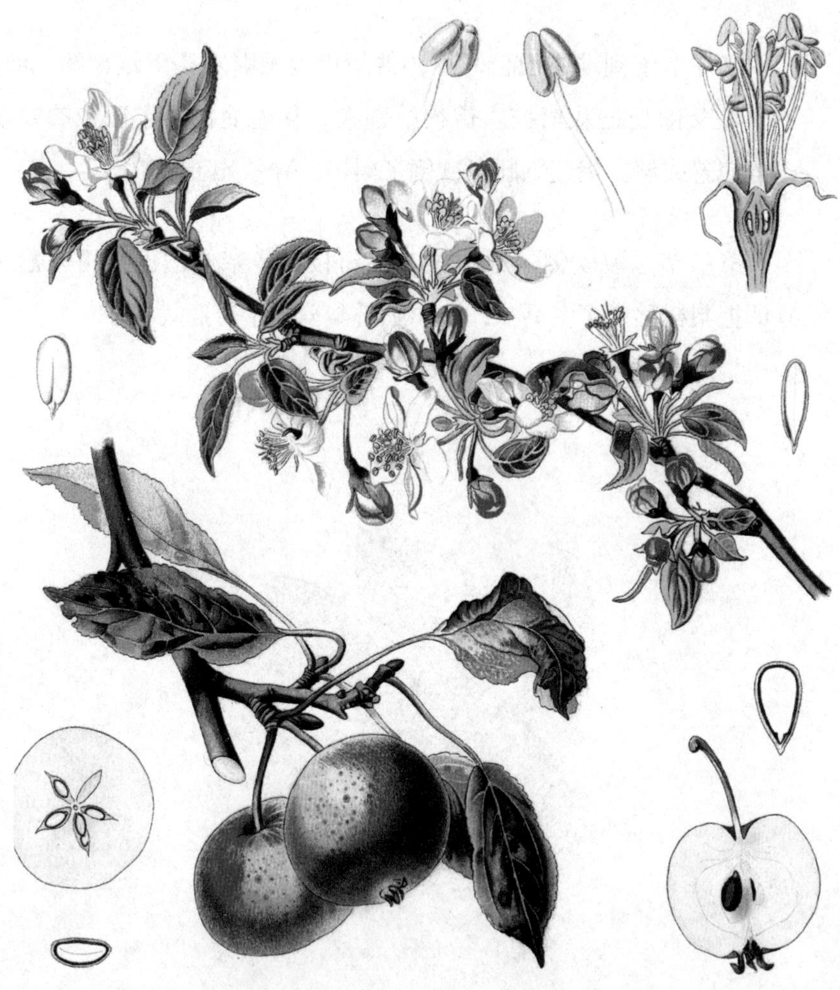

【药用部位】 枝叶。

【气味、性质、毒性】 酸、甘、涩，寒，无毒。

【用途】 治霍乱吐泻不止、转筋腹痛。

清代状元蒋立镛的高祖姑奶奶，从江西搬迁的途中遇见了一名逃难的钟姓青年。这位青年身材魁梧，擅长植物研究，爱好植树养花，他研究嫁接的一棵树苗，该树苗的叶、花、果均能防病治病。

原来，为了保护这棵树苗，钟姓青年人从江西一路逃难到湖北，不料晕倒在路上。蒋立镛的高祖姑奶奶发现后，用米汤将其喂活。两人一路逃难，因相互照应，日久生情，最后结为夫妻，并在华严湖北屋边高台落户定居，而且将那棵树苗栽在此处。

由于这棵树苗长得像凤凰，其中一根树枝像凤凰嘴，所以人们把高台叫凤凰嘴。因为蒋立镛的高祖姑奶奶名叫棠梨，钟姓青年为了感谢她的救命之恩，就把这棵树称为棠梨树。

棠梨树四季常青，象征他们爱情永存；枝叶茂盛，象征他们后继有人。

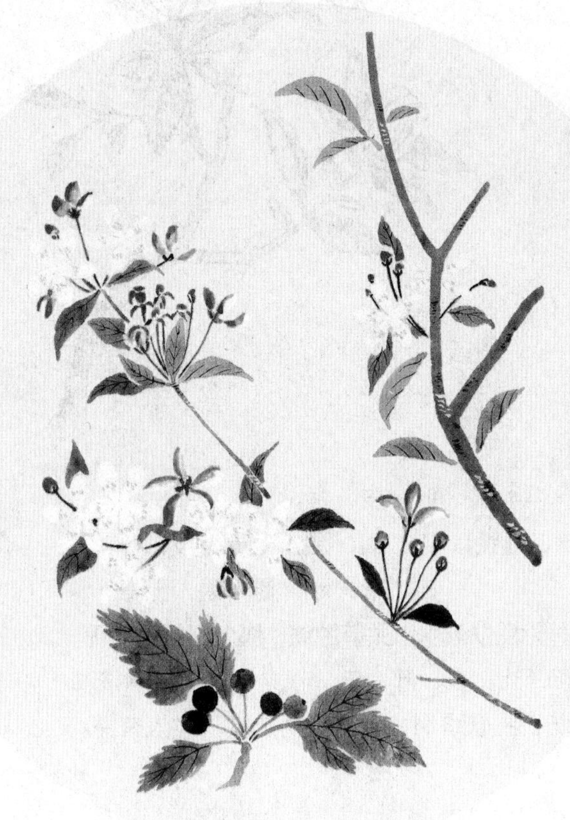

mù 木 guā 瓜

【时珍说】木瓜可种可接，还可以压枝。其叶光而厚，果实如小瓜。去子蒸烂，捣成泥之后加入蜜糖，与姜一起煎煮，冬月饮用尤佳。

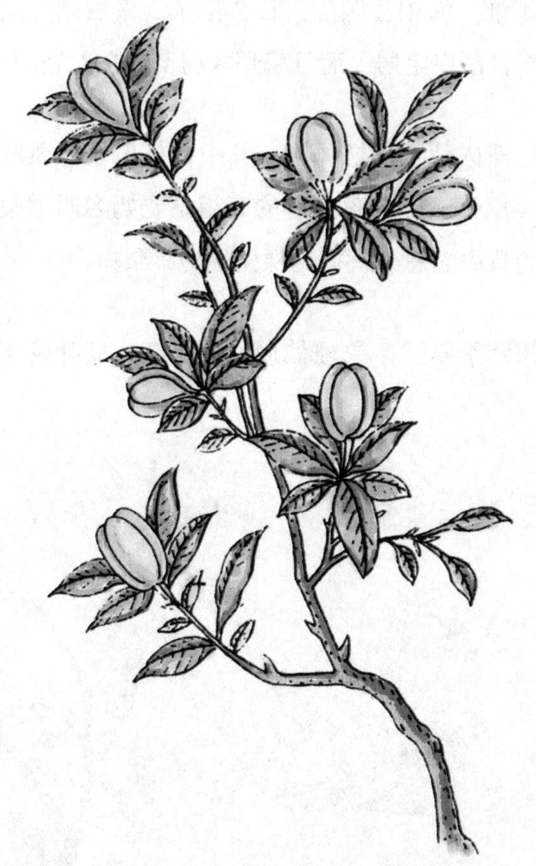

【药用部位】 实，枝、叶、皮、根。

【气味、性质、毒性】 实：酸，温，无毒；枝、叶、皮、根：酸、涩，温，无毒。

【用途】 实：治肌肤麻木、关节肿痛、脚气、霍乱吐泻、转筋不止。枝、叶、皮、根：根、叶煮水洗脚以防止脚软跌倒；木材做桶洗脚，对人有益。

扫码听故事

宋代名医许叔微在《本事方》中记载了一则有趣的故事。

一次，安徽省广德市的顾安中外出，突然腿脚肿痛，不能行走，只好乘船回家。在船上，他将两脚放在一包装货的袋子上，下船时发现自己腿脚肿痛的症状竟然减轻了许多。他感到十分惊奇，就问船家袋中装的是何物。船家回答：是木瓜。顾安中回家后，就买了一些木瓜切片，装于袋中，每日将脚放在上面，不久，他患的腿脚病痊愈了。

当然，这里说的是一种药用木瓜，亦称铁脚梨，有治疗风湿痹痛的神奇功效。它是我国特有的野生果，因产于安徽宣城，故称其为“宣木瓜”。

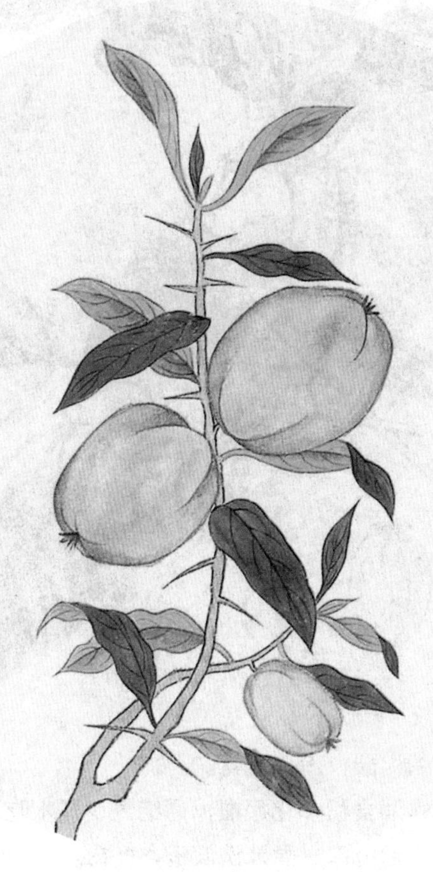

shān zhā
山楂

【时珍说】山楂树高数尺，叶有五尖，丫间有刺，三月开五瓣小白花。果实有红、黄两种，大的如小花红果，小的如指头，九月方熟。

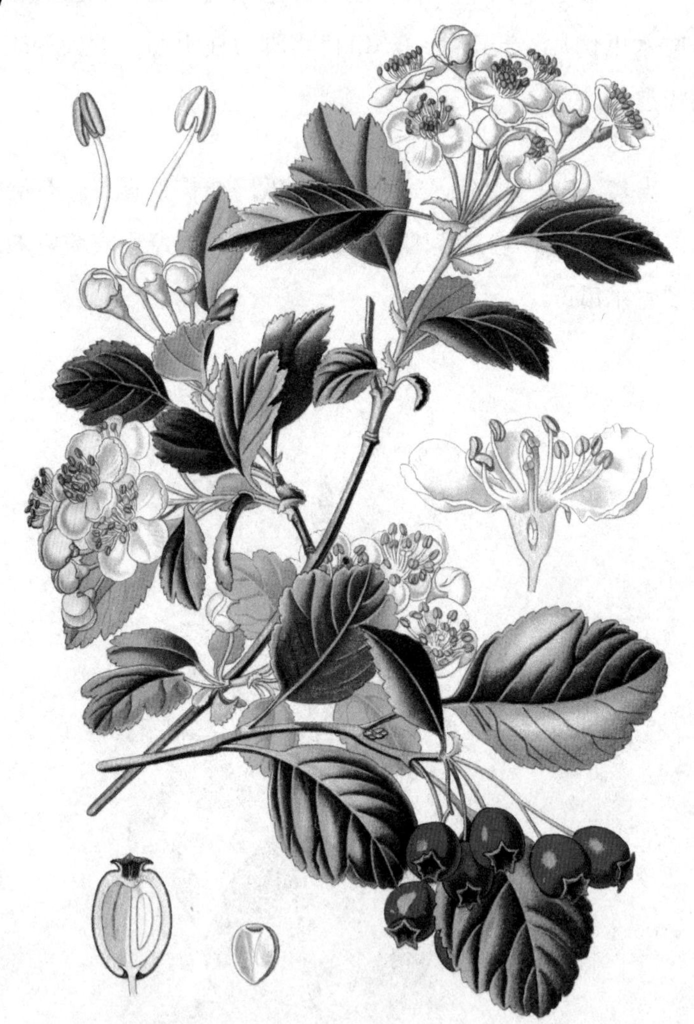

【药用部位】 实。

【气味、性质、毒性】 酸，冷，无毒。

【用途】 补脾健胃，消食积，化瘀血，通结气；煮水吃可止水痢；洗头浴身，治疮痒；煮汁洗漆疮，多愈。

从前，有一座大山，山里住着一户人家，男主人有两个孩子，老大是前妻留下的，老二是现在的妻子晚娘所生。

为了让自己的儿子独吞家产，晚娘视老大为眼中钉、肉中刺，每天都算计着如何陷害老大。可是，既不能明目张胆地拿刀杀害，又不能推河里活活淹死，该如何下手呢？思来想去，她想出了一个损主意——让老大活活病死。

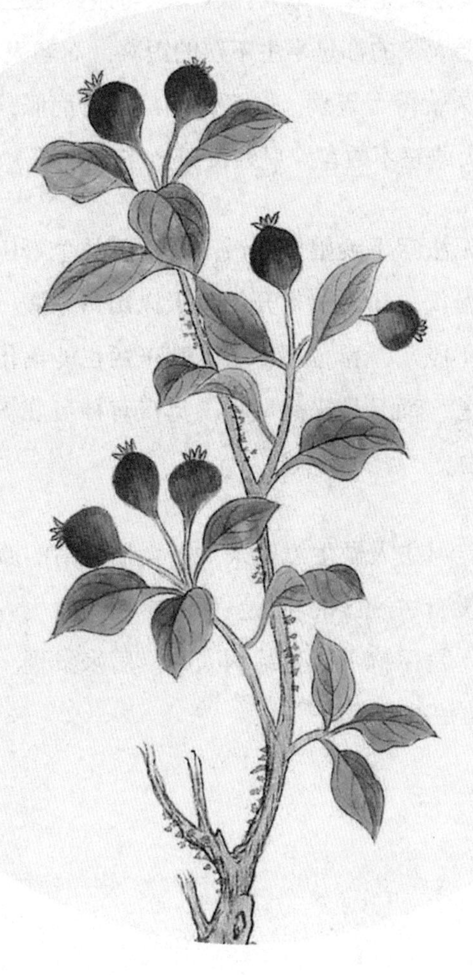

凑巧，男主人要外出做生意，临行时嘱咐儿子要听娘的话。男主人前脚刚走，晚娘就恶狠狠地对老大说：

“家里的活这么多，你作为哥哥，得多分担几样。”

“父亲让我听娘的话，我做什么都可以。”

“你年纪小，就去山上看庄稼吧。我给你做饭带着。”

从此，老大风里来雨里去，每天往返于家与庄稼地之间。其实，狠毒的晚娘每天给老大带的都是半生不熟的饭菜，而老大年纪尚小，哪里消化得了，不久就得了胃病，肚子时而疼，时而胀，眼看着一天天消瘦下来。老大敢怒不敢言，只好每天坐在山上哭。

这天，他实在无法咽下晚娘做的饭，就吃了几个野山楂，没想到这山楂既充饥又解渴。于是，他开始每天以山楂果腹。岂料，吃着吃着，他的肚子不胀了，胃也不疼了，吃东西也能消化了。晚娘见老大不但身体无恙，而且越来越健壮，觉得有神灵庇护他，也就终止了陷害他的行为。

又过了些日子，男主人做生意归来，老大把事情的原委向父亲讲了一遍，当然他没有讲晚娘的坏话。商人本性的男主人断定山楂具有一定的药性，于是采摘下来卖给病人吃。后来发现，山楂果然有健脾和胃、消食化瘀的作用。

nài 柰

【时珍说】柰与花红是同类异种。树、果都像花红而稍大，可栽种也可嫁接。有白、红、青三种颜色。白的叫素柰，红的叫丹柰，青的叫绿柰，皆在夏天成熟。

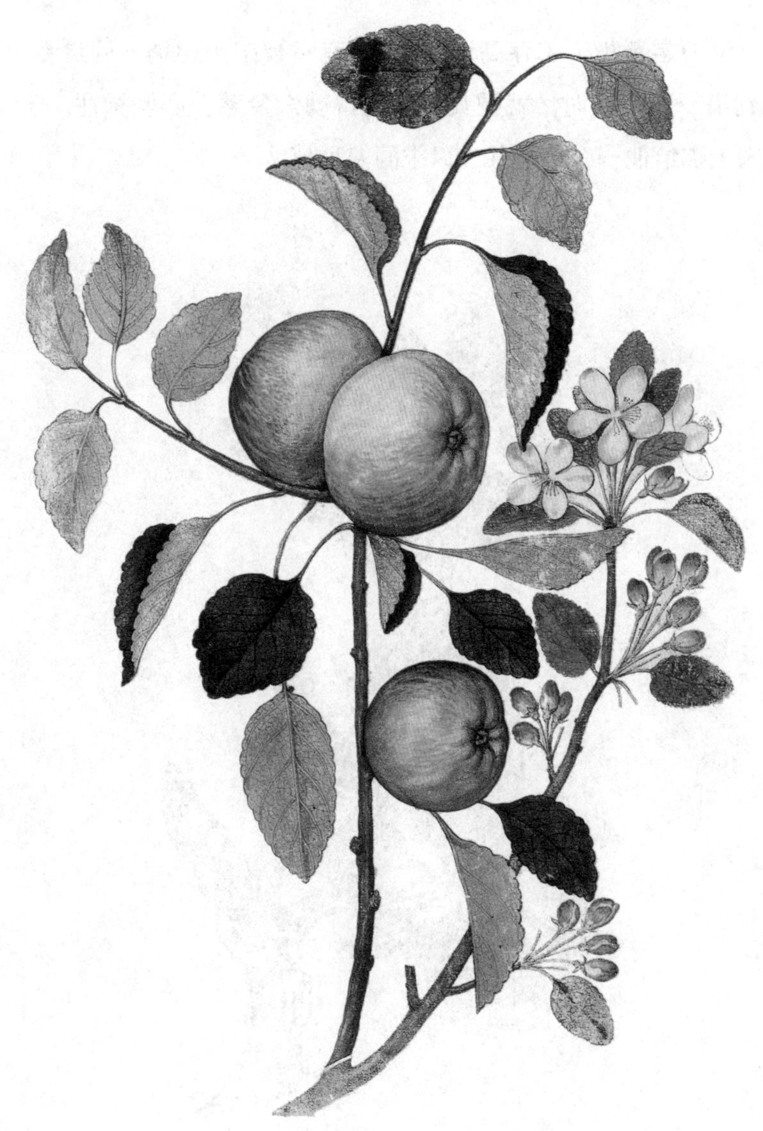

【药用部位】 实。

【气味、性质、毒性】 甘，寒，有小毒。

【用途】 捣汁服用可治暴食引起的饱胀；益心气，耐饥，生津止渴。

古时候有个国王，他拥有一棵世上独一无二的柰树，所以他从不允许常人食用“柰果”。

有一位博学善思、志存高远的梵志[①]有幸被国王邀请一同进餐。当他吃到第一颗柰果时，就被其美味迷得魂索梦萦、心驰神往，于是跪请国王赐给他一个小嫩芽，以求回家种植。

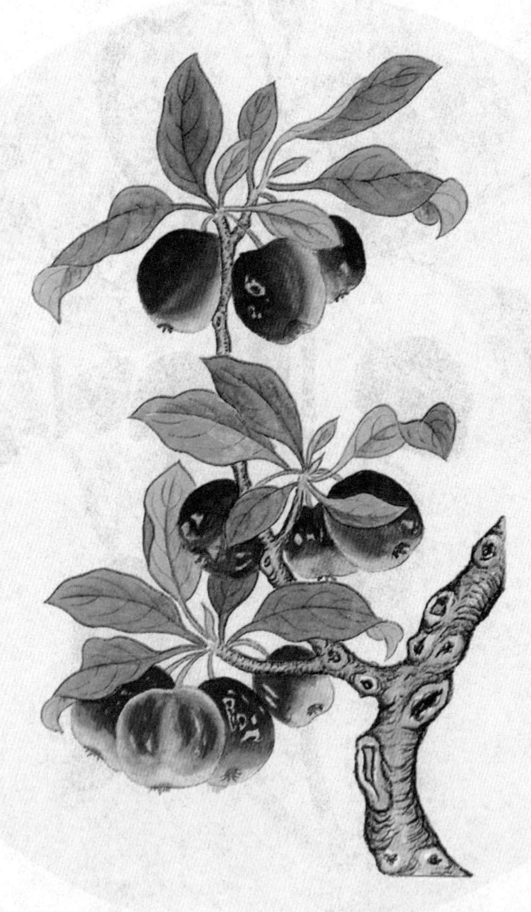

① 梵志：古印度一切“外道”出家者的通称。

三年后，柰树终于开花、结果。梵志急不可耐地摘下来品尝，可是味道却奇苦无比，嚼起来就像棉花。他认为可能是土质的问题，于是弄来一群牛，每天用牛奶浇灌柰树。

第二年，柰果果然变得异常好吃，但果树却生了一个瘤子。不久，瘤子里居然长出一根树枝，而且越长越高，离地七八丈，甚至高过树冠。更惊奇的是，这个树枝的顶端又分出许多小枝条，形成了倒立的树冠。好奇心驱使梵志爬了上去，他发现这个树冠里有一个水池，池中朵朵鲜花散发着清香，而且在花下竟然还有一个俊俏的女娃。梵志大喜，立刻把这女娃抱了出来，给她取名柰女。柰女被照顾得很好，十五岁时便已倾国倾城。

后来，柰女成了摩揭陀国（佛祖住世时的国家）的王妃。佛祖看上了她的树园，她就把树园送给佛祖，因为佛祖曾经在其中居住，人们又把佛寺称为柰苑。

安石榴

ān shí liu

【时珍说】榴五月开花，有红、黄、白三色。单叶的结果，千叶的不结果，结果也没有子。其果实有甜、酸、苦三种。

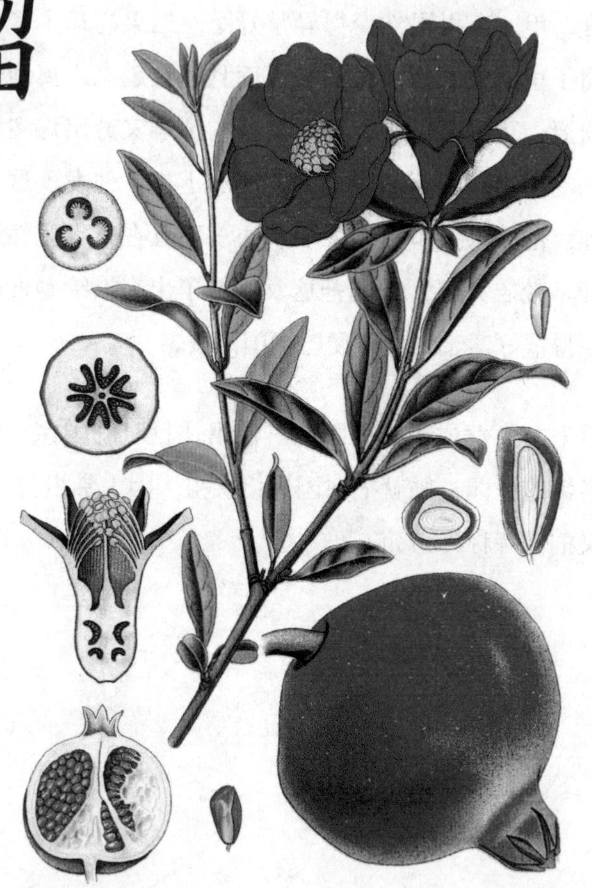

【药用部位】 甘石榴、酸石榴。

【气味、性质、毒性】 甘石榴：甘、酸、涩，温，无毒；

酸石榴：酸、涩，温，无毒。

【用途】 甘石榴：治咽喉燥渴，理乳石毒，除弓形虫。

酸石榴：治赤白痢、腹痛；连子一起捣成汁服一枚，还可止泻痢、崩中带下。

传说，汉代的张骞出使西域时，在安石国居住的使馆前有一棵石榴树，繁花怒放，色艳如火。后来因为天旱无雨，花叶日渐枯萎，张骞便每日挑水进行浇灌。返国时，张骞没有要任何赏赐而只请求带回那棵石榴树，安石国国王应允。不料，这棵石榴树中途因遭遇匈奴的拦截而丢失。

当汉武帝带百官出迎时，一红衣绿裙妙龄女子气吁吁、眼泪婆娑地向张骞奔来，百官皆惊，张骞回头望时也是一惊。原来张骞返回前一天夜里，正是这位姑娘恳求张骞带她回中原。因为张骞是使者，担心惹出事端，于是将其劝退了。张骞说："你不留在安石国，却为何追赶我们至此呢？"女子垂泪回答："我不图富贵，只求回报浇灌之恩，中途遭劫以致未能一路相随。"说完，就变回之前丢失的那一棵石榴树。

张骞大悟，向汉武帝禀报原委。汉武帝大喜，命花匠将石榴树移植到御花园。从此，中原有了安石榴。

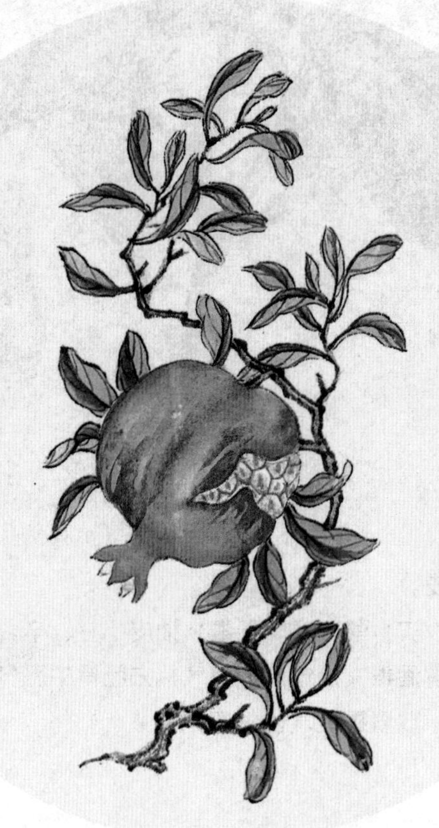

yòu **柚**

【时珍说】柚的树、叶都像橙。果实有大小两种：小的像柑、像橙；大的像瓜。

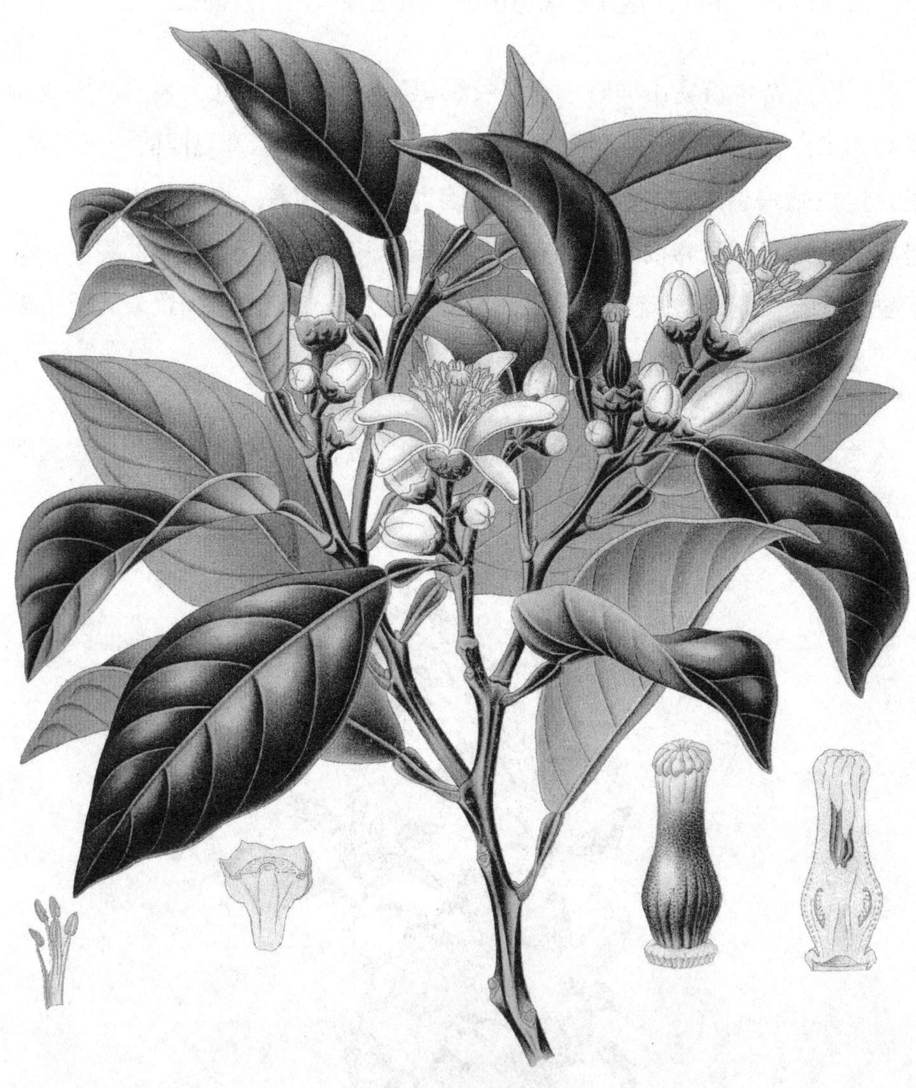

【药用部位】 实、柚皮。

【气味、性质、毒性】 实：酸，寒，无毒；柚皮：甘、辛，平，无毒。

【用途】 实：消食，解酒毒，治饮酒人口气，去肠胃中恶气；柚皮：下气，散愤懑之气，化痰。

很久以前，生活在福建琯溪一带的百姓突发水土不服现象，出现了腹胀便秘、胸闷痰多等症状。由于当时缺医少药，很多人无奈地离开了村子，到别处谋生。村里有个叫阿柚的年轻人，因担心母亲身体虚弱，经不起奔波，选择留在村子里。

阿柚是远近皆知的孝子，他总是想尽办法来满足母亲提出的要求，每每提起他，无人不竖指夸赞。这一天，母亲肚子胀得难受，

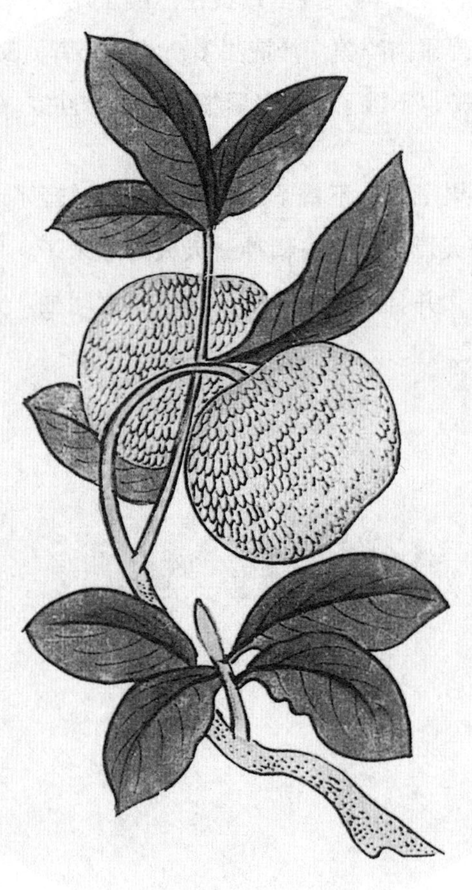

大便又不通，饭也吃不下，想吃些野果子。阿柚听了，马上放下手中的活儿，安顿好母亲后便出门上山寻找。

他走啊走，转啊转，日头偏西了，也没有找到满意的果子。是啊，已经 10 月份了，穷乡僻壤的，哪还有什么野果呢？

阿柚失望至极，垂头丧气地正想往回走，他突然发现远处有一棵圆头形树冠的大树，树叶稠密，枝条下垂，树上结满了卵圆形果实。阿柚欣喜，忙跑过去摘下一个：这果子果皮又薄又光滑，散发着一股淡淡的幽香，果子的果肉呈蜡黄色，晶莹剔透。他掰下一瓣放入口中细细咀嚼，果肉鲜美，汁液甜多，沁人心脾。又吃了几瓣，觉得口不渴了，肚子也不饿了。他赶紧摘下几个带回家。

母亲吃了这种果子，头不昏了，腹胀感慢慢减轻了，痰多症状也消失了，而且每天胃口大开，精神一天天好起来了。后来，阿柚广泛种植这种果子，并且分送给邻里。为了感谢阿柚，大家称这种果子为“琯溪蜜柚”。

xiàng 橡

【时珍说】叶像槠叶，木纹呈斜钩状。四五月开出栗花一样的花朵，黄色。果实像荔枝，核有尖。果实的蒂如斗，包着半截果实。树大的可以做栋柱，小的可做柴。

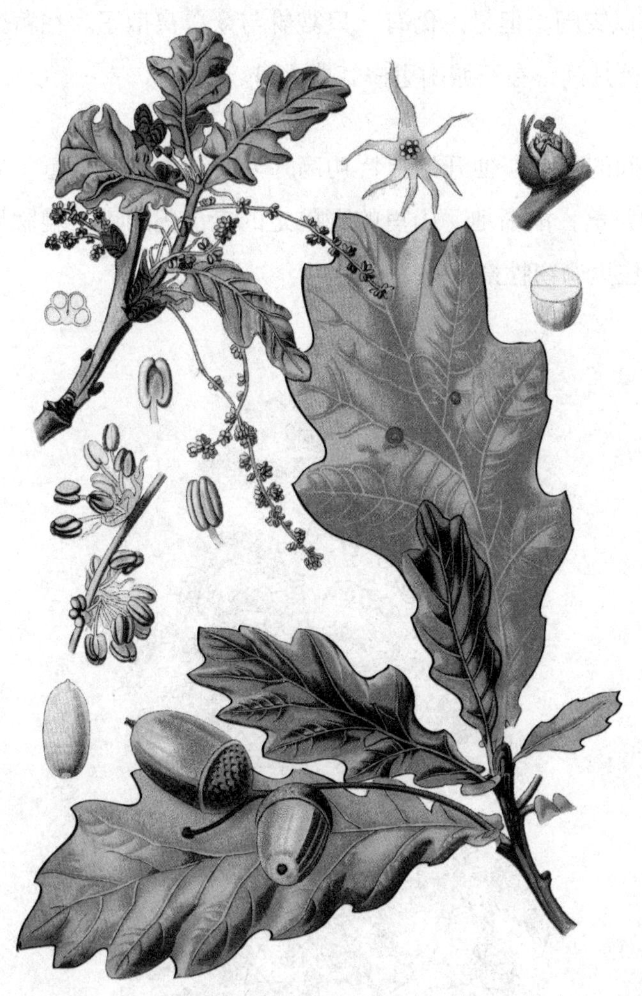

【药用部位】 实、斗壳、木皮、根皮。

【气味、性质、毒性】 实：苦，微温，无毒；斗壳：涩，温，无毒；木皮、根皮：苦，平，无毒。

【用途】 实：用水淘去涩味，蒸熟吃可以解饥；
斗壳：止肠风下痢、崩中带下，可染棉布和黑发；
木皮、根皮：治恶疮，止痢，消淋巴结结核。

传说，黄帝驱使虎、豹、熊、貔貅等野兽大战蚩尤，这些野兽在战斗时遭遇浓雾、雷电，以致迷了路，无法分辨方向，最后幸得风后相救得以突围。但是，仍有一只貔貅与众兽离散了。在黄帝升天后，它流落凡间，在石城山里修炼成人身。

随着时间的推移，他开始自恃功高，为所欲为，而且每年立秋都要杀动物祭奠。渐渐地，山里的野兽走的走，逃的逃，貔貅只好趁晚上到村庄里偷窃牲畜。

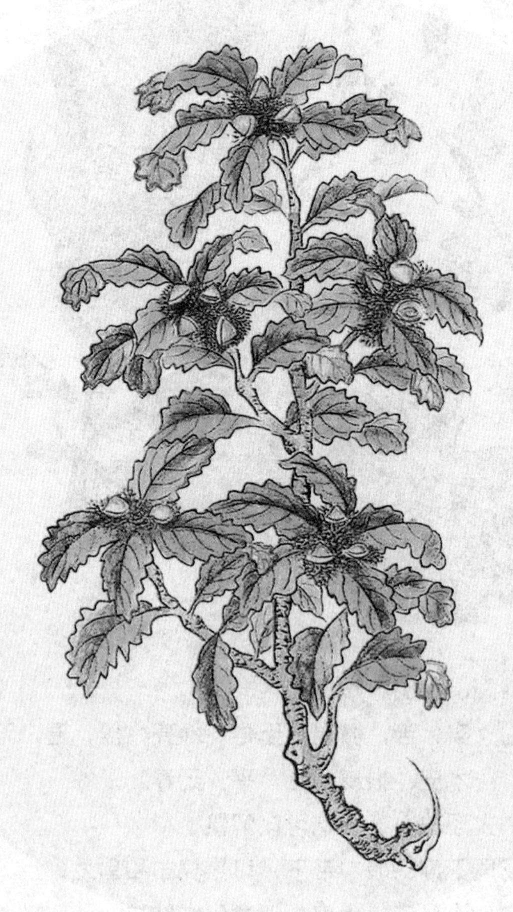

一天，貔貅化身成人形来到黄帝洞，看到很多人正为村里丢牲畜的事烧香免灾。而人群中一个十七八岁貌美如花的姑娘让他眼前一亮，他瞬间产生了霸占为妻的念头。这个姑娘叫橡花，从小就随父亲行医采药、治病救人，既聪明又善良。

于是，貔貅开始虚情假意地对橡花献殷勤，并百般取悦橡花的母亲。不过，这一切早已被聪慧的橡花看透，让他结结实实地吃了“闭门羹”。见阴谋反复失败，貔貅恼羞成怒，他便在黄帝洞内释放了毒雾。不久，很多到洞中祭拜的村民失明了。橡花猜到是貔貅的毒计，尽管父女行医多年，却也束手无策。

夜里，橡花辗转难眠，在似梦似醒中看到一位仙姑来到眼前，仙姑自称是黄帝的妻子——嫘祖。她将事情的来龙去脉告诉了橡花，并嘱咐橡花：每到立秋之时，貔貅都要坐修七天七夜，修炼时他会将自己的胆吐出来放在身前的岩石上，修炼完再吞回去。只要能把他的胆熬成汤汁给村民们喝了，村民的眼睛就能够恢复光明。”话音刚落，嫘祖就消失了。

橡花醒来大喜，此时正值立秋，机不可失。于是，第二天，她带着干粮前往石城山寻找貔貅。终于在第七天的夜晚，她找到了正在修炼的貔貅。此时，正是貔貅修炼的最后关头，待其修炼成功，恐怕会对人间造成更大的祸害。橡花没有犹豫，抢过貔貅的胆，一口吞到肚子里。因为貔貅心毒，胆也有剧毒，橡花就这样死掉了。而貔貅没有了胆，也一命呜呼了。

不久，在橡花死去的地方长出一棵树，人们为了纪念她，称之为橡树。每到立秋过后，树上就会结出一颗颗果子，即是橡实。

yáng méi 杨梅

【时珍说】杨梅的树叶像龙眼和紫瑞香，冬季不凋零。二月开花结果，果子的形状像楮实子，五月成熟，有红、白、紫三种，红胜于白，紫又胜于红，盐藏、蜜渍、糖收皆佳。

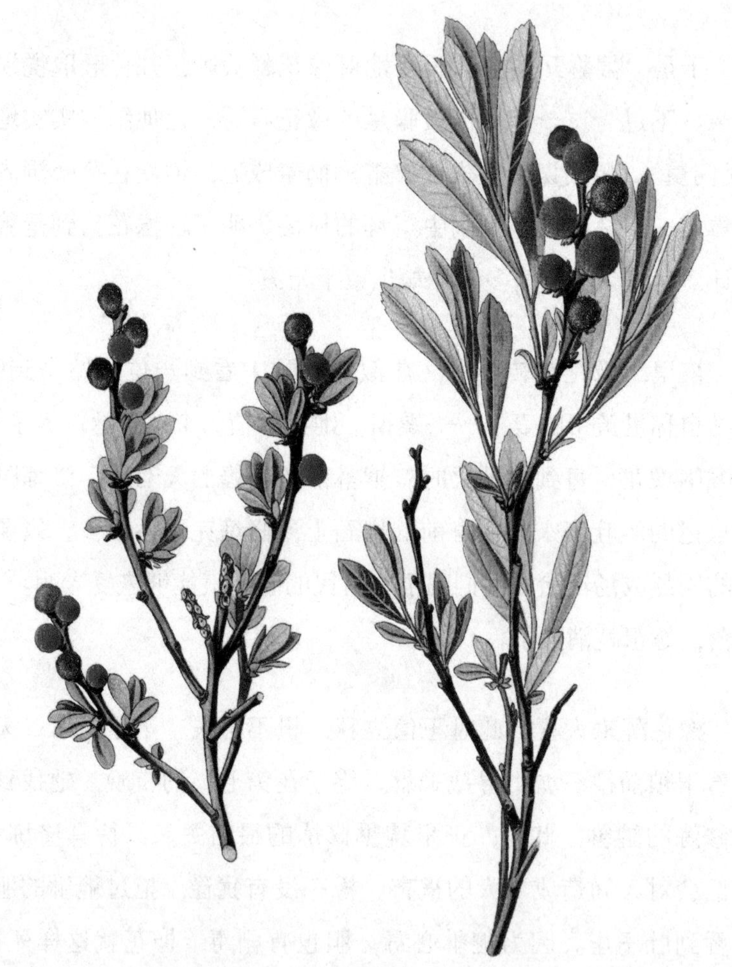

【药用部位】 实、核仁、树皮、根。

【气味、性质、毒性】 酸、甘，温，无毒。

【用途】 实：盐藏食，祛痰止呕吐，消食下酒。核仁：治脚气。树皮、根：煎水，治牙痛；口服，解砒毒；烧成灰调油涂患处，治烧烫伤。

相传，范蠡帮助越王勾践兴越灭吴后，决心隐姓埋名潜居山野，永不为政。于是，在勾践举办的一次筵席上他带着西施悄然离开了都城。他们一路披星戴月、披荆斩棘，不久便来到了会稽山。范蠡认为此地人烟稀少，而且山上有果树，山下有泉水，是一处安身的好地方。于是，他们伐木割茅，安顿了下来。

初来乍到，人生地不熟，而且他们来不及开垦种植，所以只得采摘野果充饥。当时正值夏至时节，虽然漫山遍野的果子唾手可得，可惜都酸涩无比，西施吃后皱眉捧心，范蠡急得心如火烧。可怜他虽有万千攻城退敌之计，却无半点改变野果涩味之法。

百思无策下，范蠡疯跑起来，摇着一棵棵果树，以致双手鲜血淋漓。西施闻声赶到，看到眼前的场景，心疼得失声痛哭，泪水不断滴在被血染红的果实上。也许是他们的虔诚感动了天地，这时，染血的野果一下变得红彤彤的。当西施把它放进嘴里时，已是满口香甜。于是，他们将野果的果核种在山上，世世代代人们皆可食用，这种果子就是杨梅。

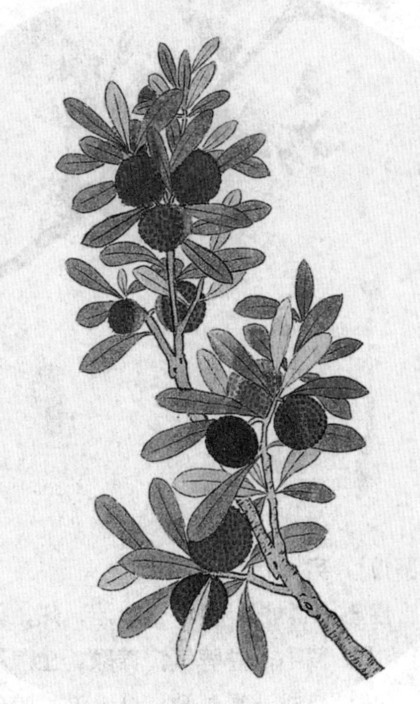

yīng 樱 tao 桃

【时珍说】樱桃树不太高。初春开白花，繁英如雪。叶圆，有尖和细齿。一根枝上结樱桃数十颗，三月熟时需守护，否则就会被鸟吃光。用盐藏、蜜煎，或者同蜜捣作糕食皆可。

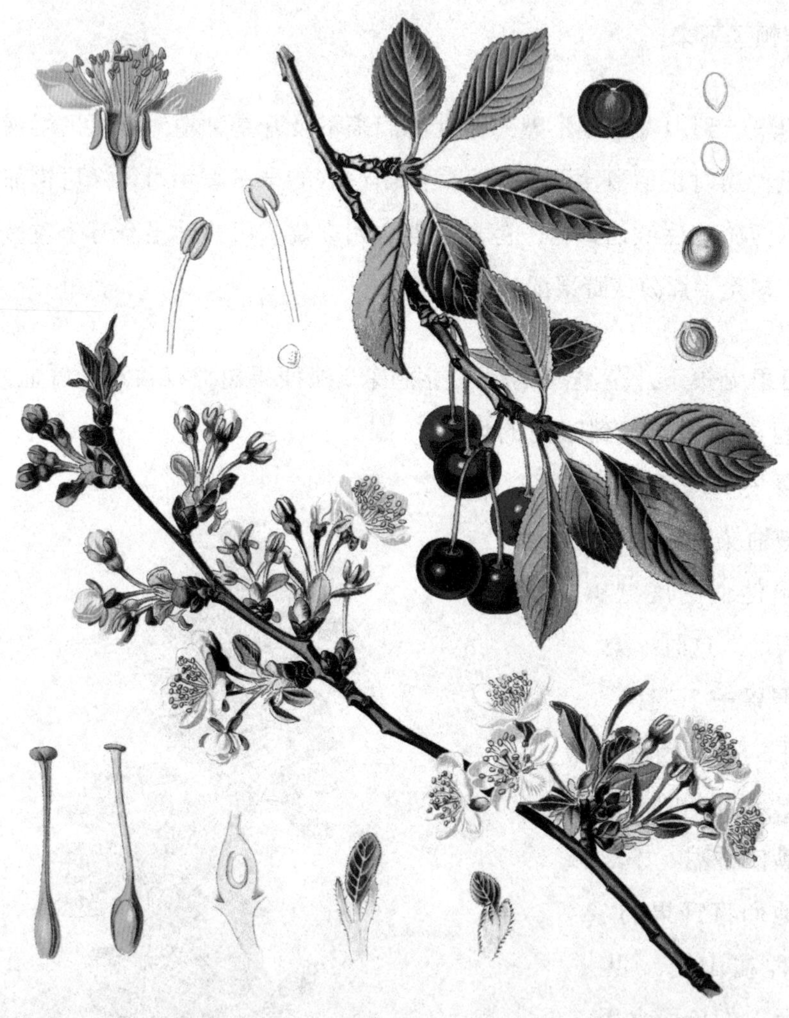

【药用部位】 实、叶。

【气味、性质、毒性】 实：甘、涩，热，无毒；叶：甘，平，无毒。

【用途】 实：调中，益脾气，养颜；止泄精、水谷痢。

叶：捣成汁喝并敷伤处，治蛇咬伤。

宋朝有一位皇后，因贫血导致茶饭不思、四体乏力、面色蜡黄。御医医治后不见好转，于是贴出皇榜招募天下名医。其中，有一位吴姓游医，为了能吃上一顿好饭揭了榜。

时值夏季，樱桃正红，吴姓游医用樱桃煮水，待水不温不热时给皇后服用，每次大半碗，每日两剂。内侍一看，觉着此法对治病无益，两天后便将游医赶了出来。

大约过了一个月，这天，吴姓游医无意间发现有官兵尾随自己，他认为是皇后的病没有治好，要抓他抵命。就这样，他越想越怕，越怕越想，情急之下，撒腿就跑，官兵见势猛追。官兵越追越近，他越跑越慢，受此一惊一累，游医一命呜呼了。其实，游医已经用含铁量高、能补充血红蛋白的樱桃治好了皇后的病，而官兵是请他回宫领奖的。

为了褒奖吴姓游医的功劳，皇上封其为太尉职衔，下旨厚葬，并在其墓地周围广植樱桃。

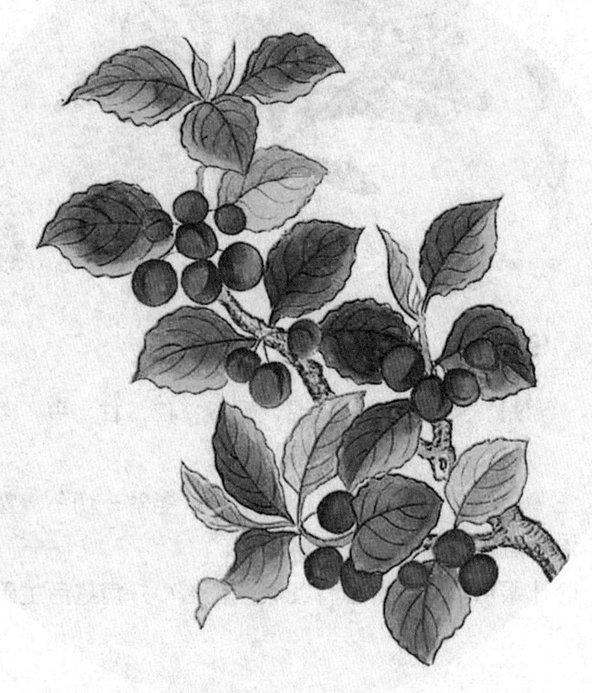

gǎn 橄 lǎn 榄

【时珍说】在果子将熟时，用木钉钉树，放少许盐入树皮内，果实一旦成熟便自落。橄榄果生食甚佳，用蜜渍、盐藏后可贩运到远方。而木脂如黑胶的橄榄，燃烧时气味清冽，称为榄香。

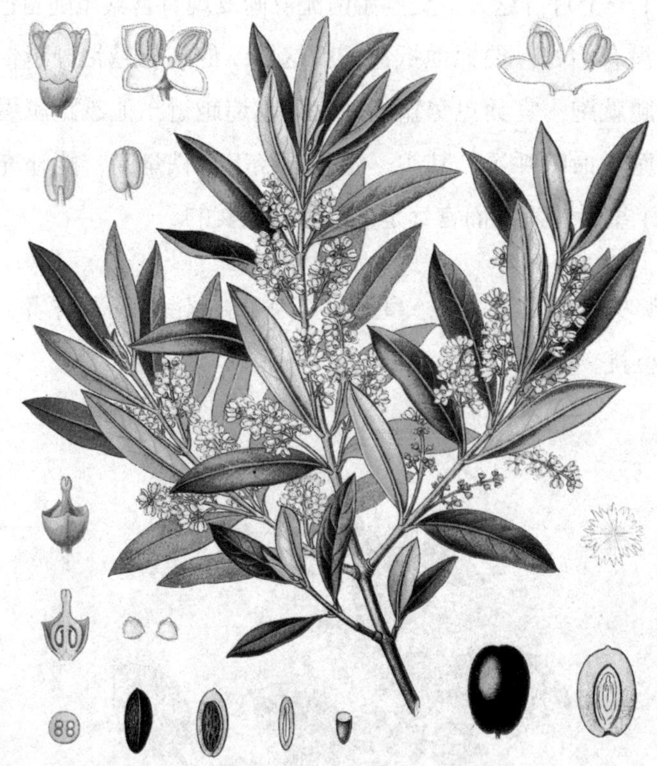

【药用部位】 实、仁、核。

【气味、性质、毒性】 实：酸、甘，温，无毒；仁：甘，平，无毒；核：甘、涩，温，无毒。

【用途】 实：生津止渴，治咽喉痛；咀嚼咽汁，能解一切鱼、鳖（biē）毒。
仁：治嘴唇燥痛，可捣烂后敷患处。
核：磨汁服用，治各种鱼骨鲠喉，也治小儿痘疮后生黑痣。

很久以前，有一位远近闻名的老中医，其医术相当高明。

一天，有一个叫李三的人前来求医。他对老中医说："先生医术远播，今日我有'黄胖、懒惰、贫寒'三病之苦，望能妙手医治。"老中医思忖片刻，说道："懒惰是'三病'的根源，必须先治懒。"并且嘱咐李三："从明天开始，你每日早晨去饮橄榄茶，然后拾起橄榄核，种植于自家的房前屋后，要常浇水护苗，待其成林结果，再来找我。"李三不敢怠慢，遵嘱照办。

光阴似箭，转眼间橄榄由苗成树，由树为林，李三变得勤快起来了，人也长得结实强壮，可是生活依旧穷困拮据。于是，他又去请教老中医。老中医笑着说："你的黄胖、懒惰之症已经痊愈了，你先回去，从明天开始，你的贫穷之症也将渐渐康复。"次日起，果然有很多人陆续不断地向李三买橄榄，李三慢慢富裕起来了。

原来，老中医开处方时需要橄榄作药引，而这一带却没有出产，便想出这个给李三治病的办法。

人们都叹服老中医的高明。

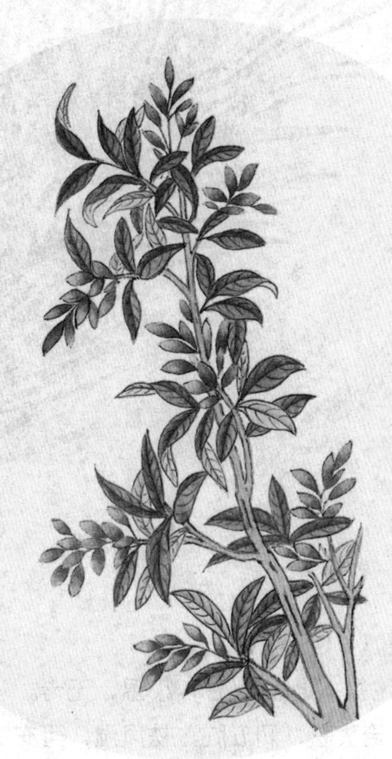

hǎi sōng zǐ
海松子

【时珍说】海松子产于辽东、云南及中原。辽东、云南的海松子五叶一丛，球内结子，大如巴豆，三个棱一头尖，久存生油，肉香美。中原松子大如柏子，只可入药，不能食。

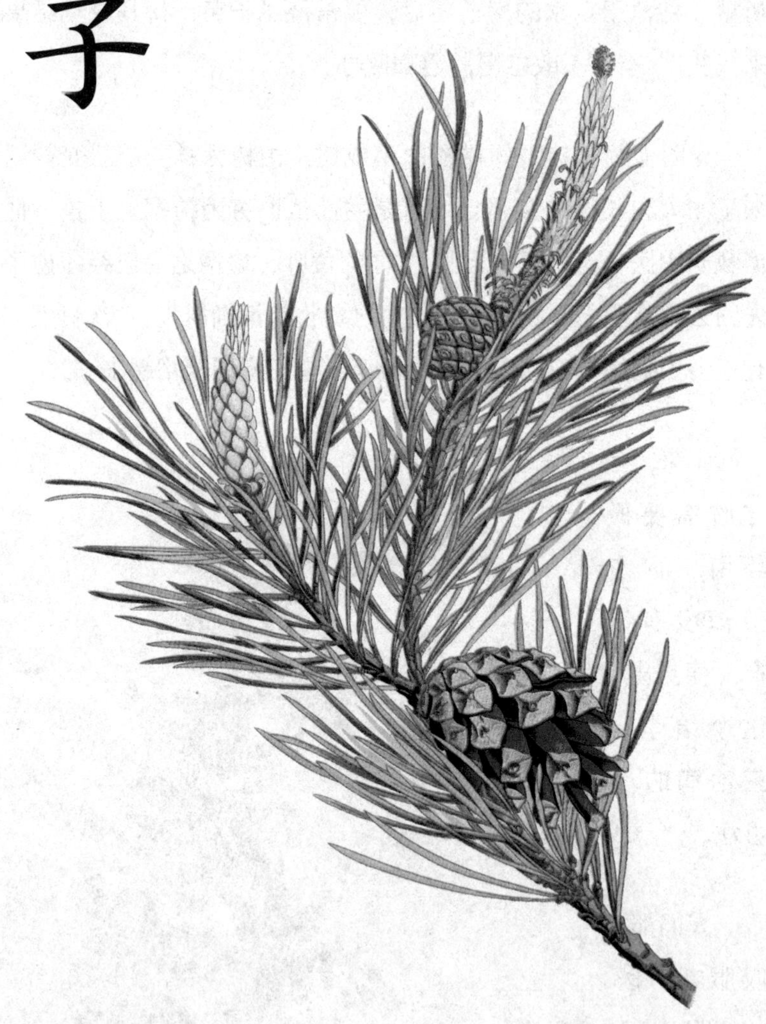

【药用部位】 仁。

【气味、性质、毒性】 甘，小温，无毒。

【用途】 治头眩，润五脏，祛风湿，可充饥。久服轻身，延年益寿。

古时候，在小兴安岭山脚下住着一对母子，他们相依为命，以砍柴、打猎、采药为生。

所谓“病来如山倒”，某日，母亲突然卧床不起，儿子看在眼里，急在心上，四处求医问药无果。这一天，他正在山里采药，突然遇到一位鹤发霜髯的老者，老者对他说道：“还命草，处处在，良善之人终身得，卑劣之徒不相逢。”话音刚落，老人家就不见了。小伙子带着万分感激急忙奔回家，待安顿好母亲，便连夜进入深山。

他披荆斩棘，即使遍体鳞伤也未曾停歇，但还是没有找到“还命草”。猛然间，他心中一动，抬头望见树上结满了松果，于是摘下来一些，并连夜赶回家给母亲食用。岂料，母亲的病竟然渐渐好转起来，直至康复。此后，人们便得知海松子具有神奇的功效，药食皆可用。

海松子为红松树的种子。红松，又名海松、新罗松、果松、红果松、朝鲜五叶松。海松子气味香美，是药食同源的佳品，更有“长寿果”之称，备受历代医家推崇。

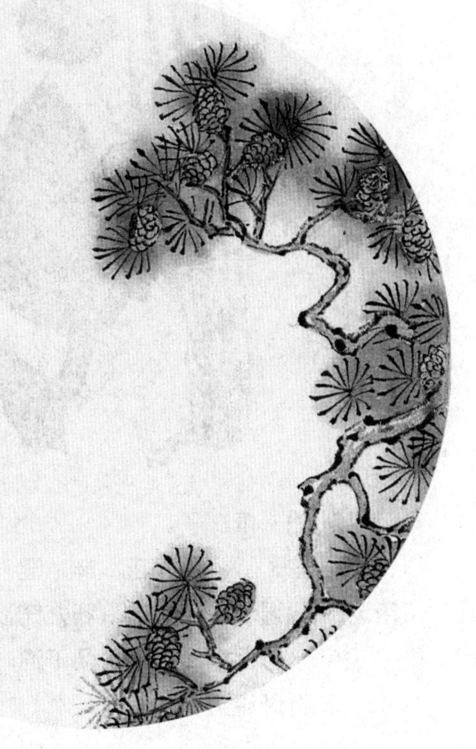

bīn láng
槟榔

【时珍说】茎干颇似桄榔、椰子而有节，旁无分枝，条从心生。顶端有叶如甘蔗，风吹时很像羽扇扫天。三月叶中凸起一房，自行裂开并出穗数百颗，大如桃李。五月成熟，剥去皮，煮其肉而晒干。

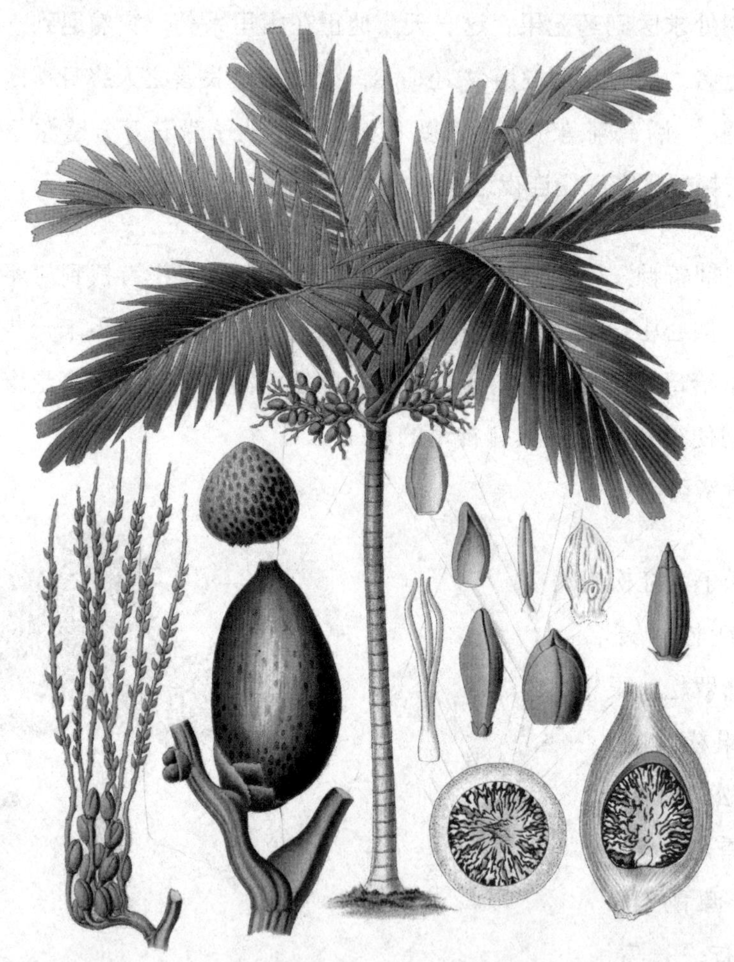

【药用部位】 槟榔子。

【气味、性质、毒性】 苦、辛、涩，温，无毒。

【用途】 除湿气，通关节，利九窍，除烦，破腹内结块；治脚气、胸痛、水肿、痢疾、大小便不通、腹胀腹痛、痰气喘急，疗恶性疟疾，抵御瘴疠。

相传，傣族有一个名叫兰香的姑娘，她不仅勤劳、善良、美丽，而且唱起歌来让人如痴如醉，跳起舞来让人如梦如幻，寨子里的小伙子都格外喜欢她。她与本寨的小伙子岩峰相亲相爱，如胶似漆。

有一天，人们突然发现兰香的肚皮渐渐变大了，于是风言风语弥漫了整个山寨。岩峰怀疑兰香背叛了爱情，痛心疾首。而兰香的父亲认为她做了败坏门风的丑事，恼羞成怒。他顺手拿出一大把槟榔扔向兰香，无奈又悲痛地说道:“把它吃掉，到山林自生自灭吧！”兰香带着怨念和委屈吞吃了全部槟榔，泣不成声地向山林中走去。过了几天，兰香活着回到山寨，她不但腹平如常，而且比以前更加神采奕奕。

原来，兰香吃了槟榔后，从腹中拉出一大堆大大小小的虫子。这时大家才恍然大悟，兰香哪里是怀孕，只是患了虫症。就这样，槟榔能驱虫的功效流传开来。

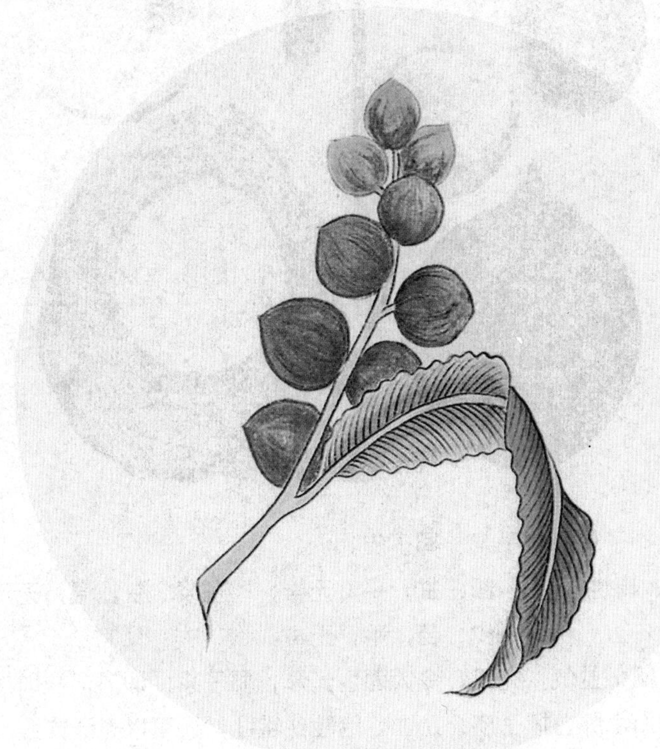

yē 椰 zǐ 子

【时珍说】椰子乃果中之大者。其树初栽时，用盐置根下则易发。木至斗大方结实，大者三四围，高五六丈，木似桄榔、槟榔之属，通身无枝。其叶在木顶，长四五尺，直耸指天，状如棕榈，势如凤尾。

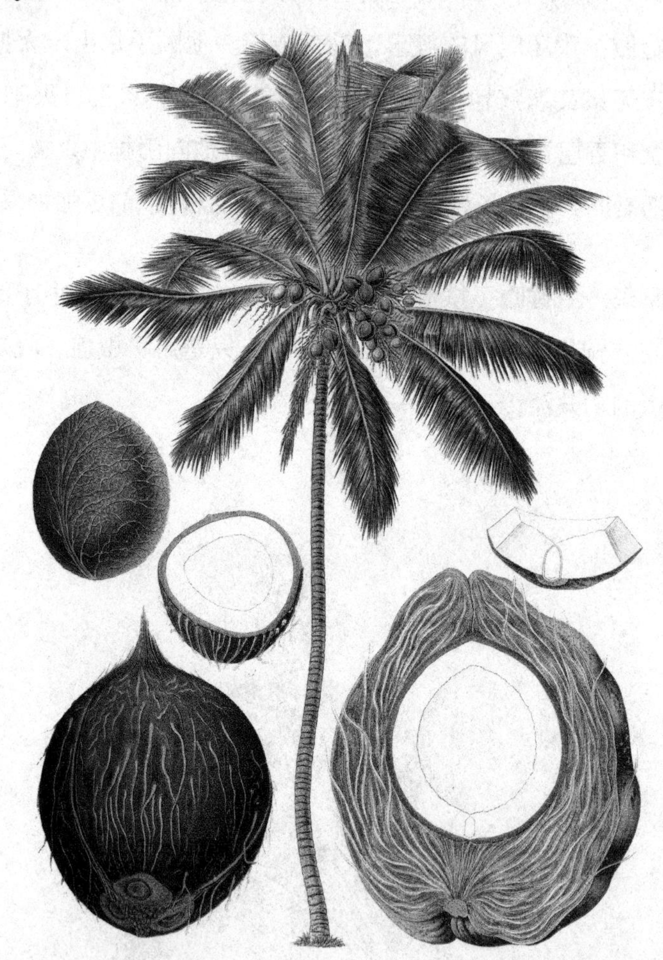

【药用部位】 椰子瓤、椰子浆、椰子皮。

【气味、性质、毒性】 椰子瓤：甘，平，无毒；椰子浆：甘，温，无毒；椰子皮：苦，平，无毒。

【用途】 椰子瓤：益气，充饥，令人面色光泽；椰子浆：消渴，祛风热，治吐血水肿；椰子皮：止血，治吐逆霍乱，还可以煮汁饮服。

古时候，海南岛上有一位神射手，他手执神弓，箭无虚发，只要是他想得到的猎物，根本逃不出他的手掌心。

这天，他正在山林中狩猎时，看到一群绿孔雀，欣喜万分。他左手持弓，右手搭箭，蓄势待发。忽然，他改变了主意：这些孔雀太美丽了，不应该就这样被残忍地射杀，我要把它们捉回去，好好地养起来。于是，他松开紧绷的弓箭，将其背在身上，然后空出双手向孔雀走去。

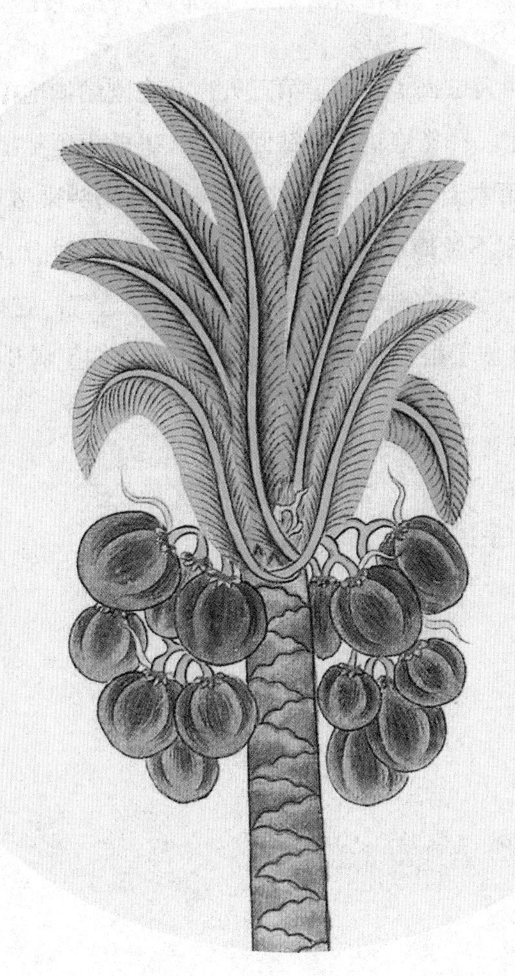

孔雀看见猎人走过来了，开始拼命逃跑。可是，它们跑到上坡，猎人就跟到上坡；它们跑到山脚，猎人就追到山脚；最后，它们被猎人追赶到海滩上。这可怎么办？前有大海阻隔，后有猎人堵截，无奈之下，这些绿孔雀只好将头和身子全部钻进沙土里，只剩下高高翘起的绿尾巴，看上去就像一片美丽的绿树林。

猎人追上前，抓住一只孔雀的尾巴，想要用力把它拔出来。但是孔雀拼尽全力，紧紧抓住大地，任凭猎人怎么拔，还是纹丝不动。于是，猎人决定守在这里，等孔雀出来透气的时候将其捉住。

一天过去了，两天过去了，到了第三天，孔雀刚偷偷地探出头，猎人就飞一般扑过来。孔雀连忙把头钻回地里，不敢再贸然出来了。第四天，第五天，第六天……孔雀有时还会偷偷探出头来透气，但每次猎人都会以迅雷不及掩耳之势扑上前去。直至过了九九八十一天，绿孔雀已经习惯了待在沙地里，不再探头出来透气，它们头上和身上的羽毛渐渐变成了根须，露出来的尾巴渐渐变成了树叶。

就这样，绿孔雀变成了椰子树。

这就是椰子树由来的故事。

hú 胡 jiāo 椒

【时珍说】胡椒的叶子像扁豆、山药，正月开黄白色的花，结子甚多，缠绕在藤蔓上，形状像梧桐子，没有核。生的时候是青色，熟后变成红色，且青的更辣。四月熟透，五月采收，晒干后会皱缩。

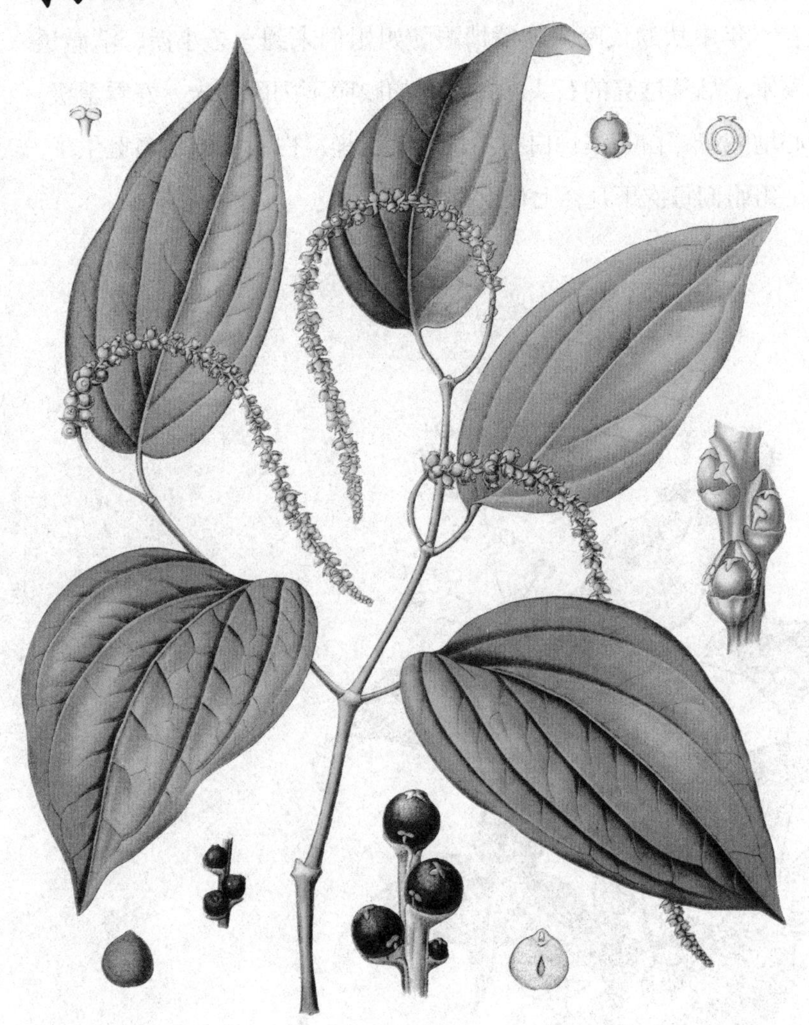

【药用部位】 实。

【气味、性质、毒性】 辛，大温，无毒。

【用途】 除脏腑中冷气，积食不消化，霍乱气逆，心腹猝痛；调和五脏，壮肾气，治冷痢，杀一切鱼、肉、鳖、蕈（xùn）中的毒。

玉帝有七个女儿，最受宠的当属小女儿——七仙女。但是，这位掌上明珠认为天庭的生活比较乏味无趣，常常闷闷不乐。

一日，她听说姐姐们每到月圆之夜都会到凡间游玩，很是向往，于是在一年中秋的夜晚，她悄悄跟随姐姐们来到一条小溪。清澈透明的溪水，晶莹透亮的石头，在月光的映照下闪闪发光，好看至极，她开心地喊着“白石溪！白石溪！”就这样，白石溪的地名诞生了。此后，姐姐们每次下凡，七仙女都会同往。

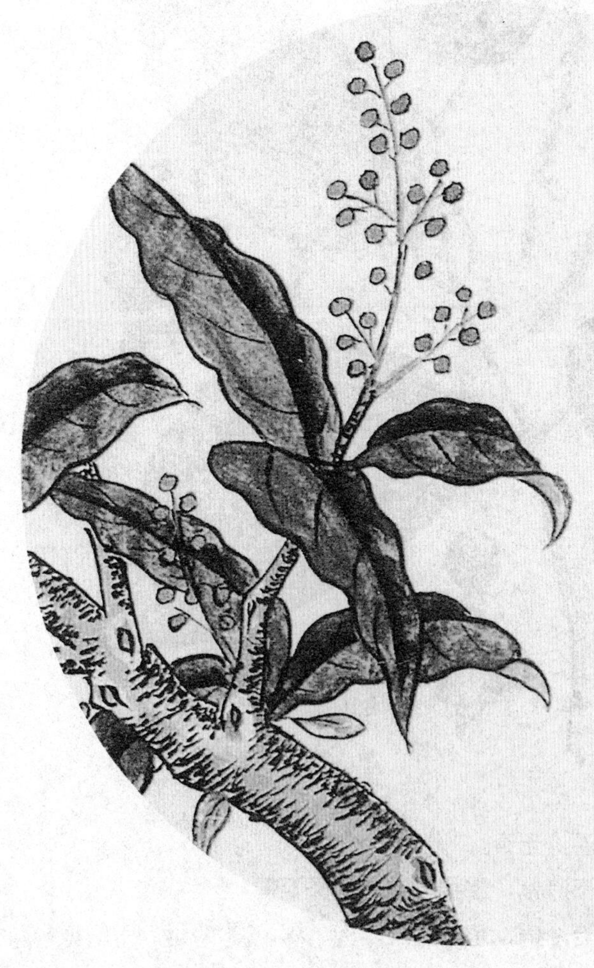

由于七位仙女常来常往，很快便与这里的百姓熟络起来。她们教当地百姓种植高产的稻谷，纺织七彩的锦缎，使这里的人们过上了五谷满仓、牛羊肥壮的富裕生活。直到有一天，天宫发现七位仙女违犯天条，擅自下凡。玉帝迁怒于当地百姓，命雷公电母雷击电闪，将这块富庶的土地变成了不毛之地，再也种不出高产的稻谷，而百姓只能靠野菜充饥，有人因此患了胃病。

七位仙女得知此事，无比自责。又是一个月圆夜，七姐妹决定再次下凡救助这里的百姓。她们将口中的仙丹吐在被雷电烧红的土地上，土地上立即长出七株绿色的植物。她们把植物的枝条剪下来送给百姓种植，并嘱咐要勤加照看，待植物结果时放入野菜一同煮食，吃不完的可以拿到集市上出售，或换购粮食。

这种植物的果实呈串状，圆圆的，有红有绿，吃起来有些辛辣，但香味悠长，百姓们吃了，胃病竟然奇迹般地痊愈了。由于这种植物是在白石溪被烧红的土地上种出来的，并且辣味十足，因此百姓们叫它“白石溪胡椒”。从此，百姓们又过上了安居乐业的生活。

wú 无 huā 花 guǒ 果

【时珍说】枝条如枇杷树，三月长叶如花构叶。五月内不花而实，果实出自枝间，状似木馒头，里面虚松柔软，采来后用盐渍，压扁，晒干后当果品食用。成熟时果实呈紫色，果肉软烂，味甜如柿子，无核。

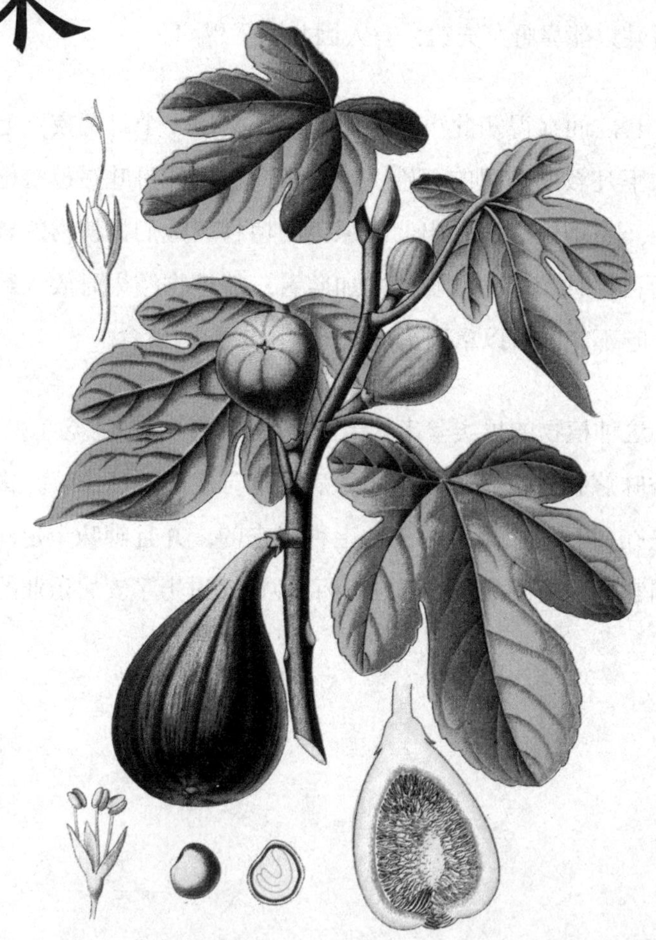

【药用部位】 实、叶。

【气味、性质、毒性】 实：甘，平，无毒；叶：甘、微辛，平，有小毒。

【用途】 实：开胃，止泻痢；治咽喉痛及各种痔疮。

叶：煎汤频熏洗患处，治疗痔疮肿痛。

相传，在很久以前的阿图什城里，百姓们种植出一种花香果甜的水果，这引得宫内贪婪的汗王垂涎欲滴。于是，他下了一道圣旨，命令百姓将这种果树移植一棵到他的御花园中，否则将砍掉宫外种植的所有果树及种树人的头。百姓们无奈，只得依旨照办。

然而，到了第二年果树开花的时节，唯有汗王御花园中移植的果树没有一点动静，就好像死掉了一样。百姓们开始担心起自家的果树，唯恐其开花后浓郁的花香被汗王盯上，于是都在心中默默祈祷，希望果树不开花便能结果。过了几天，令人惊奇的事情果然发生了，人们发现果树居然直接结出了纽扣般大小的幼果。正因为如此，大家避免了被汗王发现而遭受惩罚的厄运。从此，人们将这种无花而结果的水果称为无花果。

不过，传说毕竟是传说，无花果树是会开花的植物，只是它的花很特别，不能被直接观察到罢了。

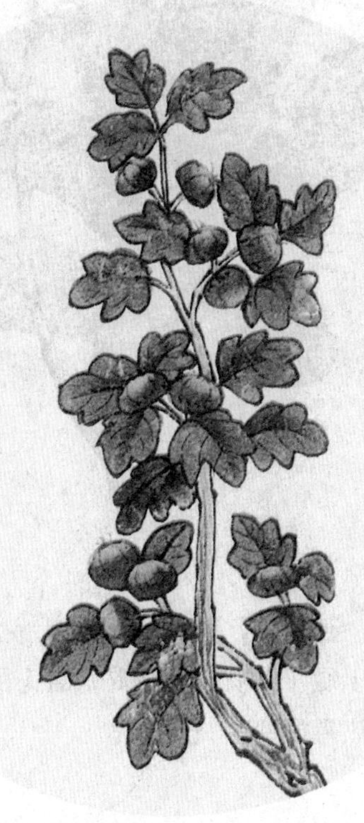

chá 茶

【时珍说】茶有野生和种生两种。种生用子，有指头大小，圆形、黑色。其仁放在口中，初甜后苦。二月下种，一坎放百颗才生一株。茶树怕水和太阳，适宜生长在坡地荫处。清明前采最好，谷雨前采次之，此后就都是老茶了。

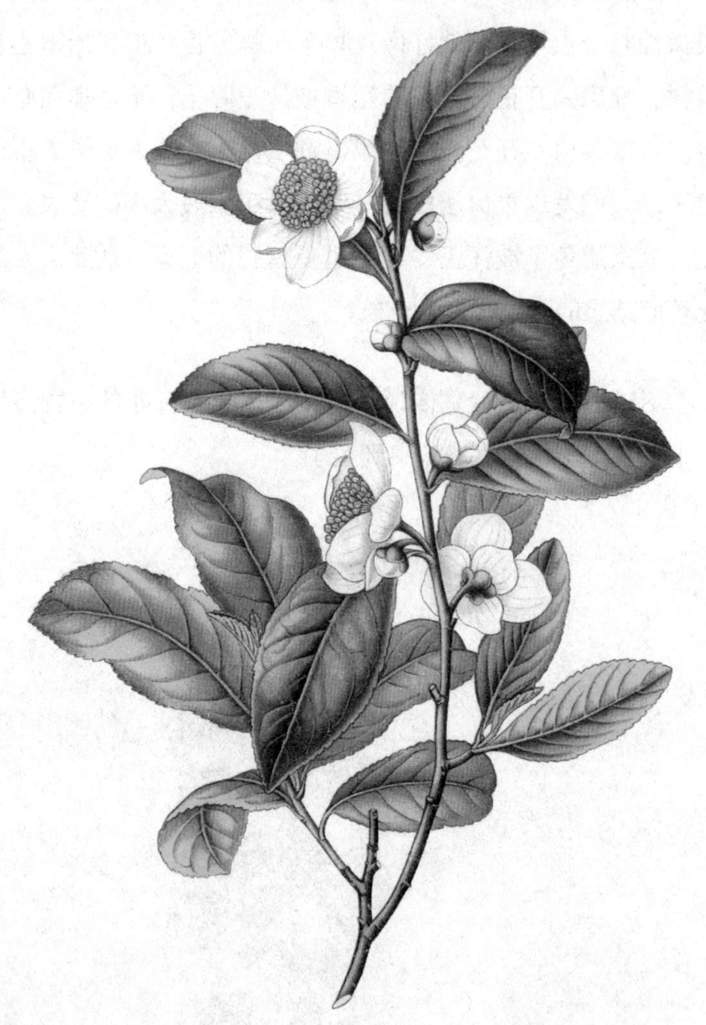

【药用部位】 叶。

【气味、性质、毒性】 苦、甘，微寒，无毒。

【用途】 治瘘疮，利小便，祛痰热，止渴；清头目，治中风头昏、中暑；煎炒饮，治热毒痢疾。

相传，有一年，乾隆皇帝游历江南时，途经龙井村附近狮子峰下的胡公庙。当时，庙里的方丈端上当地的名茶请他品尝。乾隆一见这茶，心生赞叹，只见洁白如玉的瓷碗中，片片嫩茶犹如雀舌，色泽墨绿，浆液中透出缕缕幽香。他品了一口，只觉得齿颊生香，不由叫绝。

于是，乾隆问道：“此茶何名？产于何地？”方丈回答说：“启禀皇上，这是小庙所产的龙井茶。”乾隆一时兴发，走出庙门，只见胡公庙前碧绿如染，十八棵茶树嫩芽初发，青翠欲滴，周围群山起伏，宛若狮形。

此时，乾隆帝龙颜大悦——茶名龙井，山名狮峰，都仿佛预示自己彪炳千秋的功业，而且十八又是大吉大利的数字；至于那茶，确实赏心悦目，甘醇清口。于是，他当场封胡公庙前的十八棵茶树为“御茶”。

从此，龙井茶声名远扬。

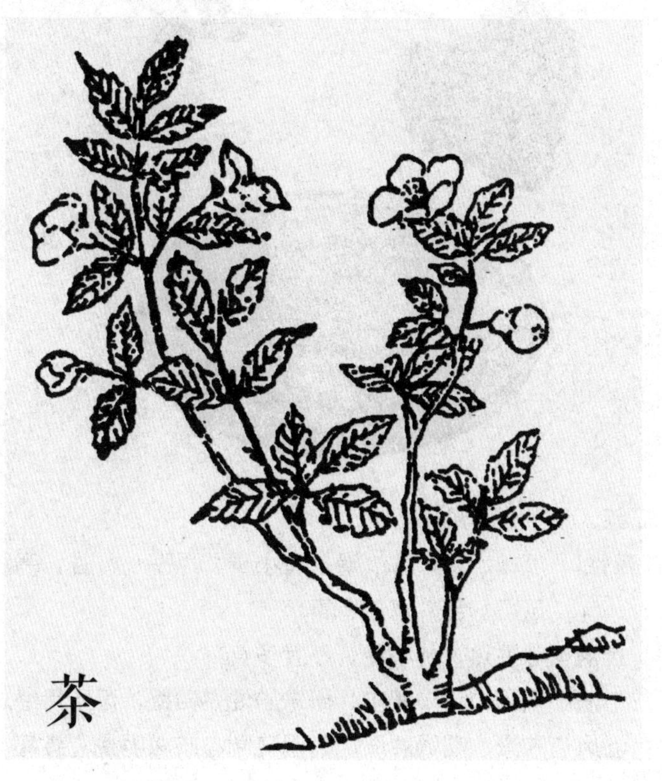

李时珍手绘图

甜瓜

tián guā

【时珍说】甜瓜，北方、中原种植颇多。二三月下种，延蔓而生，叶大数寸，五六月开黄花，六七月成熟。瓜的种类很多，有圆有长，有尖有扁，有棱或无棱，大的可超过一尺，小的将近一寸。颜色有青有绿，或黄斑，或白斑。瓜瓤有白有红，瓜子或黄或红或白或黑。

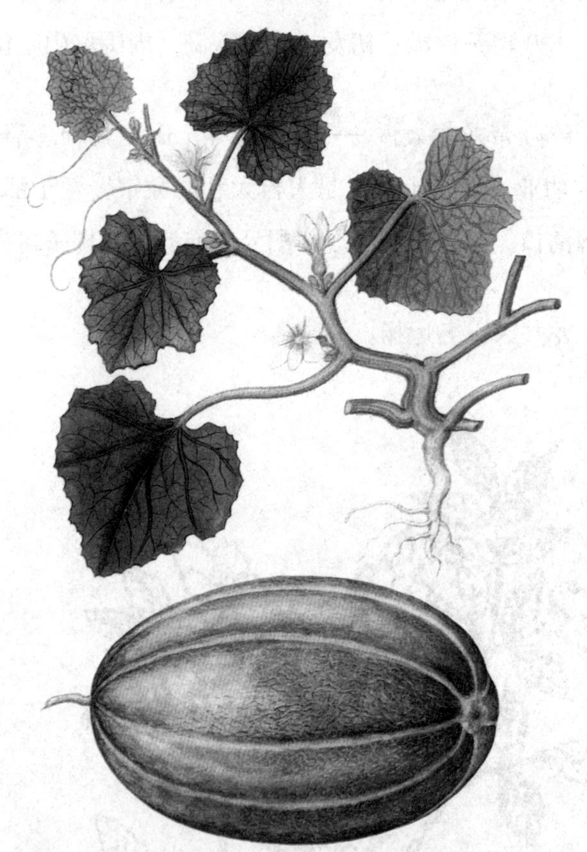

【药用部位】 瓜瓤、瓜子仁、瓜蒂。

【气味、性质、毒性】 瓜瓤：甘，寒、滑，有小毒；瓜子仁：甘，寒，无毒；瓜蒂：苦，寒，有毒。

【用途】 瓜瓤：止渴，除烦热，利小便，不宜多食。

瓜子仁：清肺润肠，止渴和中；研末去油，口服，可止月经过多。

瓜蒂：治风热眩晕、咽喉肿痛、胸闷气喘、咳嗽呃逆、癫痫、黄疸。

汉武帝建元年，汉武帝欲联合大月氏共击匈奴，张骞应募任使者，于建元三年出陇西，经匈奴被俘。元朔三年，匈奴内乱，张骞乘机逃回汉朝，向汉武帝详细报告了西域情况，武帝授张骞为太中大夫。张骞对开辟从中国通往西域的丝绸之路有卓越贡献，从此，西域的特产如甜瓜、苜蓿、葡萄、胡桃（核桃）、石榴、胡麻（芝麻）、胡豆（蚕豆）、胡瓜（黄瓜）等陆续传入中国。

传说，张骞在回国途中因鞍马劳顿，呼呼大睡，醒来后却发现一包甜瓜子不见了。这包甜瓜子究竟去哪了？原来是被一匹小神马“偷走”了。

这匹小神马原本是莱西马连庄的守护神。钟离大仙应陈抟老祖之约去华山，路过马连庄，告诉小神马，马连庄土质松软带沙，又有大沽河水滋润，最适宜甜瓜生长，让它日行万里，务必把张骞的甜瓜种子弄过来。小神马听了，眼前一亮，不顾背上偷窃罪名，把这包种子一口叼来，然后撒在了马连庄大地上。第二年，果真长出许多小瓜，色泽金黄，又甜又香，人们称之为“马连庄甜瓜”。

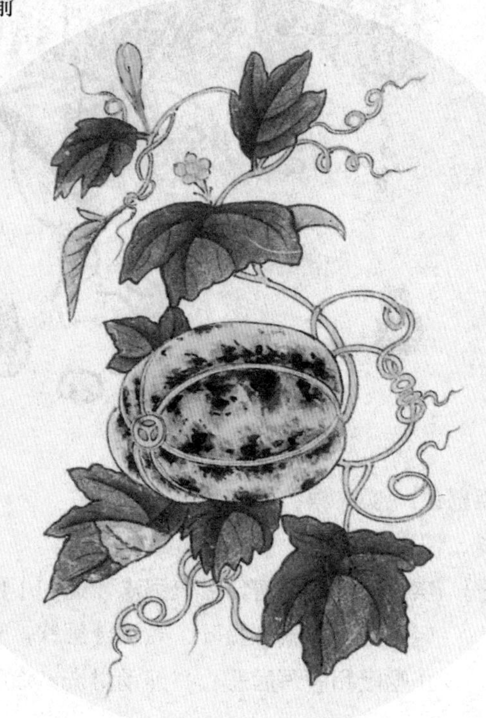

pú 葡 tao 萄

【时珍说】葡萄折藤栽种，最易生长。春季萌苞生叶，颇似栝楼叶而有五尖。生须延藤，长数十丈。三月开成穗小花，黄白色，仍连着果实，如同星编珠聚一般。七八月成熟，有紫色和白色。

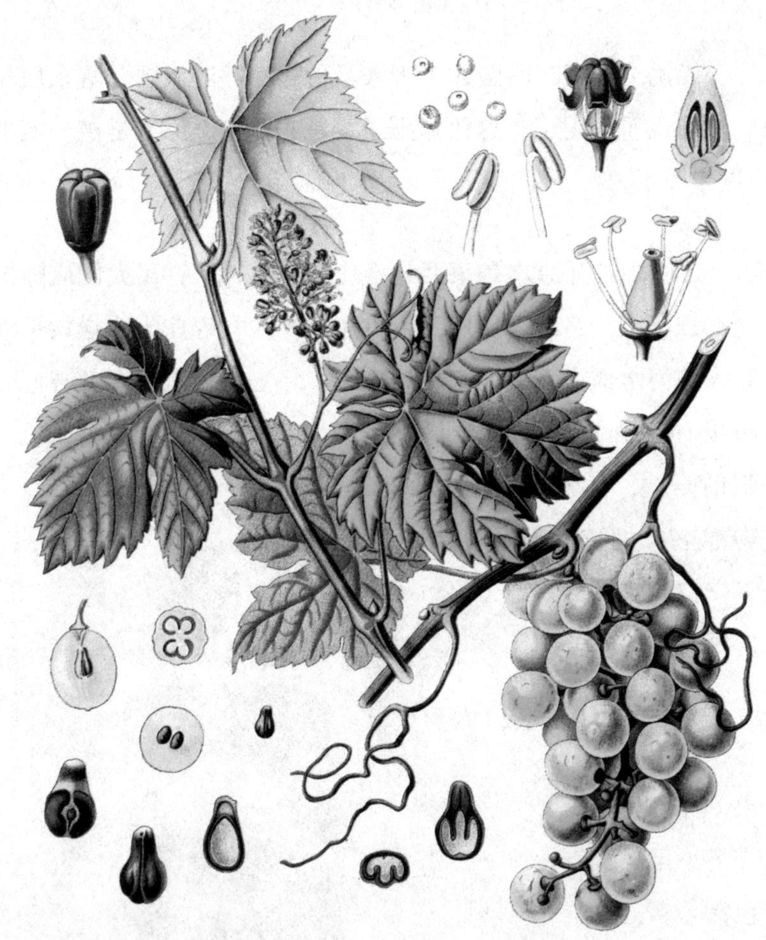

【药用部位】 实、根、藤叶。

【气味、性质、毒性】 甘、涩，平，无毒。

【用途】 实：治筋骨湿痹，益气强志，通利小便；耐饥饿、风寒，久食轻身延年。根、藤叶：煮浓汁细饮，利小便，通小肠，消肿胀，止呕吐和腹泻后恶心；煎汤淋洗，治腰腿痛。

相传，吐鲁番有一位善良俊美、风姿绰约的美丽姑娘，上门提亲的人络绎不绝。琳琅满目的彩礼让其父母心花怒放，但姑娘只认定一个叫阳光的小伙子，且非他不嫁。

可阳光是一个穷小子，拿什么娶亲啊。睡梦中，他听到姑娘对自己唱起了情歌：

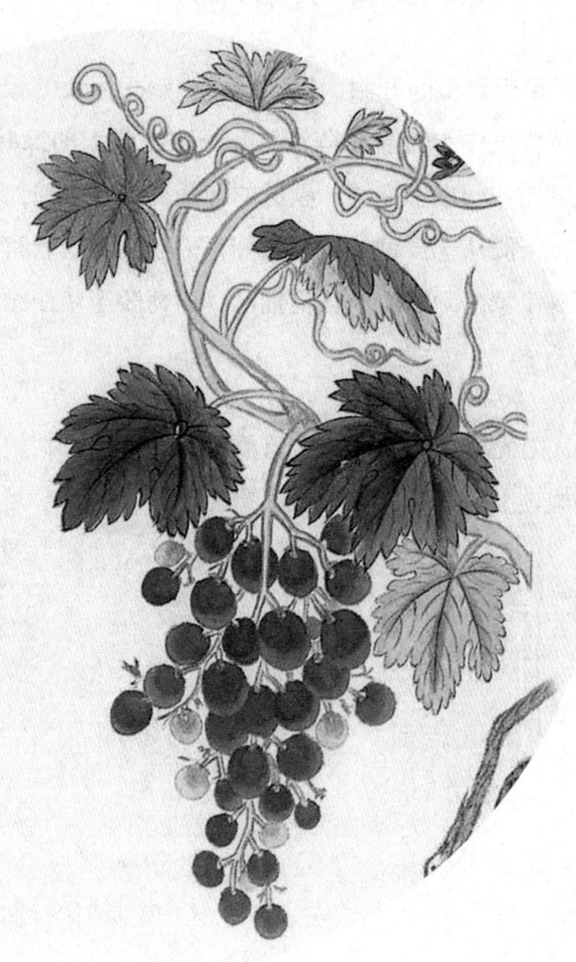

哥哥往东走，走到路尽头；一棵葡萄树，临风汪着油；
带到家东南，插地即抽叶；当年结翡翠，无子全是肉。

从梦中惊醒时，阳光便下定决心要找到姑娘说的那棵葡萄树，于是他背上一口袋水就上路了。经历了千磨万难，在一个夏日的午后，阳光晕厥在一个树木繁茂的山脚下。隐约中，他仿佛又听到了心上人唱给他的那首歌：

哥哥往东走，走到路尽头……

阳光微微睁开眼，发现自己正躺在巨大的绿色波浪上，和着轻风，空气中弥漫着阵阵清香。一张巴掌大的绿叶随风拂着他的脸，掀开它，一串串光鲜、剔透的葡萄出现在眼前，他摘下一粒放进嘴里，一股从未尝过的甘甜瞬间沁入心田。他欣喜万分，拿着葡萄藤回到了家，到家后他插地抽叶，葡萄藤当年便结果，种出的葡萄果真无子。

阳光以自己的真诚、勇敢和勤劳感动了姑娘的父母，他终于与姑娘过上了幸福美满的生活。

莲藕

lián ǒu

【时珍说】清明后抽茎生叶，六七月开花，有红、白、粉红三种颜色。花心有黄须，蕊长一寸多，须内即为莲实。花褪后，莲房成莲子。六七月嫩时采摘，生食脆美。至秋季房枯子黑，坚硬如石，称为石莲子。八九月收获，削去黑壳，称为莲肉。

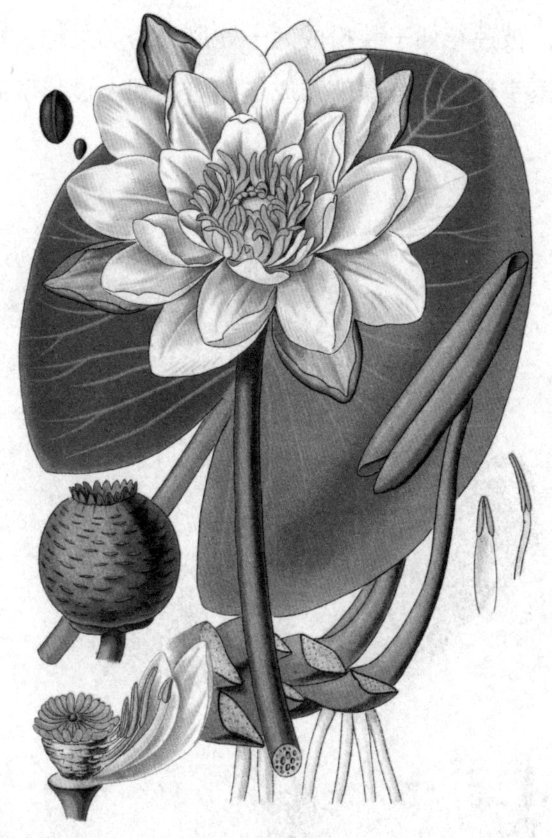

【药用部位】 莲实、藕。

【气味、性质、毒性】 莲实：甘、涩，平，无毒；

藕：甘，平，无毒。

【用途】 莲实：补中养神，益力气，除百病，常服可轻身耐老、延年益寿；捣碎和米煮粥饭食，令人强健。

藕：解胸闷心烦，止怒止泄，消食开胃，治腹泻，解酒毒及病后干渴；与蜜同食不生寄生虫，也耐饥饿。

扫码听故事

古时候，洞庭湖是一片白茫茫的水域，没有鱼虾，没有花草。

传说，有一个善良俊美的莲花仙子私拿了百草的种子，来到洞庭湖。她在湖边遇见了一个叫藕郎的年轻人，两人在洞庭湖里种下菱角、芡实，在湖边种下蒿笋、芦苇。渐渐地，原来连鸟兽也不愿栖身的洞庭湖，被莲花仙子装扮成为一处风景秀美之地。她自己也逃离了天宫的玉宇琼楼，与藕郎结成连理，在湖上过起了惬意的凡间生活。

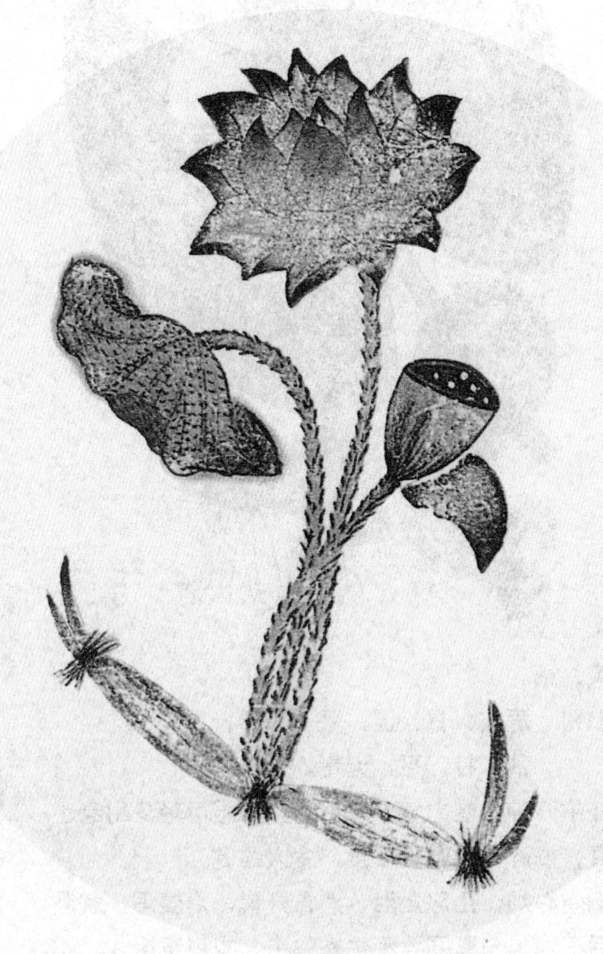

美好总是短暂的。岂料，莲花仙子在凡间成婚这件事被天帝得知，天帝派遣天兵天将要将莲花仙子捉拿问罪。无奈之下，莲花仙子只得潜入湖里躲藏起来。临别时，她将一颗宝珠交给藕郎，并嘱咐在危难之时将其咬破吞入腹中。几天后，藕郎被捉，在即将被砍头之时，他咬破了宝珠。果然，尽管藕郎身首两断，但刀口处留下细细的白丝，刀一抽，那股白丝就会把头颈又连接起来，无论如何也杀不死。天帝震怒，赐下法箍箍住藕郎的脖子，将其投入湖中。谁知，沉入湖底的藕郎竟落地生根，长出又白又嫩的藕；被法箍箍住的部分，又往前长出一节；法箍则变成了藕节。

莲花仙子得知藕郎化成了白藕，自己也沉入湖底。当天帝亲自率兵赶到洞庭湖时，湖面上忽然伸出一片伞状的绿叶，一枝顶端开着白花的花梗，接着长出一个结满珠子的莲蓬。天兵天将挖到哪里，荷叶绿到哪，莲花就开到哪里，白藕就长到哪里，气得天帝只好收兵。

从此以后，白藕和莲花在洞庭湖安家，并且年年将莲藕和莲子献给这里的百姓。

gān 甘 zhe 蔗

【时珍说】蔗种植在地里，丛生。茎似竹而内充实，长六七尺，粗数寸，根下节密，向上渐疏。八九月收茎，可留到春天做果品用。王灼的《糖霜谱》中记载，蔗有四种颜色：竹蔗，绿嫩薄皮，味极醇厚，专用作霜；西蔗，作霜色浅；荻蔗可做砂糖；红蔗则只能生吃，不能榨糖。

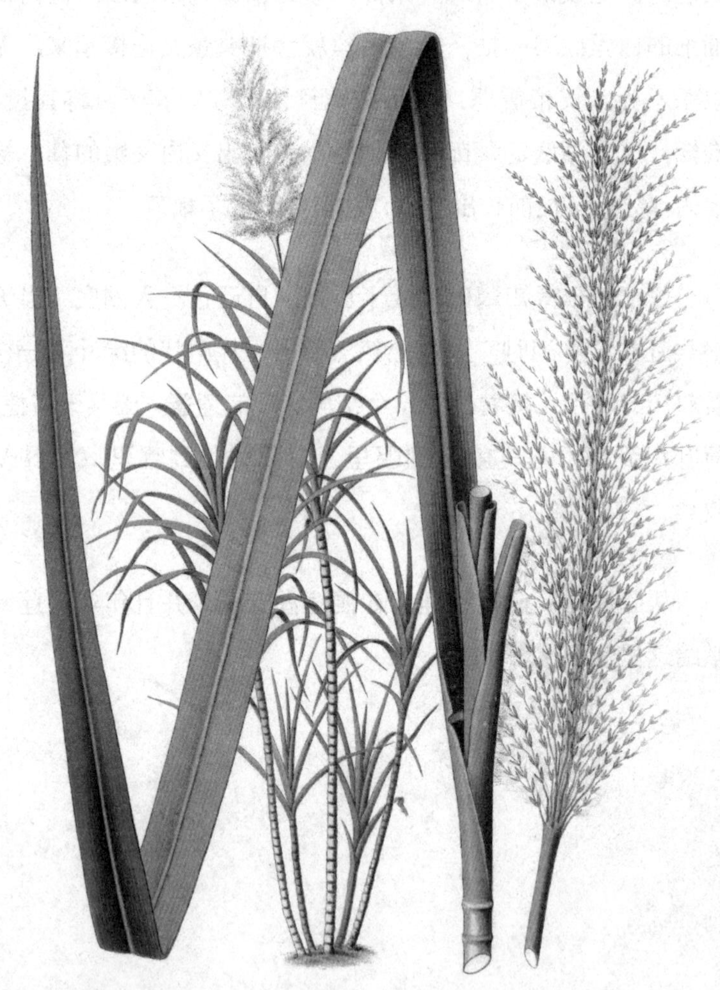

【药用部位】 蔗浆。

【气味、性质、毒性】 甘、涩，平，无毒。

【用途】 消痰止渴，除心胸烦热，助脾气，利大肠，解酒毒，不宜多食。

有一个老人有三个儿子，各娶了一房媳妇，老人年纪大了，要选一个儿媳管家，但不知道选谁好，于是想了一个办法。

一天，老人分别给了三房儿媳妇一担甘蔗和生好火的火种，让她们想办法使用甘蔗把火种留到第二天早上，谁能做到，就负责管家。

三个媳妇分别把甘蔗拿回房中。

大儿媳妇和大儿子把甘蔗切成段，放在火上，由于甘蔗水分大，所以引不起火来，火很快就灭了。

二儿媳妇和二儿子把甘蔗削成片，也放在火上，火很快也灭了。

三儿媳妇回房后，招呼三儿子一起，不慌不忙，一边吃甘蔗一边聊天，然后把甘蔗渣放到火上，第二天，火竟然还在燃烧。

于是就由三儿媳妇管家了。

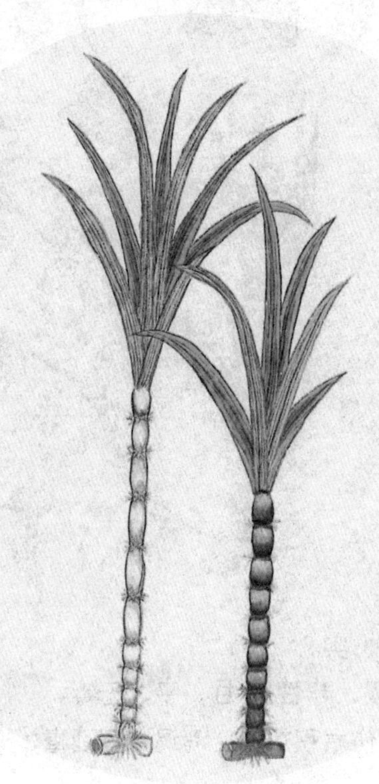

jì shí
芰实

【时珍说】芰实生长在湖泊中。菱落在泥中，最易生长。有野菱、家菱之分，均在三月生蔓延引。叶浮于水上，扁而有尖，光滑如镜，叶下有茎。五六月开小白花，背日而生，昼合夜放，随月亮的圆缺而转移。其果实有四种形状：无角、两角、三角、四角。

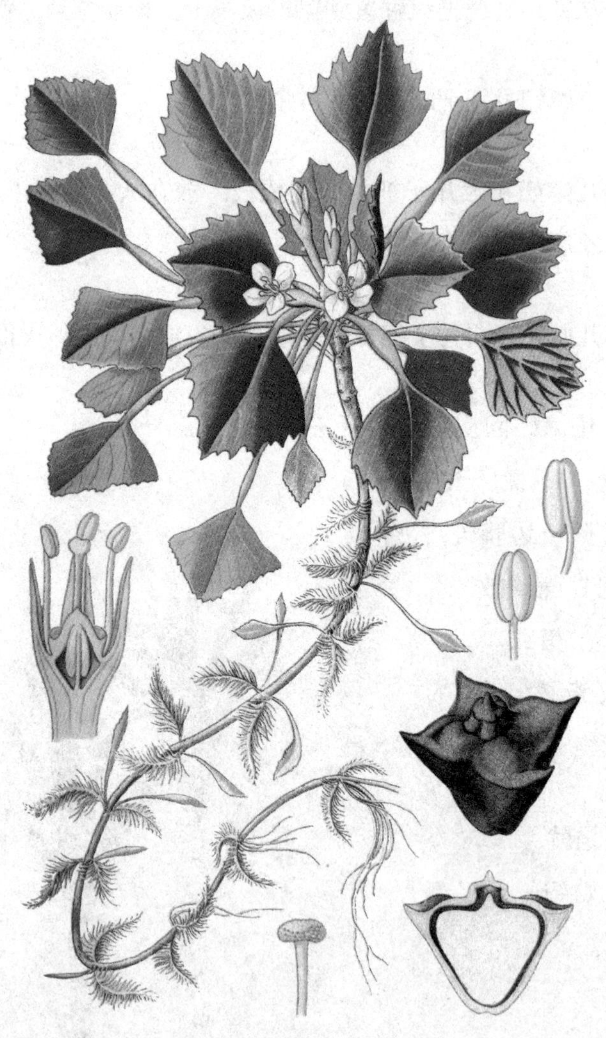

【药用部位】 实。

【气味、性质、毒性】 甘，平，无毒。

【用途】 解伤寒积热，止消渴，解酒毒；捣烂澄粉食用，补中延年。

芰实又叫菱角。话说乾隆皇帝沿运河南巡至嘉兴，见南湖一带烟雨迷蒙，景色宜人，便下了龙舟，到烟雨楼登临小憩。

此时正值菱角上市，采菱姑娘一边采菱，一边唱着“采菱歌”。湖光水色，再加上如在画中的二八女子，真是一幅好景致。风流天子乾隆看得此景，十分高兴，又是浅吟低唱，又是挥毫泼墨，乘兴便叫身边内侍去弄几个菱角尝尝。可能是皇上太急了，吃菱角时不慎被菱角刺破了嘴唇。这下可坏了，龙颜大怒，败兴而归。

此事被菱花仙子知道了，她自谴之余，便命南湖之菱统统将角去掉。第二年，南湖的菱角便圆滑无角了。

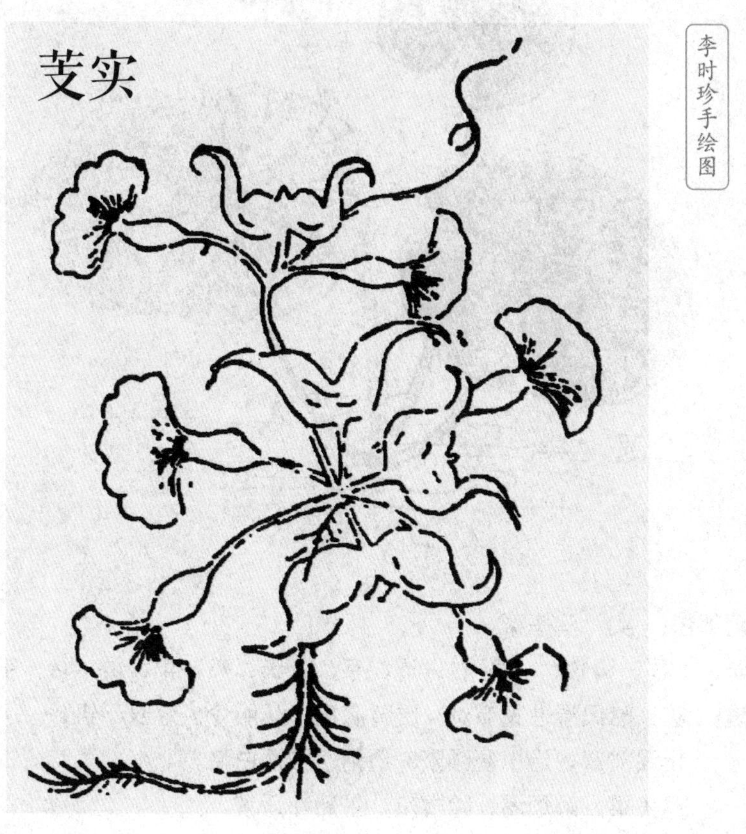

芡实

qiàn shí

【时珍说】芡茎三月生，叶贴在水面上，比荷叶大，皱纹如縠。叶面呈青色，背面则呈紫色，茎、叶都有刺。茎长一丈多，中间有孔有丝，嫩时剥皮可食。五六月开紫花，面向阳光结苞，苞上有青刺，而花在苞顶，如同鸡喙。剥开后有软肉裹子，壳内有白米，形状如鱼目。七八月成熟，可收获备食。

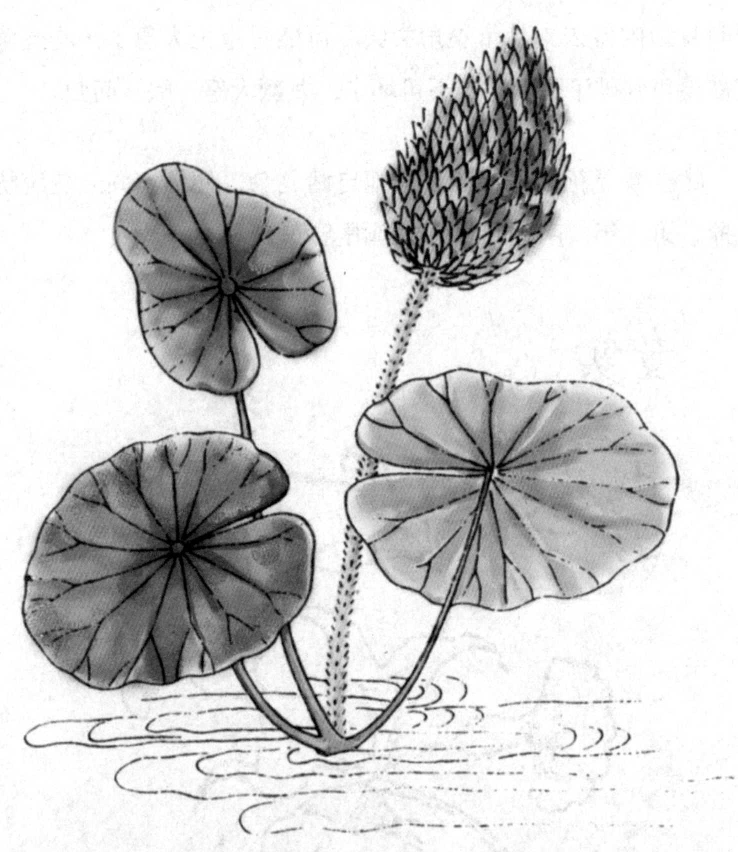

【药用部位】 实、鸡头菜。

【气味、性质、毒性】 实：甘、涩，平，无毒；鸡头菜：咸、甘，平，无毒。

【用途】 实：治风湿性关节炎、腰背膝痛，久服令人轻身不饥；
止渴益肾，治小便频繁、遗精、脓性白带。
鸡头菜：解烦渴，除虚热，生熟都适宜。

传说，古代某地闹饥荒，有个叫倩倩的寡妇，她上有婆婆，下有孩子，每天靠挖野菜、水草充饥。

一天，她在挖野菜时因饥饿过度晕倒在河边。等醒来时，她看到不远处有一只只“野鸡”高高翘起头，定睛一看，发现原来是形状像鸡头的说不出名字的水草。于是倩倩采了些“鸡头”回去蒸煮，煮好后切开，发现水草里面是一粒粒饱满的果实，剥开硬壳后里面露出了雪白的果仁，吃起来有股清香。

就这样，倩倩每天都会采摘这些“鸡头果”和着野菜煮给家里人吃，一家人慢慢熬过了饥荒的日子。此后，人们便把这种食物叫倩(芡)食。

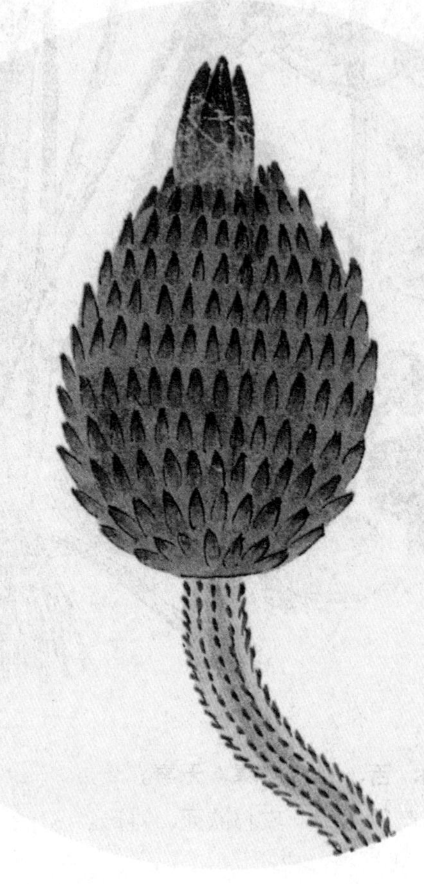

cí gū
慈姑

【时珍说】慈姑生长在浅水中，人工种植亦可。三月生苗，青茎中空，茎上有棱，叶如燕尾，霜后枯萎，根硬结，冬末春初掘来可作果食。但必须在灰汤内煮熟，去皮食用，才不致麻涩、刺激咽喉。嫩茎可食。

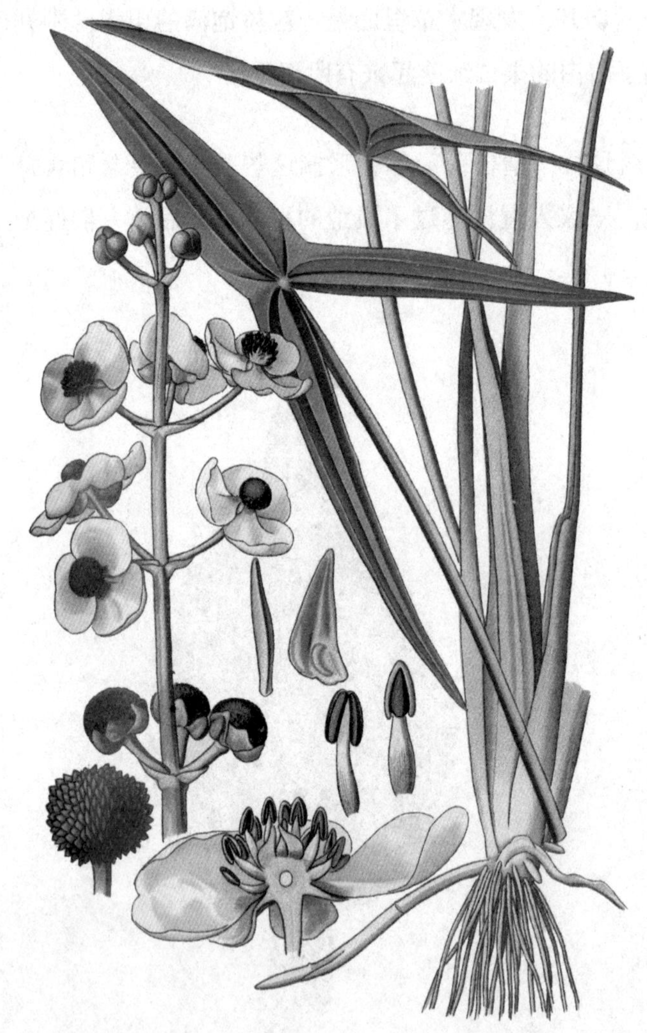

【药用部位】 根。

【气味、性质、毒性】 苦、甘，微寒，无毒。

【用途】 解百毒，治产后血瘀、攻心欲死、难产。

相传，西海龙王的儿子小白龙酷爱玩耍，他每次出来都会闹得浪涛汹涌，风雨交加，致使岸边百姓的庄稼、瓜果受损严重，甚至颗粒无收，百姓苦不堪言。

此事被观音菩萨知道了，就派了一位叫“慈姑”的仙女下凡来解苦救难。慈姑慈眉善目，相貌俊秀，让人倍感亲切。她望着白茫茫的被淹的农田，感叹不已，下定决心要找到一种不怕水淹的水生植物。

慈姑历尽千辛，终于找到了一种不怕水淹的植物，这种植物的根部长了许多像圆球一样的肉疙瘩，可以充饥，又很有营养。因路程太远，慈姑怕植物枯死，一路上用自己的泪水滋润它。后来，慈姑把种植技术教给了百姓。就这样，再遇大涝之年，百姓就用这种植物当粮食，再也没有挨过饿。

因为这种植物是慈姑千里迢迢找来的，为了纪念她，大家称其为“慈姑”。

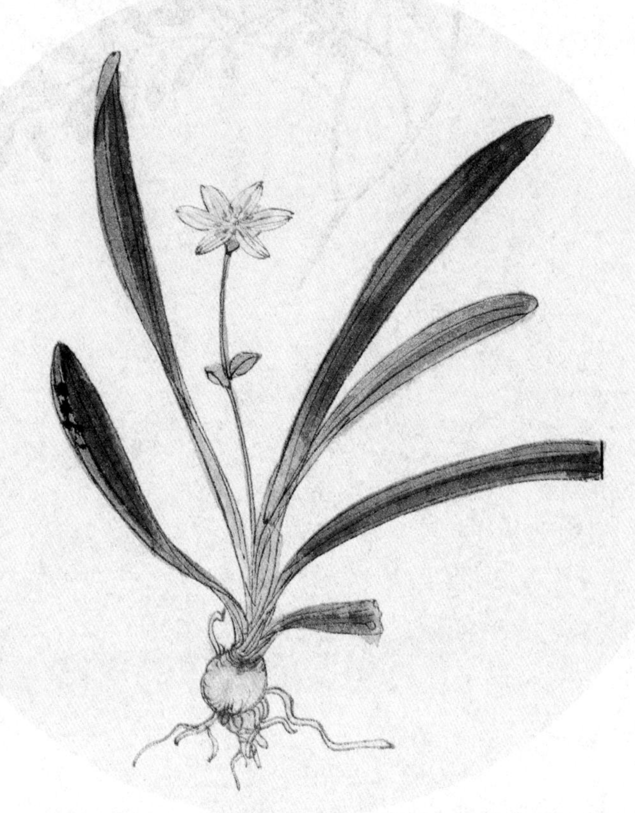

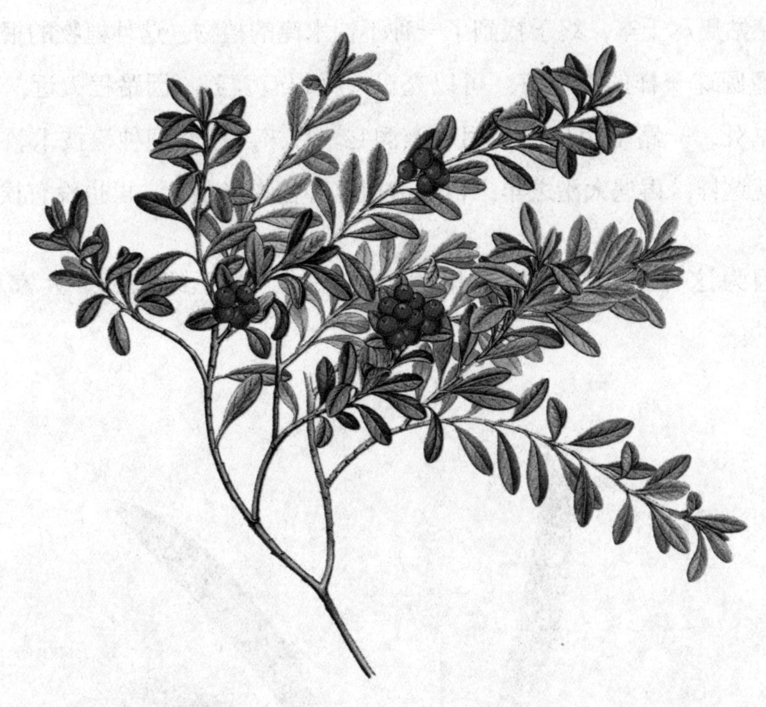

木部

木乃植物，五行之一。性有土宜，山谷原隰。肇由气化，爰受形质。乔条苞灌，根叶华实。坚脆美恶，各具太极。色香气味，区辨品类。食备果蔬，材充药器。寒温毒良，直有考汇。多识其名，奚止读诗。埤以本草，益启其知。

——李时珍《本草纲目》

bǎi 柏

【时珍说】《史记》里称柏为百木之长，树耸直，皮薄，木质细腻，花细琐。其果实是球形，形状如小铃，霜后四下裂开，中有大小如麦粒的几颗子，芳香可爱。柏树叶松树身的是桧，其叶尖而硬，现在人们叫它圆柏，以和侧柏区别；松树叶柏树身的是枞；竹叶柏树身的是竹柏。

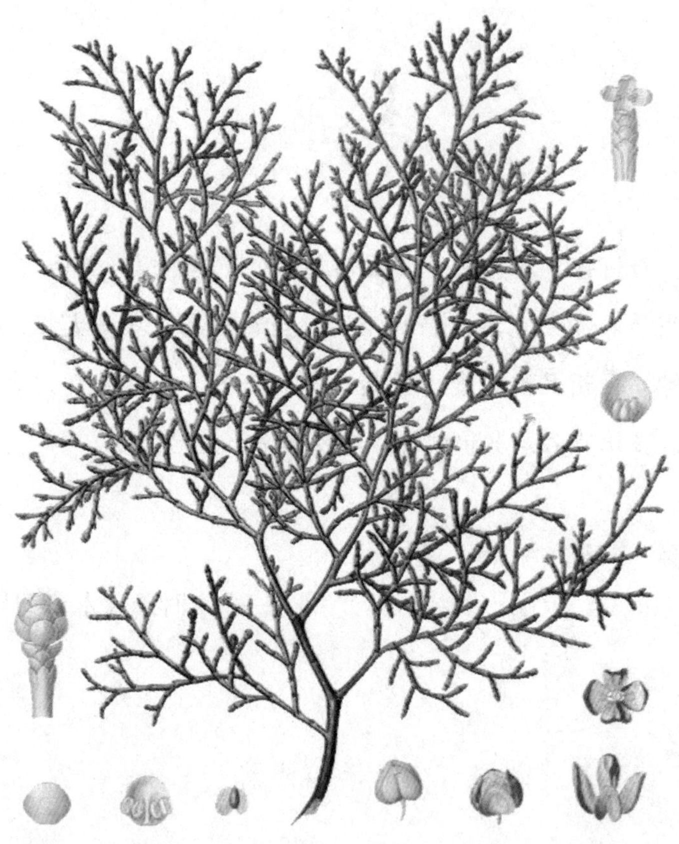

【药用部位】 柏实、柏叶。

【气味、性质、毒性】 柏实：甘，平，无毒；柏叶：苦，微温，无毒。

【用途】 柏实：安心神，润脾肾，益血止汗，治腰中重痛、小便不利；长期服用使人肌肤润泽、耳聪目明、益寿延年。柏叶：止吐血、鼻出血、痢血、尿血、崩中赤白，轻身益气，使人耐寒暑，祛湿痹；捣烂敷烧烫伤处，止疼痛，祛疤瘢；做成汤久服，杀五脏虫。

相传，黄帝在战败蚩尤后建立了部落联盟，定居在今天的黄陵县桥山。当时，他发现这一带的人们居无定所，人们要么栖居在树上，要么蜗居在兽穴，非常不安全。于是，他和部下开始教桥山群民在背山面水的山坡上伐木建屋，以躲避风雨的侵袭和野兽的攻击。

但是，由于那时的人们并不懂得胡乱砍伐森林会有怎样的严重后果，所以没几年时间，桥山周围的树木都被砍伐光了，就连黄帝严令禁止砍伐的常年不落叶的柏树也未能幸免。后来，一场突如其来的暴雨使得山洪暴发，洪水如猛兽般从山上俯冲下来，大家多年的苦心经营就这样被毁掉了，甚至连地上的草也被冲得一干二净。

黄帝十分悲痛地对大家说："今后再也不能乱砍树木了，否则飞禽走兽就会失去藏身之所。到那时，我们吃什么？穿什么？如果再遇上洪水，甚至连命都保不住了。我愿和大家一同植树造林，这样既能防御洪水，又能引来鸟兽栖居，那时我们就会有吃有穿。"说罢，黄帝就带头栽下一棵柏树。于是，大家纷纷开始植树种草。几年后，桥山一带林草茂密，一片葱郁。

从此，植树造林成了中华民族的优良传统，世世代代延续至今。

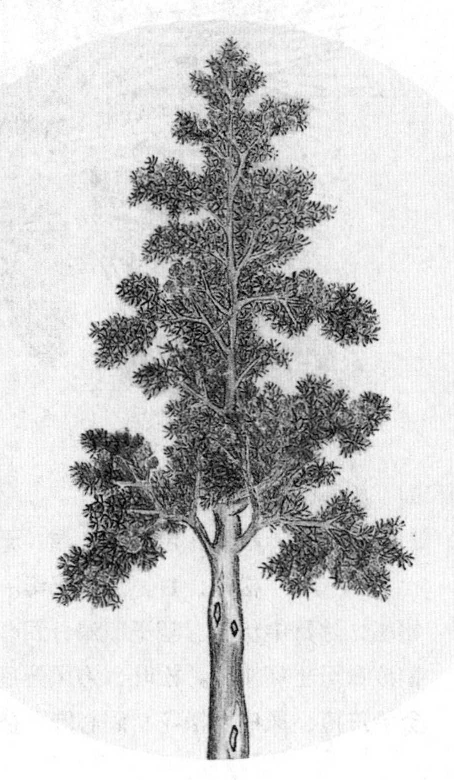

sōng 松

【时珍说】松树直耸挺拔，多枝节，其皮粗厚有鳞形，叶后凋。二三月抽蕤（ruí）开花，长四五寸，采其花蕊为松黄。果实形状如猪心，叠成鳞砌，秋后种子长成时鳞裂开。叶子有二针、三针、五针之别，三针的是栝子松，五针的是松子松。

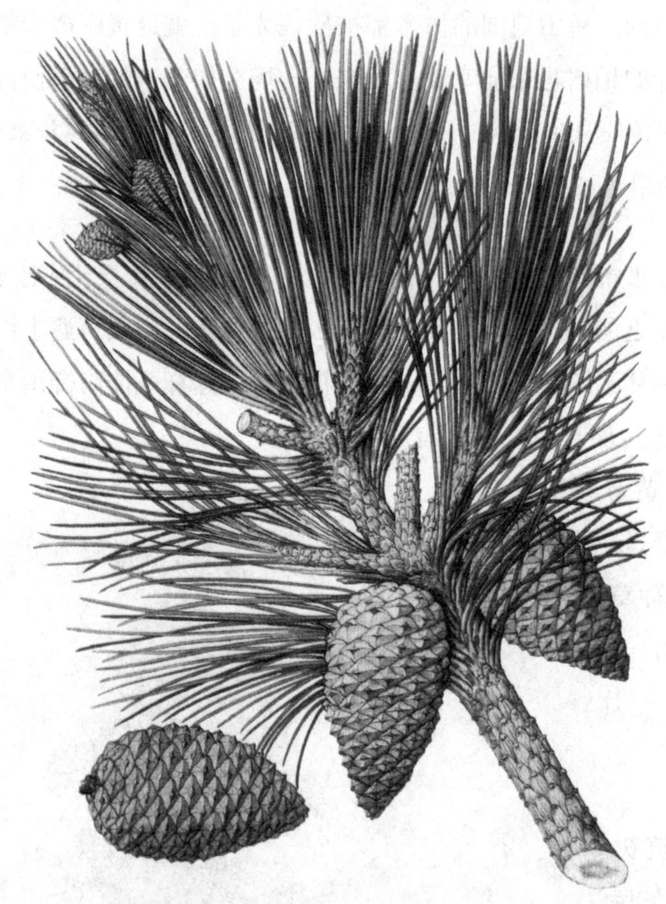

【药用部位】 松脂、松叶、松花。

【气味、性质、毒性】 松脂：苦、甘，温，无毒；松叶：苦，温，无毒；松花：甘，温，无毒。

【用途】 松脂：除胃中伏热、咽干口渴；润心肺，治耳聋，强筋壮骨；煎成膏可止痛排脓。松叶：治风湿疮，生毛发，安五脏；炙治冻疮、风疮。松花：润心肺，益气，除风止血。

很久以前，在陇东黄土高原的东南面有一条沟壑，这里群山耸立，林壑静美，令人神驰。有一户张姓人家，三代栖居于此。爷爷张木时一直凭打猎度日，其子张林、其孙张森时则以林地为生。

天有不测风云。一天，张林夫妇进山砍柴采果时突遇森林大火，火借风势，风助火威，夫妻双双被烈焰吞噬，不幸罹难。突如其来的打击，让张森失去了至亲，也失去了维持生计的主要来源，他痛不欲生，绝望至极。

得知此事后，张森的恋人莫兰姑娘焦虑不安，她毅然翻山越岭前往抚慰。二人相见，相拥痛哭。莫兰直言张森应及早娶她为妻，以便相扶相依，共渡难关。张森被莫兰的真挚爱情感动，欣然与其缔结连理。

张莫两家世代与树结缘，森林就是他们的希望和生命。他们发誓要恢复已被大火焚毁的林地，并把原来的落叶林更新为针叶林，使沟壑四季常青。经过周密商量，他们远赴陕西黄陵桥山采集松子，不辞艰辛，肩挑回乡。

就这样，小两口不畏艰难，含辛茹苦，育种造林，挥汗数十寒暑，终于使这一条沟壑再现新绿——山谷的每个角落都飘散着松树浓郁的清香，潺潺的溪水载着清香流向远方。故此，人们把这里称为“松树沟”。

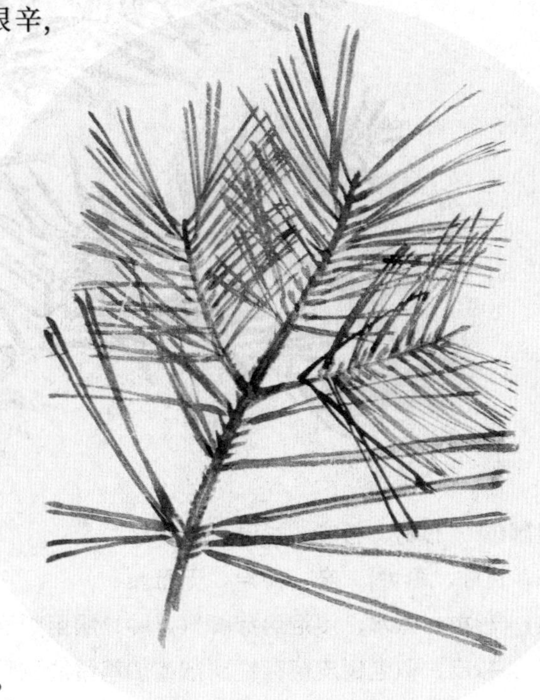

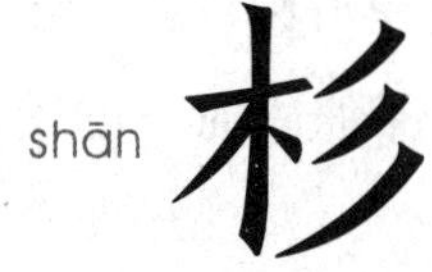

【时珍说】杉树叶硬，微扁如刺，其果实如枫树的种子。杉木有赤、白两种，赤杉木质实且多油，白杉木质虚而干燥。有雉纹一样花纹的叫野鸡斑，做棺木尤其珍贵。杉木不会被虫蛀。

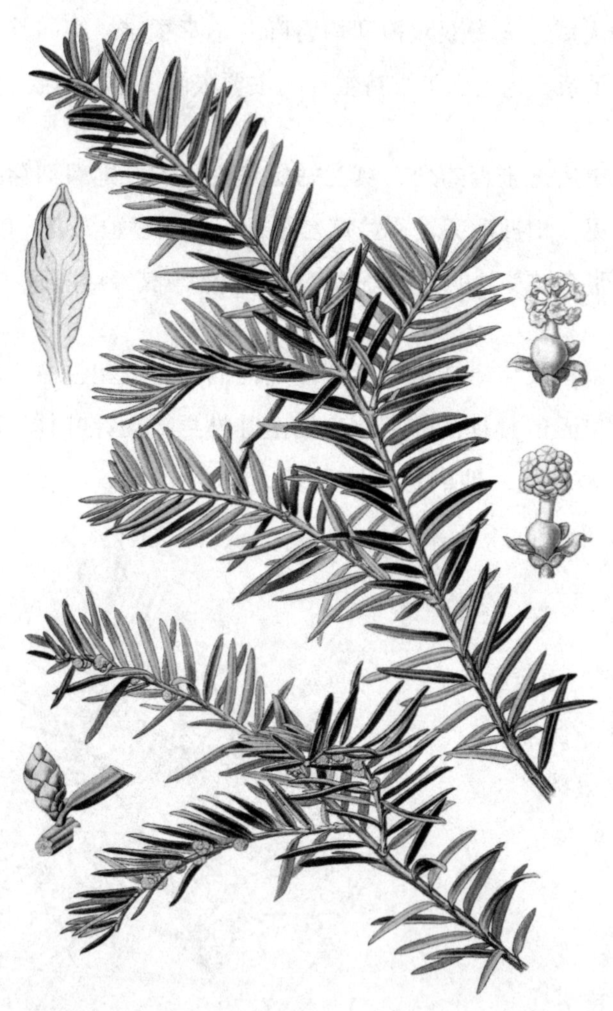

【药用部位】 杉材、杉皮、杉叶。

【气味、性质、毒性】 辛，微温，无毒。

【用途】 杉材：煮水，浸泡治疗脚气浮肿；服用则治心腹胀痛，去恶气。

杉皮：取老树皮烧存性研敷或加鸡蛋清调敷，治刀伤和汤火烧伤。

杉叶：治风虫牙痛。

很久以前，在南盘江边有一个布依族村寨，寨子里有一个小伙子叫杉郎，邻寨有一个姑娘叫树妹，两人在劳动中相识、相亲、相爱。

正当他们即将成亲之际，山上的魔狼抢走了树妹。杉郎大战魔狼，终于救出了树妹。战败后的魔狼变成了许许多多的蝗虫，肆意糟蹋庄稼。树妹为保护庄稼，一连唱了二十七天的歌，害虫也随着歌声消失了。不幸的是，树妹因此累病了，在农历三月初三这天离开人世。第三天，杉郎也因悲伤去世了。村民们将两人合葬在一起。

不久，在杉郎和树妹的坟上长出了两棵树，当地的人们认为这是杉郎和树妹的化身，称这些树为“毛杉树”。每逢农历三月初三，布依族人便举行歌会纪念他们。

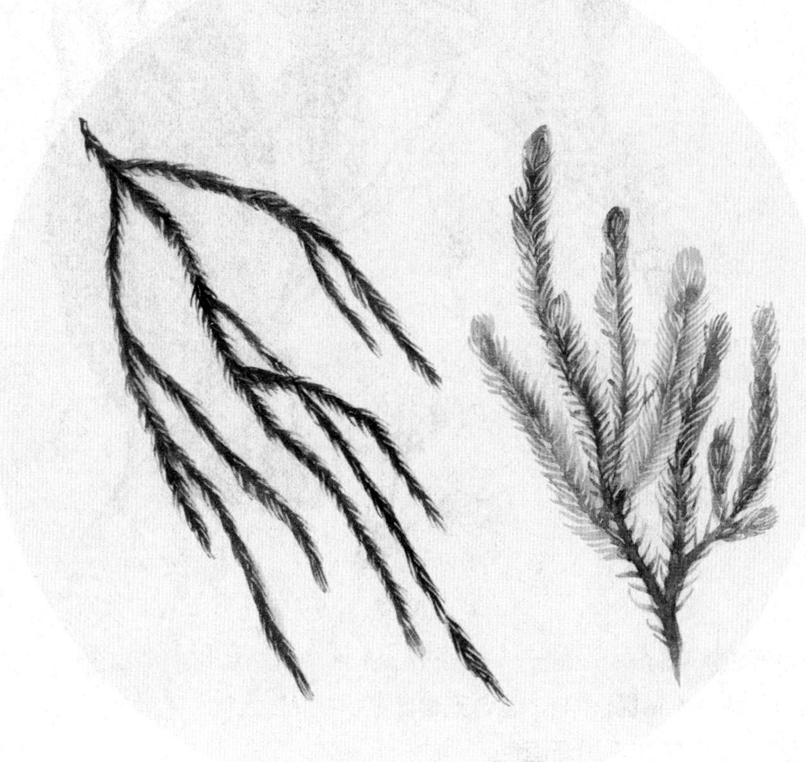

gùi

桂

【时珍说】桂有很多种，比如，牡桂，叶长得像枇杷叶，坚硬，有毛和细锯齿，其花白色，其皮多脂；菌桂，叶子像柿叶，尖狭而光净，有三纵纹路而没有锯齿，其花有黄有白，其皮薄而卷曲。

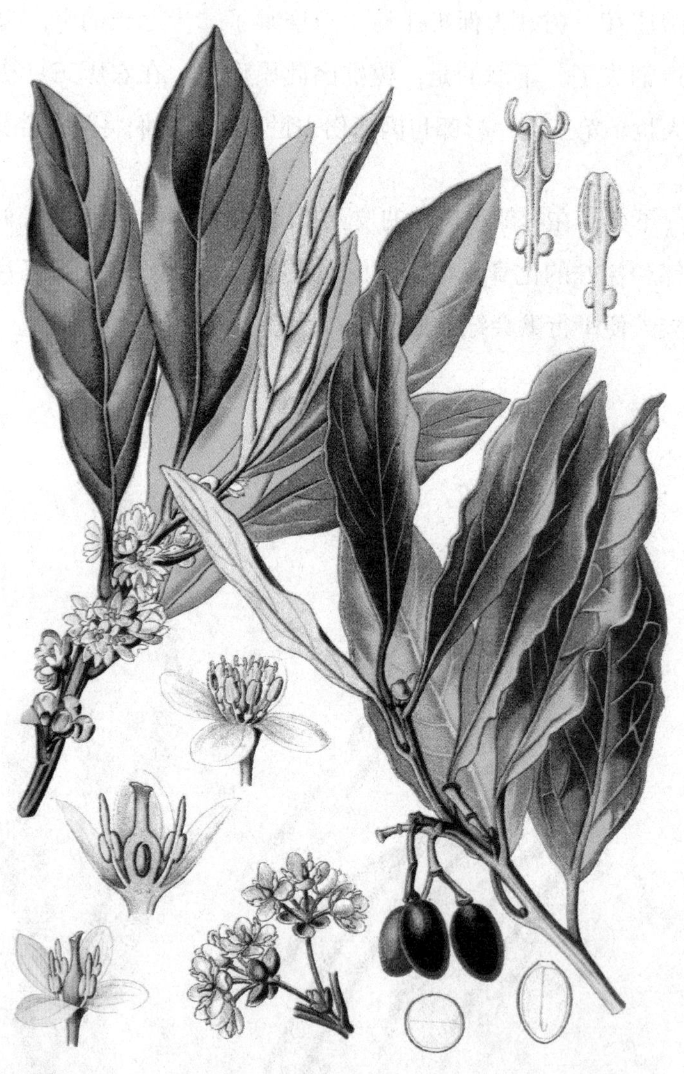

【药用部位】 皮。

【气味、性质、毒性】 辛，温，无毒。

【用途】 滋养精神，润泽面色。

古时候，在一座山脚下住着一位卖酒的丧偶妇人，她为人淳朴和善，酿出的酒香醇可口，大家都亲切地称她为“仙酒娘子”。

一个寒冬的清晨，仙酒娘子刚打开酒肆的大门，就见到一个骨瘦如柴的老人奄奄一息地躺在雪地里。她于心不忍，便搀扶着老人进了屋。待灌了一碗热汤、半杯黄酒之后，老人缓缓醒了过来，他急忙拜谢仙酒娘子的救命之恩，并由衷恳请仙酒娘子再收留几日，等身体好些便离开。仙酒娘子思来想去，最后决定留他暂住。

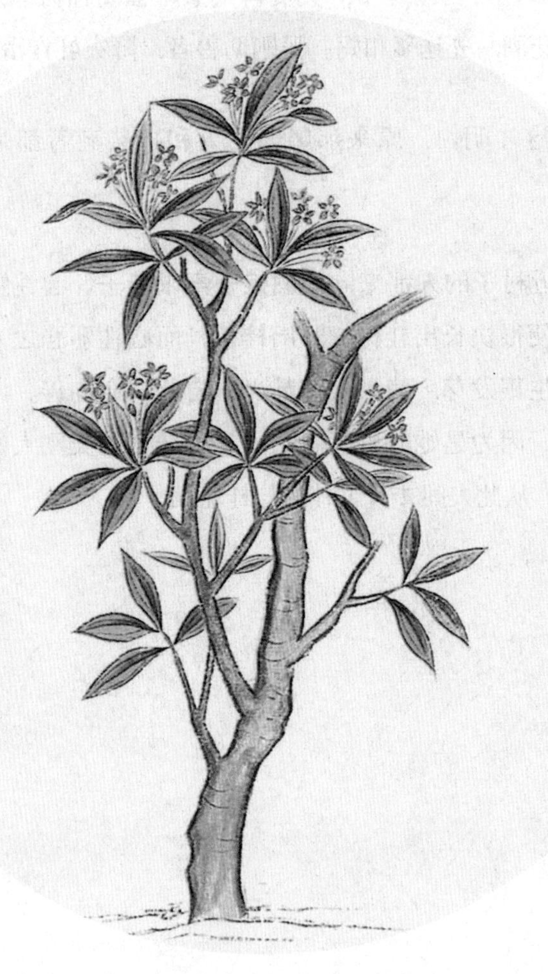

所谓“寡妇门前是非多”，谣言总是比真相跑得快，关于仙酒娘子的闲话如落叶般四散。大家开始疏远她，酒肆的生意也日趋惨淡，但她仍旧细心照顾着老人。后来，顾客寥寥无几，酒肆被迫关门，老人此时也不辞而别了。仙酒娘子唯恐老人发生意外，便四处寻找，却在山坡上遇到一位鬓发斑白的老者挑着一担柴，吃力地缓行。突然间，老者双眼紧闭应声倒地，微颤的嘴唇发出一个“水”字。然而，荒山野岭去哪里找水？仙酒娘子只好咬破中指，正准备将鲜血滴向老者的嘴边时，老人不见了。一阵清风拂过，天空飘来一张黄纸条，上面写着：月宫赐桂子，奖赏善人家。福高桂树碧，寿高满树花。采花酿桂酒，先送爹和妈。吴刚助善者，降灾奸诈滑。

仙酒娘子这才明白，原来那孱弱老人和担柴老者都是吴刚变化的。

后来，远近村子的人都来向仙酒娘子索求桂子。心性纯良之人把桂子种下，便很快长出桂树，开出桂花；而心性邪恶之人种下桂子，桂子便不生根发芽，使人羞愧难当，自此洗心向善。大家十分感激仙酒娘子，因为是她的善行感动了掌管桂树的吴刚大仙，才把桂子传给人间，从此人间才有了桂花与桂花酒。

tóng **桐**

【时珍说】桐有四种：有实而皮青者为梧桐；华而不实者为白桐；冈桐即油桐，子大有油；青桐即梧桐之无实者。

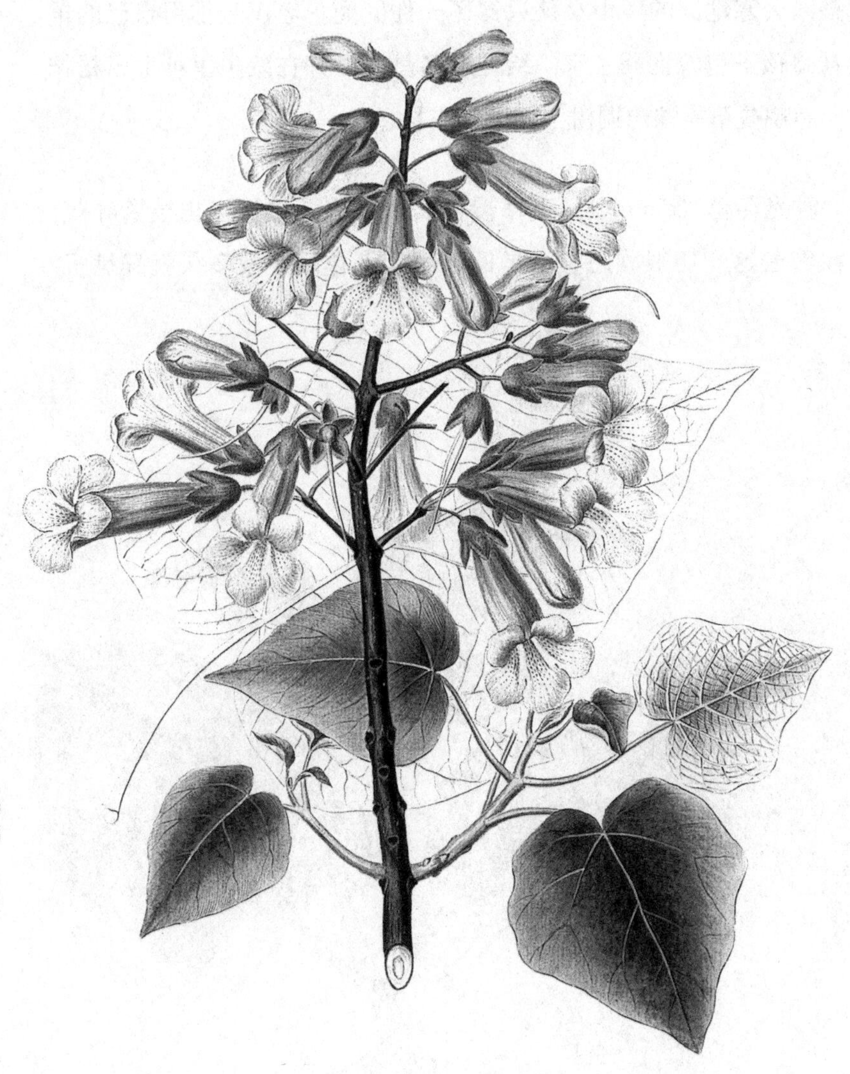

【药用部位】 桐叶、木皮。

【气味、性质、毒性】 苦，温，无毒。

【用途】 桐叶：消肿毒，生发。木皮：治五痔，杀三虫；煎汁涂患处，治恶疮、小儿丹毒。

从前有一个老汉，孤苦无依，靠着放羊度日。一天，他在放羊时突然听到一阵孩子的哭声，他循声找去，发现在草丛中有一个小女孩，天寒地冻的，小女孩只穿了一件肚兜。老汉赶忙用自己的羊皮袄将孩子包着抱回了家，给她取名蔓草，并在院子里种下了梧桐树，希望蔓草能像梧桐树一样茁壮成长。

时光荏苒（rěn rǎn），蔓草慢慢长大成人，梧桐树也枝繁叶茂，老汉看着这一切很欣慰。可是他已经年老体衰，没多久就辞世了，

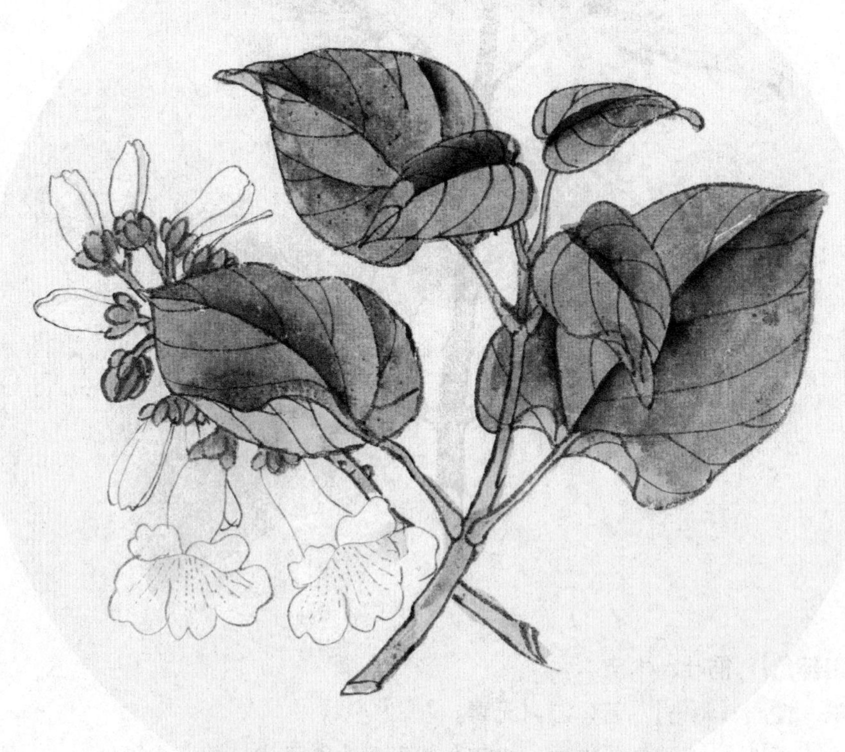

留下蔓草一人，蔓草靠做女工和邻里的接济生活。蔓草时常坐在梧桐树下，一边做女工，一边和梧桐树说话。

天有不测风云，这一年赶上大旱，庄稼颗粒无收。有一天晚上，蔓草梦见一个人，对她说他叫梧桐，是天上看管树木的使者，由于犯了天条被贬，化作院子里的梧桐树，他不忍看见人们受苦，决定帮人们渡过难关。他告诉蔓草，明天院子里的梧桐树会结满果实，让她分给人们食用，但是自己会因此再次受到玉帝的惩罚。他谢谢这些年蔓草的陪伴和爱护，说完就不见了。

蔓草惊醒了，起身来到院子里，她看见梧桐树上结满了果实，但树干已经枯死了。蔓草赶紧叫来邻里，把果实分给了大家，大家就这样渡过了难关。玉帝得知后非常生气，派火神去把梧桐树烧成灰烬。看着熊熊烈火，蔓草不顾一切地冲进大火中，抱着梧桐树一起燃烧。大火烧了九天九夜，在第九日，从火中突然蹿出一道强光，一只凤凰拖着绚烂的长尾巴，冲入天际。

从此，凤凰不管飞得多累，只有遇到梧桐树才会落下栖息。

mù 木 lán 兰

【时珍说】木兰因香气如兰、花艳如莲而得名，也称杜兰、林兰、木莲、黄心。其枝叶都很稀疏，花内白外紫，四月初始开，二十日后即谢，也有四季常开的，但都不结果。

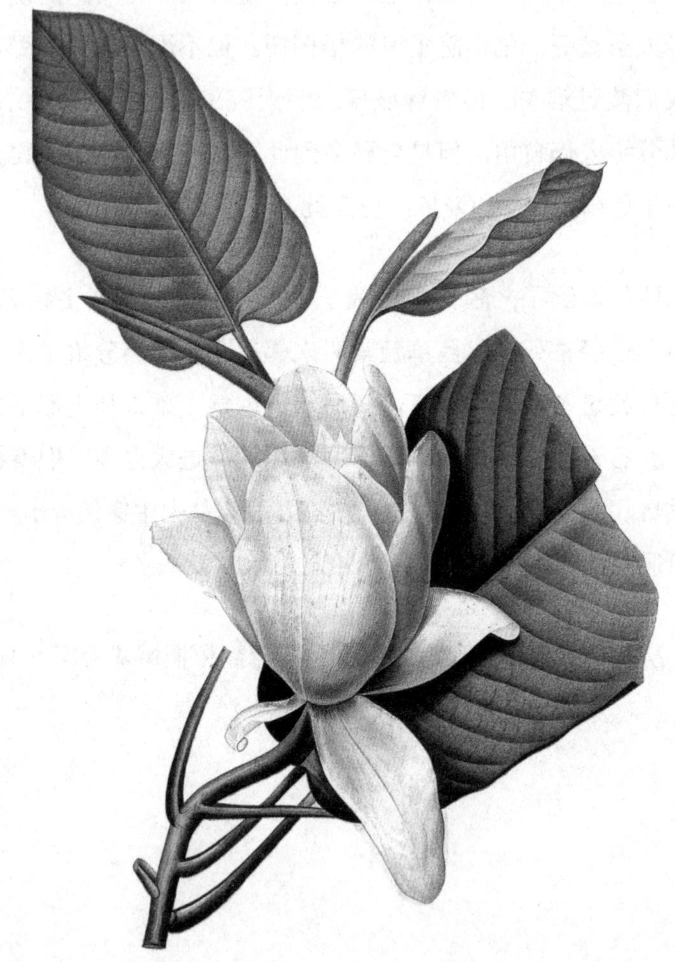

【药用部位】 皮。

【气味、性质、毒性】 苦，寒，无毒。

【用途】 治疗中风伤寒及痈疽水肿，去臭气；治酒疸，利小便；疗小儿重舌。

古时候，庐山脚下住着两户人家，一户有个男孩叫阿木，一户有个女孩叫阿兰。这两户人家男耕女织，狩猎捕鱼，过着幸福自在的生活。

有一天，王府的大老爷进山巡猎，无意中被阿兰的美色吸引，便派人将其抢入府内。阿木得知消息后，趁夜色偷偷混入王府，打算带着阿兰一起逃跑，不料被王府的人发觉。王府中人率众追赶。阿木和阿兰一路逃到望江崖，无奈之下双双投江身亡。

两人的父母将他们的遗体从江中打捞上来，葬于望江崖上的丛林中。第二年春天，在这繁茂的丛林中长出了奇异的树木，雌雄同株，花香沁人。据说，这是阿木和阿兰的化身。当地的人们为纪念这对坚贞不屈的年轻人，称这棵树为“木兰”。

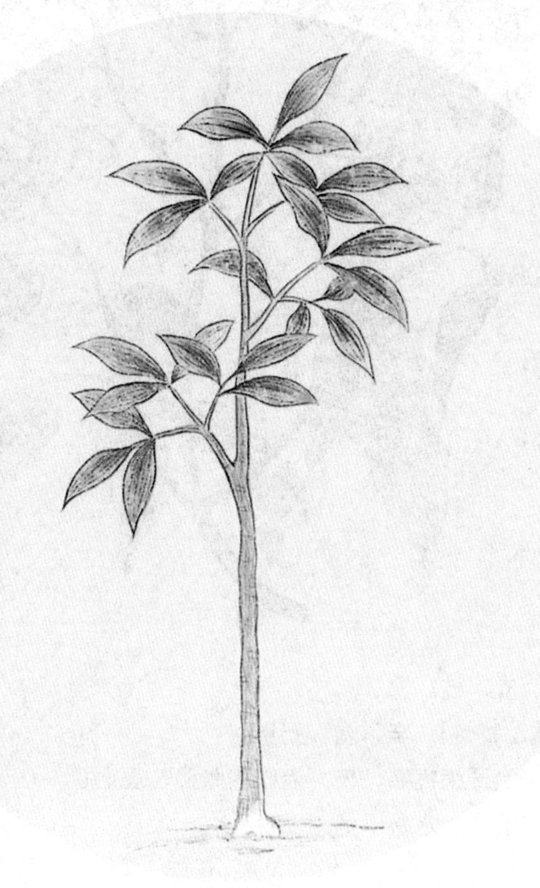

dīng 丁 xiāng 香

【时珍说】高一丈多，似桂树，叶似栎叶，花圆细，寒冬不凋。子像钉，长在枝蕊上，长三四分，紫色。其中粗大如山茱萸的俗称母丁香。二月和八月采子和根。

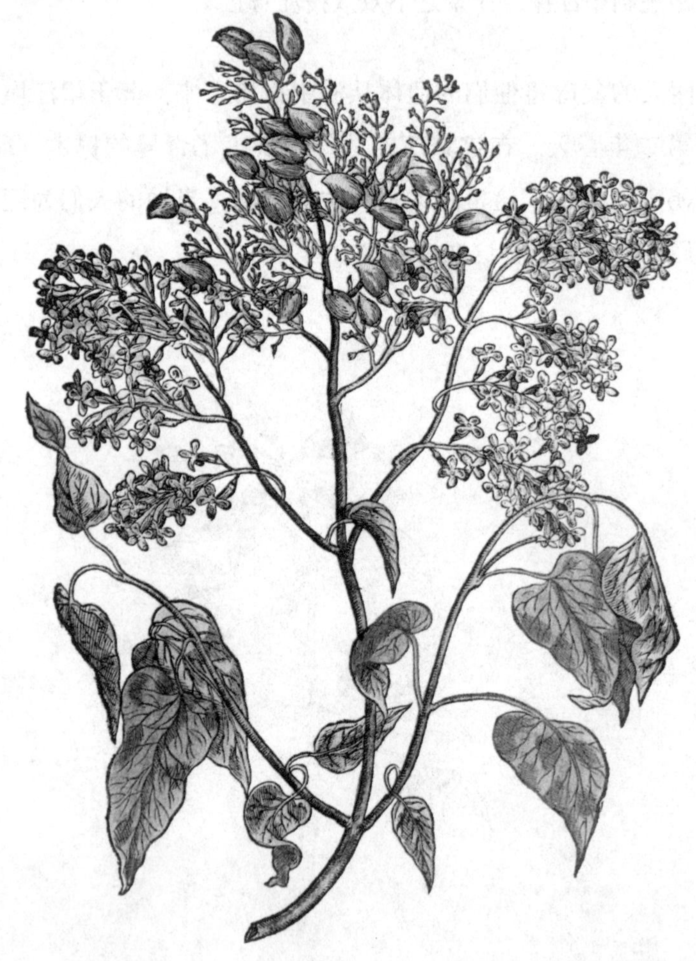

【药用部位】 皮、枝。

【气味、性质、毒性】 辛，温，无毒。

【用途】 皮：治牙齿疼痛；枝：治心腹胀满、恶心、泄泻虚滑、水谷不消。

扫码听故事

丁香，又叫鸡舌香，一种很名贵的香料，可以除口臭。

汉恒帝时，有一位叫刁存的侍郎，口臭得厉害。一天，汉恒帝赐给他一个东西，并命他含到嘴里。刁存不知何物，但又不敢抗旨不遵，只好战战兢兢地放入口中，顿时感到味辛刺口，便以为是赐死的毒药，于是含在口中不敢下咽。退朝后，“毒药”一直没发作，刁存小心翼翼地把嘴里的东西吐出来，顿时一股香气弥漫开来。原来是一枚上等的鸡舌香，也就是丁香，这是皇上的恩赐，竟是虚惊一场。

后来，武则天时期，宫廷诗人宋之问自恃仪表堂堂，才华横溢，理应受到器重，然而武则天一直对他避而远之。于是他毛遂自荐，给武则天写了一首诗，希望自己能够得到重视。武则天读后对一位近臣说：“我不是不知道宋卿有才情，只是因为他有口臭，实在让人难以忍受。”宋之问听闻此事后羞愧无比。自此，人们就经常看见他口含鸡舌香以解口臭。

后来，文武百官面见皇帝时，口含鸡舌香成为一时风气。而明清之后，口含鸡舌香以避口臭已成为朝臣们的日常之事。文人雅士以香赠友，更是常见礼数。

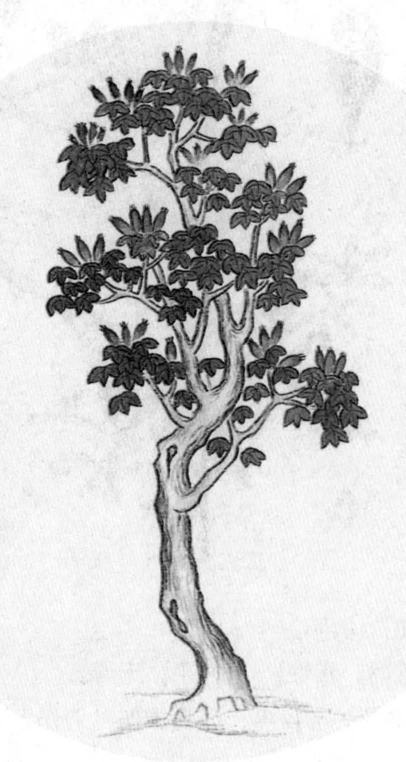

mò yào 没药

【时珍说】木之根株皆如橄榄，叶青而密。年岁久了则有脂液滴在地下，凝结成块，或大或小，类似安息香。

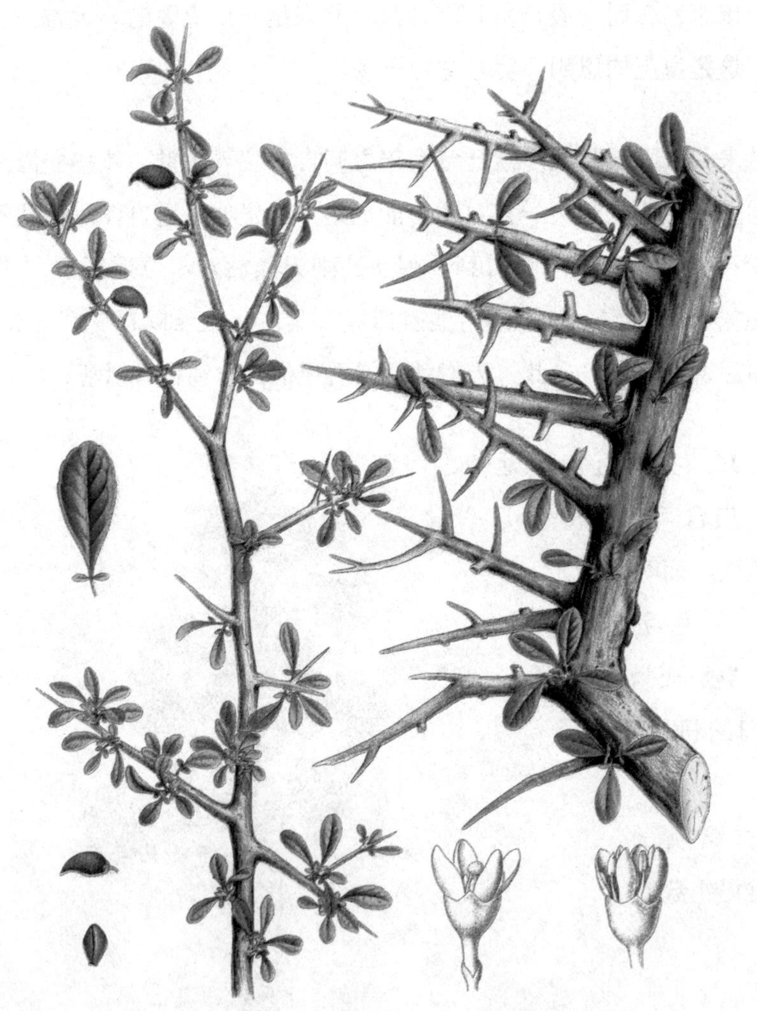

【药用部位】 树脂。

【气味、性质、毒性】 苦，平，无毒。

【用途】 治疗关节疼痛、筋骨损伤、刀伤，以及妇女血晕、产后恶血。

古时候，有一位传教士来到中国，他一边传教一边为百姓医治疾病。一天，传教士经过一户人家，见其家人痛哭不止，便上前询问。

原来这家人的孩子上山割草时不慎掉到半山腰，家里的男人听见孩子的呼救声，便拿着绳索赶去营救。他先把绳索系在一棵树上，接着顺着绳索滑到山腰处。因为孩子伤得很重，男人就把他背到自己的背上，然后准备顺着绳索爬回山顶。但由于绳索经不住两个人的重量，在向上攀爬的过程中绳索断裂了。待家人赶来时，父子俩已奄奄一息。郎中看后也摇摇头走了。

传教士听完讲述，看了看父子二人的眼睛，又摸摸他们的脉搏，然后从自己随身的袋子里拿出一些不规则的颗粒状的胶状物，并吩咐这家人按时熬水给父子俩喝。

几天后，昏迷的父子俩终于醒来，浮肿的伤口也逐渐消退。周围的邻居奔走相告，说传教士身上有能让人起死回生的神药。县令知道后，便请来传教士向其咨询神药一事。传教士告诉县令说那味药的名字叫没药，是橄榄科植物没药树干流出的树脂，能破血、消肿、止痛，并把那琥珀色颗粒拿给了县太爷。自此，没药广为流传。

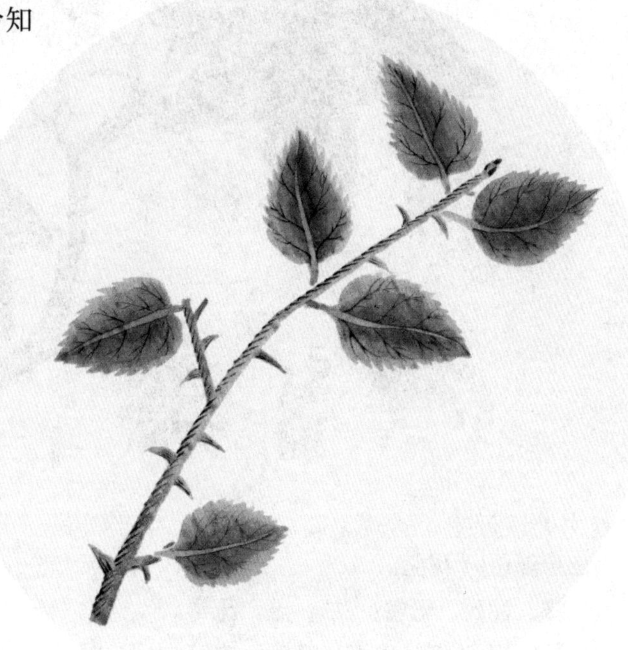

苏合香

sū hé xiāng

【时珍说】树生膏，可为药，以气味浓烈而无渣滓者为上。

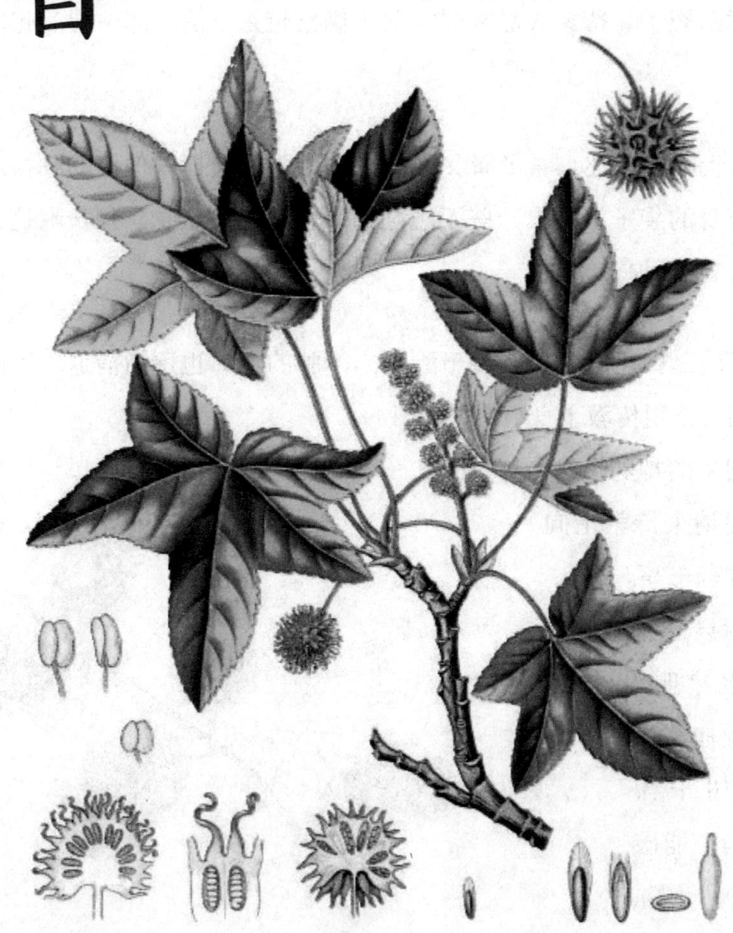

【药用部位】 树脂。

【气味、性质、毒性】 甘，温，无毒。

【用途】 治温疟、蛊毒、痫痓，去三虫；久服通心明性，轻身长年。

相传，宋真宗赵恒对苏合香酒情有独钟。据《梦溪笔谈》记载，太尉王文正羸弱多病，于是宋真宗赐予他一瓶药酒，并叮嘱他空腹服用，可以“和气血，辟外邪”。王文正每日服用，身体康健了很多。

宋真宗解释说这是苏合香酒，具有调和五脏、除去腹中疾病的作用。其药用功效在《本草纲目》中得到了证实：“气香窜，能通诸窍脏腑，故其功能辟一切不正之气。”

宋真宗在朝堂之上向大臣推荐过这种极珍贵的药酒，还曾将几盒苏合香丸赐给亲近的大臣，作为配置苏合香酒的原料。

从那之后，从皇亲贵胄、朝廷重臣到普通百姓都纷纷酿造此酒，苏合香酒因此盛极一时。

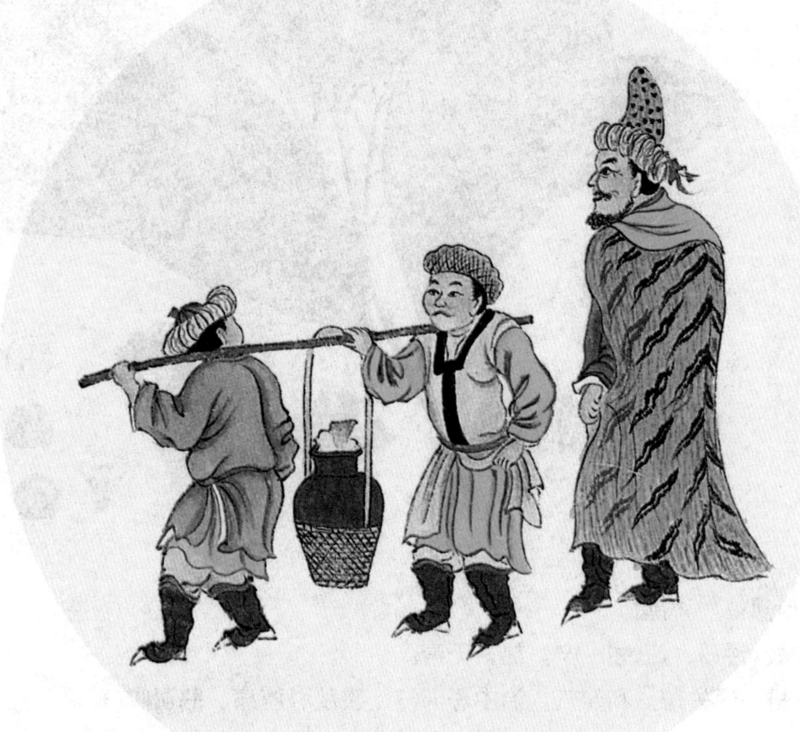

zhāng 樟 nǎo 脑

【时珍说】樟脑出自韶州、漳州，状似龙脑，白色如雪，即樟树脂膏。樟脑纯阳，与焰消同性，水中生火，其焰益炽。

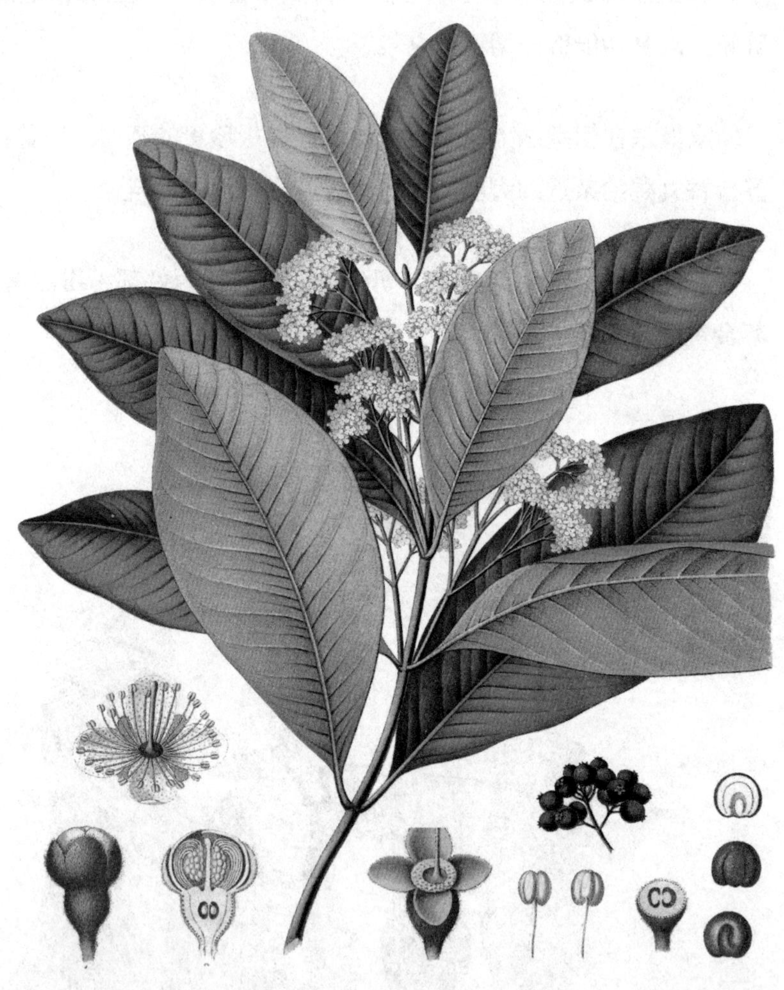

【药用部位】 树脂。

【气味、性质、毒性】 辛，热，无毒。

【用途】 通关窍，利滞气，治中恶邪气、霍乱心腹痛、寒湿脚气、疥癣风瘙、龋（qǔ）齿，杀虫辟蠹（dù）。放鞋中，去脚气。

相传，清朝末年崇义县合坪村有一对夫妻，男的叫谢宪桂，女的叫赖氏。他们虽然住着茅屋，穿着简朴，但夫妻二人心地善良、相亲相爱。

某天傍晚，收工回家的夫妻俩发现自家门前有一对受伤的白仙鹤正在挣扎。夫妻俩动了恻隐之心，便下定决心细心照料仙鹤直至其痊愈。村里人都劝他们将仙鹤卖了换钱，而善良的夫妻俩却在门前古樟树下放飞了痊愈的仙鹤，仙鹤飞到半空突然回过头来，向夫妻俩连叫三声，以示感谢和道别。

过了几天，在放飞仙鹤的地方，竟然奇迹般地长出了两株香樟。在香樟树的庇佑下，夫妻俩家境殷实、子孙满堂。这两株香樟也被村里人称为“幸福树”“和谐树”。

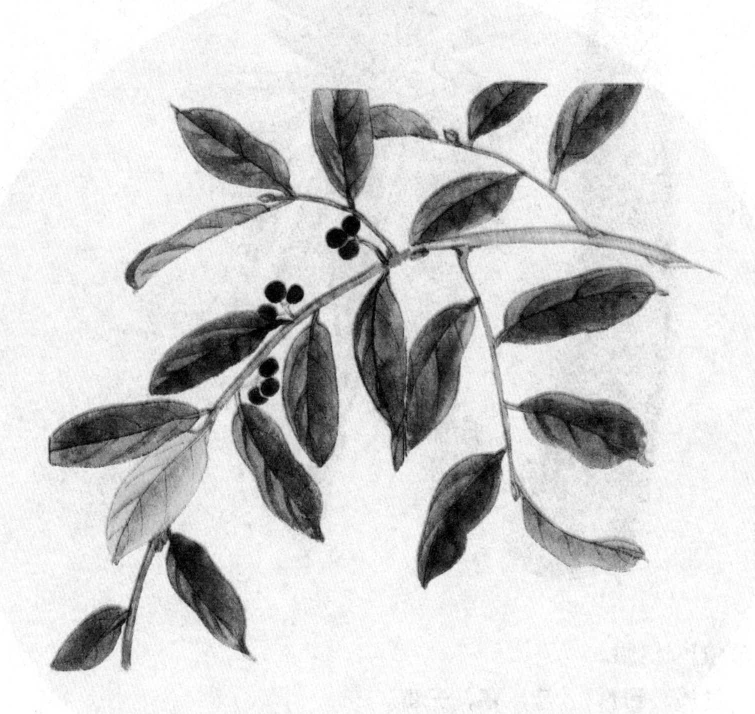

lú 芦 huì 荟

【时珍说】芦荟又称奴会、讷会、象胆（因其味苦如胆）。其木生于山野中，滴脂泪而成。采之不拘时月。

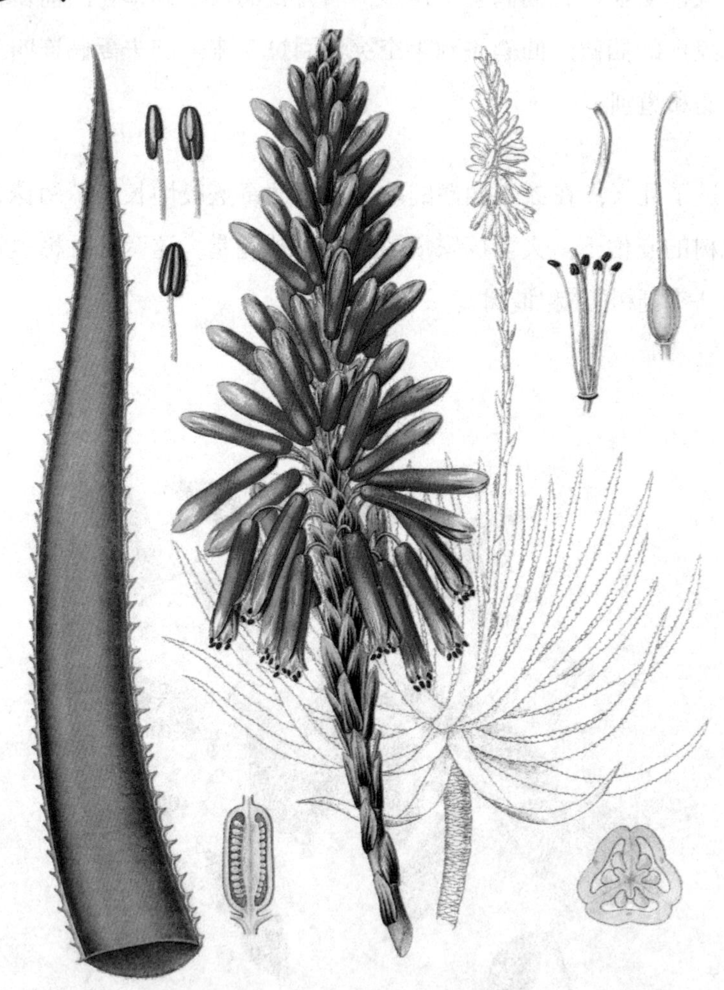

【药用部位】 树脂。

【气味、性质、毒性】 苦，寒，无毒。

【用途】 明目镇心，治热风烦闷、胸膈间热气、小儿癫痫惊风、杀三虫及痔病疮瘘，解巴豆毒。研末，治湿癣出黄汁。

相传，一代埃及女王克里奥佩特拉七世有一个外人无法接近的神秘魔池，每到子夜时分，她便步入水池沐浴。年复一年，女王的容颜丝毫未改。后来，人们在衰败了的埃及王朝旧址里发现，魔池中的液体其实是一种叫作芦荟的汁液。由此推知，两千多年以前，人类已经懂得认识并利用芦荟了。

公元前 4 世纪，医学之父希波克拉底在他所著的医书上记录了芦荟作为缓泻剂在临床上的应用。据说，同在公元前 4 世纪，马其顿国王亚历山大大帝首先占领了芦荟原产地索克特拉岛，获得了大量的战略贮备物资——芦荟。他利用那里的芦荟来治疗伤兵，使得因受伤而化脓的士兵很快获得痊愈。当士兵不习惯他国饮食时，国王便将芦荟做成饮料调节食用。

后来，亚历山大大帝建立了地跨欧、亚、非三州的大帝国，传说是芦荟立下了巨大的功劳。

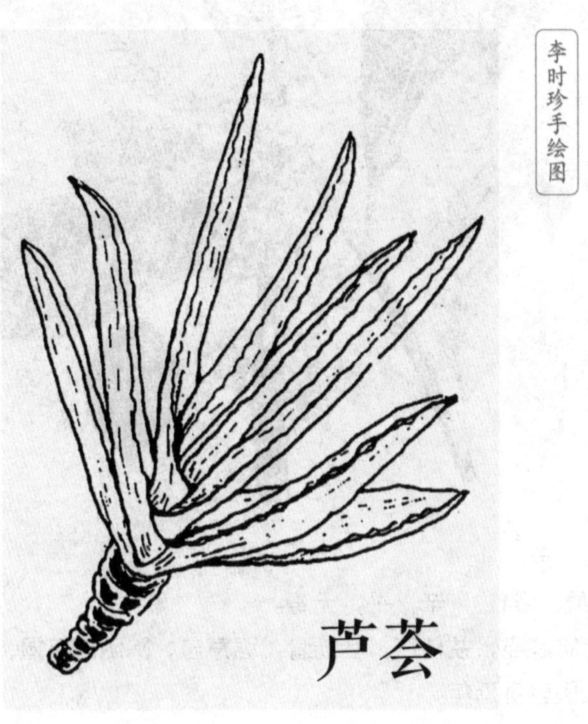

dù zhòng 杜仲

【时珍说】杜仲又称思仲、思仙。其树高数丈，叶似辛夷，它的皮折断后有白丝相连。刚长出的嫩芽可食。

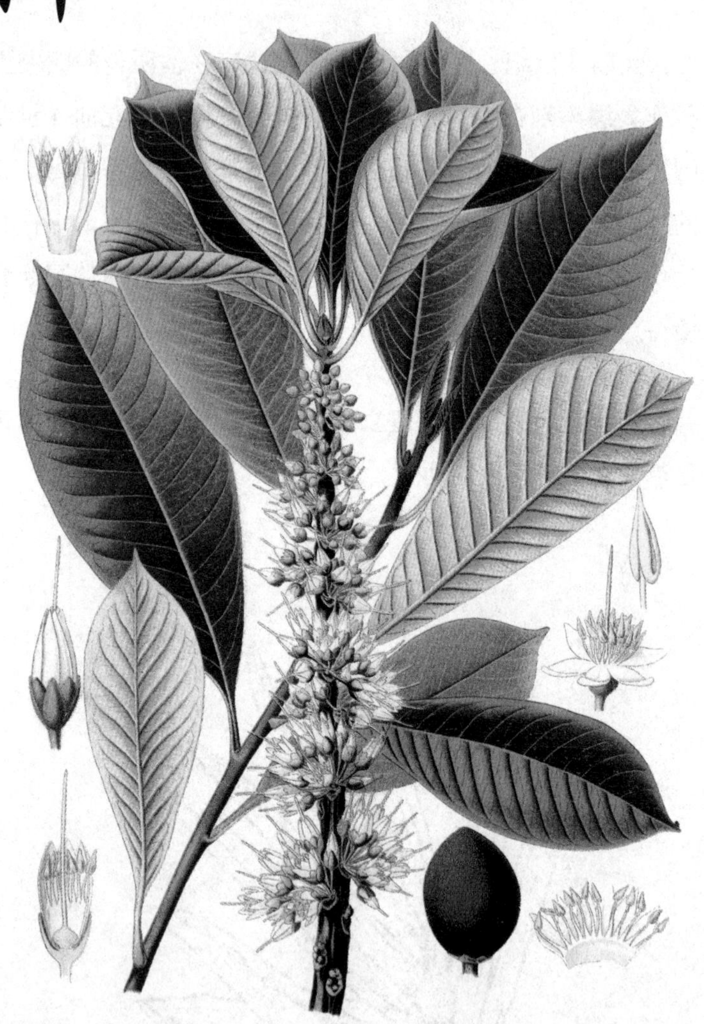

【药用部位】 皮。

【气味、性质、毒性】 辛，平，无毒。

【用途】 治腰膝痛，益精气，壮筋骨，强意志；除阴部痒湿、小便淋沥不尽；久服轻身延年。

古时候，有一个名叫杜仲的人，家里十分清贫，仅靠砍柴维持生计，以致积劳成疾，落个腰腿疼的病根。一天，他上山砍柴时腰腿疼突然犯了，疼得他抱着树干、咬住树皮不松口，不知不觉间把树皮中的汁液吸进了肚子里。不一会儿，他的腰腿似乎疼得不那么厉害了，后来竟然真的不疼了。

杜仲想，每次犯病都疼得死去活来，为什么这次吸进树皮汁就不疼了呢？他好奇地看着咬过的树皮，发现它同别的树皮不一样，断面有银白色丝状物相连。杜仲便剥了一些带回家中，准备日后发病时再用。

邻居张老伯也患有腰腿疼疾病，于是杜仲把备用的树皮拿来给张老伯煎汤喝，不久张老伯的病也好了。事情就这样传开了，四面八方犯腰腿疼的病人都纷纷登门找杜仲医治，而且人们吃了用树皮煎的汤后病都好了。为了感谢杜仲，人们就把这种树皮取名为杜仲，一直传到今日。

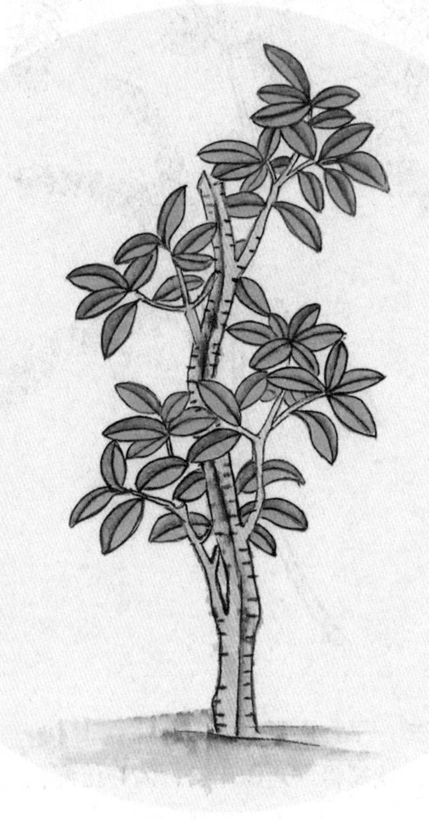

hé huān
合欢

【时珍说】一般生长在山谷之中，树叶似皂荚及槐，很小。五月开花呈红白色，上面有丝茸。秋天结果成荚，种子极细薄。嫩芽叶煮熟后淘净可食。

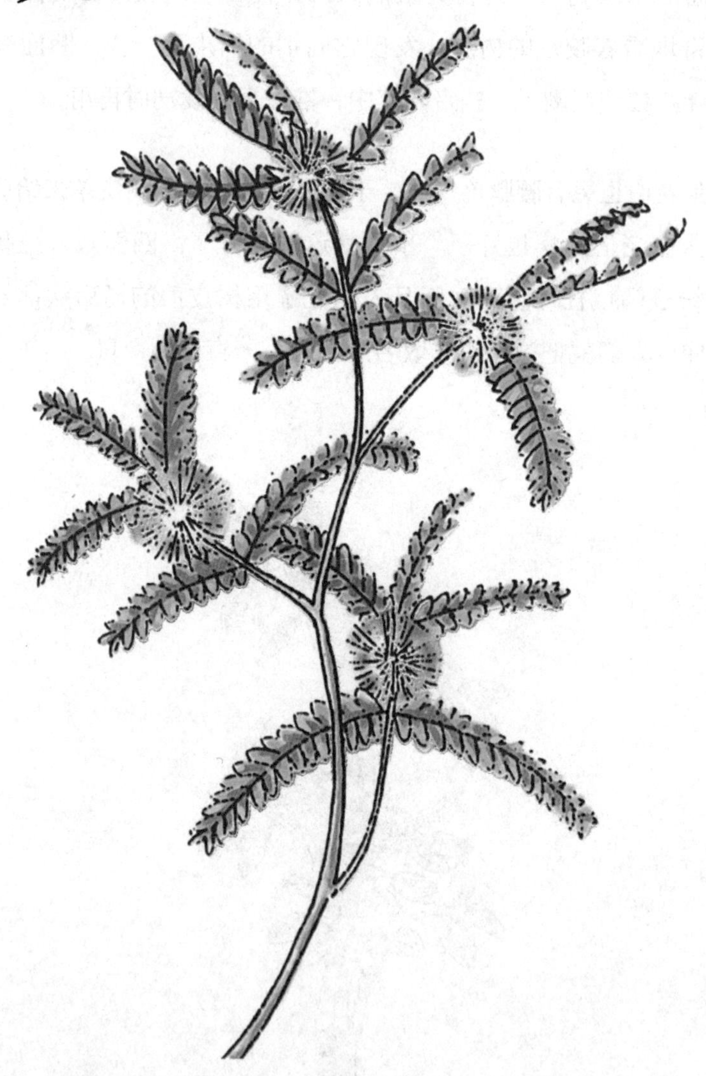

【药用部位】 木皮。

【气味、性质、毒性】 甘，平，无毒。

【用途】 煎膏，消痈肿，续筋骨，活血化瘀，消肿止痛；久服轻身明目。

很久以前，泰山脚下有一个村子，村里有位何员外。何员外晚年生得一女，取名欢喜，夫妻俩视若掌上明珠。

欢喜 18 岁那年到南山烧香，回来时得了一种怪病，精神恍惚，茶饭不思，身子一天比一天消瘦，请了许多名医，吃了很多药，都不见效。于是，何员外贴出告示，谁能治好何小姐的病必以重金相谢。

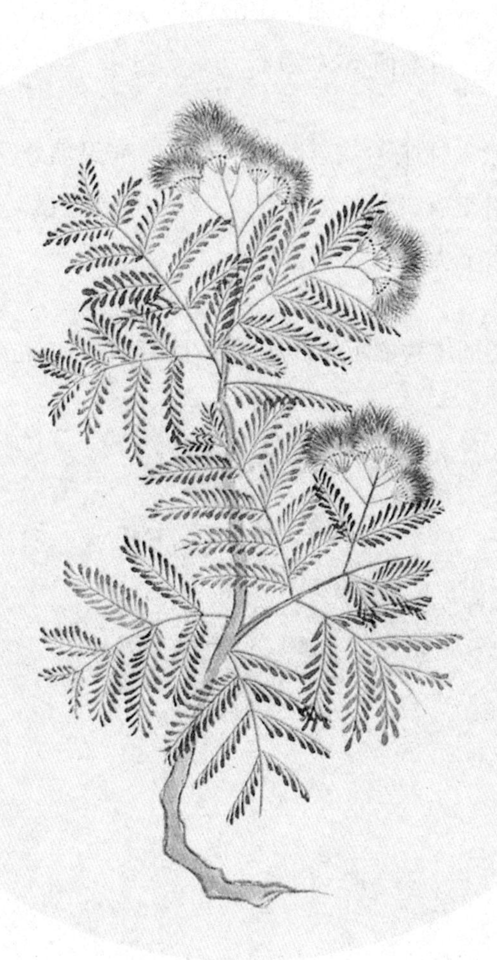

告示被一位秀才揭了去。这位秀才眉清目秀，仪表堂堂，不仅饱读诗书，而且精通医术，只因家中贫寒，于进京赶考之际仍无分文盘缠，便想通过为小姐治病筹着银钱作进京之用。

原来何小姐得的是相思病，而秀才正是她在南山遇到的那位书生，今日一见，病已好了大半。而秀才不知姑娘的心事，他诊了脉，看了姑娘气色舌象，说："这位小姐是因心思不遂，忧思成疾，是情志郁结所致。"又说南山有一棵树，人称"有情树"，羽状复叶，片片相对，而且昼开夜合，其花如丝，清香扑鼻，可以清心解郁，定志安神，煎水饮服，可治何小姐疾病。

何员外赶快派人找来给欢喜服用，欢喜的病果然好了起来。一来二往，秀才也对欢喜有了情意。不久，秀才进京应试，金榜题名，回来便和欢喜结成了夫妻。

后来，人们便把这种树叫作合欢树，开的花叫合欢花。

wú 芜 yí 荑

【时珍说】芜荑有大小两种，小的是榆荚，揉开取仁，酝酿做酱，味极辛。

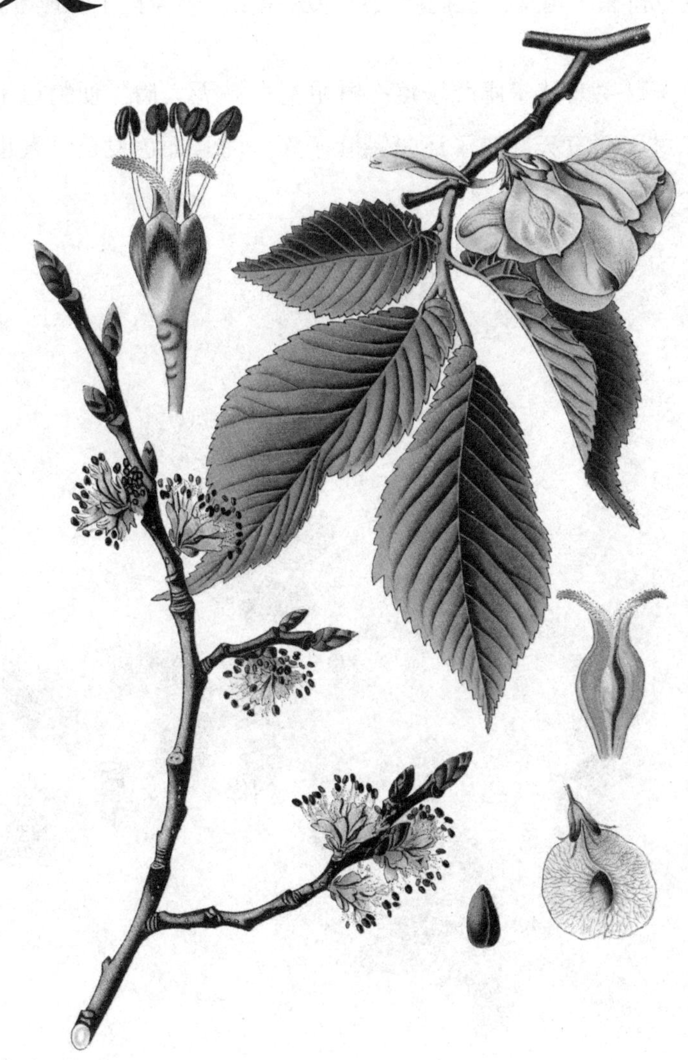

【药用部位】 子。

【气味、性质、毒性】 辛，平，无毒。

【用途】 治各种痔疮，杀中恶虫毒，增强抵抗力。

从前有个财主，十分吝啬，他不仅自己不买好东西吃，给仆人的也是酒糟、米糠等粗劣食物。财主有一个三岁的儿子，财主十分疼爱，便花钱买了一个糖人给儿子玩，玩的时候儿子把糖人掉在了地上，财主觉得丢了可惜，就把糖人上的灰抹去，哄着孩子吃掉了。

几天后，财主的儿子闹肚子疼，财主觉得并无大碍，便给孩子揉了揉。又过了两三天，孩子还是喊肚子疼，而且面色发黄，人也

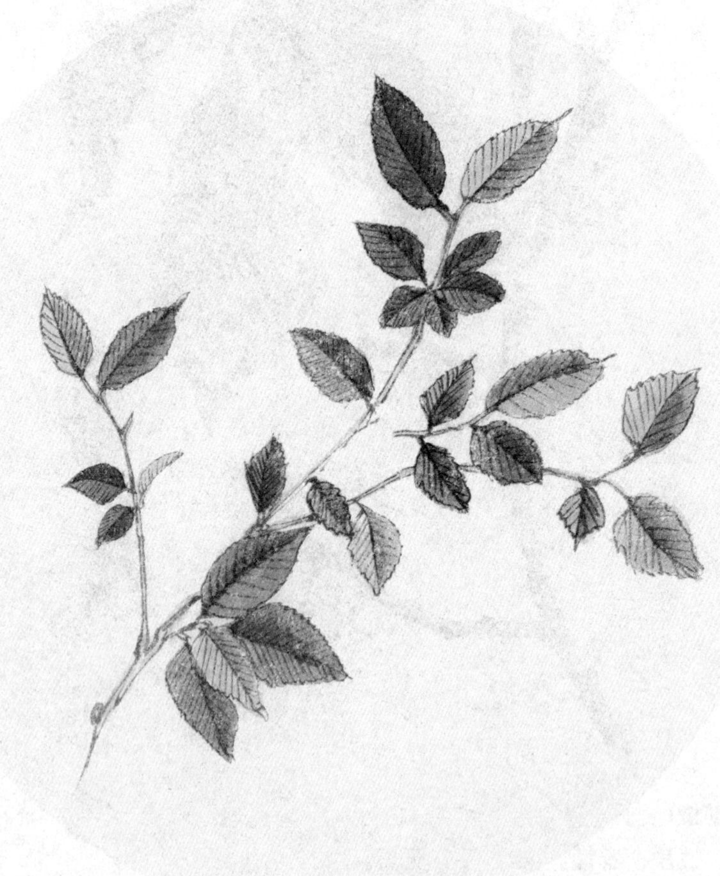

消瘦下去了，财主只好去找郎中。郎中看过后，知道是蛔虫病，就开了个方子，有芜荑、槟榔、木香三味药。财主赶紧派人去抓药。药抓回来后，财主一看大怒：“这个药铺老板竟敢用泥巴代替药来充重量，骗我的钱。”说完，连药都没给儿子煎就带上仆人去县衙告状。

知县把药铺老板叫来问话。老板说：“大人，我是按照郎中的方子给他抓的药。”知县就问：“那这些像泥块的是何物？”老板说：“大人你有所不知，这就是药方上的芜荑，不信你可以叫郎中来检验。”知县叫来了郎中，郎中看过后说：“禀知县大人，这些的确是杀虫消积的芜荑。”知县对财主喝道：“大胆刁民，不学无术，竟敢诬告他人，罚你赔十两白银给药铺老板。”

财主赔了钱，把药带回家给儿子服了，两天后儿子的病就好了，但是他一点都不高兴，因为他心疼自己的十两银子呀。

liǔ

柳

【时珍说】初春生嫩芽，随后开黄蕊花，到春末叶长成后，花中便结细小的黑子。花蕊落下时产生的絮如白线，随风而飞，沾到衣服上能生虫，飞入池沼中就化为浮萍。

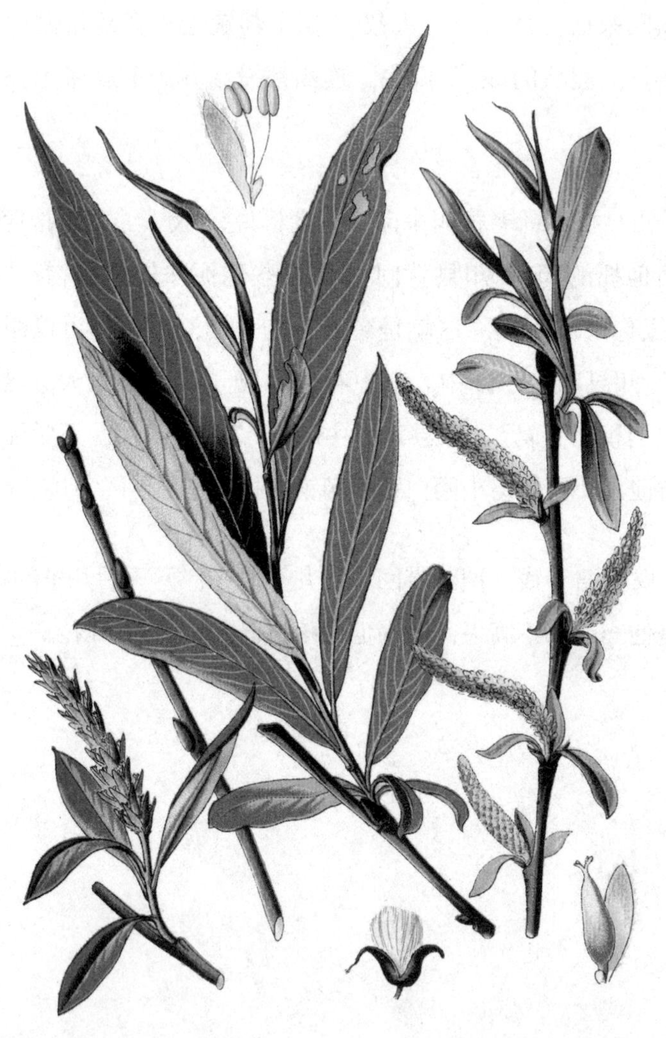

【药用部位】 柳华（柳絮）、叶、枝、根白皮。

【气味、性质、毒性】 苦，寒，无毒。

【用途】 柳华：止血，治四肢挛急、膝关节疼痛。叶：煎水洗患处，可治恶疥痂疮；煎膏，可续接筋骨，长肉止痛。

枝、根白皮：做浴汤可治风肿发痒；煮酒漱口可治牙齿痛。

很久以前，柳树不仅四季开花，并且开得最美丽，所以被誉为“树王”，柳树非常骄傲。

春天来临，万物复苏，桃花露出了笑脸。这时，柳树便站到桃树面前说：“没想到桃树你长得这么难看！”桃树非常宽容大度，没有和它斤斤计较，仍然绽现着它的美丽，柳树只好自讨没趣地离开了。夏天悄然而至，柳树又来到芙蓉树旁，拱了它一下，芙蓉树的小部分叶子纷纷扬扬地落了下来，芙蓉树呜呜呜地哭了，柳树却很开心。秋天，它又来到枫树面前扮着鬼脸说：“枫树大哥，你在我面前可又逊色了不少呀！”枫树默默无语，依旧用火红的枫叶迎接美丽的秋天。冬天，柳树摇曳着柳枝对红梅说：“你看我多爱运动，看你跟老头似的，能抵御寒冬吗？”红梅迎着寒风挺立，没有言语。柳树越来越骄傲，后来这事被玉帝知道了，他就下了一道圣旨：从此以后柳树不许开花，并除去树王之职。

柳树意识到自己真的错了，他低下了头，弯下了腰，就这样一代一代传下去，后来柳被称为“垂柳”。

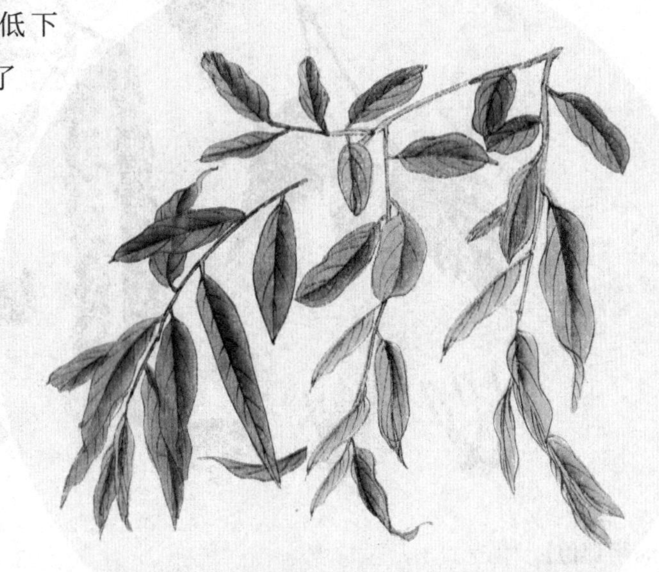

huà 桦 mù 木

【时珍说】木色黄，有红色小斑点。皮厚而轻虚软柔，皮匠家用来衬靴里、制刀靶之类，谓之暖皮。以皮卷蜡，可做烛点。

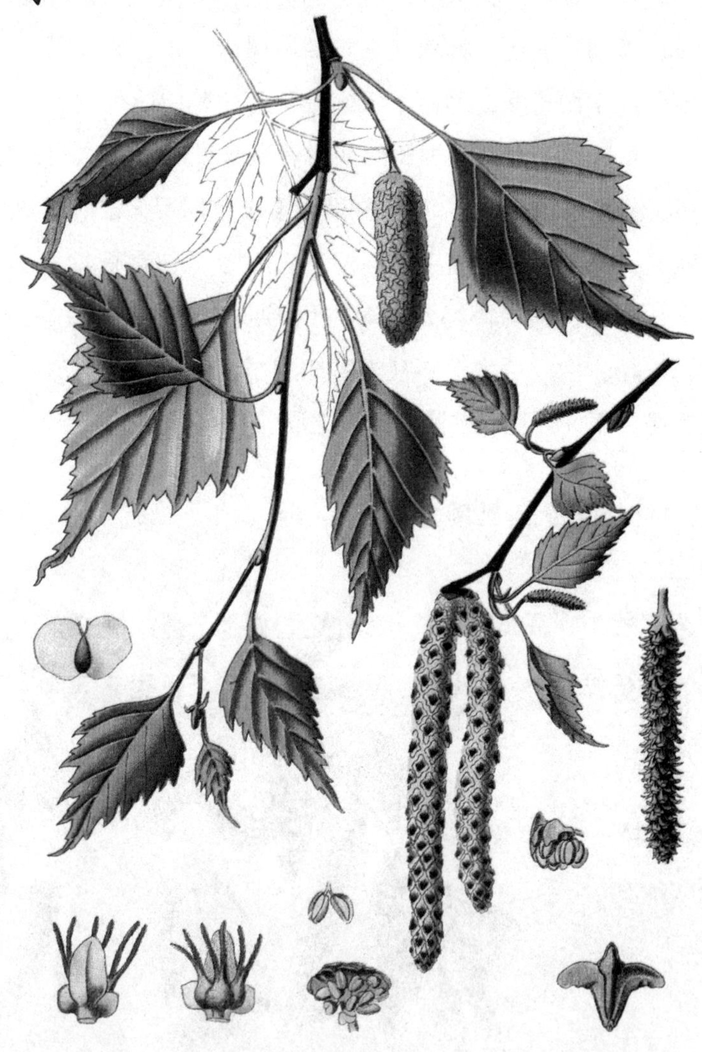

【药用部位】 木皮。

【气味、性质、毒性】 苦，平，无毒。

【用途】 煮汁冷饮，治伤寒时行热毒疮；烧灰合他药，治肺风毒。

很久以前，在一个小山村里住着母女二人，姑娘长得端庄，不过母亲体弱多病，家里的生活只能靠姑娘种地、采野菜维持。邻村有一个财主，一天骑马路过姑娘家的地边，看见姑娘模样好，便托媒人来提亲。但姑娘觉得门不当户不对，就拒绝了。

财主见提亲不成，就决定抢亲。这天他让一帮家奴把姑娘硬抢到了家中。成亲时，姑娘誓死不同意，为了保住贞洁之身，就对财主说道:“要想让我答应你，你得答应我三件事：第一，把我家的土地种好，到秋天还得收好；第二，我妈不住你这里，你要给她盖房子，供她生活；第三，在我父亲的祭日去上坟。三件事办完后再成亲。”财主见姑娘松了口，就满心欢喜地答应了。

财主把三件事情办好后，到了迎娶的日子，姑娘却穿了一身白，戴着孝，到父亲的坟上祭扫。她跪在坟前哭诉自己的命苦，越寻思越觉得活着没意思，活受罪还不如死了好。哭着哭着，就一头撞死在父亲的坟前。财主只好把姑娘埋到了一座荒山坡上。

一年后，姑娘的坟上长出一棵树，树上还有白霜。人们为了纪念姑娘的坚贞不屈，就把这棵树称为“白花树”，再后来就成了白桦树。

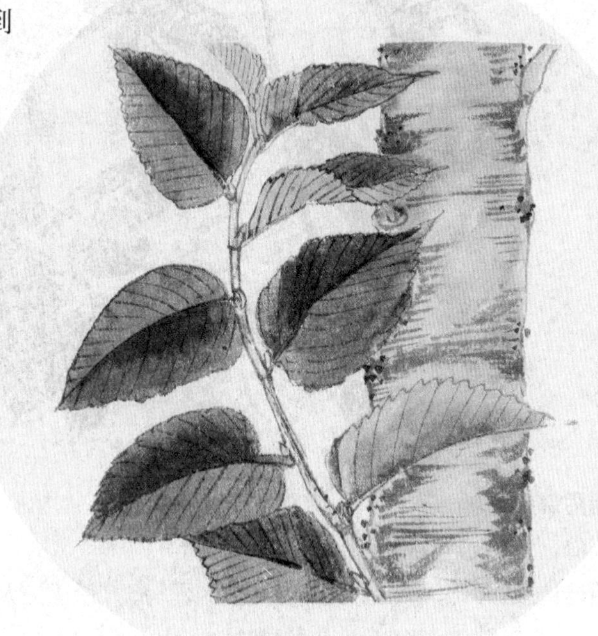

xiāng 相 sī 思 zǐ 子

【时珍说】相思子生于岭南。树高丈余，白色。其叶似槐，其花似皂荚，其荚似扁豆。其子大如小豆，半截红色，半截黑色，被人用来镶嵌首饰。

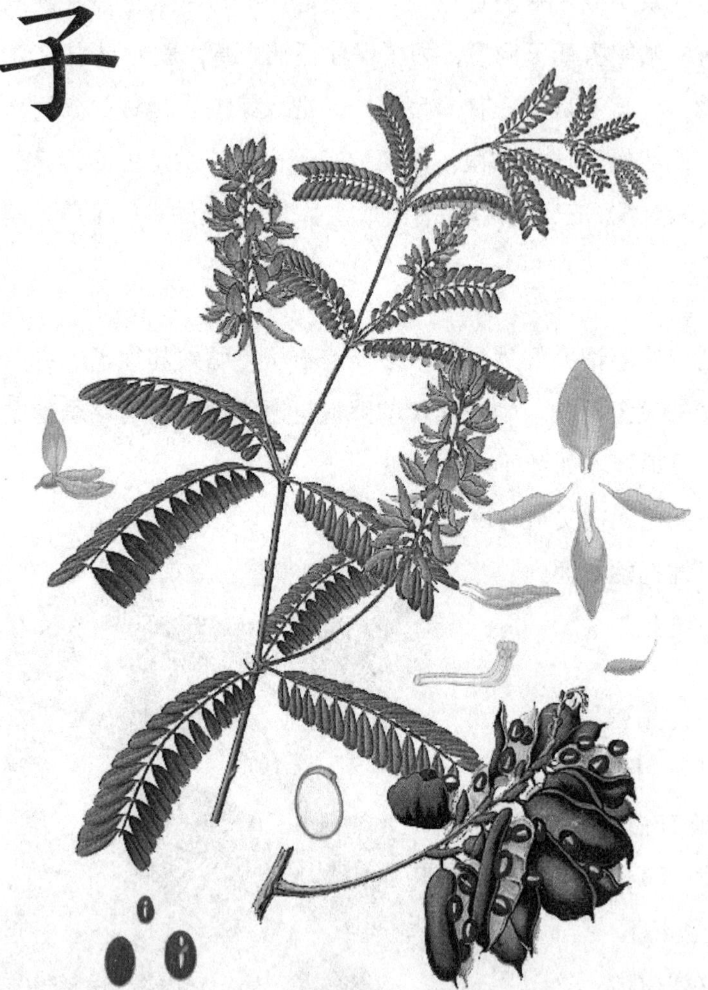

【药用部位】 子。

【气味、性质、毒性】 苦，平，有小毒。

【用途】 通九窍，去心腹邪气，止热闷头痛，杀腹脏及皮肤内一切虫，去蛊毒。

扫码听故事

战国时期，宋国的康王酗酒好色、暴虐无道。他听说舍人韩凭的妻子何氏容貌美丽，便将何氏强抢入宫。康王得知韩凭怨恨其夺走自己心爱的妻子，就下令把韩凭抓起来罚作筑城的奴隶。何氏痛恨康王的无道，知道夫妻难再团聚，决心以死殉情。她暗中托人捎信给韩凭，说明心志。不料，消息走漏，信被康王截取。康王见信中写的是三句谜语："其雨淫淫，河大水深，日出当心。"

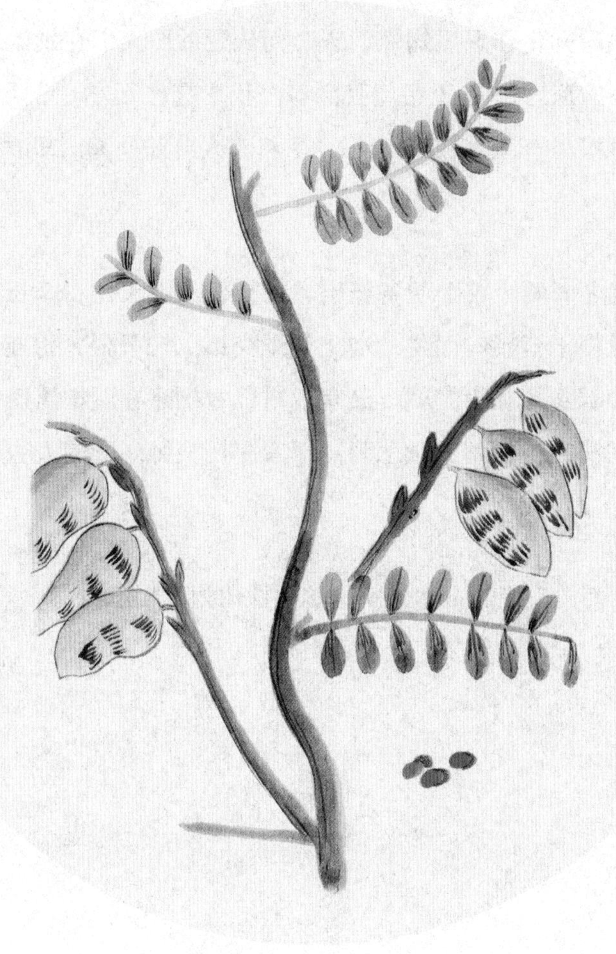

康王和左右近侍都不明白其含意，就拿去问朝中的大臣。有一个叫苏贺的大臣看懂了这三句谜语，他说："其雨淫淫，是说心中的哀愁和思念像连绵的大雨一样无尽无休；河大水深，是说夫妻被拆分两地无法相会；日出当心，是说自己死志已定。"不久，韩凭自杀而死的消息传来。听到丈夫自杀的消息后，何氏强忍悲痛，暗中设法腐蚀自己的衣服。一天，康王让何氏陪伴登台游览，何氏趁康王不注意，纵身跳下高台。

在旁的侍女匆忙中只捉到何氏的衣襟，但衣服已腐，破碎的衣片随风飘起，瞬间化作只只蝴蝶而去。何氏死后，人们在她的衣带上发现她留下的遗言："君王希望我活着，我却愿意死去。希望把我与我的丈夫合葬在一起。"康王恼怒，命将二人分开埋葬，却故意使两坟相距不远。

谁想一夜之间两个坟上便各长出一棵梓树，十天左右就长有一抱粗细，而且根干皆相向而生，地上枝干交错，地下根脉相连，好像两个人弯曲着身体互相俯就。又有一对鸳鸯栖息在两树繁茂的枝叶间，每每在清晨、傍晚交颈悲鸣，声音凄切哀婉，听的人也会感到悲伤。

宋人哀怜韩凭夫妇的不幸，就称这两棵树为"相思树"。

suān zǎo 酸枣

【时珍说】树高几丈，直径一二尺，木理极细。木质坚硬且重，可以制成车轴及匙、箸等。树皮细且硬，纹如蛇鳞。其枣圆小而味酸，其核微圆，色赤如丹。枣肉酸滑好吃，可当果品。

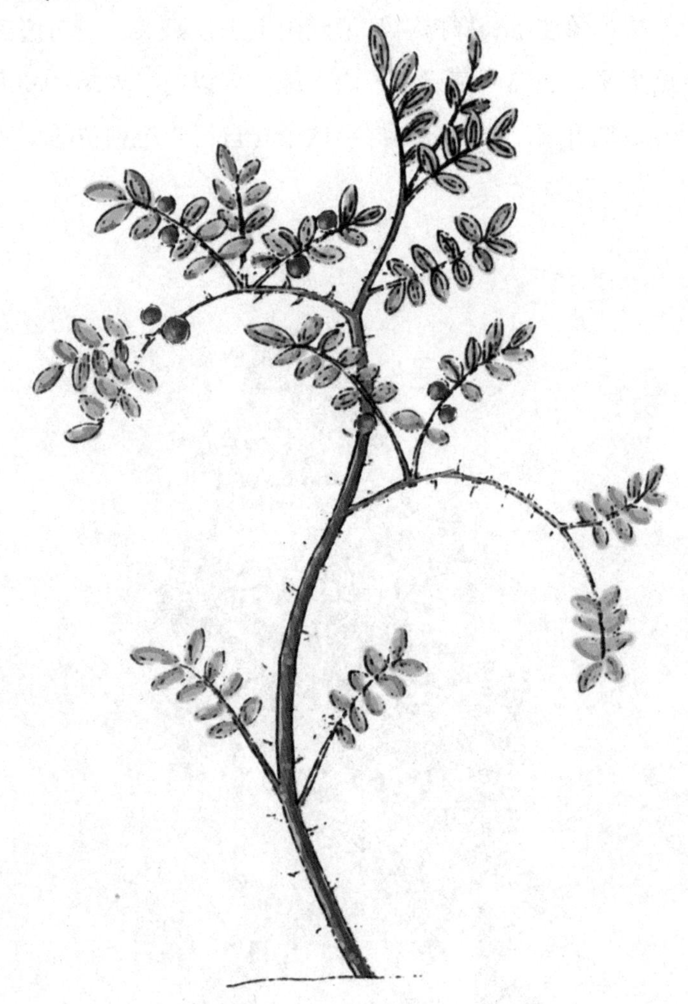

【药用部位】 仁。

【气味、性质、毒性】 酸，平，无毒。

【用途】 治烦心不得眠、脐上下痛、血转久泄、虚汗烦渴；久服安五脏，轻身延年。

相传很久以前，在九顶莲花山的山前和山后各住着一户人家，山前居住的人家姓枣，家中有一男孩，憨厚勤奋，取名为“枣子”。山后的人家姓酸，家中有一女孩，长得漂亮伶俐，取名为“酸花”。

有一天，酸花像往常一样挎着篮子到山上去挖野菜，正巧遇到去山上砍柴的枣子。虽然两家只有一山之隔，但以前二人却从没见过面。酸花一边挖野菜，一边细细打量这个与自己年纪相仿的年轻

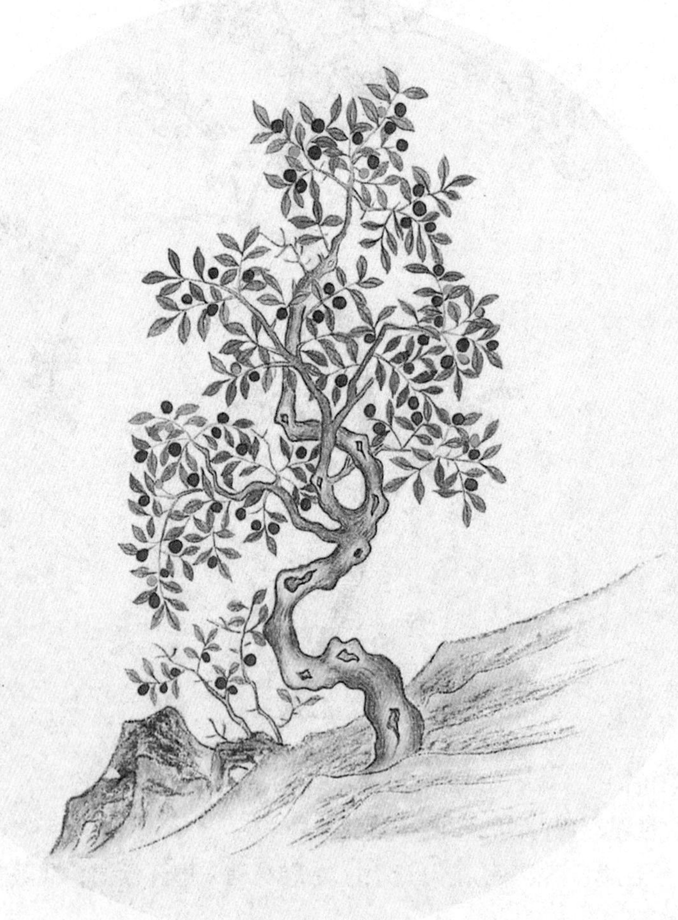

人，她发现这个人长得俊俏，而且干活比较勤快卖力气，心里不觉产生了一丝爱慕。

而这边的枣子也在有意无意地打量着酸花，心里直犯嘀咕：这哪来的姑娘，长得可真好看，心里有一种说不出的喜悦。就这样，虽然表面上两个人都在干活，但也都在观察着对方，可谓一个有情，一个有意。

枣子回家后，脑袋里总是闪现出那道美丽的身影。第二天一早，他就向爹娘说自己遇到的姑娘，这可把老两口乐坏了，赶紧张罗托人去说媒。媒人也是尽心尽力，一连去了三趟酸花家，但都没有成功。原因很简单，酸花她娘嫌弃枣子家穷，媒婆说破嘴皮子都没用。

酸花见自己娘亲不同意，气的饭也不吃，觉也不睡。而枣子得知酸花她娘不同意婚事后，就每天来山上看能否再遇到酸花。皇天不负有心人，还真让他等到了。看着眼前消瘦的身影，枣子感觉自己的心都在滴血，还没说几句相思话，酸花的父母就赶来把酸花强拉回了家。

酸花被带回家后，开始不吃、不喝、不睡，不久就精神恍惚，患了精神病。枣子听说酸花得了精神病后，悲痛欲绝，没多久也变得疯疯癫癫，整天在山上跑来跑去。过了几天，等人们再次找到他们的时候，两个年轻人已经相拥饿死在一块岩石旁。

后来，在他们死的地方长出一颗浑身都带有刺的植物，每到秋季，植物的枝头都会挂满酸酸甜甜的圆形果实，人们都说这是酸花和枣子托生，便取名为“酸枣”。

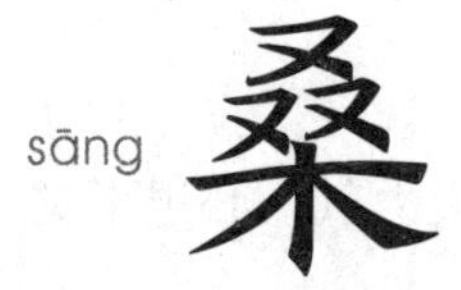

【时珍说】桑有好多种：白桑，叶大似掌而厚；鸡桑，叶和花较薄；子桑，先长椹而后生叶；山桑，叶尖而长。用种子栽种的，不如压条分栽的。桑若产生黄衣，称作金桑，是树木将要干枯的表现。

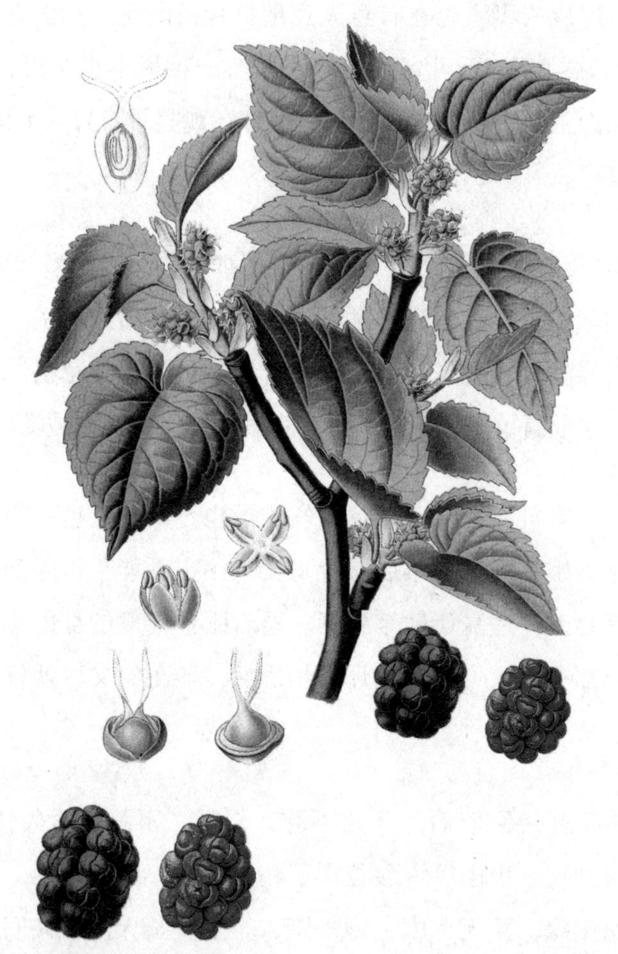

【药用部位】 桑根白皮、桑叶。

【气味、性质、毒性】 桑根白皮：甘，寒，无毒；

桑叶：苦、甘，寒，有小毒。

【用途】 桑根白皮：煮汁饮，利五脏；入散用，下一切风气水气。

桑叶：煎浓汁服，可除脚气水肿，利大小肠；炙熟煎饮，能代茶止渴；治劳热咳嗽，明目长发。

相传西汉末年，王莽篡政，刘秀兵败后落荒而逃，王莽紧追不舍，刘秀逃至现安定镇的前野厂古桑园中。这时粮草断绝数十天，在人困马乏、饥渴难耐之际，刘秀看到桑树上长满了果实，尝了一个，口味香甜，就这样，他们以桑果、桑叶充饥才突出重围。

后来，刘秀光复汉室，成为汉光武帝，他不忘当年桑树救驾之功，便命太监带了圣旨到前野厂村赏封这棵桑树。谁知那太监到了桑林后，被林中美景迷住，走走停停直到黄昏，才想到了怀中的圣旨，可这时他又忘了刘秀向他描述的那棵树的形状和名称，只是隐约记得有三棵树，树干笔直，果实香甜。当他找到那几棵树时，夕阳已经隐去，而此时的桑树果实已经采摘完了，只有椿树的果实，正招摇地挂在枝头上。

那太监也不去细想，对着椿树便打开了圣旨宣读，读罢匆匆离去。封王的椿树高兴极了，而一旁的桑树难过至极。今天我们看到的椿树，总是枝繁叶茂，很快超过周围的树，成为百树大王，什么树都要被它压到下面。而桑树埋怨皇帝不认好人，忘恩负义，把肚子气破了，所以至今，老桑树棵棵都破着肚子。

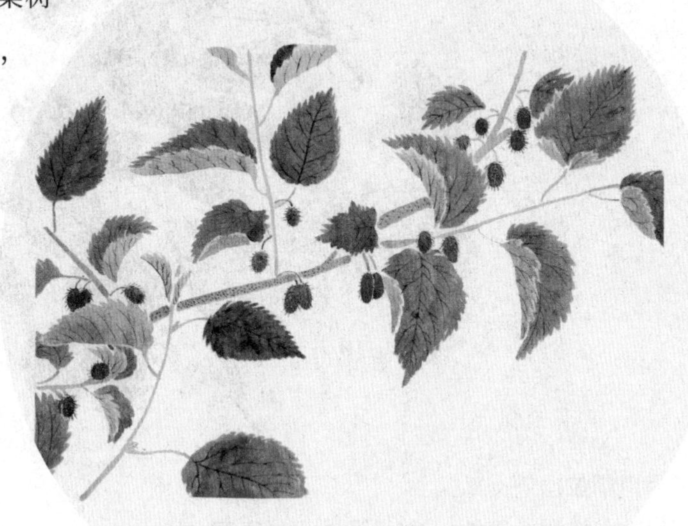

金樱子

jīn yīng zǐ

【时珍说】此树山林间有很多，花最白腻。其果实大如指头，状如石榴但略长。其核细碎而且有白毛，如营实的核而味涩。

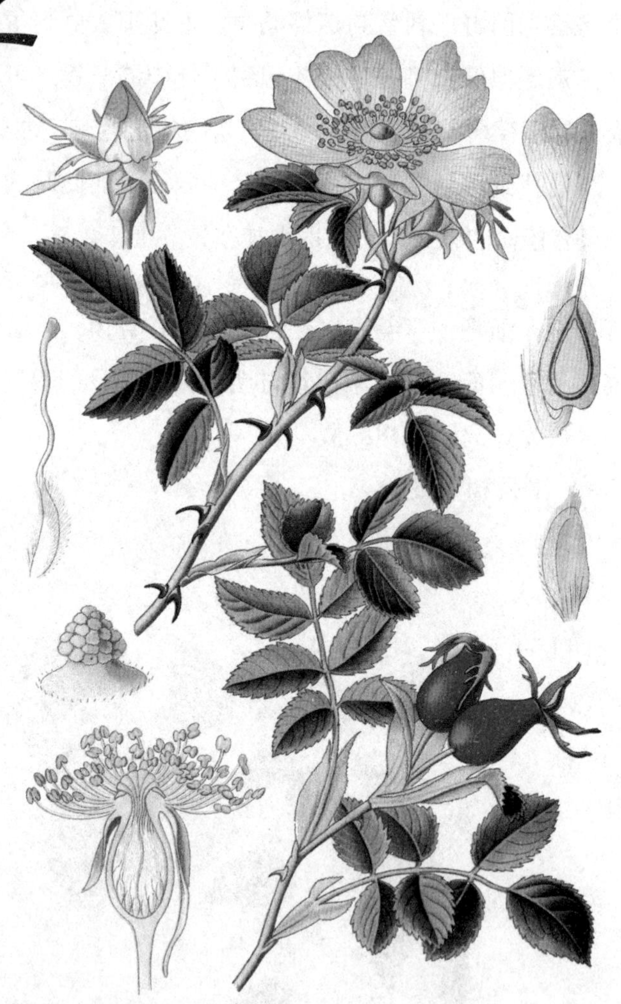

【药用部位】 子、花。

【气味、性质、毒性】 酸、涩，平，无毒。

【用途】 子：止小便次数多，固涩精气，久服可耐寒轻身。

花：治各种腹泻，驱肠虫；和铁粉混合捣末，可染须发。

从前有一户人家，兄弟三人都已经娶妻成亲，但老大、老二膝下均无子嗣，只有老三育有一子，这孩子自然成了全家人的心肝宝贝。

孩子到了婚娶的年龄，哥儿仨都忙着给他张罗媳妇，可媒人换了一个又一个，就是说不成亲事。原来，这小伙子样样称心，就是从小有尿床的毛病，惹得家里人整日晒被晾褥，村里也人尽皆知。

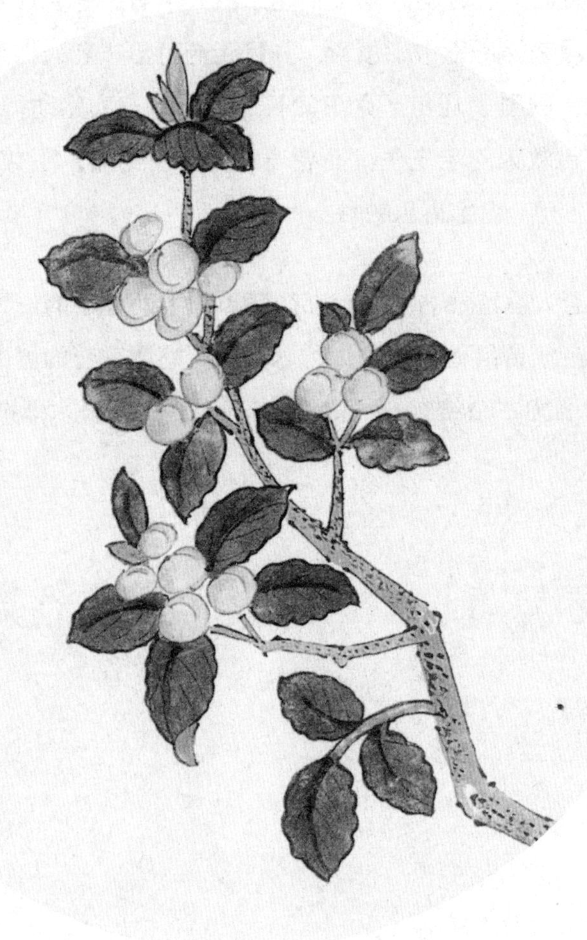

有一天，村里来了一位老先生，他身背药葫芦，药葫芦上悬挂的一缕金黄色缨穗分外显眼。于是全家人把老先生请进门，询问有无治疗尿床的药草，老人摇了摇头。兄弟三人急了，拱手对老先生说:“我们家就这么一根独苗，他如今有病，恳求您给想想办法吧。”老人思忖了一会儿，说道:“南方有一种药能治这病，可是那地方到处是瘴气，会毒死人的啊！”兄弟三人跪求老人辛苦一趟，乐于助人的老先生只好冒险去了南方。

三个月后，老先生回来了。兄弟三人一看，老人浑身浮肿，面无血色，原来是不幸中了瘴毒，并且无药可治。老人把采来的药材放在桌上，嘱咐了几句，竟溘然长逝。兄弟三人感动得痛哭失声，厚葬了舍己救人的老先生。而老三的儿子用药后，不久便康复了，后来娶妻生子，全家喜乐融融。

因为老人没留姓名，只有那药葫芦和上面挂着的一缕金黄色的缨穗成为老人留给他们的永久纪念。为了感谢采药的老人，兄弟三人把药取名为“金缨”，后来，叫来叫去，“金缨”渐渐被写成了“金樱”。

shān 山 zhū 茱 yú 萸

【时珍说】木高丈余，叶似榆，开白色花。子初熟未干，赤色，如胡颓子，能食；既干，皮薄，当合核用。

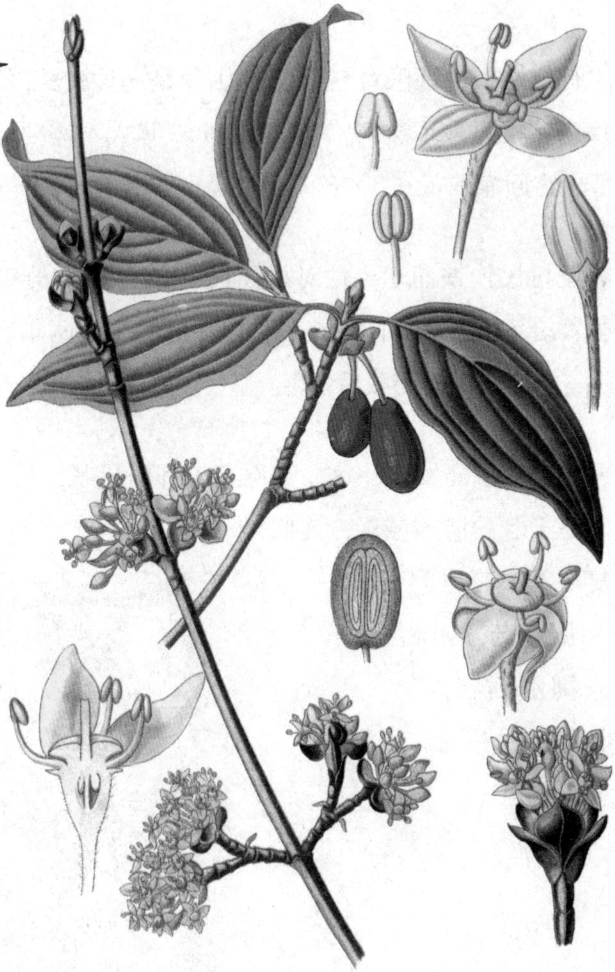

【药用部位】 实。

【气味、性质、毒性】 酸，平，无毒。

【用途】 治心下邪气寒热，温中，逐寒湿痹，去三虫；暖腰膝，除一切风，逐一切气，破症结。

战国时期，诸侯纷争，战乱频发。当时太行山一带属于七雄中的赵国，山区的居民大多靠上山采药为生，若采到了名贵的药材，必须向赵王进贡。

有一次，一个村民给赵王献上一种药。赵王问：“此药何名，有何作用？”村民答曰：“名叫……山……萸，是……一种……补药。”赵王听其所答含糊不清，不悦道：“小小山民敢将此平庸草药当贡品，岂不小看本王，暂且念你无知，赶快带此草药回家。”

这时，有位姓朱的御医对赵王说：“山萸是一种良药，这位村民听说大王有腰痛疾，才特意采了送来。”赵王却说：“寡人不需要什么山萸。”村民听后，只好出宫回家。

朱御医见村民怏怏而走，忙对村民说：“请你把山萸卖给我。”村民听后就将山萸卖给了他。朱御医便将它种植在庭院中，两年后长得十分茂盛，他将它采收、洗净、晾干储藏后备用。

有一天，赵王腰痛发作，疼痛难忍。朱御医见状，忙用山萸煎药，给赵王服下，赵王服后腰痛减轻，连服三天，康复如初。赵王问朱御医：“寡人所服何药，如此神效？”朱御医回答：“此药就是当年村民进贡的山萸。”赵王听后大喜，下令大批种植山萸。

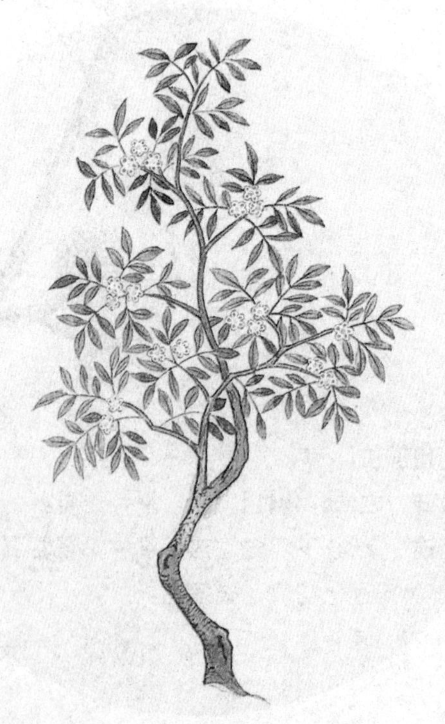

赵王为了表彰朱御医的功绩，就将山萸更名为“山茱萸”。

yù 郁 lǐ 李

【时珍说】郁李又称车下李、爵李、雀梅、常棣。生于高山川谷及丘陵上，五六月采根。郁李子红熟可食，微涩，可蜜煎。

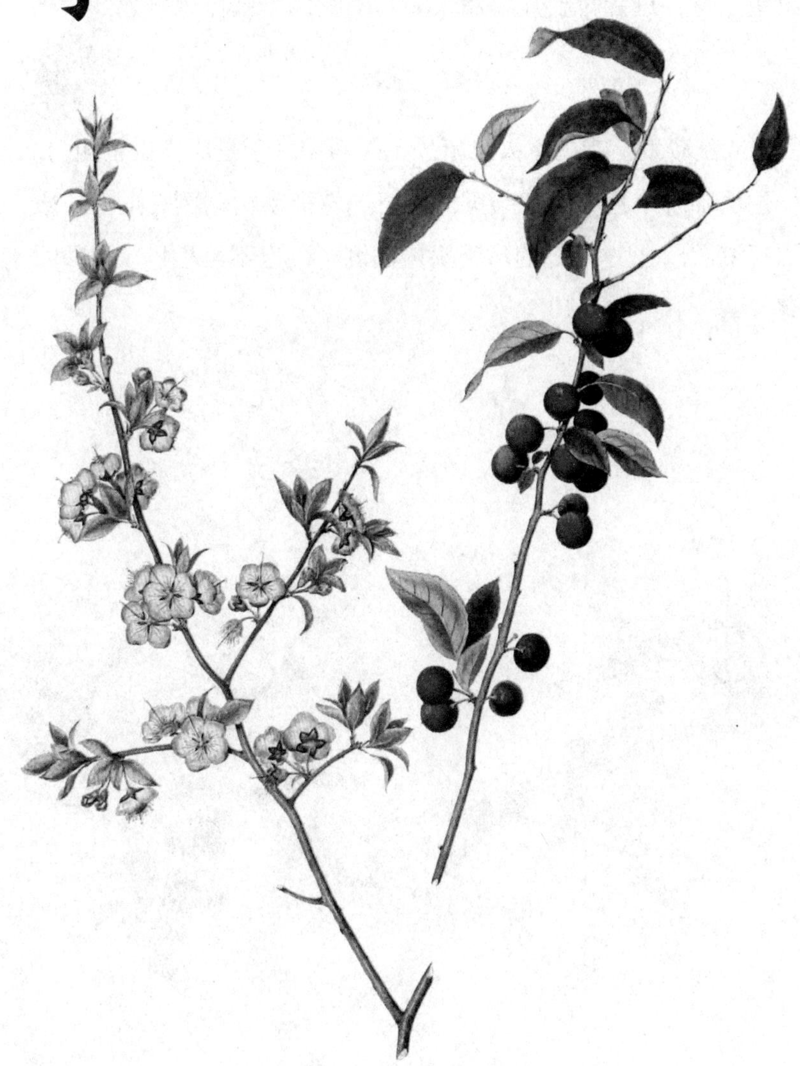

【药用部位】 核仁。

【气味、性质、毒性】 酸，平，无毒。

【用途】 治大腹水肿、面目四肢浮肿，利小便水道；酒服四十九粒，可泻结气。

相传，扬州失守，金兵南下时，康王赵构只身逃难到江南。这天，他来到净湘寺，忽然一股浓郁的香味从寺墙上方扑面而来。康王抬头发现寺墙内伸出一桠青枝，上面还结着一个紫红色的槜李。康王打定主意，进寺讨要几枚槜（zuì）李吃，一则可以解暑，二则品奇。

但因战乱频发，寺内香火已断，正门紧闭。于是康王进了侧门，只见一位法师手中握着一把柴锯，正将一株槜李树锯倒在地上。康王对法师说道:“把这样好的珍奇果树锯倒了，岂不可惜！”法师回

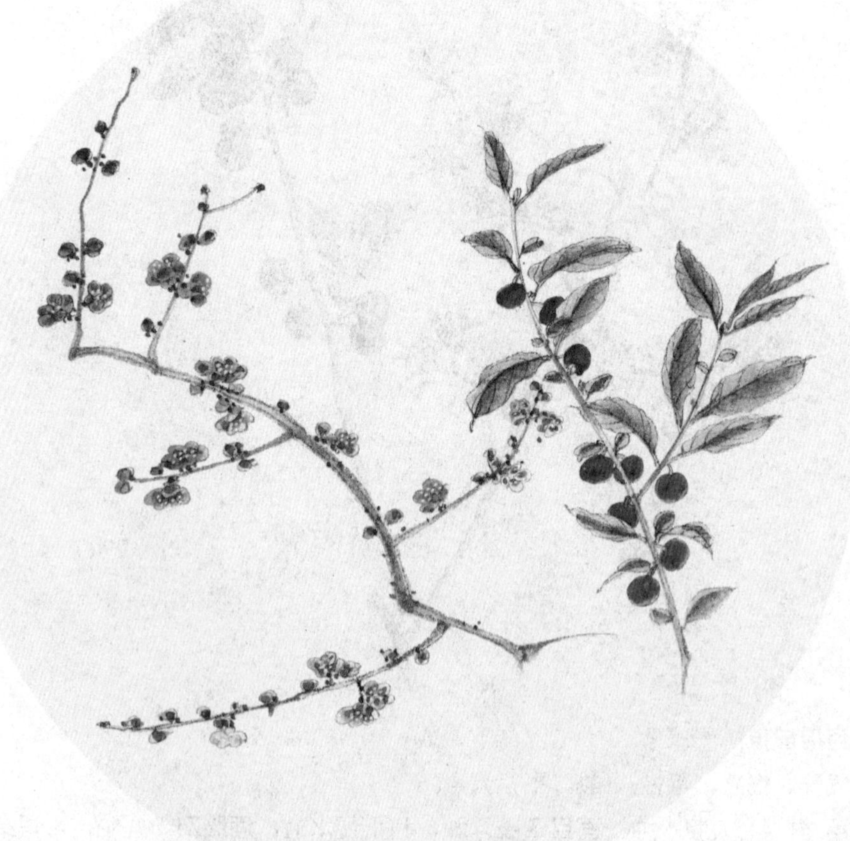

道:“当今天子，把炎黄开创的华夏古国江山都舍得割掉一半，我何苦可惜这一棵树！”

这位法师不知来者是谁，对着康王继续说:“华夏江山，处处都有奇珍异宝，可皇帝只知道敛聚民膏，挥霍民财，全不顾富国强民之道，弄得今日战火遍地，国无宁日，岂不可惜？”

法师议论一番，擦擦光头上的汗水，问道:“足下是谁？”

康王应道:“正是法师所责骂之人。”

法师惊道:“原来是皇上，小僧死罪！”

康王虽然受了责骂，但因为他身在难中，再者法师所言句句都属实情，所以他并没有发脾气，只说:“法师乃忧国忧民，句句出于肺腑，何罪之有？”

法师又问康王因何至此，康王便将一路逃难的经过讲给他听。法师当即就从锯剩的树枝上摘下四枚槜李敬献给康王，并说:“今日得见皇上，亦即光复有望，小僧再不锯树了。这四枚槜李，聊表四方佛门弟子一番心意，愿皇上肩挑抗金复国重担，重整大宋江山！”

康王辞别法师，上马向前。从禅寺到竹田里（今新篁镇）中间的一爿（pán）石桥，他已将四枚槜李吃光了，只有最后一枚李子的皮和核还捏在手里。只因这槜李太好吃了，他无意中把手中已吮吸过的那枚槜李核塞入口中咀嚼起来，嚼着嚼着，竟然连核仁也咽下去了。

传说，真正的净湘寺槜李从此再不生核仁了。康王路过的那石桥，就叫李仁桥，现称里仁桥。这一带地方，南宋王朝时一直叫作李仁乡。

zhú 竹

【时珍说】茎有节，节有枝；枝有节，节有叶。一簇必三叶，一节必两枝。根下之枝，一为雄，二为雌，雌者可生笋。其根鞭喜行东南，六十年开一次花，花结实则竹枯。

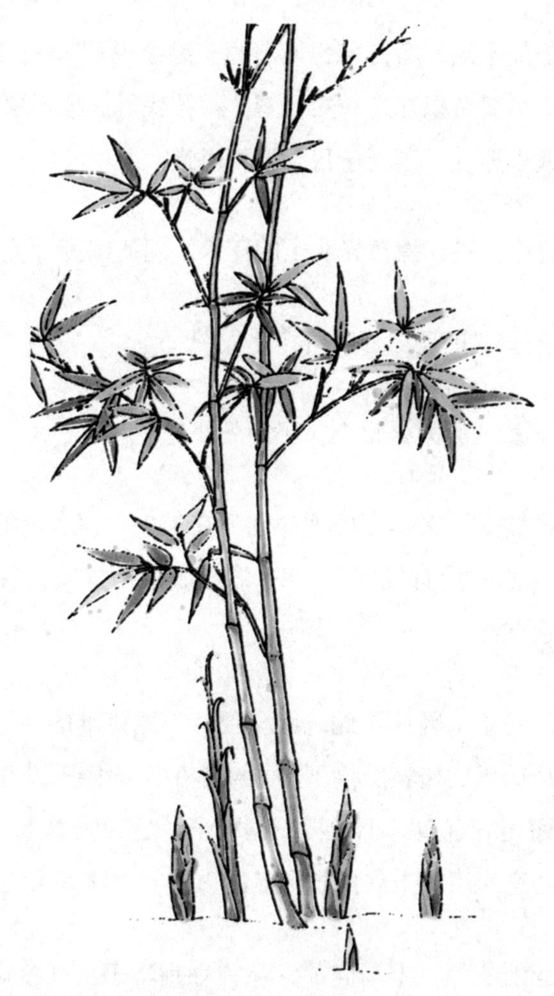

【药用部位】 淡竹叶、淡竹根、苦竹叶、苦竹根。

【气味、性质、毒性】 淡竹叶：辛，平、大寒，无毒；淡竹根：甘，冷，无毒；苦竹叶：苦，冷，无毒；苦竹根：苦，寒，无毒。

【用途】 淡竹叶：煎浓汁，漱齿中出血，洗可治脱肛不收；淡竹根：煮汁服，除烦热，解丹石发热渴；苦竹叶：烧末，和猪胆，涂之治小儿头疮疥癣；苦竹根：煮汁服，治心肺五脏热毒气。

相传尧舜时代，湖南九嶷（yí）山上有九条恶龙，它们住在九座岩洞里，经常到湘江来戏水玩乐，以致洪水暴涨，庄稼被冲毁，房屋被冲塌，老百姓叫苦不迭，怨声载道。舜帝关心百姓的疾苦，他得知恶龙祸害百姓的消息，饭吃不好，觉睡不安，一心想要到南方去帮助百姓除害解难，惩治恶龙。

舜帝有两个妃子——娥皇和女英，她们是尧帝的两个女儿。她们虽然出身皇家，又身为帝妃，但她们深受尧帝的影响和教诲，并不贪图享乐，而总是关心百姓的疾苦。她们对舜的这次远离家门，依依不舍。但是，想到为了给湘江的百姓解除灾难和痛苦，她们还是强忍着内心的离愁别绪欢欢喜喜地去送舜。

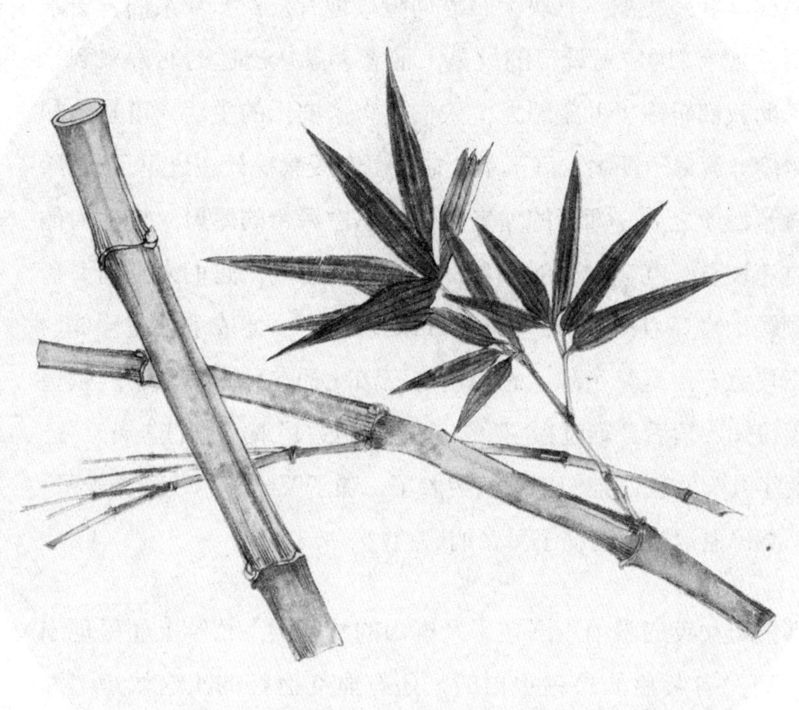

舜帝走了，娥皇和女英在家等待着他征服恶龙、凯旋的喜讯，日夜为他祈祷，希望他早日胜利归来。可是，一年又一年过去了，燕子来去了几回，花开花落了几度，舜帝依然杳无音信，她们担心了。娥皇说：“莫非他被恶龙所伤，还是病倒他乡？”女英说：“莫非他途中遇险，还是山路遥远迷失方向？”她们二人思前想后，与其待在家里久久盼不到音讯，见不到归人，还不如前去寻找。于是，娥皇和女英迎着风霜，跋山涉水，到南方湘江去寻找丈夫。

翻了一山又一山，涉了一水又一水，她们终于来到了九嶷山。她们沿着大紫荆河到了山顶，又沿着小紫荆河下来，找遍了九嶷山的每个山村，踏遍了九嶷山的每条小径。这一天，她们来到了一个名叫三峰石的地方，这儿耸立着三块大石头，翠竹围绕，还有一座珍珠贝垒成的高大的坟墓。她们感到惊异，便问附近的乡亲：“是谁的坟墓如此壮观美丽？三块大石为何险峻地耸立？”乡亲们含着眼泪告诉她们：“这便是舜帝的坟墓，他老人家从遥远的北方来到这里，帮助我们斩除了九条恶龙，人们过上了安乐的生活，可是他却鞠躬尽瘁，流尽了汗水，淌干了心血，受苦受累病死在这里了。”原来，舜帝病逝之后，湘江的父老乡亲们感激舜帝的厚恩，特地为他修了这座坟墓。九嶷山上的一群仙鹤也为之感动，它们来到南海衔来一颗颗灿烂夺目的珍珠，撒在舜帝的坟墓上，便成了这座珍珠坟墓。三块巨石，是舜帝除灭恶龙用的三齿耙插在地上变成的。娥皇和女英得知实情后，难过极了，二人抱头痛哭起来。她们悲痛万分，一直哭了九天九夜，她们把眼睛哭肿了，嗓子哭哑了，眼睛流干了。最后，哭出血泪来，死在了舜帝的旁边。

娥皇和女英的眼泪，洒在了九嶷山的竹子山，竹竿上便呈现出点点泪斑，有紫色的，有雪白的，还有血红血红的，这便是“湘妃竹”。

nǚ zhēn 女贞

【时珍说】此木凌冬青翠，有贞守之操，因此得名。其叶茂盛，皮青肉白，与秦皮为表里。树以冬生可爱，仙方亦服食。

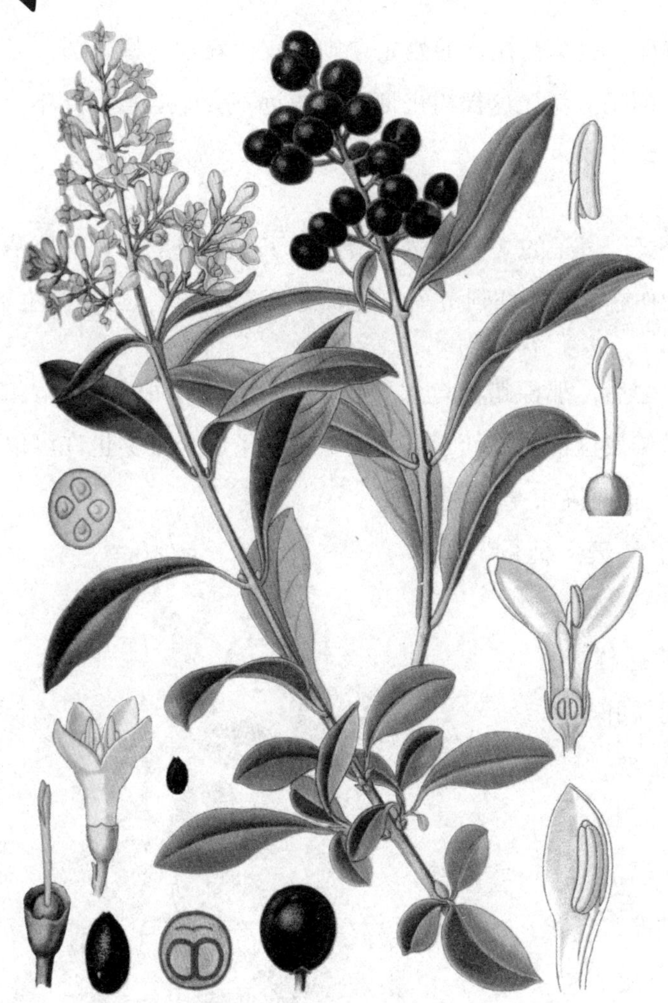

【药用部位】 实、叶。

【气味、性质、毒性】 实：苦，平，无毒；叶：微苦，平，无毒。

【用途】 实：安五脏，养精神，强阴，健腰膝，明目；
叶：除风散血，消肿定痛，还可治头目昏痛。

很久以前，有一个叫贞子的姑娘，婚后不久，她的丈夫就被官府抓去充兵。一晃三年，贞子几乎每天以泪洗面，无时无刻不盼着丈夫能够平安归来。这一天，一个同村当兵的逃了回来，他告诉贞子，她的丈夫多半已经战死沙场。贞子经受不住残酷的打击，一病不起，不久就去世了。

临终前，贞子嘱托她的姐姐在她的坟前栽种一棵蜡树，万一她的丈大活着回来，就让这棵树来证明她永远不变的心意。几年之后，这棵蜡树枝繁叶茂。

有一天，贞子的丈夫竟然活着回来了。姐姐把所有的事情都告诉了他，他伤心欲绝，扑到贞子的坟前哭了三天三夜，之后就生了重病。

不久之后，那棵蜡树竟然开花了，而且结了很多豆粒大的果实，人们纷纷传说这棵树成仙了。丈夫觉得吃了这个果实也许可以与贞子见面，于是就摘下果子吃。接连吃了几天，他的病竟然慢慢好了起来。就这样，蜡树补阴益肝肾的药性被发现了。于是，人们纷纷栽种蜡树，并给它取名“女贞。”

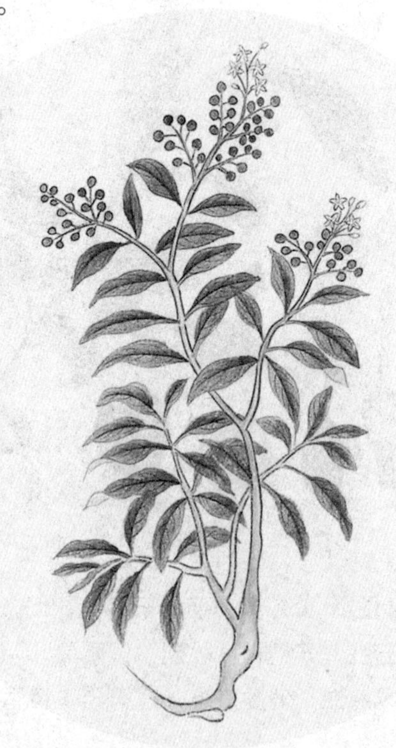

dōng 冬 qīng 青

【时珍说】树似枸骨子树而极茂盛；叶似楂子树叶而小，也似椿叶微窄而头颇圆。五月开细白花，结子如豆大，红色。其嫩芽炸熟，水浸去苦味，淘洗，五味调之可食。

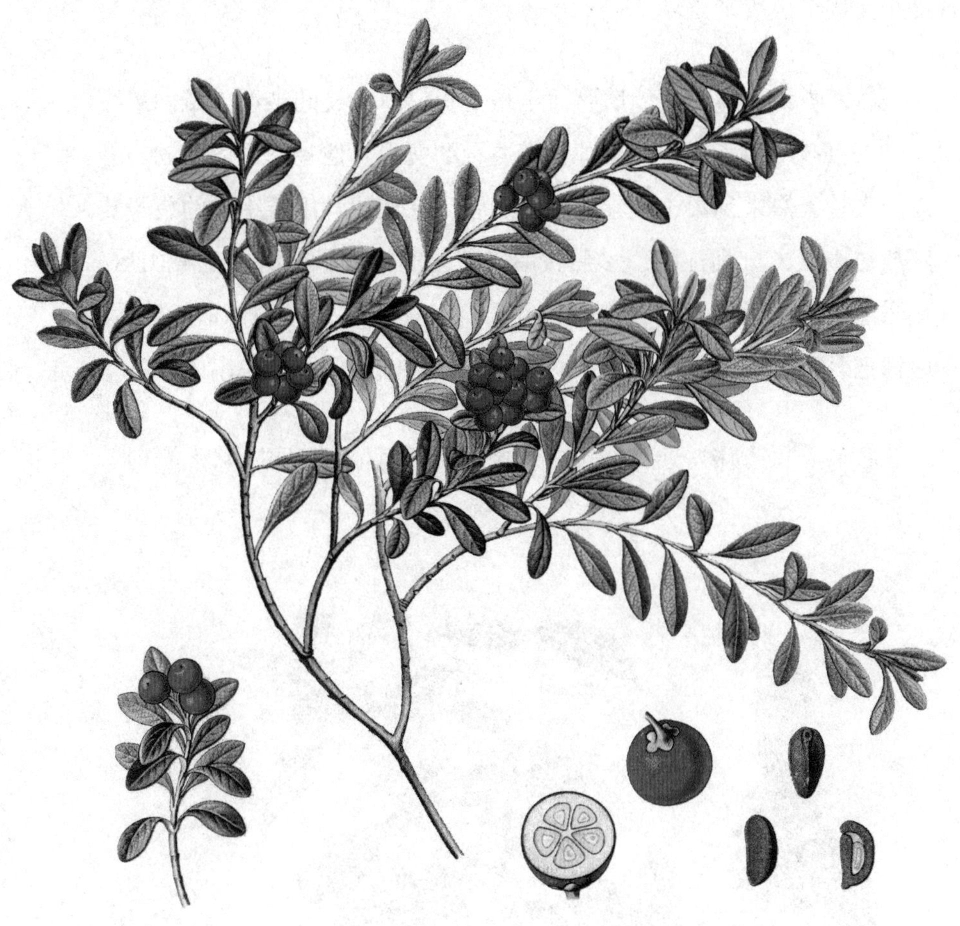

【药用部位】 子、木皮、叶。

【气味、性质、毒性】 甘、苦，凉，无毒。

【用途】 子、木皮：浸酒后吃可祛风虚，补益肌肤；

叶：烧成灰加入面膏中，可祛瘢痕，有奇效。

元朝时，会稽山阴有一位叫唐钰的教书先生，他家境贫寒，只靠教几个学生苦度光阴，奉养母亲。

当时，总管江南僧侣的番僧杨琏真迦依仗权势，无恶不作。为了攫取南宋皇陵中的宝物，他决定掘墓盗宝。他带领一帮徒子徒孙来到萧山，打开皇帝陵寝后，将墓中珍宝洗劫一空，并将皇帝的遗体乱砍乱扔，甚至放火焚烧。

唐钰听说此事后义愤填膺，于是变卖家产，又向亲朋借贷，最终凑了二百多两银子，作为安葬先帝遗骨的费用。他邀请了家乡的一些年轻人趁天黑来到萧山收集先帝的遗骨，并把遗骨用黄绢制的袋子装好放进木匣，分别注明，然后按原先陵墓的排列顺序葬在兰亭山后，又去原来的宋宫大殿前挖来一棵冬青树，种在坟上作为标记。事后，唐钰把剩余的银两分给众人作为酬谢，并告诫他们不要说出去。

后来，“冬青树”这一典故，便用来形容缅怀旧朝遗事。

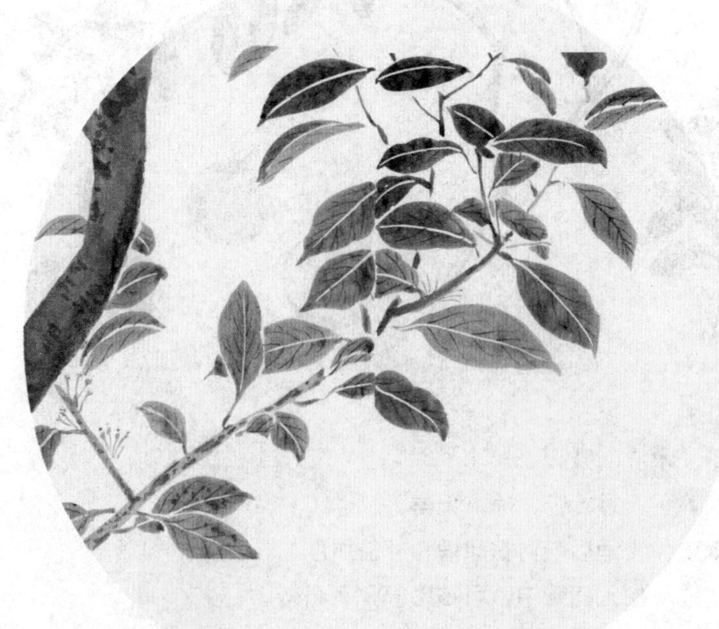

枸杞

gǒu qǐ

【时珍说】其茎干高三五尺，丛生状。六七月开小花，红紫色。其子圆如樱桃，晒干后果小而核少，干时红润甘美，其味如葡萄，可以当果品吃。

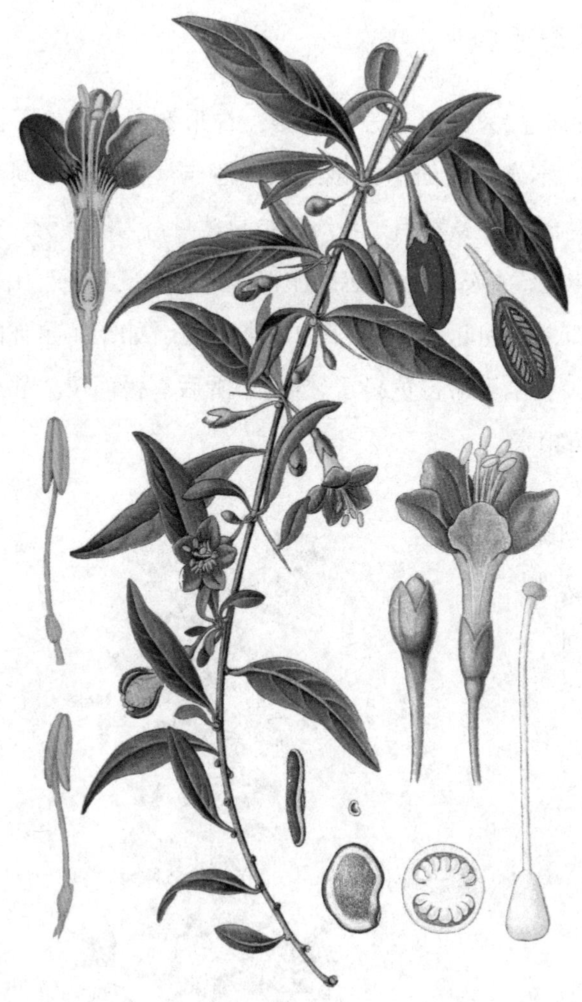

【药用部位】 枸杞子。

【气味、性质、毒性】 苦，寒，无毒。

【用途】 有壮筋骨、耐老、除风、去虚劳、补精气的作用。其子榨油点灯，可明目。

扫码听故事

战国时，秦国有一个乳名叫狗子的青年，娶妻杞氏。夫妻二人日出而作，日落而息，奉养老母。

当时，秦始皇吞并六国，征召全国男丁开拓疆场，狗子也被征召了去。经过大大小小的数百场战役，狗子安然无恙归来。在回家途中，他发现家乡正闹饥荒，田园荒芜，路人乞讨，饿殍遍地。狗子见状极为担心母亲和妻子。

等狗子到家时，只见母亲发丝如银，神采奕奕，而妻子面色红润，精神抖擞，不像路人面呈饥饿之状。他非常惊讶，忙问妻子原因。妻子回答说：“自你从军后，我终日披星戴月，为家操劳，粮食勉强够吃。去年以来，蝗灾涝害为患，庄稼颗粒无收，我便下山采山间红果与母亲充饥，方勉此难。”狗子的母亲也说：“如果不是你的媳妇采红果给我吃，我早已命丧黄泉了。”狗子听后喜极而泣。邻居知道此事后也纷纷争相采食。

此红果圆如樱桃，果小红润。后人发觉杞氏所采山间红果有滋阴补血、养胃健胃的功效。民间医生采其入药，并用其夫妻姓氏命名，后因觉“狗杞”不雅，便改其名为“枸杞”。

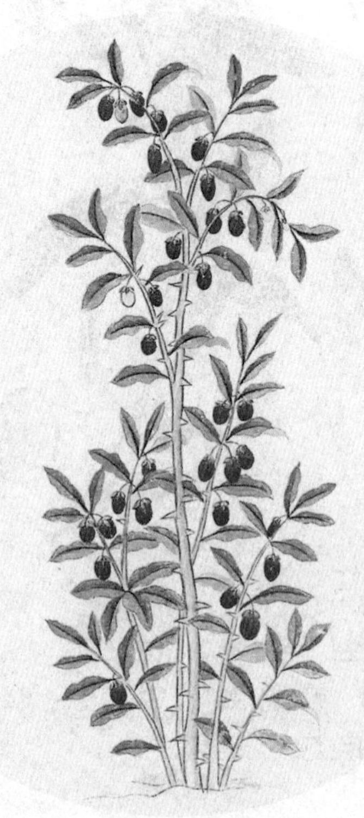

木槿 mù jǐn

【时珍说】槿，小木。可种可插，其木如李。其叶末尖而有桠齿。其花小而艳，或白色或粉红色，有单叶、千叶之分。

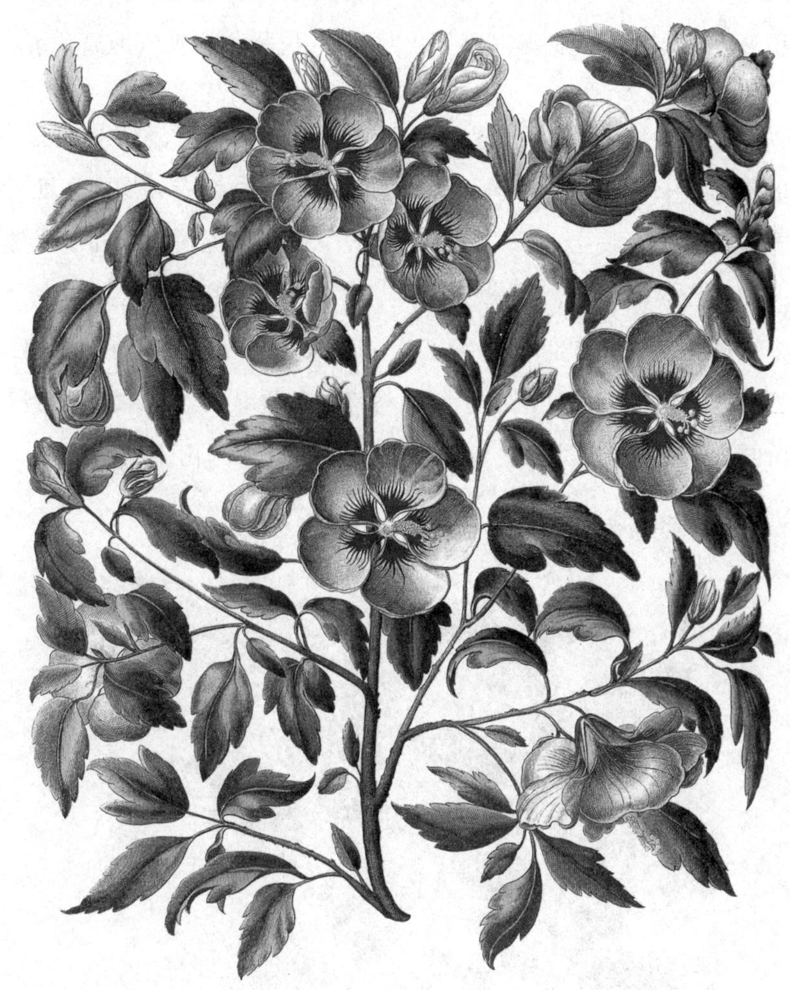

【药用部位】 皮、根、花、子。

【气味、性质、毒性】 甘，平，滑，无毒。

【用途】 皮、根：治赤白带下、肿痛疥癣，洗目令明，润燥活血；花：消疮肿，利小便，去湿热；子：烧烟熏患处，治偏正头风。

上古时期，在帝丘东有一座名为历山的丘陵，在历山脚下生长着三墩大约两丈高的木槿，郁郁葱葱，繁茂至极。每到夏秋两季，树上开满鲜花，十分烂漫。有一年秋季，“混沌”“穷奇”“梼杌（táo wù）”“饕餮（tāo tiè）”这四大凶神也前来观赏，他们见到如此美丽的景色，便萌生了将木槿据为己有的想法，于是进行了一场争夺木槿的激烈战斗。他们互相打得头破血流，最后把三墩木槿推倒了，娇艳的花朵和繁盛的枝叶迅速枯萎凋落了，“四凶”见状垂头丧气地离开了。

虞舜听到后赶过来，并招呼农夫扶起木槿浇水灌溉，结果木槿奇迹般地复活了，一如往常绽放着艳丽的花朵，虞舜和农夫都开心地笑了。木槿复活那天晚上，虞舜在梦里朦胧中见到三位美丽的仙子飘然而至，仙子告诉虞舜她们是木槿仙子，非常感谢他的救命之恩。虞舜惊慌中立即行礼，可是仙女却笑了，说姊妹已经以恩公的讳舜为姓，来报答大恩大德，然后便消失了。虞舜移居负夏城后，将木槿分墩移植到新城里，木槿枝繁叶茂，繁花似锦，后来成为国花。

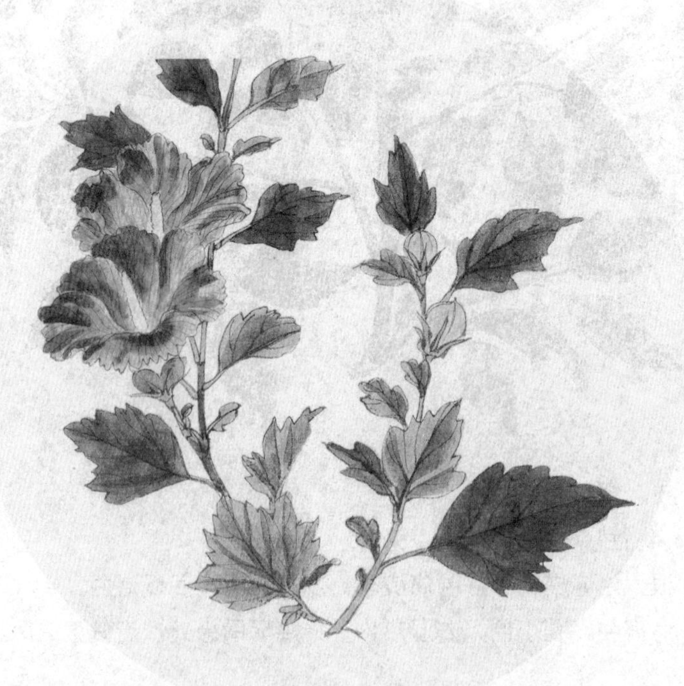

jiē 接 gǔ 骨 mù 木

【时珍说】其叶如陆英，花亦相似。树高一二丈许，木体轻虚无心。砍下树枝插之便生，人家亦种之。

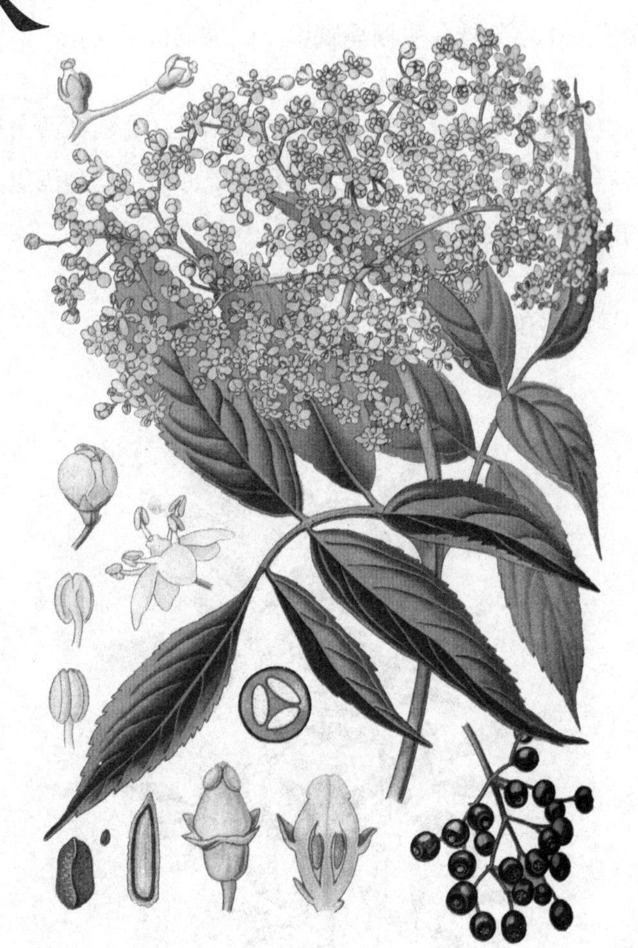

【药用部位】 木。

【气味、性质、毒性】 甘、苦，平，无毒。

【用途】 治折伤，续筋骨，除风痹龋齿；煮汁服，治打伤瘀血及产妇恶血，一切血不行或不止。

相传，在古代的欧洲，接骨木被视作灵魂的栖息地，所以会产生与女巫、厄运相关的消极联想。比如，在中世纪时，欧洲人认为焚烧接骨木或将它带进屋里都是会招来厄运的。但如果是经过一定处理的接骨木则会变成有保护功能的辟邪圣物，比如，苏格兰人就习惯在每年的 5 月 1 日前收集接骨木叶，并把它挂在门上，认为这样便能远离厄运。

所以，古代的欧洲人常常在房屋的周围种上接骨木，还有农民把接骨木枝条做成的十字架挂在牛棚马厩里，以求家畜平安。

在我国也有着关于接骨木的一些说法。据说，在浙江西南地区历史悠久的畲族府上，有一种名贵的酒，叫畲族绿曲酒，这种酒里面就有一种很神秘的成分——接骨木。

此外，据说站在接骨木树下，可以避雷。

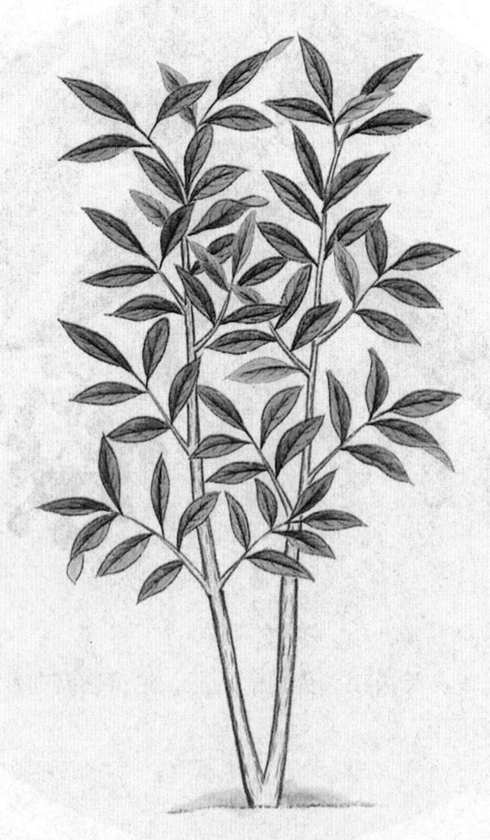

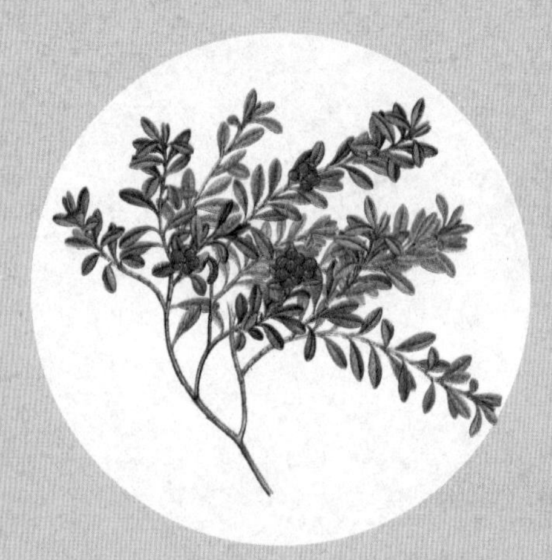